Alzheimer jetzt stoppen!

1. Auflage Februar 2020
2.Auflage August 2022 als Sonderausgabe

Titel der amerikanischen Originalausgabe: *Stop Alzheimer's now!: how to prevent and reserve dementia, Parkinson's, ALS, multiple scerosis, and other neurodegenerative disorders*

Umschlaggestaltung: Stefanie Huber
Übersetzung aus dem Amerikanischen: Ingrid Proß-Gill
Die Übersetzerin dankt dem Freundeskreis Literaturübersetzer e.V. für ein Arbeitsstipendium, das vom Ministerium für Wissenschaft, Forschung und Kunst Baden-Württemberg ermöglicht wurde.
Lektorat: Swantje Christow
Satz und Layout: opus verum, München

ISBN: 978-3-86445-888-0

MIX
Papier aus verantwortungsvollen Quellen
FSC® C014496

Gerne senden wir Ihnen unser Verlagsverzeichnis
Kopp Verlag
Bertha-Benz-Straße 10
D-72108 Rottenburg
E-Mail: info@kopp-verlag.de
Tel.: (0 74 72) 98 06-10
Fax: (0 74 72) 98 06-11

Unser Buchprogramm finden Sie auch im Internet unter:
www.kopp-verlag.de

Bruce Fife

Alzheimer jetzt stoppen!

Wie Sie Demenz, Parkinson, ALS, multiple Sklerose und andere neurodegenerative Krankheiten verhindern und umkehren können

KOPP VERLAG

Vorwort

Ich werde oft gebeten, Empfehlungen oder Vorworte für neue Bücher zu schreiben, und habe mich immer bemüht, nur bei wirklich bemerkenswerten Büchern zuzusagen. Als Dr. Bruce Fife mich fragte, ob ich ein Vorwort für sein Buch *Alzheimer jetzt stoppen!* schreiben würde, sagte ich, ich müsse erst das Manuskript lesen, um zu sehen, ob ich dem Inhalt zustimme. Er schickte mir dann umgehend das Manuskript.

Als ich mit der Lektüre des Buches begann, stellte ich erfreut fest, dass Dr. Fife nicht nur sehr viel wissenschaftliche und medizinische Literatur zur Degeneration des menschlichen Gehirns gelesen hatte, sondern dass er die Mechanismen, die zu so furchtbaren Krankheiten wie Alzheimer, Demenz, Parkinson und ALS führen, auch wirklich verstanden hatte.

Die Neurowissenschaftler konnten lange nicht sagen, was die Ursache von neurodegenerativen Erkrankungen wie Alzheimer-Demenz und Parkinson ist. Diese Erkrankungen schienen sich allen Bemühungen zu entziehen, verstehen zu können, weshalb es bei manchen Menschen zu einer lokalisierten oder umfassenden Degeneration des Gehirns kommt und weshalb diese Degeneration mit fortschreitendem Alter häufiger auftritt.

Mit diesen Erkrankungen schienen sehr viele Dinge im Zusammenhang zu stehen: Schwermetalle (Quecksilber und Blei), bestimmte Leichtmetalle (Aluminium, Kadmium), Pestizide und Herbizide, Fungizide, Kopfverletzungen, Infektionen und bestimmte ererbte Gene (ApoE4). Trotz großer

Datenmengen und pathologischer Untersuchungen an Tausenden von betroffenen Gehirnen hatten die Neurowissenschaftler noch wenig Zeit, das Phänomen zu erklären.

Sie wussten zwar, dass bei den verschiedenen neurodegenerativen Erkrankungen häufig bestimmte mikroskopische pathologische Veränderungen zu finden waren, verstanden aber kaum, wie und weshalb diese Veränderungen abliefen. Sie wussten beispielsweise, dass sich in bestimmten Bereichen der Gehirne von Alzheimer-Patienten ein abnormes Protein namens β-Amyloid ansammelt und dass bei ihnen die Neurotubuli in den Dendriten abnorm sind (neurofibrilläre Bündel, die aus hyperphosphorylierten Tau-Proteinen bestehen), aber nicht, was diese Veränderungen verursacht.

Obwohl unzählige Millionen Dollar dafür ausgegeben wurden, die Biochemie des β-Amyloids und der Tau-Proteine zu erforschen, waren die Ergebnisse bisher mager. Derweil werden Jahr für Jahr Millionen von Fällen neurodegenerativer Erkrankungen diagnostiziert und diese Erkrankungen treten – was natürlich sehr beunruhigend ist – immer häufiger und bei immer jüngeren Altersgruppen auf. Heutzutage beginnen sich schon im Alter von 40 Jahren zunehmend Krankheiten zu entwickeln, die zu Demenz führen und die man früher auf die Älteren begrenzt glaubte.

In diesem Buch werden Sie erfahren, weshalb es zur Zunahme der verheerenden neurologischen Erkrankungen kommt. In den letzten 10 Jahren haben die Neurowissenschaftler gleich mehrere überraschende Entdeckungen gemacht. Eine der wichtigsten ist, dass in unserem Gehirn immer mehr Entzündungen auftreten, wenn wir älter werden, und dass diese Zunahme bei manchen Menschen enorm ist. Gerade bei diesen Personen ist die Gefahr am größten, eine neurodegenerative Erkrankung zu bekommen.

Dr. Fife wird Sie in diesem Buch auf verständliche und einleuchtende Weise durch dieses Labyrinth von Informationen führen. Das menschliche Gehirn ist ein unglaublich komplexes Gebilde, das wir immer noch nicht ganz verstehen. Im Gegensatz zu vielen anderen Organen hängt die Hirnfunktion von einem wundersamen Wechselspiel zwischen Billionen von Verbindungen, Zehntausenden von biochemischen Reaktionen, biophysikalischen Strukturen von unglaublicher Komplexität und Neuronen,

Gliazellen, Neurotransmittern, Neuromodulatoren und Neuropeptiden ab, die sich größtenteils ständig verändern.

Wenn wir die Ursache dieser neurodegenerativen Erkrankungen verstehen wollen, müssen wir das einzigartige Immunsystem des Gehirns verstehen, das durch die Interaktion von Immunzellen im Gehirn, Mikrogliazellen und Astrozyten, durch Immunzellen aus dem Körper, Makrophagen, Monozyten und T-Zellen gesteuert wird.

Im Normalzustand ruhen die Immunzellen des Gehirns – bis das Gehirn durch irgendetwas gestört wird. Unabhängig von der Ursache werden diese Immunzellen dann sofort aktiv. Sie können sehr aggressive Immunzytokine und Excitotoxine sowie riesige Mengen von freien Radikalen und Produkten der Lipidperoxidation ausstoßen, deren Zweck einzig und allein darin besteht, die Bakterien, Viren oder Pilze zu vernichten, die ins Gehirn eindringen. Unter normalen Bedingungen wird dieser Angriff schnell eingedämmt. Dann schalten die Mikrogliazellen in einen Modus, in dem sie versuchen, den Schaden zu reparieren, den sie anrichten mussten, um die Eindringlinge abzutöten – sie beseitigen die Kollateralschäden (die als Bystander-Effekt bezeichnet werden).

Wir wissen heute, dass bei vielen unterschiedlichen neurodegenerativen Erkrankungen – Alzheimer-Demenz, frontotemporaler Degeneration, Lewy-Körperchen-Demenz, vaskulärer Demenz, der Huntington-Krankheit, ALS, multipler Sklerose und sogar beim altersbedingten Gedächtnisverlust – ein ähnlicher Prozess abläuft. Das Immunsystem des Gehirns wird aktiviert, dann aber aus mehreren Gründen nicht wieder abgeschaltet, sondern bleibt aktiv und setzt weiter die schädlichen Zytokine, Excitotoxine und freien Radikale frei. Dieser Prozess kann über Jahrzehnte so weitergehen.

Durch Dr. Fifes Buch werden Sie erfahren, dass die Energieproduktion des Gehirns bei diesem Prozess von größter Bedeutung ist. Die Energie von Zellen, auch von Neuronen, wird überwiegend von den Mitochondrien erzeugt, die auch die Quelle der meisten freien Radikale und Produkte der Lipidperoxidation sind. Wir wissen jetzt, dass es schon Jahrzehnte vor dem Auftreten neurologischer Symptome – also vor den Gedächtnisproblemen, der Desorientiertheit und der Verwirrtheit – zu einem Nachlassen der Energieproduktion der Mitochondrien kommt.

Bei einer Studie mit Männern in einem Durchschnittsalter von 55 Jahren, die Träger des ApoE4-Gens waren, entdeckte man schon Jahrzehnte vor dem Ausbruch der Krankheit in den Hirnbereichen, die von der Alzheimer-Demenz betroffen sind, eine signifikante Unterdrückung der mitochondrialen Energieproduktion. Die Ergebnisse einer anderen Studie waren noch überraschender: Man untersuchte den Hirnstoffwechsel bei Männern mit dem ApoE4-Gen, deren durchschnittliches Alter bei 30,7 Jahren lag, und entdeckte, dass die mitochondriale Energieproduktion bereits in diesem frühen Alter in den gleichen Hirnbereichen erheblich beeinträchtigt war. Es steht also fest, dass der Hirnstoffwechsel schon Jahrzehnte vor dem Auftreten von Symptomen nachlässt. Die große Frage lautet natürlich: Was verursacht das Nachlassen der mitochondrialen Energieproduktion?

Wir leben heutzutage in einem wahren Meer toxischer Chemikalien. Sie befinden sich in unserem Trinkwasser, in der Luft, die wir atmen, und in der Nahrung, die wir essen. Es gibt zwingende Beweise dafür, dass viele dieser Substanzen die Fähigkeit der Mitochondrien, Energie zu erzeugen, reduzieren. Es ist auch bekannt, dass viele dieser Substanzen miteinander in eine Wechselwirkung treten, die ihre jeweilige Toxizität erhöht. Mit anderen Worten: Es kommt zu Synergieeffekten. Das bedeutet, dass neurotoxische Stoffe in Dosen, die unter ihrer normalen Toxizitätsschwelle liegen, voll toxisch werden, wenn sie miteinander vermischt werden. Die US-amerikanischen Behörden überprüfen chemische Synergieeffekte bei ihren Beurteilungen aber nur ganz selten.

Quecksilber, Blei, Kadmium, Fluoride, Aluminium sowie viele Pestizide, Herbizide und Fungizide sind für die Mitochondrien giftig. Diesen Toxinen sind wir aber alle ausgesetzt. Niemand kann ihnen entkommen! Zudem gibt es überzeugende Beweise dafür, dass alle diese Toxine auch Entzündungen im Gehirn hervorrufen, indem sie die Mikrogliazellen chronisch aktivieren. Welche neurologische Erkrankung dadurch hervorgerufen wird, hängt davon ab, welche Gruppe von Mikrogliazellen aktiviert wird. In den höchsten Konzentrationen befinden sich die Mikrogliazellen in der Substantia nigra im Mittelhirn (Parkinson-Krankheit) und in den Hirnbereichen, die von der Alzheimer-Krankheit betroffen sind.

Leider konnte auch gezeigt werden, dass die Neurotoxizität mehrerer Umweltgifte, insbesondere der Pestizide, erhöht werden kann, wenn man – beispielsweise durch eine Impfung – eine Entzündung hervorruft. Zudem ist bekannt, dass die Rezeptoren für anregende Neurotransmitter und entzündungsfördernde Zytokine miteinander in Wechselwirkung treten, was die Excitotoxizität erhöht. Als Bezeichnung für die schädliche Interaktion zwischen Entzündungen im Gehirn und Excitotoxizität habe ich den Begriff Immunexcitotoxizität geprägt. Es gibt zwingende Beweise dafür, dass diese Form der Excitotoxizität bei zahlreichen neurologischen Erkrankungen und Störungen eine zentrale Rolle spielt, beispielsweise bei neurodegenerativen Erkrankungen, Schlaganfällen, multipler Sklerose, Kopfverletzungen und Hirninfektionen. Das erklärt, dass mit diesen Krankheiten so viele unterschiedliche Dinge verbunden sein können.

Es gibt auch einen Zusammenhang mit der mitochondrialen Dysfunktion. Wir wissen, dass Excitotoxizität die Funktion der Mitochondrien beeinträchtigt, den oxidativen Stress und die Lipidperoxidation enorm erhöht und die so wesentliche Wanderung der Mitochondrien von den Körpern der Nervenzellen zu den Synapsen behindert. Interessanterweise haben Entzündungen im Gehirn die gleiche Wirkung. Es konnte gezeigt werden, dass auch Immunexcitotoxizität alle Charakteristika der neurodegenerativen Erkrankungen erzeugt, einschließlich der Ansammlungen von β-Amyloid und der neurofibrillären Bündel.

Zudem ist auch erwiesen, dass die Unterdrückung der Mitochondrienfunktion unabhängig von ihrer Ursache die Excitotoxizität stark erhöht. Es ist gut möglich, dass dem immunexcitotoxischen Prozess selbst eine Dysfunktion der Mitochondrien vorausgeht, die ihn verstärkt, sobald er eintritt. Menschen mit mitochondrialen Abnormitäten können folglich noch so lange normale Hirnfunktionen haben, bevor die Symptome der Demenz einsetzen. Studien haben gezeigt, dass eine mäßige Reduzierung der Mitochondrienfunktion die Hirnfunktionen an sich nur selten beeinträchtigt. Im Laufe der Zeit können oxidativer Stress und Lipidperoxidation, die durch die mitochondriale Dysfunktion ausgelöst werden, die Verbindungen und Dendriten aber so stark schädigen, dass die Hirnfunktionen allmählich beeinträchtigt werden. In diesem Stadium werden die

Mikrogliazellen aktiviert und fördern den pathologischen Prozess durch Immunexcitotoxizität.

Der Autor erläutert in diesem Buch, dass man nicht nur die mitochondriale Energieproduktion enorm steigern kann, wenn man den Körper dazu bringt, mehr Ketone zu produzieren, und ihm über mittelkettige Triglyceride Ketone zuführt – was mehrere Studien gezeigt haben –, sondern auch bewirken kann, dass die Mitochondrien weniger freie Radikale erzeugen. Zudem konnte bewiesen werden, dass Ketone stark entzündungshemmend wirken und das Gehirn nachhaltig vor Excitotoxizität schützen.

Eine Erhöhung des Ketonspiegels ist zwar der Schlüssel zur Beseitigung metabolischer und immunexcitotoxischer Probleme, doch die Verbindung bestimmter Veränderungen bei der Ernährung mit der Verwendung spezieller Ergänzungsstoffe bietet einen noch besseren Schutz. Wie man das erreichen kann, beschreibt Dr. Fife in diesem Buch. So konnte gezeigt werden, dass Kurkumin vor Excitotoxizität schützt, Entzündungen im Gehirn reduziert und einen hochwirksamen Schutz vor einigen besonders schädlichen reaktiven Formen von Sauerstoff und Stickstoff liefert, den antioxidative Vitamine nicht bieten können. Verschiedene pflanzliche Flavonoide haben eine ähnliche Wirkung, beispielsweise Apigenin, Luteolin, Hesperidin, Ellagsäure und Teekatechine.

Dieses Buch hat mich nicht nur durch seine hohe wissenschaftliche Qualität besonders beeindruckt, sondern auch wegen der detailierten Auseinandersetzung hinsichtlich der Bedeutung, die der Kontrolle chronischer Infektionen – insbesondere der oralen – zukommt. Diese Infektionen sind entscheidende Faktoren bei der Auslösung und dem Vorantreiben von Immunexcitotoxizität im Gehirn. Dr. Fife hat gezeigt, dass Kokosöl sowohl die oralen als auch die systemischen Infektionen erheblich reduziert und dass auch Vitamin D_3 eine entscheidende Rolle zum Schutz gegen neurodegenerative Erkrankungen spielt. Seine Erläuterung bezüglich der antimikrobiellen Peptide, die durch Vitamin D_3 erzeugt werden, gehört zu den besten, die ich jemals gelesen habe.

Dieses Buch ist nicht nur eine wissenschaftliche Abhandlung über die neuropathologischen Ursachen der neurodegenerativen Erkrankungen. Dr. Fife stellt nämlich auch eine spezifische Strategie zur Bekämpfung dieser Leiden vor, die wunderbar mit dem im Einklang steht, was wir über diese Erkrankungen wissen, und die sich leicht umsetzen lässt. Ich möchte jedem, der sich der Gefahr einer neurodegenerativen Erkrankung gegenübersieht – und dazu gehören heutzutage die meisten von uns –, raten, dieses Buch genau zu lesen. Es ist eine wahre Schatztruhe mit ungemein wertvollen Informationen und praktischen Ratschlägen.

Russell L. Blaylock, M.D., CCN
Theoretical Neurosciences Research, LLC
Gastprofessor für Biologie.
Belhaven University, Jackson, MS
www.blaylockreport.com
www.russellblaylockmd.com

Dr. med. Russell L. Blaylock, ein staatlich geprüfter Neurochirurg, war früher klinischer Assistenzprofessor für Neurochirurgie an der University of Mississippi. Er hat drei Bücher geschrieben: *Excitotoxins: The Taste That Kills; Health and Nutrition Secrets – That Can Save Your Life*; und *Natural Strategies for Cancer Patients.* Zudem ist er Co-Autor des Buches *Cellular and Molecular Biology of Autism Spectrum Disorders.* Er gehört zu den Redaktionen des *Journal of the American Nutraceutical Association* und des *Journal of American Physicians and Surgeons.* Derzeit ist er Gastprofessor für Biologie an der Belhaven University in Jackson (Mississippi) und Präsident von Theoretical Neurosciences Research, LLC.

1 • Gibt es ein Mittel gegen Alzheimer?

Alles passiert im Kopf!

Alzheimer ist eine beängstigende Krankheit, die den Betroffenen nicht nur ihre Erinnerungen raubt, sondern auch ihre Fähigkeit, zu denken, zu argumentieren, selbst für sich zu sorgen und in der Gesellschaft zu funktionieren. Diese Krankheit macht keine Unterschiede bei der Person, sie befällt die Reichen und die Armen, die Gebildeten und die Ungebildeten, Prominente und gewöhnliche Menschen. Vor ihr sind alle gleich.

Der frühere US-Präsident Ronald Reagan starb nach 10-jährigem Kampf gegen die Auswirkungen der Alzheimer-Krankheit auf sein Gehirn. Am 5. November 1994 gab er in einem von Hand geschriebenen Brief bekannt, er befinde sich im Frühstadium der Alzheimer-Krankheit. Er schrieb: »Ich trete jetzt die Reise an, die mich ans Ende meines Lebens führen wird. … Ich wünschte nur, ich könnte Nancy diese schmerzliche Erfahrung ersparen.«

Nancy Reagan erzählte später, wie quälend es für sie gewesen war, dabei zusehen zu müssen, wie sich die Krankheit ihres Mannes verschlimmerte: »Ronnies lange Reise hat ihn jetzt an einen fernen Ort geführt, wo ich ihn nicht mehr erreichen kann. Wir können die wundervollen Erinnerungen an unsere 52 gemeinsamen Jahre nicht mehr miteinander teilen. Und ich glaube, das ist das Schlimmste.«

Sarah Harris weiß nur zu gut, wie viel Leid mit Alzheimer verbunden ist. Ihr Mann Ernie ist erst 56 und leidet bereits seit 3 Jahren an der Krankheit. Sie muss alles für ihn machen: Sie füttert ihn, wäscht ihn, zieht ihn an und putzt ihm sogar die Zähne. »Eines Tages wachte er auf, sah mich an und fragte: ›Wer sind Sie?‹«, erzählt sie. »Das ist wahrscheinlich das Schlimmste, was einem passieren kann.«

Die Jahre in der Dämmerung des Lebens sind für Millionen von Menschen zu einem Gang durch die Dunkelheit geworden, bei dem ihre Fähigkeiten ständig weiter schwinden. Es gibt keine Heilung – die derzeitigen Behandlungsmöglichkeiten können lediglich die Hoffnung bieten, dass das Fortschreiten der Krankheit sich verlangsamen lässt.

Zurzeit sind Medikamente die einzige verfügbare Behandlungsoption. Antonio Vasquez war 60, als die Alzheimer-Krankheit sich auf sein Leben auszuwirken begann. Er verlor seine Arbeit in einer Bäckerei, weil er die Kekse mit den Schokosplittern immer wieder verbrennen ließ – er vergaß nämlich, dass er sie in den Ofen geschoben hatte. Dann verirrte er sich auf dem Weg zu Vorstellungsgesprächen und lief in Kreisen durch die Gegend. Er nimmt ein Medikament, das bei Alzheimer häufig verschrieben wird: Aricept. Man geht davon aus, dass es die Symptome lindert, doch es kann die Krankheit nicht einmal verlangsamen, geschweige denn aufhalten. Zu den häufigen Nebenwirkungen gehören Übelkeit, Erbrechen, Durchfall, Kopfschmerzen, Schlaflosigkeit, generalisierte Schmerzen und Schwindel, zu den weniger häufigen Muskelkrämpfe, Müdigkeit, Depressionen, Arthritis, Hautverfärbungen und Ohnmachtsanfälle. Neuere Studien haben gezeigt, dass das Medikament sogar die Gefahr zu sterben erhöht. Die Vorteile, über die berichtet wird, sind dagegen sehr klein und normalerweise gar nicht zu erkennen, da Aricept das Fortschreiten der Krankheit nicht umkehren oder auch nur aufhalten kann. Die Nachteile des Medikaments scheinen erdrückend. Was kann man denn sonst noch tun?

Eine medikamentöse Behandlung sagte Sue und Don Miller nicht zu. Bei Don wurde Alzheimer diagnostiziert, als er 55 Jahre alt war. Er sagt:

»Bis dahin hatte ich einen sehr scharfen Verstand. Mein IQ war hoch – doch dann stürzte er rapide ab.«

Don, der sich eine Karriere als Finanzmanager aufgebaut hatte, musste feststellen, dass er kein Geld mehr wechseln und keine Rechnungen mehr bezahlen konnte. Die ärztliche Diagnose war für ihn und seine Frau ein Schock.

Sue Miller erzählt: »Ich erinnere mich noch genau daran, wie es war, als wir zu dem zweiten Termin gingen! Der Arzt sah uns an und sagte: ›Haben Sie schon mal an Alzheimer gedacht?‹ Wir waren wirklich am Boden zerstört! Diese Krankheit bekamen doch nur alte Menschen!«

Alzheimer wird zwar tatsächlich überwiegend bei Menschen über 70 diagnostiziert, schlägt aber auch schon im mittleren Alter zu. Angesichts eines drohenden langwierigen Verlustes des Gedächtnisses und des Denkvermögens ziehen die Millers jetzt eine neue Behandlungsform in Betracht: die Gentherapie. Dabei werden bestimmte Wachstumsproteine tief ins Gehirn gespritzt. Die Wissenschaftler nehmen an, dass Nervenwachstumsfaktoren sterbende Hirnzellen wiederbeleben und den Alterungsprozess verlangsamen können.

Bei diesem Verfahren müssten Löcher in Dons Gehirn gebohrt werden, was Schmerzen, Blutungen, dauerhafte Hirnschäden und sogar den Tod bringen könnte. Sue Miller sagt: »Eigentlich gehe ich nicht gern Risiken ein. Aber es gibt ja nichts anderes, und gerade das ist so frustrierend – es gibt nichts!«

Die Millers stehen jetzt vor einer ganz schwierigen Entscheidung: Sollen sie Don dem sicheren langsamen Verfall durch Alzheimer überlassen oder soll er das unsichere und gefährliche Rennen der medizinischen Forschung wagen? Das eine erscheint ihnen so schlimm wie das andere.

Fassen Sie Mut! Ob Sie nun einen Freund oder einen geliebten Menschen haben, bei dem Alzheimer auszubrechen droht, oder ob sie sich selbst vor dieser verheerenden Krankheit schützen wollen – es gibt Hoffnung! Sie brauchen weder Medikamente zu nehmen noch gefährliche Hirnoperationen über sich ergehen zu lassen. Die Lösung liegt vielmehr in der Ernährung und in bestimmten Nahrungsmitteln mit Heilwirkung, die die Leistung des Gehirns steigern können. Dadurch können sie die Krankheit aufhalten und in den meisten Fällen sogar erhebliche Verbesserungen bewirken, was bisher keinem Medikament und keiner Therapie gelungen ist.

Viele Alzheimer-Kranke benutzen dieses Programm jetzt mit phänomenalen Erfolgen.

- »Das war so, als hätte jemand in meinem Kopf das Licht angemacht!«
- »Ich fühle mich wie ein anderer Mensch!«
- »Ich habe mein Leben zurückbekommen!«

Dies sind Aussagen von Personen, nachdem sie das Programm durchgeführt hatten, das ich in diesem Buch beschreibe. Diese Menschen gewinnen jetzt verlorene kognitive Fähigkeiten und ihr Gedächtnis zurück, ihre sozialen Fertigkeiten verbessern sich wieder, ihre Interaktion mit anderen nimmt zu, sie können sich wieder besser an Gesprächen beteiligen, ihr Humor kehrt zurück, sie nehmen Aktivitäten wieder auf, die ihnen früher Spaß gemacht haben, und genießen ihr Leben wieder. Viele berichten von einem besseren Sehvermögen, selbst wenn sie schwere Augenkrankheiten wie Glaukom und Makuladegeneration hatten. Das ist kein Wunder, denn die Augen sind Erweiterungen des Gehirns; daher geht eine Heilung des Gehirns in vielen Fällen mit einer Heilung der Augen einher.

Eine weltweite Epidemie

Heutzutage leiden über 35 Millionen Menschen an Demenz. Allein in den USA werden jährlich 260 000 neue Fälle diagnostiziert, auf der ganzen Welt sind es 4,6 Millionen. Das bedeutet, dass alle 7 Sekunden ein neuer Fall dazukommt. Man erwartet, dass im Jahr 2030 rund doppelt so viele Menschen betroffen sein werden: etwa 70 Millionen!

Die häufigste Demenzform ist die Alzheimer-Krankheit. In den USA leidet jeder Achte über 65 an dieser Krankheit und ab 85 sogar die Hälfte der Bevölkerung. Mindestens in jeder dritten Familie hat jemand Alzheimer. Die Hälfte der alten Menschen, die langfristig in Heimen oder Pflegeeinrichtungen betreut werden, hat Alzheimer oder eine andere Form der Demenz.

Die nach Alzheimer zweithäufigste neurodegenerative Erkrankung ist die Parkinson-Krankheit, eine neuromuskuläre Krankheit, von der weltweit etwa 4 Millionen Menschen betroffen sind. Weitere Millionen leiden an amyotropher Lateralsklerose (ALS), Chorea Huntington und anderen neurodegenerativen Erkrankungen.

Der größte Risikofaktor für neurodegenerative Erkrankungen ist das Alter. Da die Lebenserwartung zunimmt und die Bevölkerung immer älter wird, rechnet man mit einem dramatischen Anstieg der Zahlen. Heute kommt ja die Generation der Babyboomer (derjenigen, die zwischen 1946 und 1964 geboren wurden, als die Geburtenziffer auf ihrem Höhepunkt lag) in das Alter, in dem die neurodegenerativen Erkrankungen sich gewöhnlich zu manifestieren beginnen.

Seit einiger Zeit sprechen die Zeitungen in ihren Schlagzeilen von einer drohenden »Epidemie«. Dr. Daisy Acosta, die Leiterin von Alzheimer's Disease International (ADI), sagt: »Wir stehen vor einer Katastrophe.« Die Zahl der Menschen mit Alzheimer, Parkinson und anderen neurodegenerativen Erkrankungen steigt noch schneller als erwartet. Alzheimer ist heute um 10 Prozent häufiger zu finden, als es die Wissenschaftler noch vor 5 Jahren prognostiziert hatten. Wenn das so weitergeht, werden die ohnehin düsteren Prognosen in kurzer Zeit weit übertroffen werden.

Durch die steigenden Zahlen beunruhigt drängt ADI jetzt die Weltgesundheitsorganisation und die Regierungen der einzelnen Länder, Demenz zu einer gesundheitlichen Priorität zu erklären. ADI empfiehlt, viel stärker als bisher in die Forschung zu investieren, um herauszufinden, wodurch Demenz verursacht wird und wie man sie zumindest verlangsamen, wenn nicht sogar aufhalten kann. Für diese schleichende Hirnkrankheit, die den Betroffenen allmählich ihr Gedächtnis und ihre Fähigkeit raubt, selbst für sich zu sorgen, und die ihnen letztlich den Tod bringt, ist kein Heilmittel bekannt; die heutigen Medikamente können nur die Symptome vorübergehend lindern. Die Forscher wissen noch nicht einmal sicher, was die Ursache von Alzheimer ist. Die US Alzheimer's Association fordert, der Forschung mehr Mittel zur Verfügung zu stellen – 1 Milliarde Dollar im Jahr.

Natürlich ist mehr Forschung nötig, doch wir brauchen gar keine 10, 20 oder gar 30 Jahre auf ein wirksames Heilmittel zu warten! Es gibt nämlich bereits eine Behandlungsmethode, die hilft. Jetzt müssen alle darüber informiert werden, die von dieser Behandlung profitieren können. Eben das ist der Zweck dieses Buches. Hier werden Sie erfahren, welche Hauptfaktoren zur Entstehung und Entwicklung neurodegenerativer Erkrankungen führen und welche am wichtigsten und am häufigsten sind. Vor allem aber werden Sie erfahren, was man tun kann, um diesen Krankheiten vorzubeugen und sie sogar rückgängig zu machen.

Ein revolutionärer Durchbruch

Als der Buchhalter Steve Newport Mitte 50 war, bekam er allmählich Probleme bei seiner Arbeit. Im Laufe der Zeit fiel es ihm immer schwerer, seine Aufgaben richtig zu organisieren, ihm unterliefen viele Fehler und er war deshalb frustriert und deprimiert. Er sagt: »Ich war durcheinander und wusste gar nicht, was mit mir los war.« Schließlich ging er zu einem Neurologen, der frühen Alzheimer diagnostizierte und ihm Aricept verschrieb. Später nahm er noch verschiedene andere Medikamente. Sie schienen aber alle nicht viel zu nützen, die Krankheit wurde immer schlimmer. Schließlich bekam er ein Zittern in den Händen und im Gesicht und konnte nur noch mit Mühe sein Gleichgewicht halten und gehen.

Seine Frau Mary war selbst Ärztin und suchte ständig nach neuen Therapien, die vielleicht helfen konnten. Eines Tages stieß sie auf einen Aushang, auf dem Freiwillige für eine klinische Studie mit einem neuen Alzheimer-Medikament gesucht wurden. Vorstudien hatten unglaubliche Ergebnisse gebracht: Das Mittel hielt nicht nur das Fortschreiten der Krankheit auf, sondern bewirkte sogar Verbesserungen beim Gedächtnis – das war bis dahin noch keinem anderen Medikament gelungen!

Sie versuchte, Steve in der Studie unterzubringen, doch sein Zustand war zu schlecht und er wurde abgelehnt. Man betrachtete ihn als hoffnungslosen Fall, dem nichts mehr helfen konnte, nicht einmal das neue Wundermittel. Seine Frau sagt: »Wir waren am Boden zerstört.«

Bei der Erforschung des neuen Medikaments entdeckte Dr. Newport, dass der Wirkstoff eine spezielle Art von Öl war, das als mittelkettiges Triglyceridöl oder MCT-Öl bekannt ist. MCTs sind Triglyceride mit mittlerer Kettenlänge *(medium chain triglycerides).* MCT-Öl wird aus Kokosöl gewonnen, das zu 60 Prozent aus MCTs besteht. Da kam der Ärztin ein aufregender Gedanke: »Wir könnten doch versuchen, uns Kokosöl als Nahrungsergänzungsmittel zu besorgen! Schließlich hatten wir ja nichts zu verlieren.« Also kaufte sie Kokosöl und begann, es Steve jeden Tag zu verabreichen. Das schien wundersamerweise »den Nebel zu lichten«. Schon am 5. Tag hatte sich sein Zustand enorm verbessert.

Seine Frau erzählt: »Er sagte, für ihn sei es gewesen, als hätte jemand in seinem Kopf das Licht angemacht! Er war wieder voll da, lächelte und machte Witze. Er war wieder Steve – er war zurück!«

Im Laufe der nächsten Monate ließ das Zittern nach, die Sehstörungen, wegen denen er nicht mehr hatte lesen können, verschwanden, und er wurde geselliger und interessierte sich mehr für die Menschen in seiner Umgebung. Er spricht immer noch stockend, doch er liest wieder, arbeitet als Freiwilliger im Krankenhaus seiner Frau und mäht den Rasen. Vor dem Kokosöl hatte er den Rasenmäher zerlegt, Öl in den Benzintank gefüllt und das Mähen völlig vergessen.

Bei Steve Newport wurde vor 2 Jahren schwerer Alzheimer diagnostiziert. Heute, mit einer veränderten Ernährung, sind seine kognitiven Fähigkeiten und sein Gedächtnis zu einem großen Teil wiederhergestellt. Er hatte das Glück, mit einer Ärztin verheiratet zu sein, die ihn auf den richtigen Weg bringen konnte.

Seine Frau sagt: »Ich habe einen lebenden Beweis dafür, dass das den Kranken hilft. Jetzt will ich allen davon erzählen – vielleicht hilft es ja auch anderen.«

Die Ketontherapie

Das Geheimnis hinter Steve Newports bemerkenswerter Erholung ist die Ketontherapie. Ketone sind ein besonderer, sehr energiereicher Brennstoff, der in der Leber zu dem spezifischen Zweck produziert wird, das Gehirn zu ernähren. Normalerweise zirkulieren in unserem Blut kaum Ketone, doch unter bestimmten Umständen kann ihre Konzentration ansteigen. Dann liefern sie dem Gehirn einen Energieschub und die Bausteine für die Bildung von neuem Hirngewebe.

Bei Alzheimer-Kranken haben die Hirnzellen Probleme mit der Verstoffwechslung von Glukose, der wichtigsten Energiequelle des Gehirns. Ohne genug Brennstoff sterben die Hirnzellen aber ab. Ketone liefern dem Gehirn die Energie, die es braucht, um zu überleben und zu gedeihen.

Dr. Theodore VanItallie, emeritierter Professor am College of Physicians and Surgeons der Columbia University in New York City, betreibt seit über 35 Jahren Ketonforschung. Er sagt: »Wir wissen, dass wir die Blockierung der Glukose umgehen können, wenn wir den Patienten Ketone geben. Ketone sind ein sehr energiereicher Brennstoff, der das Gehirn mit Nahrung versorgt.«

Wenn jemand keine Nahrungsmittel zu sich nimmt, die Glukose liefern – beispielsweise während einer Hungersnot oder bei starker Einschränkung der Kalorienzufuhr –, erzeugt der Körper aus gelöstem Körperfett Ketone, um dem Gehirn die Energie zu liefern, die es zum Überleben braucht. Ketone können auch direkt aus MCTs gebildet werden, ohne dass der Körper sich im Hungerszustand befindet. Die Leber wandelt MCTs nämlich in Ketone um. Sie sind beispielsweise von Natur aus in der menschlichen Muttermilch enthalten, denn sie sind für das richtige Wachstum und eine gute Entwicklung des Gehirns und des Rückenmarks bei Neugeborenen sehr wichtig.

In der Medizin werden MCTs eingesetzt, um Frühgeborene und Patienten nach Operationen oder mit Mangelernährung und Absorptionsproblemen mit Energie zu versorgen. Sportler benutzen sie zur Steigerung ihrer Leistungen und ihrer Ausdauer, Abnehmwillige zur Beherrschung ihres Appetits und zur Anregung der Fettverbrennung. Studien zufolge können MCTs auch die Herzfunktion und das Immunsystem verbessern. Zu ihren positiven Auswirkungen kommt es größtenteils erst, nachdem sie von der Leber in Ketone umgewandelt wurden.

Ketone haben eine starke therapeutische Wirkung auf das Gehirn, sie normalisieren dessen Funktion und führen zur Homöostase. Die Ketontherapie wird seit über 90 Jahren mit Erfolg bei Epileptikern eingesetzt. Sie ist die einzige bekannte Behandlungsmethode, mit der Epilepsie sich sogar heilen lässt.

2005 wendete Dr. VanItallie die Ketontherapie bei der Behandlung von fünf Parkinson-Patienten an. Nach 28 Tagen hatten sich das Zittern, die Steifheit und die Gehfähigkeit um ganze 81 Prozent gebessert. Der Arzt sagt: »Unsere Studie war sehr erfolgreich.«[1] Sie zeigte, dass man mit der Ketontherapie eine ganze Reihe neurodegenerativer Erkrankungen behandeln kann, nicht nur Alzheimer und Epilepsie.

Die Ketontherapie erweist sich derzeit bei vielen Krankheiten als nützlich. Das Militär der Vereinigten Staaten forderte Forschungsinstitutionen auf, nach einer Möglichkeit zu suchen, durch die Soldaten im Feld ihre körperlichen und kognitiven Funktionen mehrere Tage lang bei wenig oder gar keiner Nahrung aufrechterhalten konnten. Daraufhin meldete sich Dr. Kieran Clarke, Professorin für physiologische Biochemie an der University of Oxford in England und Leiterin der Forschungsgruppe für den Herzstoffwechsel. Sie sagt: »Wir haben eine Form der Ernährung entwickelt, die auf Ketonkörpern beruht. Ketonkörper sind der leistungsstärkste Brennstoff, den es gibt.« Ketone erzeugen 28 Prozent mehr Energie als Glukose und können die Ausdauer und die kognitiven Funktionen unter Extrembedingungen, beispielsweise bei tagelangen Kämpfen, verbessern.

Dr. Clarke sagt: »Wir erforschen die Ketonkörper seit Jahren und sehen uns zum Beispiel ihre Auswirkungen auf die Herzfunktion an. Das amerikanische Militär suchte nach einer Möglichkeit, sogenannte Kriegskämpfer 5 Tage lang unter Erhaltung ihrer kognitiven Fähigkeiten ins Feld zu schicken, ohne ihnen in dieser Zeit etwas zu essen zu geben. Wir sagten, das würde nicht gehen, es sei einfach unmöglich; wir könnten aber ein Nahrungsmittel erfinden, durch das sie viel leistungsfähiger würden und auch besser denken könnten.« Daraufhin stellte das Militär Dr. Clarke 12 Millionen Dollar für ihre Forschung zur Verfügung.

Natürlich gibt es auch außerhalb des Militärs Anwendungsmöglichkeiten für die Ketontherapie. Dr. Clarke sagt: »Wir hoffen, dass wir sie irgendwann bei der Behandlung von Alzheimer und Parkinson einsetzen können. Wenn wir dem Gehirn eine alternative Energieform bieten, die seinen Stoffwechseldefekt umgeht, könnte es uns gelingen, das Gehirn zu retten.«

Dr. Richard Veech, leitender Forschungswissenschaftler an den National Institutes of Health in Bethesda (Maryland), bezeichnet die Ketone als »Superbenzin für das Gehirn«. Er arbeitet seit über 40 Jahren mit Ketonen und hat zahlreiche Artikel zu diesem Forschungsgebiet veröffentlicht. Seiner Ansicht nach können Ketone immer dann therapeutische Wirkung haben, wenn Zellen von einem Energiemangel bedroht sind – mit anderen Worten: bei einem breiten Spektrum von Krankheiten.

VanItallie, Clarke, Veech und andere Forscher sprechen schon seit Jahren davon, dass die Ketontherapie unter anderem zur Behandlung folgender Krankheiten beitragen könnte: Alzheimer, Parkinson, ALS (amyotrophe Lateralsklerose), Chorea Huntington, Epilepsie, multiple Sklerose (MS), Autismus, Diabetes Typ 1 und Typ 2, Schlaganfälle, Herzversagen, Schädel-Hirn-Traumata, Depressionen, verschiedene Formen der Demenz, Rett-Syndrom, Tourette-Syndrom, Menière-Krankheit und verschiedene Stoffwechselstörungen, die durch seltene Mutationen hervorgerufen werden.

Dr. Veech sagt: »Diese Krankheiten scheinen sich sehr stark zu unterscheiden. Es klingt unwahrscheinlich, dass man sie alle durch ein einziges Zaubermittel behandeln können sollte.« Ärzte, die mit ketonbasierten Therapien experimentiert haben, sehen jetzt aber Ergebnisse, und dieser Gedanke wirkt nicht mehr so utopisch.

Die Ketontherapie ist so neu, dass die meisten Ärzte, wenn überhaupt, nur wenig über sie wissen. Vielleicht haben sie von der ketogenen Ernährung gehört, die zur Behandlung von Epilepsie eingesetzt wird, doch das ist etwas anderes. Daher behandeln die Ärzte neurodegenerative Erkrankungen mit den Standardmedikamenten, die sie schon seit Jahren verschreiben, obwohl sie kaum etwas bewirken. Sie brauchen aber nicht zu warten, bis die Kunde von den neuesten Entwicklungen bei der Wissenschaft der Ketone auch zu Ihrem Arzt vordringt! Nein, Sie können sofort mit der Ketontherapie beginnen, mit Produkten, die Sie beispielsweise in Ihrem Reformhaus oder Lebensmittelmarkt leicht bekommen. Das haben schon viele Menschen gemacht – und sie haben unglaubliche Ergebnisse erzielt!

In Sandy Hook (Connecticut) begann die 83-jährige Mary Hurst, sich anzuziehen. Dass sie das wieder selbst machen konnte, verdankte sie der

Ketontherapie; bis dahin hatte sie ihr Nachthemd und ihren Morgenmantel den ganzen Tag über anbehalten. Damals saß sie nur in ihrem Sessel, praktisch ohne jede Kommunikation – »als würde sie vor sich hin vegetieren!«, sagt ihre Tochter, Diane Standish. »Aber vor Kurzem ist sie in die Küche gegangen und hat den Kühlschrank aufgemacht – das hatte sie seit Jahren nicht mehr getan! Ich fragte sie: ›Was machst du da?‹, und sie antwortete: ›Ich hole mir ein Stück Kuchen, falls du nichts dagegen hast.‹ Sie erinnerte sich also daran, dass ich ihr am Vortag einen Kuchen gebracht hatte. Das war wie ein Wunder!«

Robert Condap aus San Leandro in Kalifornien spricht mehr, seit er Kokos- und MCT-Öl zu sich nimmt. Als seine Frau Gwen ihm kürzlich die Haare föhnte, machte er sogar einen schlüpfrigen Witz. Sie sagt: »Das war richtig aufregend! Da kehrte ein alter Teil von ihm zurück.«

Roxie Long erzählt: »Ich fing an, mich über Kokosöl zu informieren, weil ich in den Nachrichten gehört hatte, dass es bei Alzheimer-Patienten durch dieses Öl zu geradezu dramatischen Verbesserungen gekommen war. Also kaufte ich welches für meinen Vater, bei dem kurz zuvor Alzheimer diagnostiziert worden war. Jetzt glaubt er, dass die Krankheit verschwunden ist! Ich benutze das Öl auch selbst und fühle mich großartig, körperlich und mental besser.«

Der ehemalige Computertechniker Dick Kerstiens aus Westcliff (Colorado) begann das Öl zu konsumieren, nachdem er gesehen hatte, wie gut es seiner Frau Betty getan hatte. Bei Betty waren 5 Jahre zuvor, im Alter von 71 Jahren, Alzheimer-Symptome aufgetreten. Die Krankheit verschlimmerte sich dann so, dass sie rund um die Uhr von ihrem Mann gepflegt werden musste.

Nachdem Dick einen Artikel von Dr. Julian Whitaker über den Erfolg der Ketontherapie gelesen hatte, begann er, Betty das Öl zweimal täglich zu geben. Er sagt: »Vorher hatte sie unverständliches Zeug gebrabbelt, doch nach 8 Tagen konnte sie wieder artikuliert sprechen.« Er war verblüfft. 2 Wochen später kamen abends Freunde vorbei – und er hörte seine Frau zum ersten Mal in fast 3 Jahren wieder lachen.

Dr. Julian Whitaker, Leiter des Whitaker Wellness Institute im kalifornischen Newport Beach, sagt: »Diese wirkungsvolle natürliche Therapie und

Heilmöglichkeit für einige unserer verheerendsten Krankheiten hat sich seit Jahren versteckt, obwohl sie für alle deutlich zu sehen war; niemand außer einem Pharmakonzern und einer Handvoll Forscher erkannte sie. Ich empfehle die Ketontherapie jetzt für alle meine Patienten mit Alzheimer, Parkinson, Demenz, multipler Sklerose, ALS und anderen neurodegenerativen Erkrankrungen. Es gibt Belege dafür, dass sie auch für Menschen mit Down-Syndrom, Autismus und Diabetes nützlich sein könnte.«

Vorbeugung ist besser ...

Dieses Buch habe ich nicht nur für diejenigen geschrieben, die an neurodegenerativen Erkrankungen leiden, sondern auch für alle, die sich davor schützen wollen, eines Tages selbst eine dieser verheerenden Krankheiten zu bekommen. Alzheimer und Parkinson treten nicht einfach über Nacht auf. Es dauert Jahre, oft sogar Jahrzehnte, bis sie sich entwickeln. Bei Alzheimer beispielsweise werden rund 70 Prozent der für das Gedächtnis zuständigen Hirnzellen zerstört, *bevor* sich Symptome zeigen. Wenn Symptome auftreten, befindet sich das Gehirn bereits in einem Zustand fortgeschrittener Degeneration und es ist keine vollständige Heilung mehr möglich.

Sie wollen ja sicher nicht warten, bis der größte Teil Ihres Gehirns abgestorben ist, bevor Sie etwas dagegen tun. Das alte Sprichwort »Vorsorge ist besser als Nachsorge« trifft im Hinblick auf die Neurodegeneration definitiv zu. Sie können Alzheimer, Parkinson und andere neurodegenerative Erkrankungen aufhalten, bevor sie Ihr Leben übernehmen, doch Sie müssen *jetzt* damit anfangen! Sich das zu erhalten, was Sie im Augenblick haben, ist viel einfacher, als sich das zurückzuholen, was Sie verloren haben.

Erfreulicherweise ist keine vollständige Wiederherstellung erforderlich, um Ihre »normalen« Funktionen wiederzugewinnen. Unser Gehirn hat eine erstaunliche Fähigkeit, sich anzupassen und neu zu verdrahten. Wenn die Hirnzellen in einem Bereich absterben, können andere ihre Funktion übernehmen. Deshalb können viele Opfer von Schlaganfällen und Unfällen, die Hirnschäden erlitten haben, immer noch normal funktionieren, ohne jeden Intelligenzverlust. Zudem enthält das Gehirn Stammzellen, die neues Nervengewebe erzeugen können.

Die Ketontherapie kann das Fortschreiten der Krankheit aufhalten und sogar beim Wiederaufbau beschädigter und verloren gegangener Zellen helfen. Sie ist jedoch nicht die alleinige Antwort. Sie brauchen auch eine geeignete Ernährung, die genug Nährstoffe enthält, Ihren Blutzucker ins Gleichgewicht bringt und Sie vor dem Einfluss schädlicher Substanzen schützt, die die Neurodegeneration fördern.

In diesem Buch werde ich Ihnen das Anti-Alzheimer-Programm vorstellen, bei dem die Ketontherapie mit einer Ernährung kombiniert wird, die das Gehirn regenerieren kann. Dadurch kann die Krankheit sofort aufgehalten und verloren gegangene Funktionen können wiederhergestellt werden. Dieses Programm könnte man genauso gut Anti-Parkinson-, Anti-ALS- oder Anti-Huntington-Programm nennen, denn es funktioniert bei einer ganzen Reihe neurodegenerativer Erkrankungen gleich gut.

Manche Fälle von Neurodegeneration könnten zwar durch Erbfaktoren mitbestimmt werden, doch die wesentlichen Einflussfaktoren sind die Ernährung, die Lebensweise und die Umgebung. Personen, bei denen ein Eltern- oder Großelternteil oder eines der Geschwister von Neurodegeneration betroffen ist, tragen ein erhöhtes Risiko. Das ist aber gar nicht unbedingt auf die Vererbung zurückzuführen, sondern oft durch eine gemeinsame Umgebung oder erlernte Verhaltensweisen bedingt, die diese Krankheiten fördern.

Eine Studie mit älteren Paaren hat ergeben: Wenn einer der Partner an Demenz leidet, ist der andere sechsmal häufiger gefährdet, die Erkrankung selbst zu entwickeln.[7] Das deutet darauf hin, dass in diesen Fällen nicht die Erbanlagen der Hauptauslöser sind, sondern irgendetwas in der gemeinsamen Umgebung der Paare. Falls einer Ihrer Angehörigen an einer neurodegenerativen Erkrankung leidet, tragen Sie selbst ein höheres Risiko.

Demenz und andere Formen der Neurodegeneration sind *nicht* Bestandteil des normalen Alterungsprozesses. Sie brauchen nicht zu befürchten, dass Sie Demenz bekommen, nur weil Sie älter werden. Unser Gehirn ist durchaus in der Lage, unser ganzes Leben lang normal zu funktionieren, egal, wie alt wir werden. Das Altwerden ist zwar tatsächlich ein Risikofaktor für die Neurodegeneration, aber nicht ihre Ursache! Demenz und andere neurologische Erkrankungen lassen sich verhindern und behandeln. Dieses Buch wird Ihnen zeigen, wie Sie sich Ihre geistigen Fähigkeiten Ihr ganzes Leben lang erhalten können.

Ich möchte Ihnen empfehlen, dieses Buch von der ersten bis zur letzten Seite zu lesen. Es enthält allerdings eine riesige Anzahl an Informationen. Falls Sie zu große Angst haben und möglichst schnell mit dem Programm anfangen wollen, finden Sie die wichtigsten Informationen in den Kapiteln 12–19. Wenn Sie das ganze Buch lesen, werden Sie das Programm aber besser würdigen und verstehen können.

Kapitel 2 enthält grundlegende Informationen über die Struktur des Gehirns, Kapitel 3 eine kurze Beschreibung der wichtigsten neurodegenerativen Erkrankungen. In den Kapiteln 4–11 befasse ich mich mit den Hauptfaktoren, die zur Neurodegeneration führen können. Danach (Kapitel 12–15) geht es um die Rolle von Fett und Cholesterin bei der Gesundheit des Gehirns und darum, dass Fett in der Ernährung das Gehirn schädigen, aber auch heilen kann. Dort stelle ich das Wunder der Ketontherapie vor. In den Kapiteln 16–18 spreche ich über die Auswirkungen der Ernährung auf die Gesundheit des Gehirns. In Kapitel 19 bringe ich dann alle relevanten Informationen aus den vorhergehenden Kapiteln zusammen und entwickle das Anti-Alzheimer-Programm. Schließlich finden Sie in Kapitel 20 Kochrezepte, die Ihnen helfen sollen, das Programm für sich zu einem Erfolg zu machen.

2 · Das menschliche Gehirn

Ein Supercomputer

Fast alle Tiere auf der Erde haben ein Gehirn – Vögel, Fische, Frösche und selbst die winzigsten Insekten. Die einzigen Ausnahmen sind einige sehr primitive Tiere wie Quallen und Schwämme. Unser Gehirn gleicht einem unglaublich leistungsfähigen Computer, der eine Unmenge komplexer Daten mit einer Vielzahl von Feedback-Mechanismen und einem unaufhörlichen Strom eingehender Daten koordiniert. Doch selbst die fortschrittlichsten Supercomputer können nicht mit dem menschlichen Gehirn mithalten. Computer können zwar innerhalb von Sekundenbruchteilen Berechnungen anstellen oder Daten wieder aufrufen, doch sie können diese Daten nicht benutzen, um zu denken, zu argumentieren, Entscheidungen zu treffen, Gefühle zu verarbeiten oder kreativ zu sein. Unser Gehirn kann all das – und noch viel mehr! Dabei hat es lediglich die Größe eines kleinen Blumenkohls und wiegt durchschnittlich nicht einmal 3 Pfund.

Unser Nervensystem besteht aus dem Gehirn, dem Rückenmark und den peripheren Nerven, die zusammen ein komplexes, integriertes Netzwerk für die Verarbeitung von Informationen und die Steuerung von Funktionen bilden. Im Zentrum dieses Netzwerks befinden sich das Gehirn und das Rückenmark, die zusammen als Kontrollzentrum des Körpers fungieren und als Zentralnervensystem bezeichnet werden.

Unser Gehirn ist ständig aktiv. Ob wir wach sind oder schlafen – es koordiniert unzählige Funktionen. Da es dafür sehr viel Energie und eine kontinuierliche Zufuhr von Sauerstoff und Nährstoffen braucht, steht ihm eines der größten Netzwerke von Blutgefäßen im Körper zur Verfügung. Bei Erwachsenen entfallen zwar nur 2 Prozent des Körpergewichts auf das Gehirn, doch mit jedem unserer Herzschläge gelangen über die Arterien 20–25 Prozent unseres Blutes dorthin. Es verbraucht fast ein Viertel des im Körper verfügbaren Sauerstoffs.

Die Hirnzellen

Unser Gehirn besteht aus Tausenden von Kilometern miteinander verbundener Nervenzellen (insgesamt rund 100 Milliarden) mit unzähligen Fortsätzen, die alle Bewegungen, Empfindungen, Gedanken und Gefühle kontrollieren, die das menschliche Leben beinhaltet. Es gibt verschiedene Typen von Nervenzellen, die unterschiedliche Funktionen haben. Manche geben Informationen unserer Sinne von peripheren Nerven im ganzen Körper an das Gehirn weiter, andere liefern dem übrigen Körper Befehle des Gehirns und wieder andere bilden ein Gerüst, das andere Nerven stützt. Das Gehirn besteht zwar ausschließlich aus Nervenzellen, hat aber kein Schmerzempfinden, da die dortigen Nerven keine Schmerzrezeptoren besitzen. Kopfschmerzen spüren wir aufgrund von sensorischen Impulsen, die vor allem von dem Gewebe stammen, das unseren Schädel umgibt.

Unser Gehirn enthält zwei Arten von Nervenzellen: Gliazellen und Neuronen. Die Gliazellen (das Wort *glia* geht auf das lateinische Wort für »Leim« zurück) kommen am häufigsten vor. Sie liefern die strukturelle Stütze, sozusagen den Leim, der alle Hirnzellen zusammenhält. Bei den Gliazellen sind wiederum mehrere Typen zu unterscheiden, die jeweils unterschiedliche lebenswichtige Funktionen erfüllen. Sie liefern dem Gehirn beispielsweise Nährstoffe, isolieren die Neuronen voneinander, bekämpfen Pathogene, entfernen abgestorbene Neuronen und regulieren den Liquor, die Flüssigkeit, die das Gehirn umgibt. Signale übertragen die Gliazellen allerdings nicht – das ist die Aufgabe der Neuronen.

Die Neuronen übertragen Signale über elektrochemische Impulse, die es uns ermöglichen, zu denken, zu handeln und unsere Umgebung wahrzunehmen. Sie unterscheiden sich stark in ihrer Größe. Eine einzige Nervenzelle in einer unserer Fingerspitzen kann sich über unseren ganzen Arm erstrecken, während Neuronen im Gehirn zum Teil nur wenige Millimeter lang sind. Ein einziges Neuron kann mit Zehntausenden anderen Neuronen direkt verbunden sein, sodass insgesamt mehr als 100 Billionen Verbindungen entstehen, die jeweils Hunderte von Berechnungen in der Sekunde durchführen können. Das bildet die Grundlage für unser Gehirn, sich zu erinnern und zu denken.

Die Neuronen haben drei Hauptbestandteile. Der *Zellkörper* enthält die meisten Organellen (Zellorgane), auch den Zellkern, die Mitochondrien (die Energie erzeugen) und die Ribosomen (für die Erzeugung von Proteinen). Das *Axon*, ein langer, kabelartiger Vorsprung, transportiert elektrochemische Botschaften (Nervenimpulse) über die gesamte Länge der Zelle. Die *Dendriten* oder Nervenenden verzweigen sich wie die Äste eines Baumes, um Verbindungen zu anderen Zellen herzustellen und es den Neuronen zu ermöglichen, miteinander zu kommunizieren oder ihre Umgebung wahrzunehmen.

Die Neuronen senden mit enormer Geschwindigkeit Botschaften in Form elektrochemischer Impulse. Partielle Impulse gibt es nicht – die Neuronen feuern entweder Botschaften ab oder schweigen. Die Intensität wird dadurch ausgedrückt, wie viele Neuronen wie schnell feuern. Eine starke Reaktion kommt dadurch zustande, dass viele Neuronen in schneller Folge feuern. Die Neuronen feuern immer Impulse ab, wenn sie die Anweisung dazu bekommen – durch Empfindungen der peripheren Nerven oder durch Befehle und Gedanken im Gehirn. Die Neuronen geben elektrochemische Signale weiter, die nur in einer Richtung übertragen werden, von einer Nervenzelle zur nächsten. Diese Signale werden von den Dendriten aufgefangen und über das Axon durch die Zelle transportiert, verzweigen sich dann zu den zahlreichen Axonenden und werden an die Dendriten benachbarter Neuronen weitergegeben.

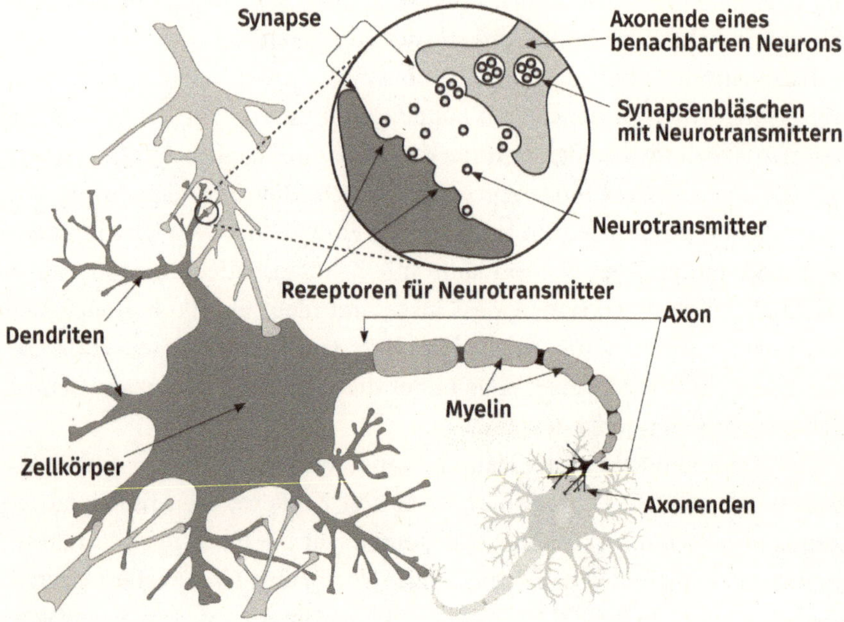

Struktur eines Neurons und der synaptischen Verbindung zwischen zwei Neuronen

Die Axonenden berühren die Dendriten benachbarter Neuronen nicht – die elektrochemischen Signale müssen von einer Zelle zur nächsten »springen«. Die Lücken zwischen den Axonenden und den Dendriten werden als *Synapsen* bezeichnet. Im typischen Fall hat ein Neuron zwischen 1000 und 10 000 Synapsen. Die Synapsen sind unglaublich schmal – ihre Breite beträgt nur etwa 2 Millionstel eines Zentimeters. Wenn ein Nervenimpuls das Ende eines Axons erreicht, überträgt es das Signal zum nächsten Neuron. Das geschieht durch die Freisetzung von Stoffen, die als *Neurotransmitter* bezeichnet werden, in diesen mit Flüssigkeit gefüllten Bereich. Die Neurotransmitter überqueren die Synapse zum nächsten Neuron und lösen einen elektrochemischen Impuls aus, der auf die gleiche Weise an das nächste Neuron weitergegeben wird.

Die Neurotransmitter sind das Medium, über das die Neuronen miteinander kommunizieren. Es gibt verschiedene Neurotransmitter – Endorphine, Epinephrin (Adrenalin), Melatonin, Glutamin und Dopamin gehören zu den bekanntesten. Bestimmte Neuronen in unterschiedlichen Teilen des Gehirns benutzen spezifische Neurotransmitter. Psychoaktive Stoffe erzielen ihre Wirkung über die Aktivierung von Neurotransmitterrezeptoren in Neuronen. So aktivieren Medikamente und Drogen, die süchtig machen, wie Kokain, Amphetamine und Heroin, dopaminsensitive Neuronen.

Wie unser Gehirn aufgebaut ist

Die Axone nehmen den meisten Platz im Gehirn ein. Viele sind von dicken Hüllen aus einer fettigen weißen Substanz namens Myelin ummantelt, was die Geschwindigkeit der Impulse beim Durchqueren des Nervs stark erhöht. Die von Myelin umhüllten Axone bilden im Gehirn einen Bereich, der als *weiße Substanz* bezeichnet wird. Die Zellkörper, die nicht von Myelin bedeckt sind, bilden die *graue Substanz.* Die Neuronen im Gehirn werden strukturell von haarähnlichen Gliazellen gestützt.

Im Vergleich zu anderen Körperzellen enthalten die Nerven einen unverhältnismäßig großen Anteil an Lipiden (Fett und Cholesterin). Wenn man von seinem Wassergehalt absieht, besteht das Gehirn zu rund 60 Prozent aus Fett. Das verleiht ihm eine weiche, gelatineartige Beschaffenheit. Weil es ein empfindliches und lebenswichtiges Organ ist, ist es in die harte Schutzschale des Schädels eingebettet, wird von einer straffen fibrösen Membran (der Dura Mater, was im Lateinischen »harte Mutter« bedeutet) umhüllt und ist zudem von einem flüssigen Füllmaterial umgeben, dem Liquor, der wie ein Kissen wirkt und traumatische Schocks absorbiert. So ist das Gehirn vor den meisten Stößen und Stürzen gut geschützt.

Auch die Blutgefäße im Gehirn haben eine Schutzfunktion. Das Gehirn ist gegenüber chemischen und mikrobiellen Angriffen sehr empfindlich. Toxine und Mikroorganismen, die häufig im Blut vorhanden sind, könnten das Hirngewebe stark schädigen. Um schädliche Substanzen auszusperren, sind die Wände der Blutgefäße im Gehirn eng aneinandergefügt und bilden so die *Blut-Hirn-Schranke.* Diese Schranke versperrt den meisten gefährli-

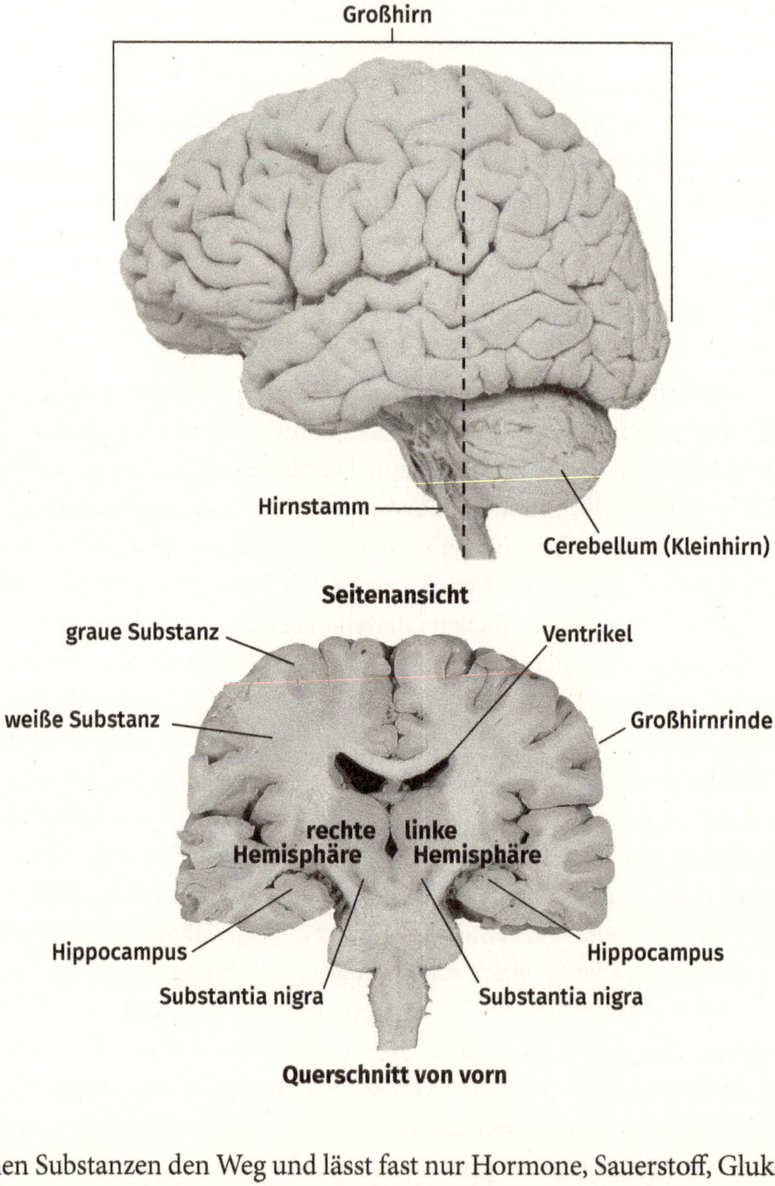

chen Substanzen den Weg und lässt fast nur Hormone, Sauerstoff, Glukose, Ketone, Aminosäuren und andere Nährstoffe ins Gehirn hinein.

Die drei Hauptkomponenten des Gehirns sind der Hirnstamm, das Kleinhirn und das Großhirn. Jeder Bereich im Gehirn hat eine bestimmte

Funktion, doch an vielen dieser Funktionen sind mehrere unterschiedliche Bereiche beteiligt. Der *Hirnstamm*, eine Fortsetzung des Rückenmarks, überwacht unwillkürliche Aktivitäten wie die Atmung und die Verdauung. Das *Kleinhirn* koordiniert die Muskelbewegungen und steuert die Haltung und das Gleichgewicht. Das *Großhirn*, das verschlungen und gefaltet aussieht und oben liegt, ist viel größer als die beiden anderen Komponenten, es umfasst 70 Gewichtsprozent des gesamten Nervensystems. Seine äußere Oberfläche, die aus grauer Substanz besteht, wird als *Großhirnrinde* bezeichnet. Sie enthält die meisten Kontrollzentren des Körpers. Dort werden die sensorischen Daten analysiert, dort denken wir, erinnern uns und argumentieren. Von dort gehen auch die Impulse aus, die das gesamte Aktivitätsspektrum der Muskeln und Drüsen steuern. Unter der Großhirnrinde, tief im Inneren des Großhirns, liegt der Sitz der Gefühle und des Lernens. Durch eine tiefe Furche wird das Großhirn senkrecht in zwei Hälften – die linke und die rechte Hemisphäre – gespalten. Aus Gründen, die wir noch nicht kennen, verlaufen die Verbindungen über Kreuz – die linke Hälfte des Großhirns steuert die rechte Seite des Körpers und umgekehrt. So steuert die linke Hemisphäre die rechte Hand, die rechte Hemisphäre hingegen die linke.

Wenn es zu schweren Verletzungen kommt, können die Zellen in der Großhirnrinde im Laufe der Zeit neue Funktionen übernehmen. Da die beiden Hemisphären sich in einem gewissen Maß gegenseitig duplizieren, kann die eine manche Funktionen der anderen übernehmen.

Degeneration des Gehirns

Zu schwere Verletzungen oder das Absterben von Neuronen in unterschiedlichen Bereichen des Gehirns verursachen die Symptome, die für die einzelnen neurodegenerativen Erkrankungen typisch sind.

Durch einen Schlaganfall wird die Sauerstoffzufuhr zu Hirnzellen unterbrochen und die betroffenen Hirnbereiche sterben ab. Ein Schlaganfall in der linken Hälfte der Großhirnrinde kann zum Funktionsverlust auf der rechten Körperseite führen. Da die linke Hemisphäre bei den meisten Menschen die sprachlichen Fähigkeiten steuert, führt ein Schlaganfall in diesem Bereich nicht selten zum Verlust der Fähigkeit, zu sprechen oder Gesprochenes zu verstehen.

Zur amyotrophen Lateralsklerose (ALS) kommt es durch die Zerstörung von Hirnzellen in der Großhirnrinde, die die willkürlichen Muskelbewegungen kontrollieren.

Unter der Großhirnrinde, im Körper des Großhirns, befindet sich die weiße Substanz. Sie enthält einige Inseln aus grauer Substanz, die Basalganglien, die die willkürlichen Bewegungen steuern. Wird die normale Funktion der Basalganglien gestört, kommt es zur Parkinson- oder Huntington-Krankheit.

Das Myelin, das die Axone der Nervenzellen umgibt, ist ein wichtiger Stoff. Es ist zwar in der weißen Substanz konzentriert, findet sich aber im ganzen Gehirn und im Rückenmark. Wenn die Myelinschutzschicht zerfällt, wird die Kommunikation zwischen den Nervenzellen unterbrochen und es treten Symptome auf, die für multiple Sklerose typisch sind.

Mitten im Großhirn liegt der *Hippocampus*, das Zentrum des Kurzzeitgedächtnisses und des Denkens. Hier und in der Großhirnrinde führen dysfunktionale Zellen zu Alzheimer und Demenz. Vaskuläre Demenz kann sich entwickeln, wenn Arterien, die zu diesem Teil des Gehirns führen, durch Plaque verstopft werden, oder auch bei zahlreichen kleinen Schlaganfällen. Wenn wir älter werden, verlieren alle unsere Organe an Leistungsfähigkeit – auch unser Gehirn! Das ist schlicht ein Bestandteil des Alterungsprozesses. Trotzdem können wir bis weit in ein hohes Alter hinein leben, ohne dass sich die verheerenden Auswirkungen neurodegenerativer Erkrankungen entwickeln. Zwischen den Gehirnen von Alzheimer-Patienten und denen von Menschen, die schlicht normal gealtert sind, bestehen auffallende Unterschiede. Der Verfall, der im Rahmen des normalen Alterungsprozesses stattfindet, ist gleichmäßig über das ganze Gehirn verteilt; bei Alzheimer- und Parkinson-Patienten hingegen tritt er nur in bestimmten Bereichen des Gehirns auf. Durch das normale Altern entstehen lediglich ganz kleine physikalische und chemische Veränderungen beim Hirngewebe, doch bei neurodegenerativen Erkrankungen sind erhebliche physikalische, chemische und degenerative Veränderungen vorhanden.

Demenz und andere Formen der Neurodegeneration sind keine normalen Folgen des Alterns, sondern Krankheiten, die eine Ursache haben und für die es eine Lösung gibt. Selbst wenn Sie sehr alt werden, können Sie Ihr gesamtes Leben ohne eine neurodegenerative Krankheit verbringen. Andere Menschen haben das geschafft und schaffen es noch. Das Alter ist keine Entschuldigung!

Hendrikje van Andel-Schipper aus Hoogeveen in den Niederlanden ist ein gutes Beispiel. Als sie 2005 im Alter von 115 Jahren starb, war sie der älteste Mensch auf der ganzen Welt. Ihr Verstand blieb bis zu ihrem Tod scharf; sie scherzte, das Geheimnis ihrer Langlebigkeit sei der Verzehr von Salzheringen. Ihr Leben lang war sie schlagfertig – als man sie fragte, was sie Leuten raten würde, die den Wunsch hegten, lange zu leben, sagte sie: »Weiterzuatmen.« Wissenschaftlern zufolge war ihr Verstand wirklich so gut, wie es schien. Als ihr Gehirn nach ihrem Tod untersucht wurde, waren kaum Zeichen der Degeneration erkennbar, die mit abnehmenden geistigen Fähigkeiten im Zusammenhang steht.

1972, als sie 82 Jahre alt war, vermachte Hendrikje van Andel-Schipper ihren Körper der Universität von Groningen zu wissenschaftlichen Zwecken. Mit 111 rief sie erneut dort an, weil sie befürchtete, sie könnte nicht mehr von Interesse sein. Die Wissenschaftler erkannten, dass sich ihnen hier die seltene Gelegenheit bot, einen sehr alten Menschen zu untersuchen, und begannen umgehend, ihre kognitiven Fähigkeiten zu testen. Zwar hatte

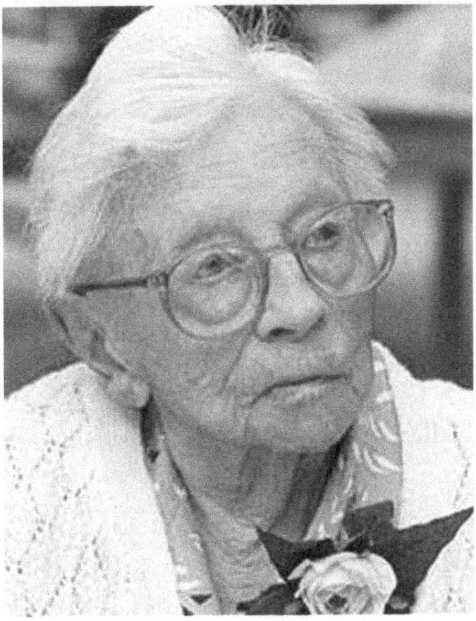

Van Andel-Schipper im Alter von 113 Jahren

sie Probleme mit ihren Augen, schnitt aber besser ab als durchschnittliche 60- oder 70-Jährige. Die alte Dame erfreute sich bester Gesundheit. Sie hatte eine 15 Jahre andauernde Brustkrebserkrankung überlebt und starb schließlich an Magenkrebs. Trotz dieser Probleme blieb ihr Verstand bis zum Schluss klar und scharf. Hendrikje van Andel-Schipper bewies, dass alt zu werden nicht gleichbedeutend mit der Entwicklung neurodegenerativer Erkrankungen ist. Wir Menschen können sehr alt werden, ohne dass unsere geistigen Fähigkeiten erheblich nachlassen.

Die Neuronen sind die langlebigsten Zellen in unserem Körper. Die meisten anderen Zellen sterben alle paar Wochen oder Monate ab und werden dann ersetzt. Manche, beispielsweise die in den Schleimhäuten des Verdauungsapparats, leben nur wenige Tage. Knochenzellen, die zu den langlebigsten Zellen gehören, werden jeweils nach einigen Jahren ersetzt. Doch die Nervenzellen können uns unser ganzes Leben lang erhalten bleiben. Die Hirnzellen, die Sie heute haben, sind größtenteils noch die, mit denen Sie geboren wurden. Wenn wir altern, sterben die Hirnzellen allmählich ab. Auch Verletzungen und Krankheiten führen zum Verlust von Hirnzellen. Daher könnten Sie heute weniger Hirnzellen haben als bei Ihrer Geburt. Neurodegenerative Krankheiten beschleunigen den Verlust von Hirnzellen und damit auch den geistigen Verfall.

Regeneration der Hirnzellen

Der 3 Jahre alte Nico litt an schweren, lebensbedrohlichen epileptischen Anfällen. Eine medikamentöse Behandlung war erfolglos geblieben. Seine einzige Hoffnung war eine radikale Operation, die aber zu schweren, dauerhaften körperlichen und geistigen Behinderungen führen konnte. Die Chance, die ansonsten nicht behandelbaren Anfälle zu verringern, überwog das Risiko. Folglich entfernten die Ärzte bei Nico die gesamte rechte Hirnhälfte und die Anfälle hörten auf.

Zwar war die Operation ein Erfolg, doch wie konnte Nico mit nur einem halben Gehirn leben? Trotz einiger kleiner Probleme bei den motorischen Fähigkeiten ist er heute, 8 Jahre nach der Operation, ein ganz normaler

Junge. Er hinkt zwar ein bisschen, rennt aber herum und spielt. Die Fähigkeiten, die mit seiner rechten Hirnhälfte verbunden waren – Mathematik, die bildenden Künste und Musik –, hat die linke übernommen. Bei den verbalen Fähigkeiten, die normalerweise in der linken Hirnhälfte lokalisiert sind, liegt er deutlich über dem Durchschnitt. In der Schule entsprechen seine Leistungen im Rechnen und in Musik seinem Alter; nur seine Leistungen beim Zeichnen und seine Handschrift sind nicht altersgemäß. Er hat aber keine kognitive Behinderung. Die geschriebene Sprache meistert er mithilfe eines Computers und er zeigt Talent beim technischen Zeichnen. Nicos bemerkenswerte Geschichte erzählt sein Arzt Dr. Antonio Battro in seinem Buch *Half a Brain is Enough.*

Nico ist nicht der Einzige, der die Entfernung eines beträchtlichen Teils seines Gehirns ohne größere geistige Defekte überlebt hat, das ist auch vielen anderen Menschen gelungen. 1987 erlitt der 14-jährige Ahad Israfil einen Kopfschuss, als sein Arbeitgeber aus Versehen eine Waffe auf den Boden fallen ließ. Dabei wurde die rechte Seite des Schädels und des Gehirns des Jungen weitgehend zerstört. Nach einer 5-stündigen Operation, die ihm das Leben rettete, waren die Ärzte fassungslos – Ahad versuchte, zu sprechen!

Die Operation hinterließ an der Seite von Ahads Kopf ein großes Loch. Später wurde es mit einem Silikonblock gefüllt und mit einem Hautlappen abgedeckt, auf dem dann wieder Haare wuchsen, sodass er jetzt ziemlich normal aussieht. Er benutzt zwar einen Rollstuhl, hat aber die meisten seiner kognitiven Fähigkeiten wiedergewonnen und das Juniorcollege mit Auszeichnung abgeschlossen.

Das Gehirn kann eine fehlende Hemisphäre zwar nicht rekonstruieren, doch es kann ihren Verlust kompensieren. Wenn ein halbes Gehirn ebenso gut funktionieren kann wie ein ganzes, kann auch ein Gehirn, das durch eine Verletzung, eine Krankheit oder den Alterungsprozess beschädigt wurde, normal funktionieren. Das Gehirn verfügt über eine erstaunliche Fähigkeit, sich neu zu verdrahten. Wenn ein Teil ausfällt, können die verbliebenen Neuronen seine Funktionen übernehmen.

Das Gehirn kann sich aber nicht nur neu verdrahten, sondern auch Hirnzellen reparieren und neue Hirnzellen bilden. Für viele ist das eine schockierende Erkenntnis. Die Ärzte halten nämlich seit fast einem Jahrhundert an der konventionellen Überzeugung fest, dass unsere 100 Milliarden Hirnzellen alle bereits bei unserer Geburt vorhanden waren und dass das Gehirn von Erwachsenen keine neuen Zellen wachsen lassen kann. Man glaubte, mit den Hirnzellen, mit denen wir geboren werden, müssten wir unser ganzes Leben lang auskommen. Würden Hirnzellen aufgrund von Verletzungen, Krankheiten oder des Alters absterben, seien sie für immer verschwunden. Man nahm an, für Menschen, die einen erheblichen Verlust an Hirnzellen erlitten hatten, gebe es keine Hoffnung. In den letzten Jahren hat sich aber gezeigt, dass das nicht stimmt! Die Neuronen werden den größten Teil unseres Lebens hindurch kontinuierlich ersetzt – Hirnzellen, die durch eine Verletzung oder eine neurodegenerative Krankheit wie Alzheimer oder Parkinson zerstört wurden, können also wiederhergestellt werden. Für Menschen mit neurodegenerativen Erkrankungen besteht somit durchaus Hoffnung!

Im menschlichen Gehirn kommt es bis ins hohe Alter zur Neurogenese, der Regeneration der Zellen.

Bei Vögeln und Ratten beobachten die Wissenschaftler schon seit vielen Jahren eine Regeneration der Hirnzellen (die als Neurogenese bezeichnet wird), doch man ging davon aus, dass das Gehirn die Neurogenese mit dem Fortschreiten der Evolution und der Zunahme der geistigen Fähigkeiten immer weniger unterstützt. 1999 beobachteten Forscher von der Princeton University bei erwachsenen Makaken (meerkatzenartigen Affen) eine Regeneration der Hirnzellen, was stark darauf hindeutet, dass dieser Prozess auch beim Menschen auftritt.[1]

Die Forscher stellten fest, dass die neuen Neuronen in der Auskleidung der Hirnventrikel – lange, mit Flüssigkeit gefüllte Strukturen, die sich tief im Inneren des Hirnzentrums befinden – gebildet wurden und dann über beträchtliche Strecken zu verschiedenen Teilen der Großhirnrinde wanderten. Sie bildeten Synapsen zu älteren Zellen in den Frontallappen (wo die Persönlichkeit, die Planung, die Entscheidungsfindung und das Arbeitsgedächtnis lokalisiert sind) und den Parietallappen (wo sich das Gedächtnis für die visuelle Erkennung befindet).

Bei der Behandlung von Krebs injizieren die Ärzte den Patienten manchmal einen chemischen Marker namens Bromdesoxyuridin (BrdU), um die Entwicklung von Tumoren verfolgen zu können. BrdU wird in die DNA neu gebildeter Zellen eingebaut. Die Substanz ermöglicht es den Ärzten, bei Krebspatienten neue Bereiche mit unkontrolliertem Zellwachstum zu entdecken. Sie erscheint nicht nur in der DNA von Krebszellen, sondern von allen Zellen, die etwa zur Zeit der Injektion gebildet wurden. Bei der Untersuchung der Gehirne verstorbener Krebspatienten fanden die Ärzte BrdU in den Zellen, was auf ein neues Wachstum von Hirnzellen bei Erwachsenen hindeutet.

Bei weiteren Forschungen konnte neues Zellwachstum in verschiedenen Teilen des menschlichen Gehirns entdeckt werden, einschließlich des olfaktorischen Systems (das für unseren Geruchssinn zuständig ist) und des Hippocampus (eines der Hauptzentren für das Gedächtnis).[2] Die Forscher fanden zudem heraus, dass die mit Flüssigkeit gefüllten Ventrikel ein Reservoir von Hirnstammzellen enthalten, die sich in alle anderen Hirnzellentypen verwandeln können. Jetzt ist offensichtlich, dass die Neurogenese im Gehirn erwachsener Menschen selbst im hohen Alter noch abläuft. Diese Entdeckung bedeutet neue Hoffnung für alle, die derzeit an neurodegenerativen Erkrankungen leiden oder ihnen entgehen möchten.

3 · Die vielen Gesichter der Neurodegeneration

Es gibt eine Vielzahl neurodegenerativer Erkrankungen. In diesem Kapitel werde ich einige der häufigsten besprechen. Alle hier erwähnten lassen sich, wie viele andere auch, durch die Verfahren behandeln, die ich in diesem Buch beschreibe.

Alzheimer

2002 gab Charlton Heston bekannt, dass er an der Alzheimer-Krankheit leide. Der Schauspieler, der so herausragende Figuren wie Moses in *Die zehn Gebote* und Ben Hur im gleichnamigen Film dargestellt und oft furchtlose, unbesiegbare Helden gespielt hatte, erklärte jetzt: »Nun muss ich Mut und Akzeptanz im gleichen Maße aufbringen.« Er nahm sein Schicksal mutig an und ergab sich doch in das unvermeidliche Ende. Alzheimer befällt Menschen aller Schichten – nicht einmal ein Filmheld konnte sich dieser furchtbaren Krankheit entziehen. Andere berühmte Persönlichkeiten, die gegen Alzheimer kämpfen mussten, waren der frühere US-Präsident Ronald Reagan, die Schauspieler Charles Bronson und James Doohan,

Schauspielerin Rita Hayworth, Sänger Perry Como und Boxweltmeister Sugar Ray Robinson.

Die nach ihm benannte Krankheit wurde erstmals 1906 von dem deutschen Neuropathologen und Psychiater Alois Alzheimer (1864–1915) beschrieben. Heute ist sie in den Ländern des Westens und in Japan die häufigste Form der Demenz. 5,3 Millionen US-Amerikaner müssen mit ihr leben. Sie zerstört die Hirnzellen und verursacht Gedächtnisverlust sowie Probleme beim Denken und Verhalten, die so schwer sind, dass sie die normalen Aktivitäten des täglichen Lebens beeinträchtigen. Die Krankheit verschlimmert sich im Laufe der Zeit und führt stets zum Tod. Heute ist sie in den USA die siebthäufigste Todesursache.

Derzeit gibt es keine anerkannte medizinische Heilung. Die Behandlung ist darauf ausgerichtet, die Symptome zu lindern und Unterstützung dafür zu bieten, das Leben mit der Krankheit leichter zu machen.

Alzheimer kommt in der Regel erst ab dem 60. Lebensjahr zum Ausbruch und ist durch einen Niedergang kognitiver Funktionen wie Erinnerungsvermögen, logisches Denken und Planen gekennzeichnet. Es kommt zu einem allmählichen Verfall der Mentalfunktionen, der mit kaum be-

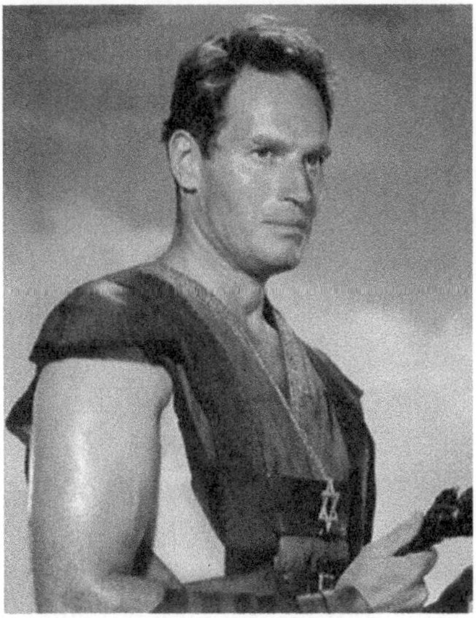

Charlton Heston in Ben Hur

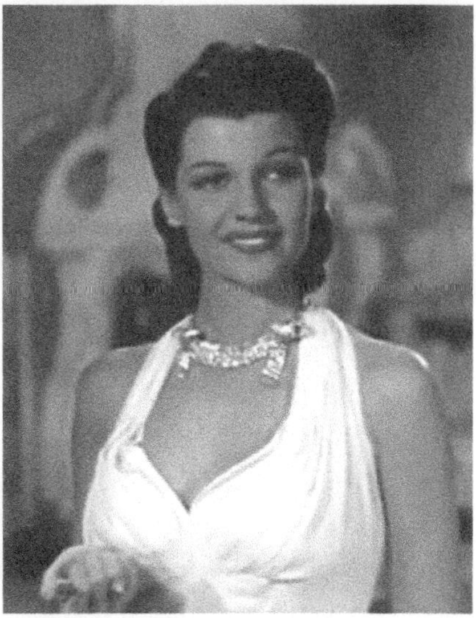

Schauspielerin Rita Hayworth

merkbaren Gedächtnislücken beginnt. Dann gehen die Fähigkeiten, vertraute Aufgaben zu planen und durchzuführen sowie logisch zu denken und zu urteilen, verloren. Der Gedächtnisverlust wird immer schlimmer, bis die Kranken schließlich überhaupt nichts mehr selbstständig machen können. Auch die Fähigkeit, Wörter richtig auszusprechen, und Veränderungen beim Gemüt und bei der Persönlichkeit können offensichtlich werden. Emotionale Probleme wie leichte Erregbarkeit, schlechtes Urteilsvermögen, geistige Verwirrung, Gefühle der Isolation, Desorientiertheit und Halluzinationen treten ebenfalls häufig auf. Bei den Betroffenen können sich zudem Krämpfe, Hypertonus (stärkere Muskelbewegungen) und Inkontinenz entwickeln.

Alzheimer-Patienten leben nach der Diagnose noch durchschnittlich 8 Jahre, doch beim Einzelnen kann die Überlebenszeit relativ kurz (1 Jahr) sein, aber auch sehr lang (20 Jahre). Die Dauer der Krankheit hängt zum Teil von Faktoren wie dem Alter bei der Diagnosestellung und dem Vorhandensein anderer Gesundheitsprobleme ab.

Alzheimer bricht nicht plötzlich aus. Es handelt sich um eine fortschreitende Krankheit, die schon Jahrzehnte vor dem erkennbaren Auftreten der ersten Symptome beginnt. Das leichte bis mäßige Stadium von Alzheimer dauert in der Regel 2–10 Jahre. Schwerer Alzheimer kann 1–5 Jahre dauern.

Alzheimer tritt zwar normalerweise bei älteren Menschen auf, in 10 Prozent der Fälle aber auch schon bei Menschen in den 40ern oder 50ern. Dann spricht man von Alzheimer, der früh eingesetzt hat. Von Alzheimer betroffen sind 3 Prozent aller Menschen zwischen 65 und 74 Jahren, rund 19 Prozent zwischen 75 und 84 und 47 Prozent, also nahezu die Hälfte, der über 85-Jährigen. Bei Frauen tritt die Krankheit etwas häufiger auf als bei Männern.

Die Zahl der Alzheimer-Fälle wächst derzeit schnell. 1979 waren nur rund zwei Personen von 1 000 000 betroffen, 2006 schon 20 von 100 000.[1] Für die nächsten 20 Jahre rechnet man mit einer Verdopplung.

Manche Wissenschaftler sind der Ansicht, dass Alzheimer deshalb zunimmt, weil die Menschen heute länger leben als früher. Das stimmt aber nicht. Alzheimer ist kein normaler Alterungsprozess, sondern ein abnormer Zustand – eine Krankheit. Das Alter, in dem sich Alzheimer entwickelt, sinkt ständig. 10 Prozent aller Alzheimer-Patienten bekommen die Krankheit früh (gewöhnlich in den 40er- und 50er-Jahren); es ist bekannt, dass sie auch schon im Alter von 17 Jahren ausbrach. Die Zunahme der Fälle ist also nicht allein darauf zurückzuführen, dass die Bevölkerung älter wird als früher; offenbar spielen auch die Umgebung und das Umfeld eine große Rolle.

Der beste Zeitpunkt für die Behandlung von Alzheimer liegt vor dem Punkt, an dem die Symptome leicht erkennbar werden. Es ist wie bei allen neurologischen Erkrankungen: Wenn die Krankheit so weit fortgeschritten ist, dass die Symptome offensichtlich werden, ist ein großer Teil des Schadens bereits passiert. Je früher ein Problem erkannt wird, desto wirkungsvoller ist die Behandlung.

Bei der Untersuchung auf Demenz verwenden die Ärzte einen Test, der auf Englisch Mini Mental State Exam (MMSE) genannt wird. Dabei wird das Gedächtnis getestet und der Schweregrad des geistigen Abbaus beurteilt. Der Test besteht aus dreißig Fragen. Je weniger Fragen richtig beantwortet werden können, desto schwerer sind die kognitiven Schäden. Der MMSE kann immer wieder angewendet werden, sodass sich erkennen lässt, wie der Betroffene auf die Behandlung reagiert und wie schnell die Krankheit fortschreitet.

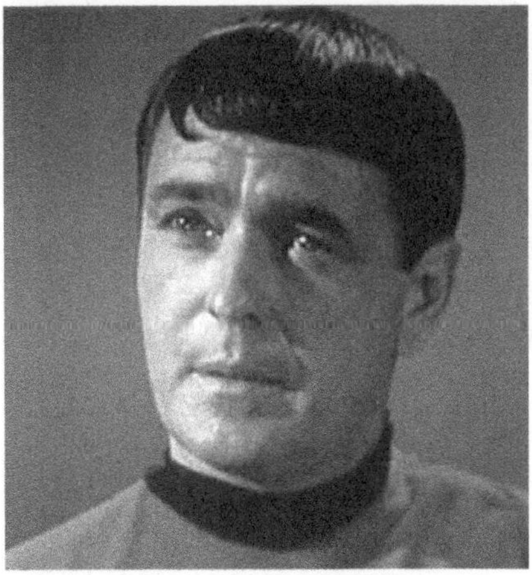

James Doohan als »Scotty« in der Fernsehserie Raumschiff Enterprise. *Später litt er an Diabetes, Parkinson und Alzheimer.*

Da der MMSE durch Copyright geschützt ist, kann er hier nicht abgedruckt werden. Im Internet kann man jedoch einige alte Fassungen finden. Anhang A: »Test zur Beurteilung der kognitiven Fähigkeiten (Mental-Status-Test)« ähnelt dem MMSE und besteht ebenfalls aus dreißig Fragen. Sie können diesen Test selbst machen oder bei jemand anderem anwenden, um den mentalen Zustand einzuschätzen.

Die Stadien von Alzheimer

1. Stadium: Keine Beeinträchtigungen
Es sind keine erkennbaren Gedächtnisprobleme oder Veränderungen in Stimmung oder Persönlichkeit erkennbar.

2. Stadium: Sehr leichter kognitiver Abbau
Gewisser Gedächtnisverlust; insbesondere bekannte Wörter oder Namen entschwinden aus dem Gedächtnis; es wird vergessen, wo man seine Schlüssel, die Brille oder andere Dinge des täglichen Lebens hingelegt hat. Diese Probleme sind aber weder bei einer ärztlichen Untersuchung noch für Freunde, nahe Angehörige oder Kollegen zu erkennen.

3. Stadium: Leichter kognitiver Abbau
Zu diesem Zeitpunkt kann Alzheimer bei manchen erkannt werden, aber nicht bei allen. Freunden, nahen Angehörigen oder Kollegen fallen allmählich Gedächtnis- oder Konzentrationsprobleme auf. Die Krankheit kann sich bei klinischen Tests oder eingehenden medizinischen Gesprächen messen lassen. Zu den Symptomen gehören stärkere Vergesslichkeit bei den Namen neuer Bekannter, erkennbarer Leistungsabbau und abnehmende Planungs- und Organisationsfähigkeit; man behält wenig von dem, was man liest, und verliert oder verlegt wertvolle Dinge.

4. Stadium: Mäßiger kognitiver Abbau
Kann bei sorgfältigen medizinischen Gesprächen entdeckt werden. Verringertes Wissen über persönliche und aktuelle Ereignisse aus der letzten Zeit; beeinträchtigte Fähigkeit, grundlegende, aber anspruchsvolle Rechenaufgaben zu bewältigen (z. B. rückwärts von 100 bis 3 zu zählen); verringerte Fähigkeit, Dinge zu erledigen (z. B. ein Abendessen für Gäste zu planen, Rechnungen zu bezahlen und finanzielle Dinge zu regeln); eingeschränkte Erinnerung an die persönliche Geschichte und möglicherweise Insichgekehrtheit, besonders in sozialen Situationen.

5. Stadium: Minderschwerer Abbau
Größere Probleme mit dem Gedächtnis und den kognitiven Funktionen werden erkennbar. Unfähigkeit, sich an wichtige Details wie Anschrift, Telefon-

nummer oder den Namen der besuchten weiterbildenden Schule zu erinnern; Verwirrung im Hinblick darauf, wo man sich gerade befindet, auf das Datum, den Wochentag oder die Jahreszeit; Probleme bei einfachen Rechenaufgaben; braucht bei der Wahl geeigneter Kleidung Hilfe. Noch in der Lage, sich an persönliche Dinge wie den eigenen Namen und die Namen des Ehepartners und der Kinder zu erinnern; benötigt beim Essen und auf der Toilette normalerweise keine Hilfe.

6. Stadium: Starker Abbau
Neue Erlebnisse werden schnell vergessen; Schwierigkeiten, sich an die eigene Geschichte zu erinnern, doch der eigene Name ist noch bekannt; vergisst die Namen des Ehepartners, der Kinder und enger Freunde, kann aber bekannte noch von unbekannten Gesichtern unterscheiden; benötigt Hilfe dabei, sich richtig anzuziehen, begeht dabei möglicherweise Fehler (zieht den Schlafanzug über die Tageskleidung an oder die Schuhe an die falschen Füße); Störungen des normalen Schlafrhythmus; benötigt auf der Toilette Hilfe; Inkontinenzepisoden bei Blase oder Darm; signifikante Persönlichkeits- und Verhaltensveränderungen wie Argwohn und Wahnvorstellungen (glaubt z. B., dass die Pflegeperson ein Betrüger ist); Halluzinationen oder zwanghaftes wiederholtes Verhalten wie Ringen der Hände oder Zerreißen von Gewebe; Neigung, herumzulaufen und sich zu verirren.

7. Stadium: Sehr starker Abbau
Unfähigkeit, zusammenhängend zu sprechen (hin und wieder kann man aber noch Wörter oder Ausdrücke verstehen); braucht Hilfe beim Essen, bei der Körperpflege und auf der Toilette, außerdem generelle Blaseninkontinenz; kann nicht mehr ohne Hilfe gehen und irgendwann auch nicht mehr ohne Hilfe sitzen; kann nicht mehr lächeln und den Kopf hochhalten; die Reflexe werden abnorm, die Muskeln starr und es treten Schluckbeschwerden auf.

Quelle: Alzheimer's Association, *www.alz.org*.

Vaskuläre Demenz

Vaskuläre Demenz gilt nach Alzheimer als zweithäufigste Form der Demenz, sie ist für etwa 20 Prozent aller Demenzfälle verantwortlich. Der Begriff »vaskulär« bezieht sich auf Krankheiten, die mit dem Blutkreislauf im Zusammenhang stehen. Vaskuläre Demenz entwickelt sich, wenn der Blutstrom, der Nährstoffe und Sauerstoff zum Gehirn transportiert, unterbrochen wird. Dazu kann es kommen, wenn zum Gehirn führende Arterien durch Plaque und Blutklumpen verstopft werden (Atherosklerose) oder wenn bei einer oder mehreren dieser Arterien eine Ruptur (Aneurysma) auftritt und Blut in das umliegende Gewebe austritt. Wird der Blutfluss durch eine zum Gehirn führende Arterie durch eine Blockade oder Ruptur unterbrochen, kommt es zu einem Schlaganfall. Verstopfte Arterien verursachen *ischämische* Schlaganfälle, Rupturen von Blutgefäßen *hämorrhagische*. Rund 85 Prozent aller diagnostizierten Schlaganfälle gehören zum ischämischen Typ, nur 15 Prozent zum hämorrhagischen. In Nordamerika sind Schlaganfälle die dritthäufigste Todesursache. Schlaganfälle können leicht und kaum erkennbar sein, aber auch schwer oder tödlich. Wer einen Schlaganfall überlebt, wird oft dement.

Am klarsten ist die Diagnose, wenn die Symptome bald nach einem einzigen großen Schlaganfall auftreten. Das wird manchmal als postapoplektische Demenz bezeichnet. Den Statistiken zufolge entwickelt sich bei bis zu einem Drittel derjenigen, die einen Schlaganfall überlebt haben, innerhalb von 6 Monaten eine vaskuläre Demenz. Dieser Demenztyp kann aber auch aufgrund von multiplen kleinen Schlaganfällen entstehen. Solche kleinen Schlaganfälle rufen keine erkennbaren Symptome hervor und werden in der Regel gar nicht erkannt. Im Laufe der Zeit zeigt sich aber oft eine akkumulative Wirkung. Sie verursachen nämlich Schäden an der Hirnrinde, und zwar in Bereichen, die mit dem Lernen, dem Gedächtnis und der Sprache im Zusammenhang stehen.

Vaskuläre Demenz und Alzheimer können gleichzeitig auftreten. Dann spricht man von *Mischdemenz*. Autopsien von Gehirnen haben gezeigt, dass bei bis zu 45 Prozent der Demenzkranken Anzeichen für Alzheimer und für vaskuläre Demenz zu finden sind.

Bei vaskulärer Demenz können unterschiedliche Symptome auftreten, je nachdem, welche Hirnregionen betroffen sind. Das auffälligste Symptom kann, muss aber nicht, der Gedächtnisverlust sein. Neben Gedächtnis- und Sprachproblemen kann eine Verringerung der motorischen Fähigkeiten eintreten; manche der Betroffenen können Objekte nicht mehr erkennen oder identifizieren und nicht mehr planen oder abstrakt denken. Im Gegensatz zu dem langsamen, stetigen Abbau bei Alzheimer kann sich der mentale Verfall hier in erkennbaren Schritten vollziehen.

Fortschreitendes Alter ist einer der größten Risikofaktoren für vaskuläre Demenz. Bei Menschen, die an dieser Form der Demenz leiden, gibt es häufig eine Vorgeschichte mit Herzinfarkten, Schlaganfällen, Bluthochdruck, Atherosklerose (Verhärtung der Arterien), Diabetes oder anderen Risikofaktoren für Herzkrankheiten.

Unter anderem können folgende Symptome auftreten: Verwirrtheit, die sich nachts verschlimmern kann; Schwierigkeiten, sich zu konzentrieren, zu planen, zu kommunizieren und Anweisungen zu befolgen; schlechtere Fähigkeit, die Dinge des täglichen Lebens zu erledigen; Verhaltensveränderungen und physische Symptome, die mit Schlaganfällen im Zusammenhang stehen, wie Schwierigkeiten beim Sprechen und plötzliche Muskelschwäche, insbesondere auf nur einer Seite des Körpers. Man kann die Krankheit mithilfe der Magnetresonanztomografie (MRT) erkennen, die charakteristische Abnormitäten aufzeigt, die mit Gefäßschäden im Zusammenhang stehen.

Natürlich erleben die meisten von uns hin und wieder Gedächtnisaussetzer – wir vergessen, wo wir die Autoschlüssel hingelegt haben oder wo wir unser Auto auf dem Parkplatz hingestellt haben. Wenn wir älter werden, ist eine gewisse Vergesslichkeit ganz normal. Zur Unterscheidung zwischen normaler Vergesslichkeit und den frühen Demenz- oder Alzheimer-Stadien wurde ein Fragebogen entwickelt, der als »Everyday Cognition« oder kurz ECog bezeichnet wird. Er besteht aus 39 Fragen, bei denen es um die Fähigkeit geht, alltägliche Aufgaben auszuführen: einem Gespräch zu folgen, ein paar Dinge ohne Liste einzukaufen oder eine Karte zu lesen, um einen neuen Zielort zu finden. Der Test wird von einem Mitglied der Familie oder einem engen Freund durchgeführt, der mit dem Patienten zusammenlebt oder ihn seit Jahren kennt und der seinen aktuellen geistigen Zustand mit dem vorheriger Jahre vergleichen kann.

Für vaskuläre Demenz gibt es keine anerkannte Heilung. Die Behandlung besteht darin, durch Senkung des Blutdrucks, regelmäßige körperliche Betätigung, eine angemessene Ernährung, Verbesserung der Kontrolle des Blutzuckers und die Behandlung kardiovaskulärer Probleme, die mit Herzkrankheiten im Zusammenhang stehen, das Auftreten weiterer Schlaganfälle möglichst zu verhindern. Zur Linderung der Symptome werden auch Medikamente verschrieben, die allerdings mehr Schaden als Nutzen bringen können.

Patienten mit Fettleibigkeit wird auch empfohlen, abzunehmen. Fettleibigkeit im Zentrum des Körpers (Taillenumfang) steht mit Demenz im Zusammenhang: Je breiter die Taille ist, desto größer ist das Risiko. Personen, die in den 40er-Jahren größere Bäuche haben, werden in den 70ern mit höherer Wahrscheinlichkeit an Demenz leiden. An der Johns Hopkins Bloomberg School of Public Health haben Forscher festgestellt, dass Fettleibigkeit das Risiko, später im Leben an Alzheimer zu erkranken, um 80 Prozent erhöht, das Risiko für vaskuläre Demenz um 73 Prozent.[2] Diese Ergebnisse beruhten auf zehn vorhergehenden Studien, bei denen die Verbindung zwischen Demenz und Körpergewicht untersucht worden war. Der leitende Autor der Studie, Youfa Wang, Doktor der Medizin und der Philosophie, erklärt: »Fettleibigkeit in einem niedrigeren Alter zu verhindern oder zu behandeln könnte sich als wesentlicher Faktor dafür erweisen, die Zahl der Patienten mit Demenz und anderen üblicherweise damit einhergehenden Krankheiten, wie Alzheimer, um bis zu 20 Prozent zu senken.«

Untergewicht beeinflusst das Risiko ebenfalls. Eine andere Studie hat ergeben, dass das Demenzrisiko bei älteren Menschen, die untergewichtig sind oder schnell abgenommen haben, größer ist, insbesondere dann, wenn sie am Anfang übergewichtig oder fettleibig waren.[3] In solchen Fällen ist der Gewichtsverlust nicht das Ergebnis einer Gesundheitsverbesserung durch vernünftige Ernährung oder körperliche Aktivität, sondern mehr oder weniger zufällig. Ein Gewichtsverlust, der ohne bewusste Anstrengungen erfolgt, dürfte auf einen veränderten Glukosestoffwechsel zurückzuführen sein. Laut der führenden Forscherin Dr. Tiffany Hughes kann ein schneller Gewichtsverlust bei älteren Menschen ein Zeichen dafür sein, dass sich eine Gehirnkrankheit entwickelt. Sie sagt: »Bei Menschen mittleren Alters kann Fettleibigkeit ein Risikofaktor für Demenz sein; ein Gewichtsverlust im späteren Leben kann hingegen als eine der ersten Veränderungen durch die Krankheit betrachtet werden, die auftritt, bevor sie das Gedächtnis der Betroffenen beeinflusst.« Bei einer anderen Studie entdeckten Wissenschaftler, dass Frauen mit Demenz mindestens 10 Jahre bevor die Krankheit diagnostiziert wird, Gewicht zu verlieren beginnen.[4]

Alzheimer ist die bei Weitem häufigste Form der Demenz, gefolgt von der vaskulären und der Lewy-Körperchen-Demenz, zu der auch die Parkinson-Demenz gehört. Die angegebenen Prozentzahlen für die verschiedenen Demenzformen unterscheiden sich von Studie zu Studie. Einen allgemeinen Eindruck vermittelt die Rotterdam-Studie, die mit 7528 Teilnehmern zwischen 55 und 106 Jahren durchgeführt wurde. Es gab 474 Fälle von Demenz, was einem Gesamtprozentsatz von 6,3 entspricht. In dieser Gruppe entfielen 72 Prozent der Fälle auf Alzheimer, 16 Prozent auf vaskuläre Demenz, 6 Prozent auf Parkinson-Demenz und 5 Prozent auf andere Demenzformen.[5]

Lewy-Körperchen-Demenz

Lewy-Körperchen-Demenz ist eine fortschreitende Hirnkrankheit, die durch die Ansammlung abnormer mikroskopisch kleiner Proteinablagerungen in Hirnregionen gekennzeichnet ist, die für das Denken und die Bewegungen zuständig sind. Diese Proteinablagerungen werden als *Lewy-Körperchen* bezeichnet, nach Dr. Friedrich Heinrich Lewy (1885–1950), der sie 1912 im Rahmen seiner Arbeit mit Hirnproben von Patienten, die mit Parkinson gestorben waren, als Erster beschrieb.

Zu den Formen der Lewy-Körperchen-Demenz gehören die Parkinson-Demenz und die eng mit ihr verwandte *diffuse Lewy-Körperchen-Krankheit*. Bei Parkinson treten die Lewy-Körperchen am häufigsten in der Hirnregion auf (Substantia nigra, schwarze Substanz), die die willkürlichen Bewegungen kontrolliert. Bei der diffusen Lewy-Körperchen-Krankheit sind sie hingegen über das gesamte Gehirn verteilt; sie finden sich nicht nur in der Substantia nigra, sondern auch in der Hirnrinde, wo sie Regionen beeinflussen können, die die Gefühle, das Verhalten, das Urteilsvermögen und das Bewusstsein kontrollieren.

Da die Lewy-Körperchen bei ihnen über das gesamte Gehirn verteilt sind, treten bei Menschen mit Lewy-Körperchen-Demenz in der Regel Symptome auf, die gemeinhin mit Parkinson in Zusammenhang gebracht werden (vorgebeugte Haltung, schlurfender Gang, langsame Bewegungen und unwillkürlicher Tremor), aber auch Symptome, die für Alzheimer typisch sind (Gedächtnisverlust, geistige Verwirrung und emotionale Probleme). Zu den charakteristischen Symptomen der Krankheit gehören der Verfall der geistigen Fähigkeiten (Demenz), Schwankungen bei der Aufmerksamkeit und Wachsamkeit, lebhafte visuelle Halluzinationen und motorische Probleme. Am auffälligsten können die visuellen Halluzinationen sein, die häufig auch eines der ersten Anzeichen für die Krankheit sind. Sie können von abstrakten Formen oder Farben bis zu Gesprächen mit geliebten Verstorbenen reichen. In vielen, aber nicht allen Fällen beeinträchtigt die Lewy-Körperchen-Demenz auch das Gedächtnis.

Die Krankheit schreitet normalerweise langsam fort, über Jahre, doch der Verlauf kann sich bei den Kranken stark unterscheiden. Zu Beginn können beispielsweise Zeichen für Demenz stehen, und der Verlust der motorischen Fähigkeiten erfolgt erst später, doch es kann auch umgekehrt sein. Bei den meisten Menschen mit Lewy-Körperchen-Demenz setzen die Demenz und die motorischen Probleme beide innerhalb von 1 oder 2 Jahren ein. Mit dem Fortschreiten der Krankheit verschlimmern sich in der Regel alle Symptome.

Derzeit gibt es keine Heilung und auch keine spezielle Therapie, durch die sich das Fortschreiten der Krankheit aufhalten oder zumindest verlangsamen ließe. Die Symptome lassen sich jedoch in gewissem Maße verringern, sodass sich die Funktionsfähigkeit der Patienten und ihre Lebensqualität verbessern. Oft werden Medikamente eingesetzt, die eigentlich für die Behandlung von Alzheimer- und Parkinson-Patienten vorgesehen sind. Die medikamentöse Behandlung muss streng überwacht werden, da Symptome wie Halluzinationen, Muskelstarre und Tremor durch unerwünschte Nebenwirkungen verstärkt werden können.

Schätzungen zufolge tritt die Lewy-Körperchen-Demenz bei weniger als 1 Prozent der Bevölkerung über 65 auf. Das Risiko steigt mit dem Alter. Man nimmt an, dass mindestens 5 Prozent der nicht in speziellen Einrichtungen untergebrachten Menschen über 84 an dieser Krankheit leiden.

Parkinson

1984 erhielt der dreimalige Schwergewichtsboxweltmeister Muhammad Ali die Diagnose »Parkinson«. Er war damals erst 42 Jahre alt. Symptome wie verschwommene Sprache, Verlust der Koordination zwischen den Händen und den Augen sowie geringere Muskelkraft waren schon bald nach seinem Rückzug aus dem Ring im Jahre 1981 aufgetreten. Die Ärzte nahmen an, dass sich die Krankheit bei ihm zum Teil als Folge der zahlreichen Schläge gegen den Kopf und ins Gesicht entwickelt hatte, die er im Laufe seiner Boxkarriere einstecken musste. Studien zeigen tatsächlich, dass Parkinson überdurchschnittlich häufig bei Boxern auftritt. Parkinson bekommen aber nicht nur Boxprofis. Selbst Menschen, die niemals eine schwere Kopfverletzung erlitten haben, können von der Krankheit betroffen sein. Bekannte Beispiele sind Michael J. Fox, Billy Graham, Papst Johannes Paul II., Deborah Kerr und Vincent Price.

Man kann sich kaum vorstellen, dass jemand einen Arzt bittet, einen Teil seines Gehirns zu zerstören. Doch genau das machte der Schauspieler Michael J. Fox. In der Regel können Medikamente den unwillkürlichen Tremor lindern, der für diese Krankheit typisch ist. Wenn ihre Wirkung nachlässt, können chirurgische Eingriffe eine Option sein, die sich allerdings nicht rückgängig machen lassen. Dabei wird ein Loch in den Schädel des Patienten gebohrt und eine Elektrode in sein Gehirn implantiert, um die Neuronen abzutöten, die den Tremor verursachen. Das Ziel liegt tief im Gehirn. Der Kopf des Patienten muss hierbei durch einen unbeweglichen Metallrahmen fixiert werden. Der Chirurg fügt die Elektrode sehr vorsichtig ins Gehirn ein, wobei er sich von der Magnetresonanztomografie leiten

Der Boxer Muhammad Ali steht über dem besiegten Weltmeister im Schwergewicht Sonny Liston

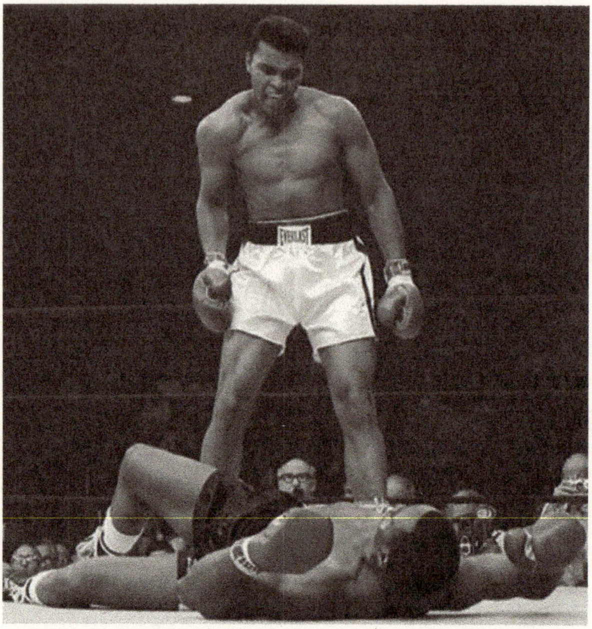

lässt. Genaue Position und Tiefe sind sehr wichtig – ein einziger Millimeter zu tief wird das Sehvermögen zerstören, ein einziger Millimeter zur Seite könnte zu Lähmungen führen. Der Patient ist während der ganzen Operation wach, damit der Chirurg sicher sein kann, dass er keinen Schaden anrichtet. Fox leidet aber noch immer an unbeherrschbarem Tremor und an Starre. Drastische Verfahren wie die Zerstörung von Hirnzellen können zwar eine gewisse Hilfe bringen, doch derzeit gibt es keine Behandlung für Parkinson, die man auch nur im Entferntesten als Heilung bezeichnen könnte.

Die Parkinson-Krankheit ist eine progressive Hirnstörung, von der in den USA über 1,5 Millionen Menschen betroffen sind, im Vereinigten Königreich 120 000 und weltweit 4 Millionen. Die meisten Betroffenen sind über 60, wenn die Krankheit zuschlägt, doch sie kann auch bei Menschen auftreten, die in den 40ern oder sogar noch jünger sind. Michael J. Fox war erst 30, als er die Diagnose erhielt. Tritt die Krankheit vor dem 60. Lebensjahr auf, spricht man von einem frühen Beginn. Wie bei allen neurodegenerativen Erkrankungen erstreckt sich der Verfall der Hirnzellen über eine lange Zeitspanne; wenn sich die Symptome zeigen, sind die Zellen in der betroffenen Hirnregion bereits zu 80 Prozent abgestorben.

Parkinson wird zwar in der Regel nicht als tödliche Krankheit betrachtet, doch die Centers for Disease Control and Prevention (CDC) stufen die Krankheit bei den Todesursachen in den USA an 14. Stelle ein.

Das charakteristische Zeichen von Parkinson ist die Ansammlung von Lewy-Körperchen in der Substantia nigra, einem Bereich im Mittelhirn, der die willkürlichen Bewegungen kontrolliert. Die betroffenen Neuronen können den Neurotransmitter Dopamin nicht mehr produzieren, der zur Aktivierung der Nerven benötigt wird, die die Bewegungen – auch die automatischen – steuern.

Die bei Parkinson häufigsten Symptome sind Tremor (Zittern) der Hände, Arme, des Kiefers und des Gesichts, Starre (Steifheit) des Rumpfes und der Glieder, Bradykinesie (langsame Bewegungen) sowie der Verlust des Gleichgewichts und der Koordination. Daneben treten auch ein schlurfender Gang, Probleme beim Sprechen (oder sehr leises Sprechen), ein ausdrucksloses, maskenartiges Gesicht, Schluckschwierigkeiten und eine vorgebeugte Haltung auf.

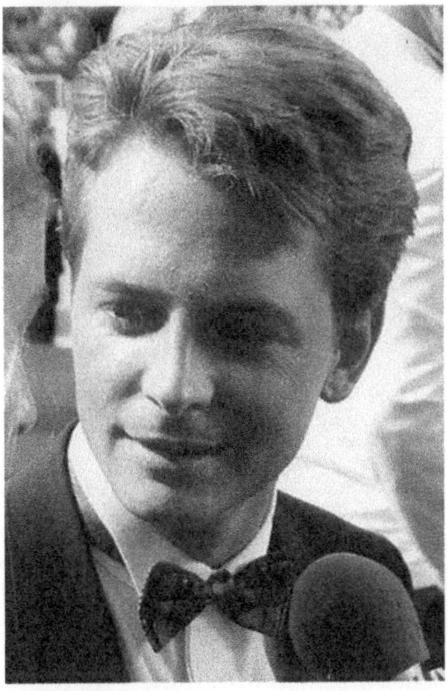

Michael J. Fox

Die Parkinson-Krankheit beginnt ganz allmählich, meist mit einem leichten Zittern der Hände im Ruhezustand und unwillkürlichem Kopfnicken. Da die Gesichtsmuskeln nur langsam reagieren, wird der Gesichtsausdruck maskenhaft, die Augen werden starr und es gibt kein Blinzeln mehr. Wenn die Krankheit fortschreitet, kann das Muskelzittern den ganzen Körper befallen. Da dies ein häufiges Symptom von Parkinson ist, wird diese Krankheit auch als »Zitterlähmung« bezeichnet. Es kann zu Beeinträchtigungen beim Sprechen und zu unwillkürlichem Augenrollen kommen. Das Gehen wird langsam, die

Schritte werden schlurfend, der Körper ist vorgebeugt, und die Betroffenen können plötzlich losrennen oder lostrotten, weil sie versuchen, das Gleichgewicht zu halten. Bei Ermüdung oder emotionalem Stress verschlimmern sich die Symptome meist.

Die meisten Parkinson-Symptome beinhalten Störungen der motorischen Funktionen (Muskeln und Bewegungen). Es können aber auch Antriebslosigkeit, Depressionen, Angst, Persönlichkeits- und Verhaltensveränderungen, Schlafstörungen, Gedächtnisverlust und Schmerzen auftreten. Im Laufe der Zeit verschlimmern sich die Symptome allmählich. Nicht bei allen Betroffenen treten alle Symptome auf, und das Fortschreiten der Krankheit unterscheidet sich von Patient zu Patient.

In vielen Fällen wird die Fähigkeit zu denken, zu argumentieren, zu lernen oder sich zu erinnern von Parkinson nicht beeinflusst. Bei manchen Betroffenen kommt es aber schließlich doch zu Verschlechterungen bei einem oder mehreren kognitiven Prozessen. Bei Parkinson-Patienten mit Halluzinationen und schwerwiegenderen Problemen bei der motorischen Kontrolle ist das Demenzrisiko größer. Dann spricht man von *Parkinson-Demenz*. Parkinson überschneidet sich häufig mit anderen degenerativen Hirnstörungen, die Demenz verursachen können, wie vaskuläre Demenz und Lewy-Körperchen-Demenz. Bei etwa der Hälfte der Parkinson-Patienten kommt es zu schwachen kognitiven Beeinträchtigungen,[6] bei 20–40 Prozent zu schwerwiegenderen Demenzsymptomen. Unabhängig vom Alter der Patienten zu Krankheitsbeginn zeigen sich die ersten Demenzsymptome meist nach rund 10–15 Jahren.

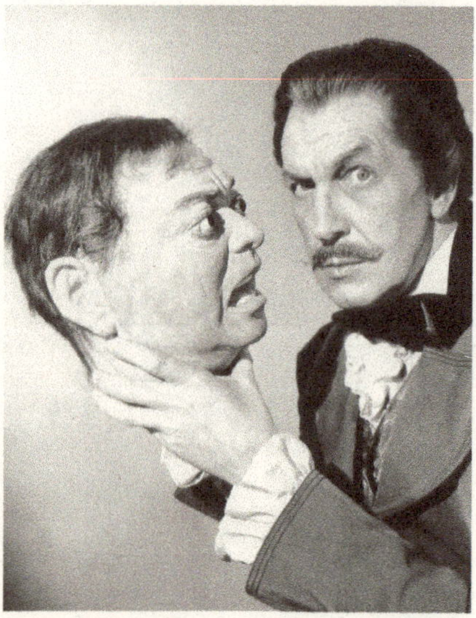

Vincent Price, der später an Parkinson erkrankte, war für seine Horror- und Kriminalfilme bekannt

Symptome der Parkinson-Krankheit

Primärsymptome

Bradykinesie. Willkürliche Bewegungen wie Aufstehen, Gehen oder Sichhinsetzen werden wie in Zeitlupe ausgeführt. Das beruht auf einer verzögerten Signalübertragung vom Gehirn zu den Muskeln und kann zu Schwierigkeiten führen, loszugehen, und beim Gehen Episoden der Erstarrung verursachen.
Tremor. Unkontrollierbare Schüttel- und Zitterbewegungen der Hände, Finger, Unterarme und Füße sowie von Mund und Kinn. Der Tremor tritt in der Regel nicht bei bewussten Bewegungen auf, sondern wenn die Muskeln sich in Ruhe befinden.
Starre. Muskelsteifheit; verursacht oft Schmerzen, die bei Bewegungen zunehmen.
Schlechtes Gleichgewicht. Verlust der Reflexe, die zur Beherrschung des Gleichgewichts und der Haltung beitragen.

Sekundärsymptome

Angst, Depressionen, Isolation
Halluzinationen
Kleine, gedrängte Handschrift
Langsame Reaktion auf Fragen
Leise, flüsternde Stimme
Schluckbeschwerden
Schuppende, trockene Haut im Gesicht oder auf dem Kopf
Übermäßige Speichelbildung
Übermäßiges Schwitzen
Verlust der Kontrolle über Blase und/oder Darm
Verlust des Gedächtnisses und der intellektuellen Fähigkeiten
Verstopfung
Würgen, Husten oder Sabbern

Der Begriff »Parkinson-Demenz« wird von Fachleuten für eine Demenz benutzt, die sich mindestens 2 Jahre nach einer Parkinson-Diagnose entwickelt. Wenn sie sich nach dem Einsetzen der motorischen Symptome früher entwickelt, sind die Kriterien für eine verwandte Krankheit erfüllt: die Lewy-Körperchen-Demenz. Dabei ähnelt das kognitive Profil dem bei Alzheimer, doch bei der Parkinson-Demenz gibt es generell mehr visuospatiale Defizite, große Aufmerksamkeitsschwankungen, häufige visuelle Halluzinationen und nicht so große Probleme mit dem Gedächtnis.

Für Parkinson gibt es keine anerkannte Heilmethode. Die Behandlung besteht aus körperlicher Aktivität, Physiotherapie und Medikamenten. Keines der Medikamente kann jedoch das Fortschreiten der Krankheit aufhalten – sie sollen alle nur die Symptome abschwächen.

Bei Parkinson kommt es zu einem langsamen Verlust der dopaminproduzierenden Neuronen. Dopamininjektionen ins Blut sind keine wirkungsvolle Behandlung, da Dopamin die Blut-Hirn-Schranke nicht überwinden kann. Zu einem Durchbruch bei der Behandlung von Parkinson kam es, als man entdeckte, dass das Medikament Levodopa oder L-Dopa bei betroffenen Patienten die Dopaminkonzentration erhöht. Die Neuronen benutzen L-Dopa, das die Blut-Hirn-Schranke passieren kann, zur Bildung von Dopamin. Da L-Dopa aber aus noch unbekannten Gründen nicht bei allen Patienten die gewünschte Wirkung erzielt, wurden verschiedene alternative Behandlungsmöglichkeiten entwickelt. Derzeit befasst man sich mit der operativen Übertragung normaler dopaminabsondernder Neuronen ins Gehirn von Parkinson-Kranken.

Ein anderes Medikament, das zur Behandlung von Parkinson eingesetzt wird, ist Sinemet, das aus einer Kombination von Levodopa und Carbidopa (einer Substanz, die dem Levodopa hilft, ins Gehirn zu gelangen) besteht. Bei den meisten Patienten lassen sich die Symptome dadurch gut beherrschen, doch insbesondere nach jahrelanger Benutzung können Nebenwirkungen auftreten. Die Wirksamkeit lässt auch häufig nach, wenn die Krankheit fortschreitet und mehr dopaminproduzierende Neuronen absterben.

Zu den für Levodopa gemeldeten Nebenwirkungen gehören unkontrollierte Bewegungen, Muskelzucken, Krämpfe, Übelkeit, Erbrechen, Durchfall, Herzrhythmusstörungen, Depressionen, Verstopfung, ungewöhnliche Gemüts- oder Verhaltensveränderungen, Mundtrockenheit, verschwommenes Sehen, Schwindel, Schlaflosigkeit, Ermüdung, geistige Verwirrtheit und Halluzinationen. Manche der bereits vorhandenen Krankheitssymptome können sich verstärken; das wird oft nicht erkannt, weil man es einfach dem Fortschreiten der Krankheit zuschreibt.

Alternativen zu Levodopa sind Medikamente, die die Hirnzellen dazu anregen, mehr Dopamin zu produzieren. Die am häufigsten eingesetzten sind Ropinirol (Requip) und Pramipexol (Mirapex). Bei ihnen besteht keine so große Gefahr von langfristigen Nebenwirkungen wie bei Levodopa, doch sie können Schwindel und Halluzinationen verursachen, insbesondere bei alten Menschen und Parkinson-Kranken, und eignen sich daher besser für jüngere Patienten.

Woran kann man erkennen, dass sich bei jemandem Parkinson entwickelt? Die Ärzte benutzen die Unified Parkinson Disease Rating Scale (UPDRS), um den Schweregrad von Parkinson-Symptomen zu beurteilen und den Krankheitsverlauf zu verfolgen. In Anhang B finden Sie eine modifizierte Fassung dieses Fragebogens.

Chorea Huntington

Der berühmte Folksänger und -songwriter Woody Guthrie könnte der bekannteste Huntington-Kranke sein. Seiner Frau Marjorie fiel in den 1950er-Jahren plötzlich auf, dass er in einer schiefen Haltung ging, was sehr seltsam aussah. Später bemerkte sie, dass er begonnen hatte, undeutlicher zu sprechen. Trotz dieser verräterischen Anzeichen ging sie zunächst nicht davon aus, dass mit ihrem Mann etwas Ernstes nicht stimmte. Doch dann bekam er heftige Wutanfälle, was ganz untypisch für ihn war. Schließlich konnte er nicht mehr sprechen, lesen und gehen. Mit seiner Frau und seinen Kindern konnte er nur noch kommunizieren, indem er seinen Arm in Richtung von Karten schwenkte,

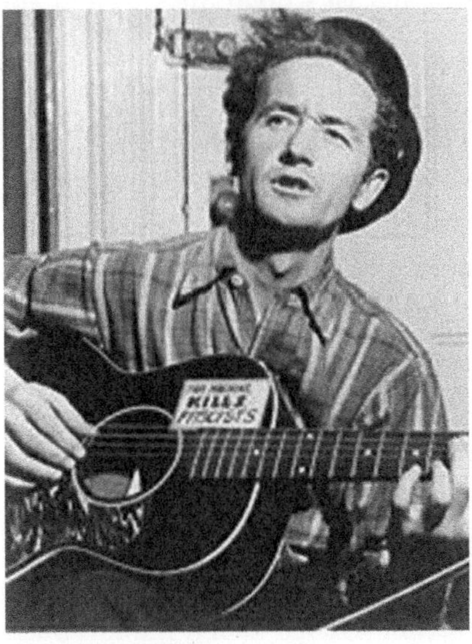

Woody Guthrie

auf denen »Ja« und »Nein« stand. 9 Jahre nach seinem Tod im Jahre 1967 gründete Marjorie Guthrie die Huntington's Disease Society of America, um Huntington-Kranken und ihren Familien zu einem besseren Leben zu verhelfen, zur Erforschung der Krankheit anzuregen und sowohl die Öffentlichkeit als auch die Ärzte über sie aufzuklären.

Man geht davon aus, dass Chorea Huntington primär eine Erbkrankheit ist, bei der Nervenzellen im Gehirn verkümmern, sodass es zu unkontrollierten Bewegungen, dem Verlust intellektueller Fähigkeiten und emotionalen Schwierigkeiten kommt. Sie wurde nach dem New Yorker Arzt Dr. George Huntington (1850–1916) benannt, der sie 1872 als Erster beschrieb. Bei Kindern mit einem an der Krankheit leidenden Elternteil besteht ein großes Risiko, sie ebenfalls zu bekommen. Es gibt aber auch Fälle, bei denen keine genetische Verbindung zu bestehen scheint, da weder bei den Eltern noch bei anderen Familienmitgliedern eine Krankheitsgeschichte zu finden ist.

Chorea Huntington tritt bei Frauen und Männern aller ethnischen Gruppen auf. Im typischen Fall zeigen die Symptome sich im Alter zwischen 30 und 50, manchmal aber auch früher oder später. Wenn die Krankheit sich schon in der Jugend entwickelt, spricht man von juveniler Chorea Huntington. Der Beginn im Erwachsenenalter ist jedoch mit Abstand am häufigsten.

In den USA wurde die Huntington-Krankheit bei etwa 30 000 Menschen (10 von 100 000) diagnostiziert; man nimmt an, dass bei weiteren 150 000 das Risiko besteht, dass sich diese Krankheit irgendwann bei ihnen entwickeln wird. In Großbritannien sind etwa 4800 Menschen betroffen, rund 8 von 100 000. Am weltweit stärksten ist die Krankheit in der Umgebung des Maracaibo-Sees in Venezuela verbreitet, wo etwa 700 von 100 000 Menschen betroffen sind.

Das mit Chorea Huntington im Zusammenhang stehende Gen kontrolliert die Produktion eines Proteins, das als *Huntingtin-Protein* (man beachte die Schreibung der letzten Silbe) bezeichnet wird. Der Name dieses Proteins ist zwar von der Krankheit abgeleitet, doch tatsächlich handelt es sich um ein ganz normales Protein, das in den Zellen von Menschen und Tieren vorkommt. Das Gen, das Huntingtin-Proteine erzeugt, haben wir alle, doch bei manchen Menschen ist es verlängert. Das längere Protein häuft sich in

Nervenzellen an, sodass die für die Krankheit typischen Proteinansammlungen entstehen. Man nimmt an, dass diese Proteinklumpen die normale Funktion der Zellen beeinträchtigen. Andererseits gibt es überzeugende Beweise dafür, dass das Protein als Reaktion auf Stress gebildet wird und die Zellen eigentlich schützen soll. Ob die Ansammlung des Proteins die Ursache der Krankheit oder eine Folge von ihr ist, muss noch geklärt werden.

Bei der Huntington-Krankheit findet die Verklumpung der Huntingtin-Proteine in den Basalganglien des Gehirns statt, die die willkürlichen Bewegungen kontrollieren. Die Basalganglien sind an zwei neurologischen Störungen beteiligt – Parkinson und eben Huntington. Bei Parkinson-Patienten können die Neuronen Dopamin in einem Teil der Basalganglien, der als Substantia nigra bezeichnet wird, nicht in den normalen Mengen produzieren. Bei Chorea Huntington reagieren die Zellen in einem anderen Teil der Basalganglien, dem Striatum, überempfindlich auf Dopamin. Daher sind die beiden Krankheiten mit praktisch entgegengesetzten Symptomen verbunden. Bei Parkinson kommt es typischerweise zu einem allmählichen Verlust der Fähigkeit, mit Bewegungen zu beginnen, bei Huntington hingegen zur Unfähigkeit, Teile des Körpers an unwillkürlichen Bewegungen zu hindern. Auch wenn bei beiden Krankheiten kognitive Symptome auftreten, vor allem in den fortgeschrittenen Stadien, stehen die auffälligsten Symptome mit der Fähigkeit, Bewegungen in Gang zu setzen beziehungsweise zu kontrollieren, im Zusammenhang. Daher werden beide als Bewegungsstörungen klassifiziert.

Die körperlichen Symptome zeigen sich zuerst. Sie beginnen mit einer leichten »Unbeholfenheit«, der dann stärkere Symptome folgen: unkontrollierte Bewegungen wie Zuckungen und Muskelkrämpfe; Probleme mit dem Gleichgewicht und der Koordination; wackliger Gang; Drehungen des Kopfes, um die Blickrichtung zu verändern; Schluckbeschwerden; langsame, unkontrollierte Bewegungen; schnelle, plötzliche ruckende Bewegungen der Arme, Beine, des Gesichts und anderer Körperteile. Diese Bewegungen können sehr bizarr wirken und seltsame Körperhaltungen einschließen. Bei 30–50 Prozent der Betroffenen kommt es zu Krämpfen.

Auch die mentale und die emotionale Gesundheit sind betroffen – es kommt zu Gedächtnisverlust, Konzentrationsschwäche, Problemen bei der Entschlussfassung und dem Urteilsvermögen, Veränderungen beim Sprechen, Desorientiertheit oder Verwirrtheit, Reizbarkeit, Halluzinationen, Paranoia, Depressionen und antisozialem Verhalten. Alle Symptome verschlimmern sich im Laufe der Zeit. Das Auftreten der Symptome und das Fortschreiten der Krankheit verlaufen von Patient zu Patient unterschiedlich.

Chorea Huntington verursacht progressive Behinderungen bis zur vollständigen Abhängigkeit von anderen. Die Kranken sterben schließlich an Komplikationen wie Herzversagen oder Aspirationspneumonie. Den Statistiken zufolge leben Menschen, bei denen Huntington erst im Erwachsenenalter begann, nach der Diagnose noch 15–25 Jahre. Bei frühem Beginn der Krankheit sind die Folgen schwerer, diese Menschen leben nach der Diagnose in der Regel nur noch 10–15 Jahre.

Derzeit gibt es keine Möglichkeit, das Fortschreiten der Krankheit aufzuhalten, von einer Heilung ganz zu schweigen. Das Behandlungsziel ist, das Fortschreiten zu verlangsamen und den Betroffenen dazu zu verhelfen, so lange so gut zu funktionieren wie möglich. Die Behandlung besteht aus Medikamenten zur Reduzierung der unwillkürlichen Bewegungen und aus Bewegungstherapien. Die körperliche Fitness ist sehr wichtig. Patienten, die trainieren und aktiv bleiben, ergeht es besser als denen, die das nicht tun.

Auch wenn Chorea Huntington eine genetische Komponente haben mag, spielt die Umgebung ebenfalls eine große Rolle. Das wissen wir aus Studien mit eineiigen Zwillingen, die stets die gleichen Gene haben. Wenn die Gene allein verantwortlich wären, müsste die Krankheit bei eineiigen Zwillingen zur selben Zeit ausbrechen. Im typischen Fall entwickelt sie sich bei eineiigen Zwillingen, die das Huntingtin-Gen geerbt haben, tatsächlich innerhalb von etwa 1 Jahr, *falls* sie in demselben oder einem ähnlichen Umfeld leben. Wenn sie allerdings in unterschiedlichen Umgebungen leben, können beim Ausbruch der Krankheit sehr große Unterschiede auftreten.

Ein gutes Beispiel ist der Fall einer 71-jährigen Frau, bei der Chorea Huntington diagnostiziert wurde. Die Krankheit hatte 6 Jahre vorher begonnen. Bei ihrer Schwester – die beiden waren eineiige Zwillinge – zeigten sich die ersten Symptome hingegen erst 1 Jahr später, also 7 Jahre nach dem Ausbruch der Krankheit bei der Schwester. Woher kam dieser große Unterschied beim Zeitpunkt der Diagnose? Man fand heraus, dass er durch die Umgebung verursacht wurde.[7] Es konnte gezeigt werden, dass Chorea Huntington bei Tieren durch Umgebungsfaktoren beeinflusst wird.[8]

Die Schwestern waren im gleichen Haus aufgewachsen, in New Bedford (Massachusetts). Ihr Geburtshaus lag gegenüber einer Fabrik, in der von Ende des 19. Jahrhunderts bis 1987 große Präzisionsschneidemaschinen hergestellt wurden. Im Laufe der Jahre waren enorme Mengen chemischer Substanzen ausgetreten. Die Luft war verschmutzt. 1993, 2 Jahre nachdem die Fabrik zum zweiten Mal stillgelegt worden war, wurde das Werksgelände zum staatlichen Sanierungsgebiet erklärt. Bis zum Alter von 23 Jahren waren beide Schwestern den Giften aus der Fabrik im gleichen Maße ausgesetzt gewesen. Dann zog die eine (Zwilling A) in eine etwa 3 Kilometer entfernte Wohnung, während die andere (Zwilling B), bei der die Symptome der Huntington-Krankheit zuerst auftraten, im Geburtshaus blieb. Bei der Ernährung und der Lebensweise der beiden gab es keine nennenswerten Unterschiede; allerdings nahm Zwilling B im Gegensatz zu ihrer Schwester sieben verschreibungspflichtige und drei rezeptfreie Medikamente. Beide Frauen hatten geraucht. Zwilling A hatte im Alter von 35 Jahren damit aufgehört, Zwilling B erst mit 65. Beide Schwestern litten an Bluthochdruck, doch die Gesundheit von Zwilling B war insgesamt schlechter. Diese Schwester hatte chronische Polyarthritis, chronische Bronchitis und Diabetes Typ 2; bei ihr traten ja auch die Symptome der Huntington-Krankheit zuerst auf. Man nahm an, dass all das dadurch verursacht worden war, dass sie weiter neben der Fabrik gelebt und länger geraucht hatte. Da sie den chemischen Toxinen länger ausgesetzt war, entwickelte sich die Huntington-Krankheit bei ihr 7 Jahre früher als bei ihrer Schwester. Hätten die Zwillinge in einer saubereren Umgebung gewohnt und nicht geraucht, wäre die Krankheit vielleicht nie zum Ausbruch gekommen.

Amyotrophe Lateralsklerose (ALS)

1939 geriet plötzlich eine seltene, noch kaum verstandene Krankheit in die Schlagzeilen: die amyotrophe Lateralsklerose (ALS). Es war nämlich bekannt geworden, dass der legendäre Baseballspieler Lou Gehrig, der sich in der Hall of Fame hatte verewigen dürfen, an dieser Krankheit litt. Seit jener Zeit wird sie vor allem in den USA als Lou-Gehrig-Krankheit bezeichnet.

Lou Gehrig war einer der talentiertesten Baseballspieler aller Zeiten. Er machte Babe Ruth als König der Homeruns Konkurrenz. Von 1925 bis 1939 stellte er einen Rekord auf, indem er in 2130 aufeinanderfolgenden Spielen antrat. Trotz gebrochener Finger und Zehen und immer wiederkehrender Krämpfe im Rücken lieferte er in all diesen Spielen gute Leistungen ab. Als seine Hände gegen Ende seiner Karriere geröntgt wurden, entdeckten die Ärzte siebzehn verschiedene Brüche, die verheilt waren, während er weiterspielte. Seine Ausdauer und Kraft brachten ihm den Spitznamen »Iron Horse« ein. 1938 begann sein Körper trotz seines großen athletischen Vermögens und seiner Leidensfähigkeit schnell zu verfallen, Kraft und Koordination verschlechterten sich. Seine Mitspieler bemerkten, dass ihm seine frühere Kraft und Energie abhandengekommen waren und dass er begann, beim Gehen mit den Füßen zu schlurfen. Nach einer desolaten, für ihn ganz untypischen Leistung zu Beginn der Saison von 1939 wurde ihm klar, dass er nicht mehr Baseball spielen konnte, und er trat ab. Die Ärzte diagnostizierten ALS. Sie konnten nichts für ihn tun. Er starb 1941, 2 Wochen vor seinem 38. Geburtstag.

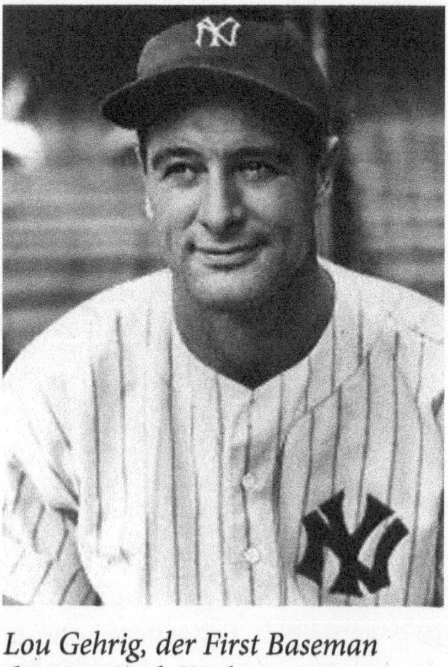

Lou Gehrig, der First Baseman der New York Yankees

Auch andere berühmte Personen litten an ALS, beispielsweise der geniale Physiker Stephen Hawking, der Gitarrist und Komponist Jason Becker, Schauspieler David Niven, Baseballspieler Jim »Catfish« Hunter, Sänger Dennis Day und der chinesische Revolutionsführer Mao Tse-tung.

Der Erste, der ALS beschrieb, war 1869 der französische Neurologe Jean-Martin Charcot (1825–1893). Die Krankheit verläuft stets tödlich und wird durch progressive Muskelschwäche charakterisiert, die schließlich zur Lähmung führt. Sie greift die Motoneuronen in Gehirn und Rückenmark an, die die willkürlichen Muskeln kontrollieren.

Motoneuronen sind Nervenzellen, die die Kommunikation zwischen dem Nervensystem und den willkürlichen Muskeln im Körper kontrollieren. Botschaften von Motoneuronen im Gehirn werden an Motoneuronen im Rückenmark und von dort aus an die einzelnen Muskeln übermittelt. Bei ALS-Kranken degenerieren die Motoneuronen in Gehirn und Rückenmark und sterben ab, übermitteln also keine Botschaften mehr an die Muskeln. Da die Muskeln dann keine Botschaften mehr erhalten, um zu funktionieren, verkümmern sie allmählich (Atrophie). Das Gehirn verliert seine Fähigkeit, willkürliche Bewegungen einzuleiten und zu kontrollieren. Schließlich sind alle Muskeln, die der willkürlichen Kontrolle unterliegen, betroffen und die Patienten verlieren ihre Kraft und die Fähigkeit, ihre Arme, Beine und ihren Körper zu bewegen.

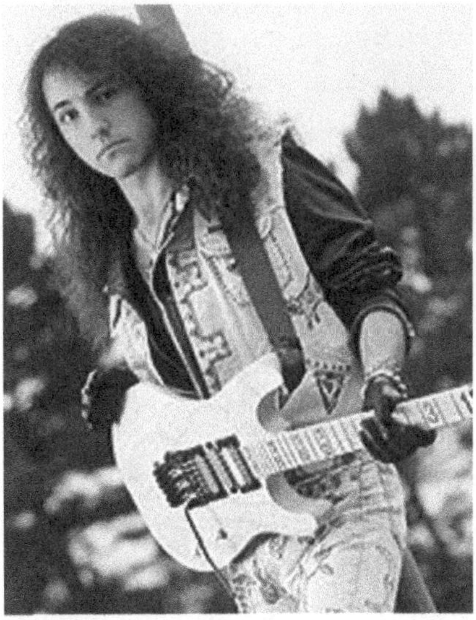

Musiker und Komponist Jason Becker

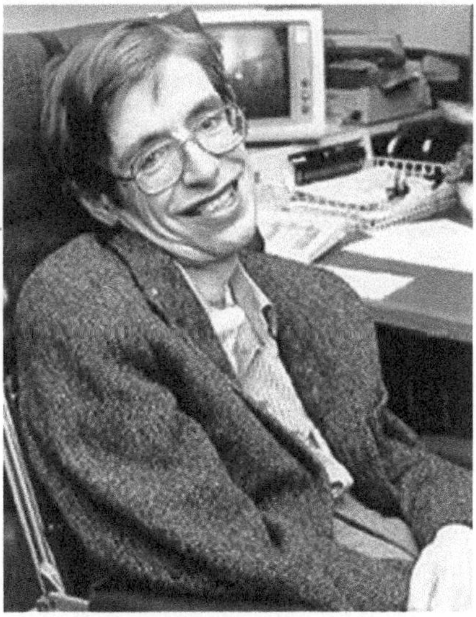

Der Physiker Stephen Hawking

Die ersten Anzeichen von ALS können so subtil sein, dass sie übersehen werden. Zu den frühesten Symptomen können Zuckungen, Krämpfe, Muskelstarre oder verschwommenes Sprechen gehören. Wenn die Muskeln schwächer werden, kann das Gehen unbeholfen werden und von Gestolper oder Stürzen begleitet werden. Die Hände verlieren ihre Geschicklichkeit und haben bei alltäglichen Aufgaben Schwierigkeiten, beispielsweise beim Zuknöpfen eines Hemds oder einer Bluse, beim Schreiben oder beim Umdrehen eines Schlüssels im Schloss. Schließlich können die Patienten nicht mehr stehen oder gehen, allein ins Bett gehen, aufstehen oder ihre Hände und Arme benutzen. Schwierigkeiten beim Kauen und Schlucken beeinträchtigen ihre Fähigkeit, normal zu essen, und erhöhen die Gefahr, zu ersticken. Es wird zum Problem, das Gewicht zu halten. Auch wenn die Kontrolle über die meisten willkürlichen Muskeln verloren geht, behalten die Patienten in der Regel die Kontrolle über ihre Augenmuskeln sowie die Blasen- und Darmfunktion. Wenn die Muskeln im Zwerchfell und in der Brustwand versagen, können die Betroffenen nicht mehr allein atmen und brauchen ein Beatmungsgerät. Die meisten ALS-Patienten sterben an respiratorischer Insuffizienz.

Meist betrifft ALS nur die Motoneuronen und beeinträchtigt weder den Verstand des Patienten noch seine Persönlichkeit, seine Intelligenz, sein Gedächtnis oder seine Sinne. Ein typisches Beispiel ist der amerikanische Musiker und Komponist Jason Becker, bei dem 1996 ALS diagnostiziert wurde. Schließlich konnte er nicht mehr Gitarre spielen, gehen und sprechen. Über ein von seinem Vater entwickeltes System lernte er durch die Bewegungen seiner Augen zu kommunizieren. Trotz seiner Behinderung ist er geistig immer noch voll da und kann mithilfe eines Computers weiterkomponieren.

Bei einer kleinen Zahl von Patienten kann sich frontotemporale Demenz entwickeln, für die tiefgreifende Veränderungen der Persönlichkeit typisch sind. Bei einer etwas größeren Zahl kommt es zu leichten Problemen bei der Wortbildung, Aufmerksamkeit oder Entschlussfassung.

ALS tritt weltweit bei Menschen aller Rassen und Ethnien auf. Männer sind etwas häufiger betroffen als Frauen. In den USA werden jeden Tag etwa fünfzehn neue ALS-Fälle diagnostiziert, meist bei Menschen zwischen 40 und 70. Dort müssen rund 30 000 Personen mit der Krankheit leben. Weltweit gibt es ungefähr 70 000 Fälle und jeden Tag kommt es bei einem von 200 000 Menschen zum Ausbruch der Krankheit. Die durchschnittliche Lebenserwartung der Betroffenen liegt bei 3–5 Jahren. Bei der Hälfte tritt der Tod innerhalb von 3 Jahren ein, bei 90 Prozent innerhalb von 6 Jahren. Die längste bekannte Überlebensdauer nach der Diagnose liegt bei 39 Jahren.

Die genaue Ursache der Krankheit ist noch nicht bekannt. Ihr Ausbruch wird mit verschiedenen Faktoren wie Infektionen, Toxinen, DNA-Defekten, beruflichen Aspekten (Militärdienst, Elitesport) sowie Abnormitäten beim Immunsystem und bei den Enzymen in Zusammenhang gebracht. In rund 5–10 Prozent der Fälle scheint ein Erbfaktor eine Rolle zu spielen, der mit einer Mutation der Kupfer/Zink-Superoxid-Dismutase (eines Enzyms, das für die Neutralisation freier Radikale verantwortlich ist) zusammenhängt.

Verschiedene chemische und natürliche Toxine stehen stark im Verdacht, ALS auszulösen. Die Krankheit befällt häufig professionelle Football-, Fußball- und Baseballspieler. Ein ungewöhnlich starkes Auftreten bei italienischen Fußballern (mehr als fünfmal so hoch, wie im Normalfall zu erwarten) warf die Frage auf, ob die Krankheit mit der Verwendung von Pestiziden auf den Plätzen im Zusammenhang stehen könnte.

Bei Militärveteranen ist das ALS-Risiko höher – laut der ALS Association im Vergleich zur Gesamtbevölkerung um fast 60 Prozent. Bei Golfkriegsveteranen ist das Risiko doppelt so hoch wie bei denjenigen, die nicht am Persischen Golf eingesetzt wurden, was auf eine mögliche chemische Verbindung hindeutet.

In einigen Regionen des westlichen Pazifiks tritt ALS besonders häufig auf. Hierbei sticht vor allem die Insel Guam hervor, wo die Ursache der Verzehr eines Neurotoxins zu sein scheint, das in den Samen des Palmfarns enthalten ist, einer tropischen Pflanze, die dort seit Langem als Nahrung verwendet wird. In den 1950er- und frühen 1960er-Jahren kam es durch den Verzehr des Toxins zu einer ALS-Epidemie.

Derzeit gibt es keine Medikamente, durch die man der Krankheit vorbeugen oder sie heilen könnte.

Multiple Sklerose (MS)

Das Kribbeln begann in ihrem rechten Fuß. Dann stolperte Terri Garr beim Joggen im New Yorker Central Park. Sie dachte: »Das ist ja komisch – weshalb bin ich denn gestolpert?« Kurz darauf verspürte sie einen stechenden Schmerz im rechten Arm und wurde von extremer Müdigkeit ergriffen.

Das war 1983, als Terri Garr 38 Jahre alt war und sich auf dem Höhepunkt ihrer Karriere als Schauspielerin befand. Mit Filmen wie *Frankenstein Junior* (1974) und *Unheimliche Begegnungen der dritten Art* (1977) hatte sie die Herzen des Publikums erobert. In jenem Jahr wurde sie für ihre Darstellung der verschmähten Freundin in *Tootsie* (1982) für den Oscar nominiert.

In den nächsten 16 Jahren kamen ihre Symptome und gingen wieder, ohne dass die zahlreichen Spezialisten, an die sie sich wandte, ihr helfen konnten. 1999 bekam sie dann schließlich eine Diagnose: multiple Sklerose (MS). Dabei handelt es sich um eine chronische Krankheit, die häufig zu Behinderungen führt. Da eine körperliche Behinderung in Hollywood das Ende einer bis dahin erfolgreichen Karriere bedeuten kann, hielt Garr die Diagnose geheim und versuchte, ihre Symptome zu verbergen. Zu Hause stolperte sie aber oft auf der Treppe und ließ Geschirr fallen. An einem Weihnachtstag fiel sie über ein Skateboard, stürzte in den Kamin und brach sich das Schlüsselbein. Nachdem der Talkmaster Montel Williams bei *Larry King Live* offen über seinen eigenen Kampf gegen MS gesprochen hatte, beschloss Garr, ihre Krankheit auch nicht mehr geheim zu halten.

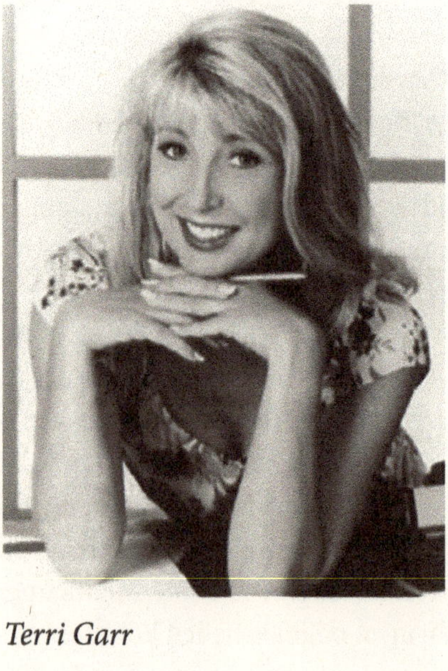

Terri Garr

Am 8. Oktober 2002 war sie schließlich selbst Gast bei Larry King und sprach öffentlich über ihre Krankheit. King wollte die damit verbundenen Schmerzen und die Schwierigkeiten beim Leben mit MS in den Mittelpunkt stellen, doch Garr hatte nicht die Absicht, sich wie ein Opfer zu verhalten. Sie lächelte, war fröhlich und machte Witze. Sie sagte: »Ich habe im Zusammenhang mit dieser Krankheit wirklich keine negativen Gedanken.« Ihre Botschaft war, dass MS-Kranke Hoffnung brauchen, nicht Entmutigung.

Heute arbeitet Garr als Sprecherin für MS LifeLines, einem Aufklärungs- und Hilfsdienst, der von den Pharmakonzernen Serono und Pfizer finanziert wird. Sie erzählt den Zuhörern von ihren eigenen Symptomen: ihrer plötzlichen extremen Ermüdung, den Problemen mit der Kontrolle über ihre rechte Hand und dem Stolpern. »Ein anderes großes Problem ist der Gedächtnisverlust«, sagt sie. Dann hält sie inne. »Wovon habe ich gerade gesprochen?«

Außer Terri Garr und Montel Williams haben auch andere berühmte Personen an MS gelitten, beispielsweise Annette Funicello, Roman Gabriel, Lena Horne und Richard Pryor.

Als eigenständige Krankheit wurde MS erstmals 1868 von dem französischen Neurologen Jean-Martin Charcot erkannt. Er gilt auch als der Erste, der ALS beschrieb.

Bei multipler Sklerose handelt es sich um eine entzündliche Krankheit, die durch Demyelinisierung (Entmarkung) gekennzeichnet ist, den Zerfall der Myelinschutzhüllen, die die Nervenaxone in Gehirn und Rückenmark umgeben. Der Myelinverlust beeinträchtigt die Transmission der Nervenzellen und die Fähigkeit des Gehirns, mit dem übrigen Körper zu kommunizieren. Die Lebenserwartung MS-Kranker ist um etwa 5–10 Jahre geringer als bei Menschen ohne diese Krankheit.

Bei MS-Kranken können nahezu alle neurologischen Symptome auftreten, unter anderem Ermüdung, Taubheit oder Schwäche der Muskeln, Muskelkrämpfe, Kribbeln oder Schmerzen sowie Schwierigkeiten bei den Bewegungen, der Koordination und dem Gleichgewicht, beim Sprechen und Sehen sowie mit der Blase und mit dem Darm. Auch zu kognitiven Beeinträchtigungen, Depressionen und Stimmungsschwankungen kommt es häufig. Besonders typisch, aber nicht spezifisch für MS ist ein mit einem Stromschlag vergleichbares Gefühl, das nach unten über den Rücken läuft, wenn der Kranke den Kopf neigt. Menschen mit schwerer MS können die Fähigkeit verlieren, zu gehen oder zu sprechen. In den frühen Stadien kann die Krankheit schwer zu diagnostizieren sein, da es keinen spezifischen MS-Test gibt und die Symptome oft kommen und wieder gehen.

Mindestens 85 Prozent der MS-Kranken erleben unvorhersehbare Schübe, auf die dann Monate oder sogar Jahre relativer Ruhe ohne neue Zeichen dafür folgen, dass die Krankheit aktiv ist. Zwischen den Schüben können die Symptome sogar völlig verschwinden. Es bleiben jedoch oft dauerhafte neurologische Probleme, die sich mit jedem weiteren Schub verschlimmern. Etwa 10–15 Prozent der Betroffenen erleben nach dem ersten Auftreten der Symptome nie eine Remission.

Weltweit leiden über 2 Millionen Menschen an MS. Rund 350 000 US-Amerikaner sind betroffen und jede Woche werden etwa 200 neue Fälle entdeckt. Die Krankheit zeigt sich in der Regel im Alter von 20 bis 40 Jahren, kann aber in jedem Alter ausbrechen. Frauen sind häufiger betroffen als Männer.

Über die am Krankheitsprozess beteiligten Mechanismen wissen wir kaum etwas. Man nimmt allgemein an, dass er das Ergebnis einer Autoimmunreaktion ist, bei der der Körper sich selbst angreift. Neue Beweise deuten darauf hin, dass auch Umgebungsfaktoren wie chronische Infektionen und Mängel bei der Ernährung eine Rolle spielen.

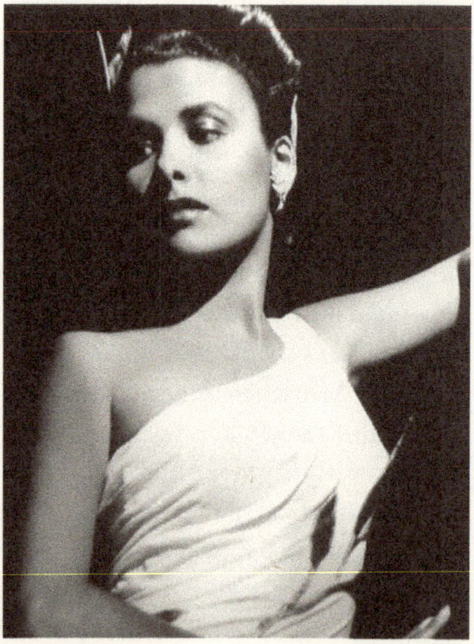

Sängerin und Schauspielerin Lena Horne

Frontotemporale Demenz

Der berühmte deutsche Philosoph Friedrich Wilhelm Nietzsche (1844–1900) soll möglicherweise an frontotemporaler Demenz (FTD) gelitten haben (dies ist allerdings nicht erwiesen; Anm. d. Red.). Ab 1886 begannen Freunde bei ihm Persönlichkeitsveränderungen zu erkennen. Die Symptome verschlimmerten sich allmählich und sein Verhalten wurde so bizarr, dass er 1889 in ein Irrenhaus eingewiesen wurde. Später wurde er bis zu seinem Tod der Obhut seiner Mutter anvertraut. So erging es vielen, die an FTD und anderen Demenzformen litten, die die Persönlichkeit und das Verhalten verändern.

Unter dem Begriff »frontotemporale Demenz« werden verschiedene miteinander verwandte neurodegenerative Erkrankungen zusammengefasst, die die Frontal- und Schläfenlappen des Gehirns betreffen – die Hirnregionen, die generell mit der Persönlichkeit, dem Verhalten und der Sprache im Zusammenhang stehen. FTD wird auch als *Pick-Krankheit* bezeichnet, nach Arnold Pick (1851–1924), einem Psychiatrieprofessor an der Universität von Prag, der die Krankheit 1892 als Erster beschrieb. Heute ist dieser Begriff jedoch für einen bestimmten Untertyp von FTD reserviert, der durch das Vorhandensein abnormer Proteinbündel, der sogenannten Pick-Körper, in degenerierenden Nervenzellen gekennzeichnet ist.

Typisch für FTD sind dramatische Persönlichkeits- und Verhaltensveränderungen. Schon in den frühen Stadien der Krankheit kommt es zu Veränderungen beim persönlichen und sozialen Verhalten wie einem Verlust der Hemmungen, der zu sozial unangemessenem Verhalten führt, fehlendem Urteilsvermögen, Impulsivität, Apathie, sozialer Zurückgezogenheit, einer Verschlechterung der persönlichen Hygiene und zwanghaften ritualistischen Verhaltensweisen. Aufgrund der Verhaltensveränderungen wird bei FTD oft fälschlicherweise ein psychiatrisches Problem diagnostiziert. Deshalb wurden viele der Betroffenen irgendwann in Anstalten für Geisteskranke untergebracht.

Bei manchen FTD-Typen kommt es zur Beeinträchtigung oder zum Verlust der Sprache und zur Unfähigkeit, geschriebene oder gesprochene Sprache zu verstehen. Weniger häufig treten Bewegungsstörungen auf, die denen ähneln, die für Parkinson und ALS typisch sind: Tremor, Starre, Muskelkrämpfe, schlechte Koordination, Schluckbeschwerden und Muskelschwäche.

Im Gegensatz zu Alzheimer-Patienten, bei denen schwere Gedächtnisprobleme auftreten, können FTD-Kranke zwar Gedächtnisstörungen bekommen, bleiben aber in Zeit und Raum orientiert und erinnern sich an Informationen über die Vergangenheit und die Gegenwart.

Von Formen der Demenz könnten bis zu 7 Millionen US-Amerikaner betroffen sein. Auf FTD entfallen 2–5 Prozent, also 140 000–350 000 Fälle. Die Krankheit schreitet stetig und meist schnell voran; nach der Diagnose sterben manche nach nicht einmal 2 Jahren, andere leben noch über 10 Jahre. Der Ausbruch der Krankheit erfolgt in der Regel im Alter von 40 bis 65 Jahren, wobei Frauen und Männer gleich stark betroffen sind. Das Risiko für die Krankheit ist größer, wenn ein Elternteil oder eines der Geschwister Demenz hat. Andere Risikofaktoren gibt es nicht. In manchen Fällen könnte zwar eine genetische Verbindung bestehen, doch bei über der Hälfte der FTD-Kranken gibt es keine Geschichte von Demenz in der Familie.

Die Läsionen, die sich im Gehirn mancher FTD-Kranker entwickeln, gehören zum gleichen Typ wie die bei ALS-Kranken, was auf eine ähnliche Ursache hindeutet. Man nimmt an, dass manche Formen von FTD und ALS unterschiedliche Manifestationen des gleichen Krankheitsprozesses sind und sich nur durch den Ort im Gehirn unterscheiden, an dem die Läsionen auftreten: Sind die Motoneuronen betroffen, entsteht ALS, ist die Großhirnrinde betroffen, FTD. Manche Patienten weisen Schäden in beiden Hirnregionen auf. Rund 15 Prozent der ALS-Kranken haben auch FTD.

Es gibt weder ein medizinisches Heilmittel für FTD noch eine wirkungsvolle Methode, das Fortschreiten der Krankheit zu verlangsamen. Die Behandlung besteht darin, die Symptome durch Antidepressiva und Antipsychotika besser in den Griff zu bekommen. Patienten mit Sprachschwierigkeiten kann die Sprachheilkunde alternative Kommunikationsmethoden anbieten.

Progressive, tödliche Krankheiten

Neurodegenerative Erkrankungen wie Alzheimer und Parkinson werden gemeinhin schlicht als Fehlfunktionen eines alternden Gehirns angesehen und oft wie alternde Gelenke oder einfacher Gedächtnisverlust als Folge fortschreitenden Alters betrachtet. Sie sind aber keineswegs nur mit dem Alterungsprozess verbundene Unannehmlichkeiten oder Symptome.

Es wäre zutreffender, neurodegenerative Erkrankungen als progressive, tödliche Krankheiten anzusehen, die zu Hirnversagen führen. Hirnversagen ist eine tödliche Krankheit wie Krebs; es tötet die Patienten körperlich. Bei Herz- oder Nierenversagen ist das Endergebnis der Tod – und bei Hirnversagen auch. Das Gehirn ist unser wichtigstes Organ, es kontrolliert ja das Herz, die Lunge und alle anderen Organe. Wenn es den Dienst einstellt, tun das auch andere lebenswichtige Organe. Demenz ist ein Symptom dafür, dass das Gehirn abstirbt – Menschen sterben tatsächlich an Demenz!

Die Annahme, dass man in der Regel nicht an Demenz stirbt, hat die Todesstatistiken verzerrt, da Demenz zu selten als Todesursache angegeben wird. Demenz, insbesondere Alzheimer, wird auf den Totenscheinen häufig gar nicht vermerkt, sondern der Tod wird anderen vorhandenen Krankheiten zugeschrieben. Dem National Center for Health Statistics zufolge ist Alzheimer in den USA bei den Menschen über 65 die fünfthäufigste Todesursache. Diese Einstufung beruht auf Daten von Totenscheinen. Laut Dr. Melissa Wachterman vom Bringham and Women's Hospital in Boston werden jedoch Todesfälle durch Krankheiten, die mit Demenz zusammenhängen, auf den Totenscheinen zu selten angegeben.[9] Wachtermans Team überprüfte die Totenscheine von 165 Bostoner Patienten, bei denen vor dem Tod Alzheimer oder andere Formen von Demenz diagnostiziert worden waren. Auf 37 Prozent der Totenscheine war Demenz überhaupt nicht vermerkt, nicht einmal als Faktor, der nicht die primäre Todesursache war. Und bei den 114 Personen, bei denen vor dem Tod Alzheimer spezifisch diagnostiziert worden war, war diese Krankheit nur auf 27 Prozent der Totenscheine vermerkt worden. Das bedeutet, dass die Sterblichkeitsziffern für Alzheimer und andere neurodegenerative Erkrankungen um ein Vielfaches höher sein könnten, als an den Totenscheinen abzulesen ist.

Oft leiden Patienten nicht nur an Alzheimer, sondern an einer Kombination mehrerer neurodegenerativer Erkrankungen. Bei einer Studie wurden die klinischen und die Autopsiedaten von 141 älteren Verstorbenen verglichen, die ihr Gehirn gespendet hatten. Jährliche körperliche und psychologische Untersuchungen hatten gezeigt, dass fünfzig von ihnen zu ihren Lebzeiten Demenz hatten. Nach ihrem Tod analysierte ein Neuropathologe, der die Ergebnisse der klinischen Beurteilungen nicht kannte, die Gehirne.

Der Vergleich der klinischen mit den Autopsieergebnissen erbrachte, dass lediglich 30 Prozent der Personen mit Anzeichen für Demenz nur an Alzheimer litten. Dagegen hatten 42 Prozent der Demenzkranken Alzheimer und vaskuläre Demenz und 16 Prozent Alzheimer und Parkinson (bei zwei Personen lagen alle drei Krankheiten vor).

Zudem war die Krankheitspathologie in den Gehirnen von 33 Personen, die ohne diagnostizierte Demenzsymptome gestorben waren, ausgeprägt genug, um die akzeptierten Kriterien für Alzheimer zu erfüllen. Diese Krankheiten sind keineswegs ganz plötzlich da, sondern entwickeln sich langsam, im Laufe von Jahren. Wenn die Symptome erkennbar werden, hat das Gehirn bereits große Schäden erlitten. Das ist ein guter Grund dafür, so früh wie möglich mit Maßnahmen zur Vorbeugung zu beginnen – am besten im frühen Erwachsenenalter, da die Prozesse, die später zu neurodegenerativen Erkrankungen führen, oft schon zu dieser Zeit in Gang gesetzt werden.

Ab dem Alter von 60 Jahren verdoppelt sich das Demenzrisiko alle 5 Jahre.

4 · Vorzeitiges Altern und Neurodegeneration

Freie Radikale

Alzheimer, Parkinson, Chorea Huntington, vaskuläre Demenz, ALS, Diabetes, multiple Sklerose, Herzerkrankungen – was haben all diese Krankheiten gemeinsam? Wir könnten sagen, dass sie alle mit dem Altern im Zusammenhang stehen, doch manche von ihnen treten auch schon bei relativ jungen Menschen auf. Es gibt etwas anderes, dass all diese Krankheiten und die meisten anderen degenerativen Erkrankungen gemeinsam haben: die *freien Radikale*. Das sind aggressive Moleküle, die andere Moleküle angreifen und zerstören. Alle Gewebe in unserem Körper können durch Reaktionen freier Radikale geschädigt werden. Die Anhäufung dieser Schäden im Laufe vieler Jahre ist der Faktor, der zu der Degeneration von Körpergewebe und dem Funktionsverlust führt, die die typischen Symptome eines hohen Alters sind.

Von allen Einflüssen, die die menschliche Gesundheit beeinträchtigen, sind die freien Radikale die heimtückischsten. Ihre Angriffe erfolgen zwar nicht plötzlich, wie bei einer Lebensmittelvergiftung oder Grippe, sind aber nicht weniger gefährlich. Ein einziges freies Radikal kann keinen großen Schaden anrichten, doch der kumulative Effekt von Millionen freier Radikale im Laufe vieler Jahre hat die Wirkung von Dynamit. Wie ein Unterwassersprengkommando schleichen sie sich unbemerkt an und sabotieren unsere Gesundheit Jahr für Jahr. Unsere Gesundheit verschlechtert sich dann so langsam und Krankheiten entwickeln sich so kriechend, dass wir das kaum bemerken. Im Laufe der Zeit verbünden die freien Radikale sich auch mit anderen gesundheitsschädlichen Elementen wie Viren und Toxinen, was unsere Schmerzen und Qualen noch steigert. Auf die eine oder andere Weise sind freie Radikale an allen großen Krankheiten der Menschheit beteiligt.

Einfach ausgedrückt ist ein freies Radikal ein Molekül, in dessen Außenschale sich ein ungepaartes Elektron befindet. Da dieses Molekül aufgrund des fehlenden Elektrons hoch reaktiv und instabil ist, versucht es, einem benachbarten Molekül ein Elektron zu entreißen. Dann fehlt aber diesem anderen Molekül ein Elektron; es wird selbst zu einem hoch reaktiven freien Radikal und entreißt einem anderen benachbarten Molekül seinerseits ein Elektron. Dieser Prozess setzt sich als zerstörerische Kettenreaktion fort, die Tausende von Molekülen beeinflussen kann.

Wenn ein Molekül zu einem freien Radikal geworden ist, verändern sich seine physikalischen und chemischen Eigenschaften durch einen Prozess, der als *Oxidation* bezeichnet wird. Seine normale Funktion wird gestört, und das wirkt sich auf die ganze Zelle aus, deren Bestandteil es ist. Lebende Zellen, die von freien Radikalen angegriffen werden, degenerieren und werden dysfunktional. Freie Radikale können unsere Zellen angreifen und deren schützende Membranen zerreißen. Dabei können empfindliche Zellbestandteile wie die DNA, der Träger des genetischen Bauplans, beschädigt werden, und das führt zu zellulären Mutationen und zum Zelltod.

Die Oxidation ist im Grunde ein Prozess, bei dem Substanzen sich so mit Sauerstoff oder anderen Nichtmetallen verbinden, dass es zur Degeneration kommt. In unserer Umwelt sehen wir das bei Metallen, die rosten, Ölen, die ranzig werden, und Gummi, das hart wird. Eines der klassischen Beispiele für Zerstörungen durch freie Radikale in der Natur ist Rost. Wenn Eisen den Unbilden des Wetters ausgesetzt ist, oxidiert es rasch. Dabei

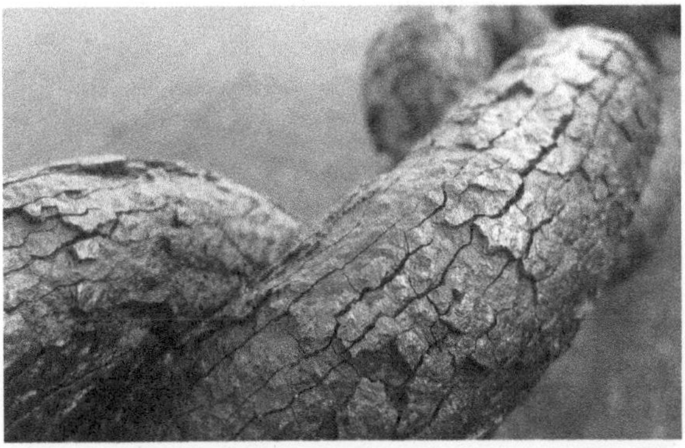

Starker Rost auf Kettengliedern, der durch Oxidation verursacht wurde. Werden die Zellen in unserem Körper durch Oxidation angegriffen, zerfallen sie auf ähnliche Weise.

dehnt sich das korrodierte Eisen aus, wird brüchig und zerfällt. Es handelt sich um einen Desintegrations- oder Verfallsprozess. Wenn unser Körper von freien Radikalen angegriffen wird, »rostet« oder desintegriert er ebenfalls – der Alterungsprozess wird beschleunigt.

Werden Zellen mit freien Radikalen bombardiert, werden die Gewebe zunehmend geschädigt. Nach Ansicht mancher Forscher ist die Zerstörung durch freie Radikale die eigentliche Ursache des Alterns. Je älter unser Körper wird, desto mehr Schäden erleidet er durch die lebenslangen Angriffe freier Radikale.

Es scheint, dass freie Radikale zumindest zum Teil dafür verantwortlich sind, wie wir aussehen, funktionieren und uns fühlen, wenn wir älter werden. Durch die Einwirkung solcher Radikale degenerieren unsere Körpergewebe langsam – das Altern ist ein degenerativer Prozess. Am sichtbarsten sind die Auswirkungen der Degeneration durch freie Radikale wohl bei unserer Haut. Zu den Geweben im Körper, die durch freie Radikale am stärksten geschädigt werden, gehört das Kollagen. Es ist die Matrix, die unserem Gewebe Stärke und Flexibilität verleiht, es ist überall in unserem Körper zu finden und hält alles zusammen. Das Kollagen sorgt dafür, dass unsere Haut glatt, elastisch und jugendlich bleibt. Wird unsere Haut durch freie Radikale geschädigt, wird sie trocken, ledrig und runzlig – all dies sind klassische Zeichen eines fortgeschrittenen Alters.

Unser Gehirn wird durch freie Radikale auf die gleiche Weise geschädigt. Das Hirngewebe von Verstorbenen, die an Alzheimer, Parkinson oder anderen neurodegenerativen Erkrankungen litten, ist mit den durch freie

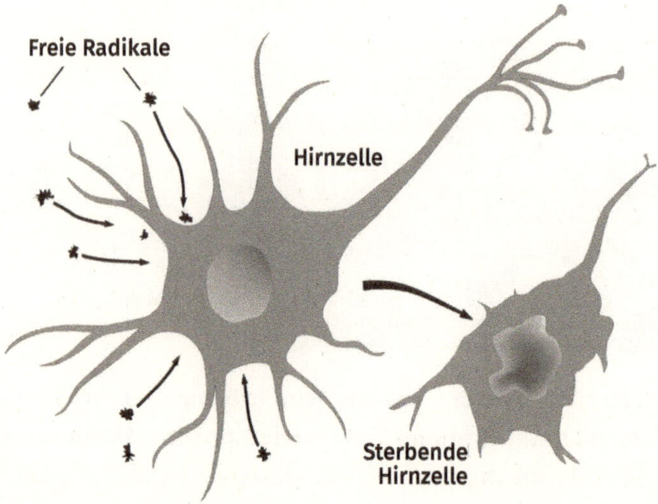

Sind Hirnzellen zu vielen freien Radikalen ausgesetzt, schrumpfen sie und sterben ab

Radikale verursachten Schäden übersät. Das Gehirn ist gegenüber oxidativen Verletzungen ungemein empfindlich, da die Zellmembranen einen hohen Prozentsatz äußerst anfälliger mehrfach ungesättigter Fettsäuren enthalten, und zwar in Konzentrationen, die zu den höchsten im Körper gehören.

Es ist nicht möglich, alle Reaktionen freier Radikale in unserem Körper und unserem Gehirn zu verhindern. Diese Reaktionen gehören einfach zu unserem täglichen Leben. Freie Radikale bilden sich oft als natürliche Folge der normalen Stoffwechselprozesse. Auch bei der Nutzung von Sauerstoff und Glukose zur Energieerzeugung entstehen als Nebenprodukte freie Radikale. Alle Zellen erzeugen freie Radikale. Unsere Zellen sind ihnen gegenüber aber nicht wehrlos. Es stehen immer Enzyme mit antioxidativer Wirkung bereit, um diese Radikale zu vernichten, bevor sie zu große Schäden anrichten können. Zu Problemen kommt es erst, wenn so viele freie Radikale erzeugt werden, dass die verfügbaren Antioxidantien nicht mehr ausreichen, um sie zu neutralisieren.

Freie Radikale werden nicht nur auf normale Weise in unserem Körper erzeugt, sondern auch durch Verletzungen, Infektionen, Toxine, übermäßigen Stress und verschiedene Reize aus unserer Umgebung. Unsere Ernährung ist eine der großen Quellen freier Radikale. Manche Lebensmittelzusätze, Pestizidrückstände, Chemikalien, die Umweltverschmutzung und Ähnliches erhöhen unsere Belastung durch freie Radikale. Selbst die Art und Weise, auf die wir unsere Nahrung kochen oder braten, kann ihren Gehalt an freien Radikalen bestimmen. Mehrfach ungesättigte Pflanzenöle sind eine der Hauptquellen freier Radikale in unserer Ernährung.

Solange sie frisch sind, stellen die in Naturprodukten wie Gemüse, Nüssen und Getreide enthaltenen mehrfach ungesättigten Öle kein großes Problem dar, da die Natur ihnen immer schützende Antioxidantien zur Seite stellt, um zu verhindern, dass sie ranzig werden (oxidieren). Erst wenn diese Öle extrahiert und gereinigt werden, sodass flüssige Öle entstehen, werden sie zum Problem. Diese Öle erzeugen nämlich bei Zimmertemperatur spontan freie Radikale. Wenn sie erhitzt werden, beispielsweise bei der Zubereitung von Nahrung, läuft die Erzeugung freier Radikale viel schneller ab. Eine Ernährung, die große Mengen mehrfach ungesättigter Pflanzenöle enthält, kann die Belastung des Körpers durch freie Radikale enorm steigern. Die mehrfach ungesättigten Öle bilden so schnell so viele freie Radikale, dass die Vorräte des Körpers an Antioxidantien in dem Bemühen, sie zu neutralisieren, schnell verbraucht werden. Das kann nicht nur zu einem Mangel an Antioxidantien führen, sondern auch zu einem Mangel an Nährstoffen, denn viele dieser Antioxidantien sind essenzielle Vitamine und Mineralien, die für die Aufrechterhaltung einer guten Verdauungsfunktion, des hormonellen Gleichgewichts, eines starken Immunsystems und guter Mentalfunktionen wichtig sind.

Das alternde Gehirn

AGEs – Endprodukte einer fortgeschrittenen Glykierung

Die Oxidation ist nicht der einzige schädliche Prozess, der mit dem Altern und einem mentalen Verfall einhergeht. Sauerstoffmoleküle sind sehr reaktionsfreudig und führen leicht zur Oxidation und zur Entstehung freier Radikale. Glukose kann aber auf ähnliche Weise reagieren, wobei es zu einer *Glykierung* oder *Glykation* kommt. Glykierungen sind im Grunde dasselbe wie Oxidationen, nur dass Glukose an die Stelle des Sauerstoffs tritt. Etwas zu glykieren heißt, es mit Glukose zu verbinden. Wie bei der Oxidation von Proteinen und mehrfach ungesättigten Fettsäuren kommt es auch bei deren Glykierung zur Bildung freier Radikale und anderer hoch reaktiver, zerstörerischer Moleküle.

Glukose ist eine sehr klebrige Substanz, die sich leicht mit anderen Molekülen verbindet. Sie kann sich an Fette kleben, hat aber eine besondere Affinität zu Proteinen. Bei der Glykierung von Proteinen entstehen AGEs, die *Endprodukte einer fortgeschrittenen Glykierung* (*Advanced Glycation Endproducts*).

Den Auswirkungen dieser Endprodukte verleiht das Akronym »AGE« sehr gut Ausdruck. Das englische Wort *age* bedeutet ja »Alter« oder »altern«, und diese Stoffe lassen den Körper altern. Der Alterungsprozess besteht in der Ansammlung beschädigter Zellen. Je mehr AGEs sich in unserem Körper befinden, desto »älter« werden wir – unabhängig von unserem Lebensalter – im Hinblick auf unsere Funktionen. Die AGEs schädigen andere Moleküle. Sie erzeugen freie Radikale, oxidieren das LDL-Cholesterin (sodass der Cholesterintyp entsteht, der sich in den Arterien ansammelt und Atherosklerose, Herzinfarkte und Schlaganfälle fördert), führen zum Zerfall des Kollagens (der hauptsächlichen Stützstruktur in unseren Organen und unserer Haut), schädigen Nervengewebe (auch im Gehirn) und richten bei so ziemlich allen Organen in unserem Körper große Schäden an. Wir wissen, dass die AGEs bei den chronischen Komplikationen von Diabetes und bei der Entwicklung von Alzheimer, Parkinson, ALS und anderen neurodegenerativen Erkrankungen eine wichtige Rolle spielen.[1-3]

Die Hypothese, dass die AGEs beim Alterungsprozess eine ganz große Rolle spielen, geht auf zahlreiche Beobachtungen zurück, laut denen die Ansammlung einer Vielzahl von AGE-Produkten für gealterte Gewebe typisch ist. Die AGEs sind an einem wahren Teufelskreis beteiligt: Entzündungen – Erzeugung freier Radikale – verstärkte Produktion von AGEs – weitere Entzündungen …

Die Auswirkungen der AGEs bekommen wir in gewissem Ausmaß alle zu spüren. Sie gehören schlicht zum Leben. Wenn wir älter werden, sammeln sich mehr AGEs in unserem Körper an, der dann auf vielfältige Weise reagiert: Unsere Haut und andere Gewebe verlieren an Elastizität und Spannung, die funktionelle Effizienz unserer Organe nimmt ab, unser Gedächtnis und unsere motorischen Fähigkeiten schwinden, wir können Infektionen schlechter abwehren – es kommt eben zu allen Symptomen, die mit dem Altern im Zusammenhang stehen. Manche Menschen sind AGEs stärker ausgesetzt als andere. Insbesondere Diabetiker haben unter diesen aggressiven Molekülen zu leiden. Die großen Komplikationen bei Diabetes – nachlassendes Sehvermögen, Nervenschäden, Nierenversagen und Herzkrankheiten – stehen sämtlich in direktem Zusammenhang mit AGEs.

Weshalb sind gerade Diabetiker diesen Unruhestiftern gegenüber so empfindlich? Die Antwort lautet: wegen der Glukose – genauer gesagt: wegen ihrer Blutzuckerwerte. Bei chronisch erhöhtem Blutzucker sind unsere Zellen und Gewebe über lange Zeit hohen Zuckerspiegeln ausgesetzt. Je länger Glukose aber Kontakt zu Proteinen hat, desto mehr Gelegenheiten hat sie, AGEs zu bilden. Hoher Blutzucker führt zur beschleunigten Bildung von AGEs.

Wir stehen den AGEs aber nicht völlig wehrlos gegenüber. Sie sind so schädlich, dass unser Körper eine Möglichkeit hat, sie zu beseitigen. Unsere weißen Blutkörperchen haben nämlich Rezeptoren, die speziell für die AGEs gedacht sind. Sie heften sich an die beschädigten Proteine und entfernen sie.

Manche glykierten Proteine, beispielsweise die im Kollagen oder Nervengewebe, lassen sich aber nicht leicht entfernen. Sie kleben gern aneinander und an anderen Proteinen, sammeln sich an und schädigen das Gewebe in ihrer Umgebung. Diese plaqueartige Substanz wird zu einem mehr oder weniger dauerhaften Bestandteil und zu einer ständigen Reizquelle. Wenn ein weißes Blutkörperchen auf ein glykiertes Protein stößt, löst es eine Entzündungsreaktion aus. Die Rezeptoren für die AGEs werden als RAGEs bezeichnet. Dieses Akronym (englisch *rage* = »Wut, Raserei«) ist ein passender Name, da die Reaktion der weißen Blutkörperchen mit AGEs zu chronischen Entzündungen führen kann und chronische Entzündungen ein Merkmal vieler degenerativer Erkrankungen sind, einschließlich von Alzheimer, Herzkrankheiten und Diabetes.

Die Bildung von AGEs in unserem Körper ist ein völlig normaler Prozess. Wir können sie zwar nicht ganz vermeiden, die AGEs aber auf ein Mindestmaß reduzieren, wenn wir unseren Konsum von Zucker und raffinierten Kohlenhydraten so weit wie möglich einschränken. Das wird uns unser Gehirn danken – und der Rest unseres Körpers auch!

AGEs in unserer Nahrung

Die Endprodukte einer fortgeschrittenen Glykierung bilden sich nicht nur in unserem Körper, sondern auch außerhalb von ihm. Wenn Sie ein Hähnchen im Backofen braten, erzeugen Sie glykierte Proteine – dass die Haut des Hähnchens braun wird, liegt an AGEs.

Wenn Proteine und Zucker ohne Wasser zusammen auf hohe Temperaturen erhitzt werden, entstehen immer AGEs. AGEs entwickeln sich aber auch, ohne dass wir proteinreiche Nahrungsmittel wie Fleisch mit Kohlenhydraten (Zuckern) zusammenbringen – die meisten Nahrungsmittel enthalten schon von Natur aus Proteine und Zucker. Getreide, Gemüse, Obst und Nüsse enthalten sämtlich so viele Proteine und Zucker, dass unter entsprechenden Bedingungen AGEs entstehen.

Dass sich AGEs bilden, wird Ihnen durch die Farbe des Essens gezeigt, das Sie zubereiten – es wird dann nämlich braun. Die Bräunung erzeugt einen Geschmack, den wir bei vielen Nahrungsmitteln mögen. Die »goldbraune« Farbe, die uns verrät, dass etwas, was wir braten oder backen, ganz durch ist, wird von AGEs erzeugt. Die Braunfärbung auf Keksen, Brotkruste, gebratenem und gegrilltem Fleisch und sogar auf gerösteten Kaffeebohnen entsteht durch AGEs, die sich beim Braten oder Backen bilden. Auch bei der Herstellung von Karamell aus Zucker und Milch bilden sich glykierte Proteine. In der Lebensmittelindustrie benutzt man für die Glykierung sogar das Wort Karamellisierung. AGEs karamellisieren das Gehirn. Süßigkeiten, die Karamell enthalten, sind mit AGEs überladen. Im Gegensatz zu einem Brotlaib, bei dem nur die äußere Kruste gebräunt wird, erfasst die schädliche chemische Reaktion bei Karamell jedes einzelne Molekül im gesamten Produkt. Und das ist natürlich nicht gut!

Nicht alle Zubereitungsmethoden für unsere Nahrung verursachen AGEs. Das Kochen mit Wasser verhindert, dass Zucker sich mit Proteinen verbindet und die toxischen Moleküle gebildet werden. Beim Braten, Backen und Grillen können AGEs entstehen, beim Kochen und Dämpfen mit Wasser hingegen nicht oder zumindest nur in viel geringeren Mengen.

Zum Glück durchlaufen die meisten glykierten Proteinprodukte, die wir essen, unseren Körper, ohne großen Schaden anzurichten. Doch etwa 10 Prozent werden absorbiert, und rund zwei Drittel davon lagern sich in unserem Gewebe ab – in den Arterien, Nieren, Augen und unserem Gehirn.[4] Es ist ganz klar: Je mehr Produkte dieser Art wir essen, desto stärker sind die Auswirkungen auf unsere Gesundheit.

Wird die kleine Menge glykierter Proteine, die in Ihr Gewebe absorbiert wird, denn von Bedeutung sein? Ja, leider. Die AGEs aus unserer Nahrung tragen erheblich zur Gesamtbelastung unseres Körpers mit glykierten Proteinen bei. Eine Ernährung, die reich an AGEs ist, beschleunigt die Folgen des natürlichen Alterns und löst die Entwicklung degenerativer Krankheiten aus oder trägt dazu bei.

Bei einer Studie bekamen zwanzig Patienten eine Mahlzeit mit wenig AGEs und später eine Mahlzeit mit vielen. Die Mahlzeiten enthielten die gleichen Inhaltsstoffe, aber unterschiedliche AGE-Mengen, was durch Variationen bei der Kochzeit und der Temperatur erreicht wurde. Nach der Mahlzeit mit dem hohen AGE-Gehalt nahm die durch den Blutfluss bewirkte Dehnung der Blutgefäße (ein Indikator für deren Funktion) um 36,2 Prozent ab, nach der Mahlzeit mit der geringen AGE-Menge nur um 20,9 Prozent.[5] Der Blutfluss war nach der Mahlzeit mit dem hohen AGE-Gehalt also stärker eingeschränkt. Da eine Reduzierung des Blutflusses meist zu erhöhtem Blutdruck sowie zu einer schwächeren Zufuhr von Nährstoffen und Sauerstoff zum Gehirn und zu anderen wichtigen Organen führt, ist dieses Ergebnis von großer Bedeutung.

Eine Reduzierung der AGE-Menge im Essen kann positive Auswirkungen auf die Gesundheit haben. Bei einer anderen Studie ermittelten Forscher, dass bei Mäusen, die auf eine Ernährung mit niedrigem AGE-Gehalt gesetzt worden waren, nicht nur die Ansammlung von AGEs abnahm, sondern mit dem Alter auch die Insulinresistenz und die Nierendysfunktion. Bei den Tieren mit der AGE-armen Ernährung (50 Prozent weniger als die Kontrollgruppe) verlängerte sich zudem die Lebensdauer erheblich.[6]

Wenn wir älter werden, sammeln sich in der Regel größere AGE-Mengen in unserem Körper an. Forschungen deuten darauf hin, dass eine Ernährung, die viele AGEs enthält, die Folgen des natürlichen Alterungsprozesses und die damit verbundenen degenerativen Krankheiten wie Diabetes und Alzheimer beschleunigt.[7] Laut einer dieser Studien nahm die Menge der zirkulierenden AGEs bei einem Vergleich von 172 jungen (unter 45 Jahren) und älteren (über 60) Probanden mit dem Alter zu. Das war auch zu erwarten, doch die Forscher entdeckten außerdem, dass die Indikatoren für Entzündungen, oxidativen Stress und Insulinresistenz unabhängig vom chronologischen Alter der Probanden mit den AGEs zunahmen.[8] Das körperliche oder funktionelle Alter hing also stärker von der AGE-Konzentration ab als vom chronologischen Alter. Ihr Gesundheitszustand wird somit nicht durch Ihr Alter bestimmt, sondern durch die angehäuften Schäden, zu denen es bei Ihnen gekommen ist.

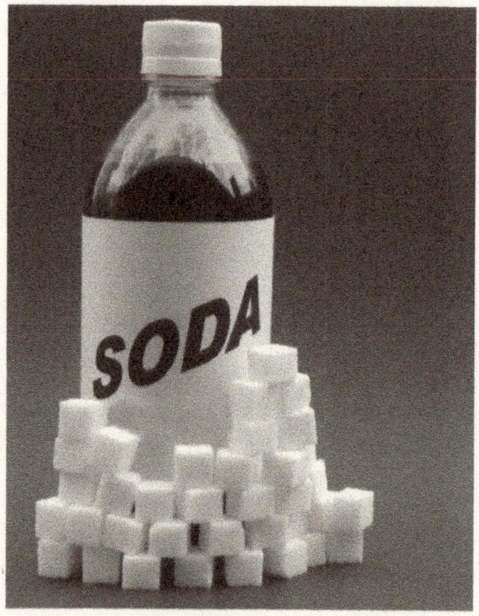

Eine 1-Liter-Flasche Limonade enthält über 30 Teelöffel Zucker, normalerweise in Form von stark fruktosehaltigem Maissirup

Auch Umweltfaktoren können zur Menge der AGEs beitragen. Es wird Sie wahrscheinlich nicht überraschen, dass Tabakrauch ebenfalls eine große AGE-Quelle ist. Bei Rauchern ist das Risiko, die koronare Herzkrankheit und Schlaganfälle zu bekommen, im Vergleich zu Nichtrauchern signifikant erhöht – und beides sind Folgen der AGEs. Bei Rauchern ist der AGE-Spiegel höher als bei Nichtrauchern.[9] Passivrauchen ist genauso schädlich.

Die meisten AGEs in unserem Körper entstehen durch den Verzehr von Zucker und raffinierten Kohlenhydraten wie Weißmehl. Beide Stoffgruppen erhöhen den Blutzucker, was wiederum zur stärkeren Bildung von AGEs führt. Wenn wir über die Glykierung sprechen, denken wir zwar meistens an Glukose, doch bei zwei anderen Zuckern, Fruktose und Galaktose, ist die Glykierung rund zehnmal so stark.

Milchzucker (Laktose) besteht zu je 50 Prozent aus Glukose und Galaktose. Wird Milch auf hohe Temperaturen erhitzt, glykiert die Galaktose mit Milchproteinen und es entstehen AGEs.[10]

Fruktose ist aber ein größeres Problem. In den letzten Jahren hat sie, in Form von stark fruktosehaltigem Maissirup, die Sukrose (Tafelzucker) bei kommerziell hergestellten Produkten als Süßungsmittel überholt. Fruktose ist nämlich fast doppelt so süß wie Sukrose, sodass der gleiche Süßungseffekt durch geringere Mengen erzeugt werden kann. Fruktose ist also billiger und senkt die Herstellungskosten. Heute wird bei der Mehrheit der verpackten Lebensmittel statt Sukrose oder anderen Zuckern stark fruktosehaltiger Maissirup verwendet. Bei Speiseeis, Keksen, Süßigkeiten, Brot und anderen verarbeiteten Lebensmitteln sollten Sie sich die Inhaltsstoffe genau ansehen. Wenn Zucker zugesetzt wurde, handelte es sich wahrscheinlich um stark fruktosehaltigen Maissirup.

Fruktose wird Diabetikern und Menschen mit Insulinresistenz empfohlen, weil sie den Blutzucker nicht so stark erhöht wie Tafelzucker. Fruktose hat zwar tatsächlich keine so dramatischen Auswirkungen auf den Blutzucker wie Sukrose, richtet aber insgesamt viel größere Schäden an, da sie die Bildung von AGEs steigert und die Insulinresistenz verstärkt.

Alle Fruktosequellen haben die gleichen Auswirkungen auf den Körper. Es spielt keine Rolle, ob die Fruktose aus stark fruktosehaltigem Maissirup

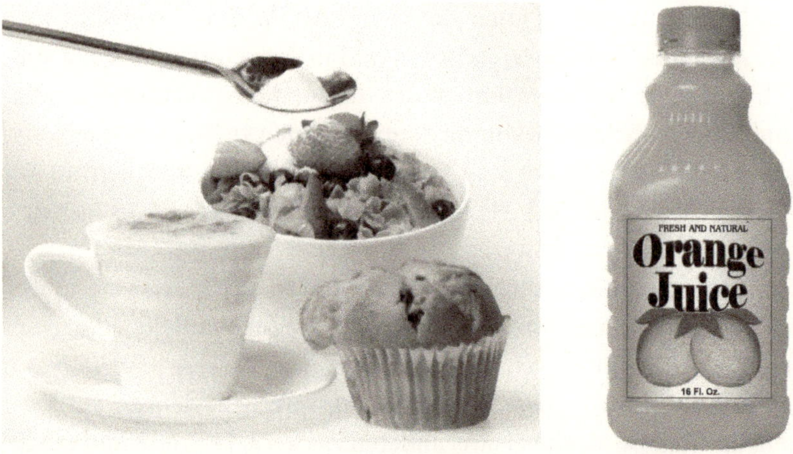

Süßigkeiten, Limonade und Desserts sind nicht die einzigen Zuckerquellen. Viele alltägliche Nahrungsmittel wie Frühstücksmüslis, Kaffee, Muffins, Fruchtsäfte, Pfannkuchen und Waffeln sind mit Zucker in der einen oder anderen Form überladen.

oder aus einer natürlichen Quelle wie Agavensirup (einem bei den Herstellern gesunder Lebensmittel beliebten Süßungsmittel) stammt – die Auswirkungen sind die gleichen.

In Europa wurde eine interessante Studie durchgeführt. Dabei arbeiteten die Forscher mit zwei Gruppen von Nichtdiabetikern, einer vegetarischen und einer gemischten. Die Ernährungsverläufe wurden aufgezeichnet und die AGE-Spiegel durch Bluttests ermittelt. Die Ergebnisse überraschten alle. Man würde ja erwarten, dass die Vegetarier – die überhaupt kein Fleisch und weniger Milch, aber mehr Obst und Gemüse verzehrten und generell bei niedrigeren Temperaturen kochten – niedrigere AGE-Konzentrationen aufweisen sollten. So war es aber nicht! Die Teilnehmer mit einer gemischten Ernährung hatten erheblich weniger AGEs im Blut als die Vegetarier. Dabei aßen die Vegetarier zwei- bis dreimal so viel frisches Obst wie die gemischte Gruppe, dreimal so viel Trockenobst, viermal so viel Honig und etwa die gleiche Menge von kommerziellem Zucker. Ihr Konsum von Zuckern, insbesondere von Fruktose, war erheblich höher. Die Forscher schrieben den höheren AGE-Spiegel bei den Vegetariern ihrem hohen Fruktosekonsum zu.[11]

Es ist interessant, dass der Zuckergehalt der vegetarischen Nahrung trotz ihres geringeren AGE-Gehalts viel größere Auswirkungen auf die Bildung von AGEs im Körper hatte als bei den Personen in der gemischten Gruppe. Das zeigt, dass die Art der verzehrten Nahrungsmittel stärkere Auswirkungen auf den AGE-Spiegel hat als die Zubereitungsweise. Nahrungsmittel, die viel Zucker – insbesondere Fruktose – enthalten, haben einen dynamischen Effekt auf die AGE-Bildung. Das soll keineswegs heißen, dass die Zubereitungsweisen nicht wichtig sind, aber der Zuckerverzehr ist von viel größerer Bedeutung.

Glykierte Proteine und Fette oder sogenannte Glycotoxine völlig zu vermeiden dürfte sich kaum machen lassen. Wir können aber dafür sorgen, dass wir ihnen möglichst wenig ausgesetzt sind, indem wir unsere Zubereitungsweise ändern und Kochverfahren verwenden, die diese Unruhestifter nicht so stark aktivieren. Sie sollten so gut wie nichts bei hohen Temperaturen braten, schmoren oder grillen und stattdessen mehr auf Dämpfen, Kochen und Braten unter leichtem Rühren setzen oder einen Slowcooker verwenden. Beim Braten sollten Sie etwas Wasser hinzufügen und die Arbeit vor allem dem heißen Dampf überlassen. Erhitzen Sie Fleisch nur auf niedrigeren Temperaturen und essen Sie es leicht angebraten (englisch) oder medium. Besondere Vorsicht ist bei raffinierten und verpackten Lebensmitteln geboten: verzehrfertigen Frühstücksmüslis, Crackern, Chips, Keksen, Donuts und anderen vorgekochten kohlenhydratreichen Lebensmitteln. Die Hersteller rösten ihre Produkte bewusst vor, um die Karamellisierung und die Bräunung und dadurch das Aroma zu verstärken. Diese Produkte sind aber große AGE-Quellen. Wenn möglich, sollten Sie statt pasteurisierter Milch Rohmilch verwenden. Zudem sollten Sie mehr frisches Gemüse essen, roh und gekocht. Gemüse bietet aufgrund seines hohen Gehalts an Antioxidantien einen gewissen Schutz vor der Entstehung von AGEs. Antioxidantien und Nahrungsmittel mit einem hohen Gehalt an Antioxidantien tragen dazu bei, die Glykierung und die Bildung von AGEs zu reduzieren.[12–13]

Abnorme Proteine: Plaques, Bündel und Aggregate

β-Amyloid und neurofibrilläre Bündel

Typisch für die Gehirne von Alzheimer-Patienten ist die fortschreitende Ansammlung von Amyloidplaques und neurofibrillären Bündeln. Nach Ansicht mancher Wissenschaftler sind solche Plaques und Bündel die wesentlichen Strukturen, die die Hirnzellen bei Alzheimer schädigen und töten.

Amyloidplaques bilden sich zwischen den Nervenzellen. Sie enthalten Ablagerungen eines Proteinbruchstücks, das als β-Amyloid bezeichnet wird. Amyloid ist eine unlösliche Proteinablagerung, die sich nicht zerlegen lässt und die normale Funktion des Gewebes, in dem es sich bildet, stört oder verändert.

Neurofibrilläre Bündel sind unlösliche, ineinander verschlungene Fasern, die sich in den sterbenden Hirnzellen bilden. Sie bestehen überwiegend aus den sogenannten Tau-Proteinen, die Bestandteile einer als Mikrotubulus bezeichneten Struktur sind. Die Mikrotubuli helfen beim Transport von Nährstoffen und anderen wichtigen Substanzen zwischen Teilen der Nervenzellen. Bei der Alzheimer-Krankheit wird das Tau-Protein jedoch abnorm und die Mikrotubulusstruktur bricht zusammen.

Plaques und Bündel entwickeln sich bei uns allen, wenn wir älter werden. Bei Alzheimer-Kranken sammelt sich aber in der Regel die fünf- bis zehnfache Menge an. Die Plaques und Bündel bilden sich zunächst in Bereichen, die für das Lernen und das Gedächtnis wichtig sind, und breiten sich dann auch in andere Hirnregionen aus.

Bei Alzheimer entstehen die Plaques anfangs im Hippocampus, der tief im Gehirn liegt und an der Encodierung der Erinnerungen beteiligt ist, und ebenso in Bereichen der Hirnrinde, die für das Denken und die Entscheidungsfindung wichtig sind.

Die Plaquebildung beginnt mit einem normalen Blutprotein, dem *Amyloid-Prekursor-Protein* (APP). Dieses Protein verstehen wir noch nicht ganz, aber man nimmt gemeinhin an, dass es am Schutz der Nervenzellen beteiligt ist. Zudem scheint es für das Wachsen und Überleben der Neuronen wichtig zu sein. Es hilft beschädigten Neuronen, sich selbst zu reparieren, und Teilen von Neuronen, nach Verletzungen wieder zu wachsen.

Freie Radikale und AGEs beschleunigen die Bildung und Aggregation von Amyloidproteinen und lösen Entzündungsreaktionen aus. Wenn die Krankheit fortschreitet, nimmt die Ansammlung der Proteine zu, Neuronen sterben ab, verkümmern und das Gehirn schrumpft. Die Ventrikel – Hohlräume im Gehirn, die Gehirn-Rückenmarks-Flüssigkeit enthalten – werden größer. Hirnmasse geht verloren.

Plaques und Bündel sind nicht nur bei Alzheimer-Patienten zu finden, sondern auch bei Menschen mit anderen neurodegenerativen Erkrankungen wie Parkinson, Chorea Huntington und amyotropher Lateralsklerose (ALS).

Lewy-Körperchen

Lewy-Körperchen sind abnorme Proteinaggregate, die sich im Inneren degenerierender dopaminproduzierender Nervenzellen befinden, und zwar häufig in den Gehirnen von Patienten mit Parkinson oder Lewy-Körperchen-Demenz. Bei Parkinson sind Lewy-Körperchen in großen Mengen in der Substantia nigra des Hirnstamms vorhanden, die die willkürlichen Bewegungen kontrolliert. Diese Proteinablagerungen verbrauchen den Neurotransmitter Dopamin und rufen dadurch die für Parkinson typischen körperlichen Symptome hervor. Bei Lewy-Körperchen-Demenz sind sie über das gesamte Gehirn verteilt und finden sich auch in Regionen der Hirnrinde, die mit dem Denken und dem Gedächtnis zu tun haben.

Der strukturelle Hauptbestandteil der Lewy-Körperchen ist das Protein α-Synuclein, das normalerweise an der Regulierung der Transportaktivität des Dopamins in den Synapsen zwischen den Nervenzellen beteiligt ist. Unter übermäßigem oxidativem Stress neigen diese Proteine dazu, sich in Lewy-Körperchen umzuwandeln, das heißt Lewy-Körperchen zu bilden. Ihr Vorhandensein in den Zellen verändert deren normale Funktionen und Prozesse. Daher nahmen die Forscher an, sie würden die Degeneration und den Tod der Zellen verursachen, und folgten dieser Logik bei zahlreichen

Studien. Es gibt jedoch Belege, die darauf hindeuten, dass die Lewy-Körperchen nicht zufällig entstehen, sondern das Ergebnis einer Abwehrreaktion sind und dem Schutz der Zellen dienen. Dann wären sie nicht in beschädigten Zellen zu finden, weil sie den Schaden verursacht hätten, sondern weil die Zellen durch freie Radikale oder andere Faktoren geschädigt wurden und daraufhin die Bildung von Lewy-Körperchen als Schutzmaßnahme in Gang setzten. Ihr Vorhandensein könnte zwar die Zellfunktionen stören, verlängert aber gleichzeitig das Leben der Zellen. Ob Lewy-Körperchen dazu führen, dass die Zellen degenerieren, oder zur Selbsterhaltung der Zellen gebildet werden, wird zurzeit noch erforscht.

Huntingtin-Proteine

Das typische Merkmal der Huntington-Krankheit ist das in Hirnzellen vorhandene Protein, das als Huntingtin-Protein bezeichnet wird. Dabei handelt es sich um ein normales Protein, das in allen unseren Zellen vorkommt. Seine genaue Funktion ist noch nicht bekannt, doch man nimmt an, dass es eine wichtige Rolle bei den Funktionen der Nervenzellen spielt. Innerhalb der Zellen scheint es an den Signalprozessen, dem Materialtransport, der Bindung an andere Proteine und der Regulierung der Lebensdauer der Zellen beteiligt zu sein.

Die Länge dieses Proteins variiert – sie hängt davon ab, wie viele Moleküle der Aminosäure Glutamin es enthält. Normalerweise enthalten die Huntingtin-Proteine 3144 Aminosäuren (die Aminosäuren sind die Bausteine der Proteine), und an einem Ende ist eine Kette von 6 bis 35 Glutaminmolekülen angefügt.

Bei Huntington-Kranken ist das Huntingtin-Protein durch zusätzliche Glutaminmoleküle verlängert. Je länger es ist (je mehr Glutaminmoleküle an einem Ende angefügt sind), desto schwerwiegender verläuft die Krankheit. Es wurden keine Huntington-Fälle diagnostiziert, bei denen die Glutaminkette aus weniger als 36 (das ist die normale Zahl) Glutaminsegmenten bestanden hätte. Bei Menschen mit 36–40 Glutaminsegmenten kann es zur Entwicklung der Krankheit kommen oder auch nicht. Menschen mit mehr als 40 Glutaminsegmenten werden die Krankheit bekommen, wenn sie lange genug leben. Bei über 60 Glutaminsegmenten im Protein liegt die schwere Form der Krankheit vor und sie wird wahrscheinlich schon früh ausbrechen.

Der populärsten Theorie zufolge ist die Huntington-Krankheit auf mutierte Gene zurückzuführen, die die verlängerten Huntingtin-Proteine erzeugen. Würde es sich tatsächlich um eine Erbkrankheit handeln, würde das Gen dann an die Nachkommen weitergegeben. Im Gegensatz zu anderen Genen kann dieses sich aber offenbar von einer Generation zur nächsten verändern, was Zweifel daran weckt, dass es sich um einen rein genetischen Defekt handelt. Wenn das Huntingtin-Gen von einer Generation zur nächsten weitergegeben wird, kann seine Größe sich offenbar ändern – es kann länger, aber auch kürzer werden. Daher können Eltern, die die Krankheit nicht haben, sie an ihre Nachkommen weitergeben, und Eltern, die die Krankheit haben, können Kinder bekommen, die von ihr frei sind.

Wieso das Huntingtin-Gen sich von einer Generation zur nächsten verändern kann, ist noch rätselhaft. Da die Länge dieses Proteins sich ändern kann, spielen offenbar Einflüsse aus der Umgebung eine Rolle. Dazu könnten neben dem Ausmaß des Stresses, dem die Betroffenen ausgesetzt sind,[14] Faktoren wie die Ernährung, die Lebensweise, der Kontakt zu Toxinen und Infektionen gehören. Auch gesundheitliche Beeinträchtigungen wie Insulinresistenz oder Diabetes könnten von Bedeutung sein. Sollte das zutreffen, können Menschen mit dieser Krankheit etwas tun, um ihren Zustand zu verbessern und das Risiko der Weitergabe des defekten Gens an ihre Kinder zu senken.

Das Vorhandensein des verlängerten Huntingtin-Proteins scheint an sich gar nicht schädlich zu sein. Enzyme in den Zellen zerschneiden es aber oft in Bruchstücke. Diese Proteinfragmente neigen zur Verklumpung, sodass sich in den Hirnzellen Proteinaggregate bilden. Die am stärksten betroffenen Hirnregionen sind das Striatum (eine Region, die die Bewegungen koordiniert) und der frontale Kortex (der das Denken und die Gefühle kontrolliert). Diese Aggregate von Huntingtin-Proteinen beeinflussen die Zellfunktionen, was generell so gedeutet wurde, dass sie die Zellen schädigen und zum vorzeitigen Zelltod führen können.

Früher vermutete man, das Vorhandensein dieser Proteinklumpen würde die Hauptrolle bei der Entwicklung der Huntington-Krankheit spielen und durch ein defektes Gen verursacht. Durch weitere Forschungen konnte diese Ansicht aber erschüttert werden. Die Wissenschaftler entdeckten nämlich, dass aggregierte Proteine wie die Huntingtin-Aggregate und die Amyloidplaques bei Alzheimer-Kranken nicht die Ursache der Degeneration sind. Zum Tod von Hirnzellen kann es vielmehr auch kommen, wenn keine Aggregate zu entdecken sind, und andererseits können Aggregate vorhanden sein, ohne dass Krankheitssymptome auftreten.[15] Zudem scheinen diese Proteinaggregate als Schutzmaßnahme bei Verletzungen oder Stress gebildet zu werden. Inzwischen haben Studien gezeigt, dass das Vorhandensein von Huntingtin-Aggregaten die Lebensdauer von Neuronen sogar *verlängert* und Schäden an benachbarten Neuronen verhindert.[16] Verlängerte Huntingtin-Proteine sind also möglicherweise gar kein genetischer Fehler, sondern normale und natürliche Produkte, die die Zellen vor Verletzungen oder Stress schützen sollen. Dann wäre die Länge des Proteins ein Zeichen für das Ausmaß der Belastung durch Stress im System und nicht die zufällige Folge eines mutierten Gens.

Es gibt Beweise dafür, dass Huntingtin-Aggregate sich nur bilden, wenn das Gehirn irgendeiner Form von Stress ausgesetzt ist. Deshalb sind sie bei Huntington-Kranken in so großen Mengen zu finden. Bei neurodegenerativen Krankheiten – auch bei Huntington – handelt es sich um Prozesse, die im Laufe vieler Jahrzehnte ganz allmählich ablaufen. Daher können verlängerte Huntingtin-Aggregate, schon lange bevor sich Symptome entwickeln, im Hirngewebe vorhanden sein. Bei der Amyloidplaque bei Alzheimer und den Lewy-Körperchen bei Parkinson und Lewy-Körperchen-Demenz könnte es sich also um Produkte von Abwehrreaktionen gegen Stress im Zentralnervensystem handeln.

Die Ansicht, dass Huntington eine genetische Komponente hat, beruht zu einem großen Teil auf der Beobachtung, dass Kinder von Huntington-Patienten die Krankheit oft ebenfalls bekommen. Das bedeutet aber nicht, dass sie rein genetisch sein muss. Eltern mit gesundheitlichen Problemen, die durch eine schlechte Ernährung, Infektionen, Kontakt zu Toxinen und Ähnliches bedingt sind, können eine Vielzahl gesundheitlicher

Probleme an ihre Kinder weitergeben, von Spina bifida bis zu Herzfehlern, oder sie für die Entwicklung bestimmter gesundheitlicher Probleme wie Allergien, Insulinresistenz (Diabetes Typ 2), kognitiven Beeinträchtigungen, Herzkrankheiten, häufigen Infektionen und anderem prädisponieren.[17-25]

Eine genetische Prädisposition für die Entwicklung eines bestimmten gesundheitlichen Problems bedeutet nicht, dass das Problem tatsächlich auftreten wird, sondern nur, dass es unter bestimmten Umständen mit größerer Wahrscheinlichkeit auftreten wird. So scheint es auch bei der Huntington-Krankheit zu sein. Bei Personen mit einer entsprechenden Prädisposition wird sie sich schneller und in einer schwereren Form entwickeln als bei anderen, doch jeder, der dem Stress ausgesetzt ist, der zu dieser Erkrankung führt, kann sie auch bekommen. Das ist der Grund dafür, dass sich neurodegenerative Erkrankungen bei manchen Menschen schon früh entwickeln, bei anderen hingegen erst später im Leben oder gar nicht.

TDP-43

Das typische Merkmal von amyotropher Lateralsklerose (ALS) und manchen Formen der frontotemporalen Demenz (FTD) sind Ansammlungen des Proteins TDP-43. Über dieses Protein, das im gesamten Körper zu finden ist, wissen wir bisher kaum etwas. Man nimmt an, dass es bei ALS und FTD durch die natürlichen Abwehrkräfte des Körpers dahingehend gekennzeichnet wurde. dass es zerstört und eliminiert werden sollte. Misslingt dieser Beseitigungsprozess, kann das markierte Protein Aggregate bilden. Bei ALS geschieht das in den Motoneuronen, bei frontotemporaler Demenz in den entsprechenden Lappen des Kortex (Stirnhirn- und Schläfenlappen).

TDP-43 ist an sich ein normales Protein, das in den Kernen der Nervenzellen zu finden ist. In ihren Kernen speichern die Zellen die Informationen (DNA), die für die Erzeugung der für die normale Zellfunktion nötigen Proteine erforderlich sind. Bei ALS und frontotemporaler Demenz sammeln sich Varianten dieses Proteins im Zytoplasma außerhalb des

Kerns. Die Wissenschaftler vermuten, dass die Ansammlung von TDP-43 im Zytoplasma die zelluläre Degeneration verursacht. Es könnte sich bei TDP-43 aber wie bei anderen abnormen Proteinen auch um das Produkt einer Reaktion des Körpers auf Toxine oder oxidativen Stress handeln, sodass es nicht dessen Ursache wäre, sondern seine Folge.

Neuere Studien haben gezeigt, dass TDP-43 in Blutproben entdeckt werden kann und dass seine Konzentration bei FTD und ALS sowie bei manchen Alzheimer-Patienten erhöht ist.[26]

Pick-Körper

Die Pick-Körper sind ein anderes Protein, das sich bei manchen Formen der frontotemporalen Demenz ansammelt. Dann spricht man von der Pick-Krankheit. Wie bei anderen FTD-Formen sammelt sich das Protein in den Frontal- und Temporallappen des Gehirns an, die die Persönlichkeit, das Verhalten und die Sprache kontrollieren.

Bei Pick-Körpern handelt es sich um kugelförmige Aggregate des Tau-Proteins, die in sterbenden Neuronen vorhanden sind. Sie bestehen aus zahlreichen Tau-Fibrillen, die unsystematisch angeordnet sind. Das Tau-Protein ist zwar ein Hauptbestandteil der Pick-Körper, doch sie können daneben auch α-Synuclein enthalten, das Protein, das an der Entstehung von Lewy-Körperchen beteiligt ist.

β-Amyloid, Bündel, Lewy-Körperchen, Huntingtin-Proteine, TDP-43, Pick-Körper und andere Proteine sammeln sich mit unterschiedlichem Tempo an, wenn das Gehirn altert. Entstehen ungewöhnlich große Ansammlungen eines oder mehrerer dieser Proteine, kann die Hirnfunktion stark beeinträchtigt werden. Bei den verschiedenen Formen der Neurodegeneration sind mehrere oder zumindest eines dieser Proteine zu finden. So kommen β-Amyloidproteine nicht nur bei Alzheimer-Kranken vor, sondern auch bei Menschen ohne äußere Symptome sowie bei Parkinson und allen anderen neurodegenerativen Erkrankungen. Bei den Lewy-Körperchen und TDP-43 ist das auch so, doch gewöhnlich herrscht bei einer bestimmten Krankheit eines dieser Proteine vor.[27]

Wenn neurodegenerative Erkrankungen fortschreiten und sich im Gehirn mehr Proteinablagerungen ansammeln, wird es immer schwieriger, zwischen den einzelnen Erkrankungen zu unterscheiden.

Chronische Entzündungen

Die verschiedenen neurodegenerativen Erkrankungen lassen sich anhand ihrer jeweiligen Symptome und der Ansammlungen spezifischer Proteinaggregate unterscheiden, doch einen Faktor haben sie alle gemeinsam: chronische Entzündungen.[28]

Chronische Entzündungen im Gehirn beginnen bei der Entwicklung der Neurodegeneration schon früh und stehen in engem Zusammenhang mit ihrem Fortschreiten.[29–30] Daher nimmt man an, dass Entzündungen bei der Entstehung und dem Fortschreiten der Erkrankungen eine ganz wichtige Rolle spielen. Bei Huntington-Kranken beispielsweise wurden chronische Entzündungen im Gehirn schon 16 Jahre vor dem Beginn der Symptome entdeckt, und der Entzündungsgrad nahm zu, als die Krankheit fortschritt.[31]

Entzündungen sind an sich eine normale, natürliche Reaktion auf Verletzungen und Stress. Sie stimulieren den Zufluss von Blut und Sauerstoff zum verletzten Bereich und fördern so die Heilung. Das Blut bringt Blutplättchen mit, um die Blutungen bei Bedarf zu stoppen, zusammen mit anderen Proteinen, um beschädigtes Gewebe wieder aufzubauen. In der Regel dauern Entzündungen nicht lange. Sobald die Reparatur in vollem Gange ist, lassen sie nach und alles kehrt in den Normalzustand zurück. Wenn die Irritation und die Verletzung bestehen bleiben, hält jedoch auch die Entzündung an. Chronische Irritationen führen zu chronischen Entzündungen. Chronische Entzündungen wiederum können weitere Irritationen verursachen, sodass ein Teufelskreis aus immer mehr Entzündung und immer mehr Irritation entsteht.

Bei Neurodegeneration scheinen immer Entzündungen vorhanden zu sein; wenn sie chronisch sind, können sie das Problem sogar verschärfen, sind aber nicht die Ursache davon. Wodurch kommt es denn zu Entzündungen? Postmortale Analysen von menschlichem Hirngewebe, Tierstudien und klinische Versuche deuten darauf hin, dass sie durch übermäßigen oxidativen Stress (insbesondere die Peroxidation von Membranlipiden), die Ansammlung von AGEs und eine beeinträchtigte Aufnahme und Nutzung von Glukose durch die Zellen verursacht werden. Wenn diese Stimulation chronisch wird, wird auch die Entzündung chronisch. Das ist die Grundursache aller großen neurodegenerativen Erkrkankungen.[32]

Was verursacht den oxidativen Stress und die Ansammlung von AGEs und stört den Glukosestoffwechsel? In manchen Fällen mag zwar die Genetik eine Rolle spielen, doch der mit Abstand größte Einflussfaktor ist eine Kombination der Ernährung mit Traumata, Medikamenten, Stress, Toxinen und Infektionen.[33] Mit diesen Faktoren werde ich mich in den nächsten Kapiteln eingehend beschäftigen.

5 · Insulinresistenz und Neurodegeneration

Neurodegeneration: der neue Diabetestyp

Wenn ein Arzt Alzheimer diagnostiziert, sollte man bei der Suche nach der Ursache automatisch an Diabetes denken – besser gesagt: an Insulinresistenz. Bei Diabetikern ist das Risiko, Alzheimer und andere neurodegenerative Erkrankungen zu bekommen, höher als bei der Gesamtbevölkerung. Diabetes entwickelt sich häufig zu Alzheimer weiter. Der Zusammenhang zwischen Diabetes und Alzheimer ist so eng, dass Alzheimer heute als eine Form von Diabetes anerkannt wird.[1]

Diabetes führt oft zu Invalidität, denn er verursacht Blindheit, Amputationen der unteren Glieder, Nierenkrankheiten und Nervenschäden. Derzeit haben in den USA 23,6 Millionen Menschen (7,8 Prozent der Bevölkerung) Diabetes. Nahezu 6 weitere Millionen leben mit Diabetes, ohne das zu wissen. Über 23 Prozent aller Erwachsenen ab 60 haben Diabetes – das bedeutet: fast jeder fünfte ältere Erwachsene! Diabetes bekommen aber nicht nur die Älteren; fast 200 000 Menschen unter 20 Jahren haben die Krankheit ebenfalls! In allen Altersgruppen werden jedes Jahr mehr als 1,6 Millionen neue Fälle diagnostiziert. Bei den meisten Betroffenen besteht das Risiko, irgendwann in ihrem Leben an Alzheimer zu erkranken. Je jünger die Diabetiker sind, wenn ihr Diabetes festgestellt wird, desto größer ist ihr Risiko. Diabetes ist die sechsthäufigste Todesursache, knapp vor Alzheimer.

Zu Diabetes kommt es, wenn der Körper den Blutzucker nicht mehr angemessen regulieren kann. Bei jeder Mahlzeit wird ein großer Teil der Nahrung in Glukose (Blutzucker) umgewandelt, die dann ins Blut gelangt. Wenn der Blutzuckerwert zu hoch (oder zu niedrig) wird, bricht im Körper gewissermaßen eine metabolische Panik aus. Insulin, ein Hormon, das die Bauchspeicheldrüse ans Blut abgibt, bringt den Blutzucker wieder auf einen normalen Wert. Wird der Blutzucker aber nicht innerhalb einer vernünftigen Zeitspanne normalisiert, kommt es zu Schäden an Zellen und Geweben. Das passiert bei Menschen mit Diabetes.

Es gibt verschiedene Typen von Diabetes. Typ 1 tritt auf, wenn die Bauchspeicheldrüse gar kein oder zu wenig Insulin produziert, um den Blutzucker richtig zu regulieren. Dieser Typ wird gewöhnlich schon in der frühen Kindheit diagnostiziert. Deshalb wurde er früher als juveniler oder insulinabhängiger Diabetes mellitus bezeichnet. Solche Diabetiker müssen sich ihr ganzes Leben lang Insulin spritzen, um ihren Blutzucker im Gleichgewicht zu halten. Bei älteren Menschen kann sich dieser Diabetestyp aufgrund einer durch Alkoholmissbrauch oder eine Krankheit verursachten Dysfunktion der Bauchspeicheldrüse entwickeln. Zu ihm gehören rund 10 Prozent aller Diabetiker in den USA.

Bei Diabetes Typ 2 kann die Bauchspeicheldrüse zwar noch normale Insulinmengen produzieren, doch die Zellen des Körpers sind dem Hormon gegenüber unempfindlich oder sogar resistent geworden. Daher ist für die Regulierung des Blutzuckers mehr Insulin erforderlich. Dieser Zustand, den man als Insulinresistenz bezeichnet, ist die mit großem Abstand häufigste Form von Diabetes. Zu diesem Typ gehören rund 90 Prozent der Diabetiker. Er beginnt in der Regel erst im Erwachsenenalter, meist ab 45 Jahren. Früher wurde er als Alters- oder nicht insulinabhängiger Diabetes mellitus bezeichnet. Diese Begriffe werden heute aber nicht mehr verwendet, da Typ 2 durchaus auch bei jüngeren Menschen auftritt und sich andererseits manche Menschen mit Typ 2 Insulin zuführen müssen. Zu Beginn ist die Bauchspeicheldrüse in der Regel noch in der Lage, die großen Insulinmengen zu produzieren, die nötig sind, um die Insulinresistenz der Zellen zu überwinden. Im Laufe der Zeit führt der große Insulinbedarf jedoch zur Ermüdung der Bauchspeicheldrüse und die Insulinproduktion nimmt ab. Über die Hälfte der Typ-2-Diabetiker benötigt mit zunehmendem Alter irgendwann Insulin. Normalerweise wird der Blutzucker bei diesem Typ über die Ernährung, Gewichtsmanagement, sportliche Betätigung und Medikamente reguliert.

Schwangerschaftsdiabetes ist eine vorübergehende Form von Diabetes Typ 2, die bei Frauen in der zweiten Schwangerschaftshälfte auftritt. Üblicherweise verschwindet er nach der Geburt wieder. Solche Frauen sind Prädiabetikerinnen und werden mit größerer Wahrscheinlichkeit in ihrem späteren Leben Diabetes Typ 2 bekommen.

Seit einiger Zeit wird noch ein dritter Diabetestyp anerkannt, Diabetes Typ 3. Diese neue Form von Diabetes verbindet Insulinresistenz mit Neurodegeneration, vor allem mit Alzheimer. Dieser Diabetestyp vereinigt Charakteristika der beiden anderen Typen. Im Gehirn besteht, wie bei Typ 1, ein Insulinmangel, und es ist, wie bei Typ 2, insulinresistent. Das Hauptunterscheidungsmerkmal ist die Insulinresistenz. Wenn ich von Diabetes spreche, bezieht sich das von nun an generell auf Diabetes Typ 2. Spezifischer werde ich nur, wenn ich zwischen den verschiedenen Typen unterscheiden muss.

Dass Alzheimer heute als Form von Diabetes betrachtet wird, ist nicht so merkwürdig, wie es klingt. Es ist schon lange bekannt, dass Diabetes das Nervengewebe im gesamten Körper schädigt, auch im Gehirn. Studien haben gezeigt, dass das Hirnvolumen von Diabetikern im Vergleich zu Nichtdiabetikern erheblich kleiner ist. Das liegt daran, dass Hirnzellen abgestorben sind. Das Gehirn von Diabetikern altert vorzeitig. Laut Dr. Sudha Seshadri, Neurologin an der Universität von Boston, sind die Gehirne von Diabetikern etwa »10 Jahre älter« als die von Nichtdiabetikern gleichen Alters. Sie sagt: »Selbst wenn Diabetes keine direkte Ursache wäre, beschleunigt er das Einsetzen klinischer Manifestationen von Alzheimer, da das Gehirn dann schneller abbaut.«

Insulin regelt nicht nur den Blutzucker, sondern spielt auch bei den normalen kognitiven Funktionen eine Rolle. Eine Dysregulation des Insulins erhöht das Risiko kognitiver Verschlechterungen sowie für Alzheimer und andere neurodegenerativen Erkrankungen. Neue Studien haben bestätigt, dass Diabetes zu einem signifikanten kognitiven Niedergang führt und das Demenz- und Alzheimerrisiko um bis zu 150 Prozent erhöht.[2]

Inzwischen hat die Forschung also einen Zusammenhang zwischen Neurodegeneration im Allgemeinen, Alzheimer im Speziellen und Störungen des Insulinstoffwechsels erkannt. Andere Störungen wie vaskuläre Demenz, Parkinson, Huntington und ALS weisen aber ebenfalls Merkmale auf, die darauf hindeuten, dass Insulinresistenz entweder ein wichtiger Grundfaktor bei der Auslösung ist oder zum Fortschreiten der Krankheit beiträgt.[3–4]

Alle größeren neurodegenerativen Erkrankungen weisen einen ausgeprägten Niedergang des Energiestoffwechsels auf, durch den Zellen absterben und das Hirnvolumen schrumpft. Jede Störung bei der normalen Insulinfunktion kann den Energiestoffwechsel und damit die Hirnfunktion enorm beeinflussen. So betrachtet kann man alle diese Krankheiten als unterschiedliche Erscheinungsformen von Diabetes Typ 3 ansehen.

Wenn weitere Forschungen durchgeführt werden, dürfte der Zusammenhang zwischen anderen neurodegenerativen Erkrankungen und Insulinresistenz offensichtlicher werden. Im Augenblick beginnt die Wissenschaft gerade, die Verbindung zwischen Parkinson und Insulinresistenz aufzudecken.[5] Bei bis zu 80 Prozent der Parkinson-Patienten wurde von einer abnormen Glukosetoleranz berichtet. Es ist bekannt, dass bei der Entwicklung von Parkinson dem Absterben der dopaminproduzierenden Neuronen eine Dysfunktion des Insulinstoffwechsels vorausgeht.[6] Insulinresistenz verschlimmert auch den Schweregrad der Symptome und verringert die therapeutische Wirksamkeit von Levodopa und anderen dopaminergen Stoffen.[7]

Es hat sich erwiesen, dass bei Diabetikern ein größeres Risiko besteht, Parkinson zu bekommen. Bei einer der bisher größten Studien dieser Art beobachteten Forscher 18 Jahre lang eine Gruppe von mehr als 50 000 Frauen und Männern. Sie stellten fest, dass die Teilnehmer, die zu Beginn der Studie Diabetes Typ 2 hatten, im späteren Leben mit um 83 Prozent größerer Wahrscheinlichkeit die Diagnose »Parkinson« bekamen.[8] Da das Parkinson-Risiko mit zunehmendem Alter steigt, hätte sich bei einer längeren Dauer der Studie zweifellos eine noch stärkere Korrelation ergeben.

Selbst die Huntington-Krankheit, die primär der Vererbung zugeschrieben wird, scheint durch Insulinresistenz beeinflusst zu werden. Studien haben gezeigt, dass Menschen mit dieser Krankheit mit größerer Wahrscheinlichkeit Diabetes bekommen als andere.[9–10]

Die körperlichen Veränderungen, die zu Diabetes und schließlich zur Neurodegeneration führen, treten schon lange ein, bevor eine dieser Krankheiten erkennbar wird. Der Glukosestoffwechsel wird bereits 1 oder 2 Jahrzehnte vor der Diagnose »Diabetes Typ 2« abnorm.[11] Neurodegenerative Krankheiten zeigen sich manchmal sogar erst Jahrzehnte später.

Die Zahl der Diabetiker steigt. Der Mayo-Klinik zufolge hat sie sich in den USA in den letzten 15 Jahren verdoppelt. Weltweit hat der Diabetes in den letzten 20 Jahren von 30 Millionen auf 230 Millionen Fälle zugenommen. Das ist eine enorme Steigerung! Die Wissenschaftler befürchten, dass die heute um sich greifende Diabetesepidemie die Parkinson- oder Alzheimer-Epidemie von morgen werden könnte. Diese Epidemie könnte sogar schon begonnen haben – das zeigt die wachsende Zunahme von Alzheimer, Parkinson und anderen neurodegenerativen Erkrankungen.

Glukose – der Brennstoff für unsere Zellen

Die Neuronen (Hirnzellen) benötigen wie alle anderen Zellen im Körper Energie, um ihre verschiedenen Funktionen erfüllen zu können. Energie beziehen wir aus drei großen Quellen in unserer Nahrung: Kohlenhydraten, Proteinen und Fetten. Proteine und Fette können zwar durchaus für die Energieproduktion genutzt werden, doch ihre Hauptfunktion besteht darin, die Grundbausteine für Gewebe, Hormone, Enzyme und andere Strukturen zu liefern, die den menschlichen Körper bilden. Dagegen besteht der Hauptzweck der Kohlenhydrate darin, Energie zu liefern. Sie sind der Brennstoff, den die Zellen bevorzugen. Im typischen Fall werden 55–60

Prozent unseres Energiebedarfs durch Kohlenhydrate gedeckt, den Rest beziehen wir aus Proteinen und Fett.

Kohlenhydrate sind in praktisch allen pflanzlichen Nahrungsmitteln enthalten, aber nur in einem einzigen tierischen, nämlich Milch. Pflanzen bestehen überwiegend aus Kohlenhydraten. Kohlenhydrate werden aus Zucker gebildet; Zuckermoleküle liefern die Grundbausteine für alle Pflanzen. Das Gras in Ihrem Garten, die Blumen auf Ihrem Balkon, die Äpfel und Apfelsinen auf der Anrichte in Ihrer Küche und das Gemüse in Ihrem Kühlschrank – all das besteht fast vollständig aus Zucker und Wasser.

Für unseren Körper sind drei Grundtypen von Zuckermolekülen wichtig: Glukose, Fruktose und Galaktose. Alle Kohlenhydrate in unserer Nahrung bestehen aus Kombinationen dieser drei Zuckertypen. *Einfache Kohlenhydrate* bestehen aus nur ein oder zwei Einheiten Zucker. Ein Beispiel: Speisezucker, Sukrose, besteht aus einem Glukose- und einem Fruktosemolekül. Milchzucker, Laktose, besteht aus einem Glukose- und einem Galaktosemolekül. *Komplexe Kohlenhydrate* bestehen aus vielen, durch chemische Bindungen aneinandergefügten Zuckermolekülen – Stärke beispielsweise aus langen Glukoseketten. Glukose ist der Zucker, der in pflanzlicher Nahrung mit Abstand am häufigsten vorkommt.

Wenn Sie eine Scheibe Brot essen, essen Sie überwiegend Glukose in Form von Stärke. Neben der Stärke bekommen Sie außerdem etwas Wasser, Ballaststoffe (die ebenfalls Kohlenhydrate sind), Vitamine und Mineralien. Wenn Sie einen Apfel, eine Mohrrübe, Getreide oder Kartoffeln essen, ist es genauso – eben bei allen pflanzlichen Nahrungsmitteln.

Wenn wir Nahrung zu uns nehmen, die Kohlenhydrate enthält, brechen Verdauungsenzyme die Bindungen zwischen den Zuckermolekülen auf, sodass die einzelnen Glukose-, Fruktose- und Galaktosemoleküle freigesetzt werden. Sie werden dann ins Blut transportiert, das die Glukose (die auch als Blutzucker bezeichnet wird) im Rest des Körpers verteilt, sodass die Zellen den Brennstoff bekommen, den sie benötigen. Fruktose und Galaktose können als solche nicht von den Zellen zur Energiegewinnung genutzt werden. Sie werden von der Leber aufgenommen, in Glukose umgewandelt und dann wieder ans Blut abgegeben. Nahrungsmittel mit einem hohen Glukosegehalt erzeugen einen schnellen Anstieg des Blutzuckers.

Fruktose und Galaktose erhöhen den Blutzucker auch, aber nicht so schnell, da sie ja erst die Leber durchlaufen müssen.

Die Ballaststoffe in unserer Nahrung sind zwar ebenfalls Kohlenhydrate, doch der menschliche Körper produziert die Enzyme nicht, die nötig sind, um die chemischen Bindungen zwischen diesen Zuckern aufzubrechen. Daher passieren sie den Verdauungstrakt größtenteils unverändert. Sie setzen also wenig bis gar keinen Zucker frei und erhöhen den Blutzucker nicht.

Die meisten Zellen können Glukose nicht speichern. Sie nehmen sie auf und nutzen sie in dem Maße, das erforderlich ist, um ihren unmittelbaren Bedarf zu decken. Die Leber und die Muskelzellen sind Ausnahmen – sie können kleine Glukosemengen für die spätere Nutzung speichern.

Wenn wir eine Weile nichts essen, leeren sich unsere Glukosespeicher. Dann beginnt der Körper, Fette und Proteine zu verstoffwechseln, um seinen Energiebedarf zu decken. Fette sind die hauptsächliche alternative Energiequelle, wenn der Blutzucker sinkt. In begrenztem Maße können auch Proteine in Glukose umgewandelt werden, Fett jedoch nicht. Es wird in Form einzelner Moleküle freigesetzt, die als Fettsäuren bezeichnet werden. Manche dieser Fettsäuren werden in molekulare Einheiten umgewandelt, die als Ketone oder Ketonkörper bezeichnet werden. Fettsäuren und Ketone können von den Zellen anstelle von Glukose als Energielieferanten benutzt werden.

Die Rolle des Insulins

Wenn Glukose im Körper zirkuliert, wird sie von den Zellen aufgenommen und in Energie umgewandelt. Die Zellen können Glukose aber nicht selbst aufnehmen – sie brauchen die Hilfe des Hormons Insulin. Insulin schließt gewissermaßen die Tür zu den Zellmembranen auf, sodass die Glukose in die Zellen gelangen kann. Ohne Insulin kann sie das nicht. Auch wenn Ihr Körper mit Glukose gesättigt wäre, könnte sie ohne Insulin nicht durch die Zellmembranen gelangen – die Zellen würden »verhungern« und absterben.

Jede einzelne Zelle in Ihrem Körper braucht eine ständige Versorgung mit Glukose, um normal funktionieren zu können. Wenn wir selbst nicht in regelmäßigen Abständen genug Nahrung bekommen, verschlechtert sich unsere Gesundheit und wir sterben. Und wenn Zellen nicht regelmäßig genug Glukose bekommen, degenerieren sie und sterben ab.

Zu viel Glukose ist aber auch nicht gut, sondern toxisch. Um den verheerenden Folgen von zu viel oder zu wenig Glukose zu entgehen, hat der Körper eingebaute Feedback-Mechanismen, durch die er die Glukose im Blut auf einen engen Bereich begrenzen kann.

Jedes Mal, wenn wir etwas essen, steigt unser Blutzucker. Dann werden besondere Zellen in der Bauchspeicheldrüse aktiviert, die Insulin ans Blut abgeben. Das Insulin schließt der Glukose die Zellen auf und der Blutzucker sinkt. An einem bestimmten Punkt sagt der Bauchspeicheldrüse dann ein anderes Signal, dass sie die Insulinausscheidung beenden soll. Wenn der Blutzucker unter einen bestimmten Punkt sinkt, wird die Bauchspeicheldrüse zur Produktion von Glukagon, einem anderen Hormon, angeregt. Glukagon führt zur Freisetzung von in der Leber gespeicherter Glukose, sodass der Blutzucker steigt. Auf diese Weise wird der Blutzucker ständig innerhalb eines bestimmten engen Bereichs gehalten.

Im Laufe des Tages schwankt der Blutzucker von Natur aus leicht. Immer, wenn wir etwas essen, steigt er. Zwischen den Mahlzeiten oder bei schwerer körperlicher Betätigung steigt der Energiebedarf des Körpers und der Blutzucker sinkt. Solange der Körper in der Lage ist, Spitzen des Blutzuckers nach oben und nach unten auszugleichen, wird das Gleichgewicht schnell wiederhergestellt und aufrechterhalten.

Was wir essen, beeinflusst dieses System stark. Mahlzeiten mit vielen Kohlenhydraten – insbesondere, wenn sie erhebliche Mengen einfachen Zucker und keine Ballaststoffe, Fette und Proteine enthalten – können dazu führen, dass die Glukose im Blut sehr schnell ansteigt. Da raffinierten Stärken wie Weißmehl die Ballaststoffe und die Kleie größtenteils entzogen wurden, wirken sie wie Zucker und erhöhen den Glukosegehalt ebenfalls.

Ballaststoffe, Proteine und besonders Fette verlangsamen die Verdauung und Absorption von Kohlenhydraten, sodass die Glukose allmählich ins Blut sickert und es zu einer stetigen Versorgung kommt. Je mehr einfache

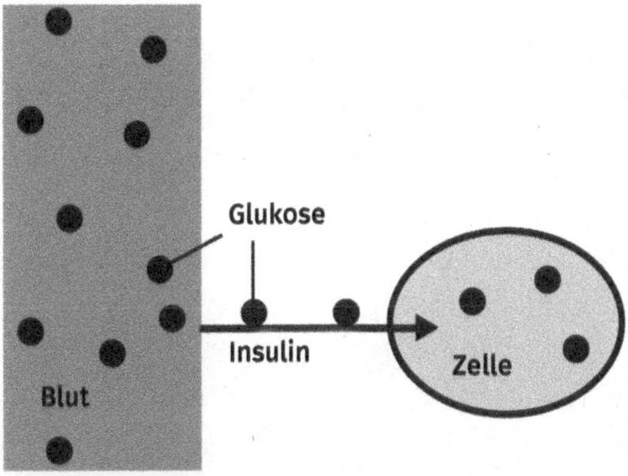

Insulin wird für den Transport von Glukose in die Zellen benötigt.

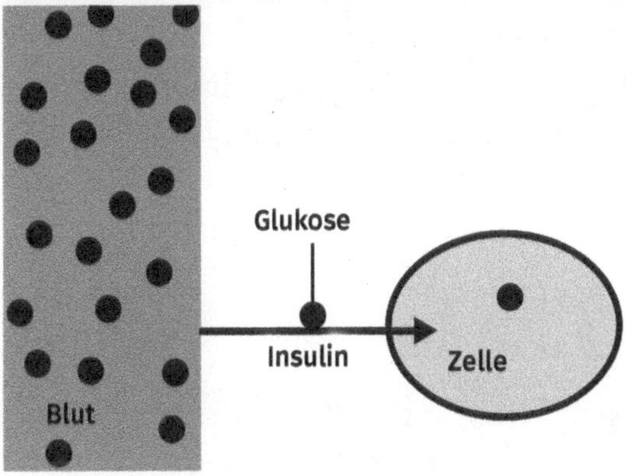

Insulinresistenz führt bei den Zellen zu einem Mangel an Glukose, sodass der Blutzucker steigt.

und verarbeitete Kohlenhydrate Mahlzeiten enthalten, desto höher ist die Spitze beim Blutzucker und desto größer ist die Belastung des Körpers und besonders der Bauchspeicheldrüse, die ja die beiden entgegengesetzten Hormone produziert – Insulin und Glukagon.

Wenn man alle 4–5 Stunden eine Mahlzeit mit vielen Kohlenhydraten isst und sich dazwischen noch den einen oder anderen kohlenhydratreichen Snack (Süßigkeiten, Limonade, Gebäck oder Kaffee mit Zucker) gönnt, ist der Insulinspiegel über einen erheblichen Teil des Tages hoch. Sind Zellen ständig hohen Insulinkonzentrationen ausgesetzt, verlieren sie aber allmählich ihre Sensibilisierung für das Hormon. Das ist so, als würde man einen Raum betreten, in dem es stinkt. Am Anfang mag der Gestank betäubend sein, doch wenn man eine Weile in dem Raum bleiben muss, stumpfen die Geruchsrezeptoren in der Nase ab und man nimmt den Gestank nicht mehr wahr. Er ist immer noch vorhanden, aber wir können ihn nicht mehr so gut entdecken. Würden wir eine Weile hinausgehen, würde unser Geruchssinn wieder sensibilisiert, und wenn wir dann erneut in den Raum gingen, würden wir den Gestank wieder wahrnehmen. Unser Körper reagiert auf ähnliche Weise auf Insulin. Wenn die Zellen ständig einer hohen Insulinkonzentration ausgesetzt sind, werden sie desensibilisiert und dem Insulin gegenüber unempfindlich oder resistent. Das bezeichnet man als *Insulinresistenz*. Zum Transport der Glukose in die Zellen ist dann eine Insulinkonzentration erforderlich, die über der normalen liegt, sodass die Bauchspeicheldrüse einer höheren Belastung ausgesetzt ist – sie muss ja mehr Insulin produzieren. Insulinresistenz ist der erste Schritt bei der Entstehung von Diabetes – und von Alzheimer. Unsere Ernährung hat also direkte Auswirkungen auf die Entwicklung von Insulinresistenz und damit auch von Diabetes und neurologischen Erkrankungen.

Insulinresistenz

Wenn Nichtdiabetiker morgens aufwachen, enthält ihr Blut zwischen 65 und 100 mg/dl (3,6–5,5 mmol/l) Glukose. Das bezeichnet man als *Nüchternblutzucker* oder einfach *Nüchternzucker*. Der entsprechende Wert wird ermittelt, wenn der Betreffende mindestens 8 Stunden lang nichts gegessen hat. Der ideale Nüchternblutzucker liegt bei 75–90 mg/dl (4,2–5,0 mmol/l).

Auch wenn Sie nichts essen, ziehen Ihre Zellen ständig Glukose aus Ihrem Blut; daher sinkt Ihr Blutzuckerspiegel allmählich. Bei ungefähr 65 mg/dl (3,6 mmol/l), also am unteren Ende des Normalbereichs, bekommen die meisten Menschen Hunger. Die normale Reaktion besteht dann darin, etwas zu essen, damit der Blutzuckerspiegel wieder steigt. Im Normalfall sollte Ihr Blutzucker nach einer Mahlzeit (der postprandiale Wert) 139 mg/dl (7,7 mmol/l) nicht übersteigen. Erhöhte nüchtern- und postprandiale Werte für Glukose deuten auf Insulinresistenz hin.

Diabetes wird diagnostiziert, wenn der Nüchternblutzucker über 125 mg/dl (7,0 mmol/l) liegt. Menschen, deren Nüchternwert zwischen

101 und 125 mg/dl (5,6–6,9 mmol/l) liegt, befinden sich noch im Frühstadium von Diabetes und werden als Prädiabetiker bezeichnet. Nüchternwerte über 90 mg/dl (5,0 mmol/l) deuten auf Insulinresistenz hin. Wenn die Insulinresistenz wächst, steigen auch die Blutzuckerwerte. Je höher der Blutzucker ist, desto größer ist die Insulinresistenz.

Ab welchem Zeitpunkt voll entwickelter Diabetes vorliegt, ist umstritten. Viele Jahre lang wurde ein Nüchternzucker von 140 mg/dl (7,8 mmol/l) als Definitionspunkt für Diabetes betrachtet. 1997 senkte die American Diabetes Association den Definitionswert auf 126 mg/dl (7,0 mmol/l). Bedeutet das, dass Sie kein Diabetiker sind, wenn Ihr Nüchternzucker bei 125 mg/dl (6,9 mmol/l) liegt? Keineswegs! Die 126 mg/dl (7,0 mmol/l) sind ja ein ebenso willkürlicher Wert wie die 140 mg/dl (7,8 mmol/l). Gewöhnlich besteht bei allen, deren Nüchternzucker über 90 mg/dl (5,0 mmol/l) liegt, Insulinresistenz. Dass Werte bis zu 100 mg/dl (5,5 mmol/l) generell als normal gelten, liegt nur daran, dass so viele Menschen in diese Kategorie fallen – für gesunde Menschen sind solche Werte nicht wirklich »normal«. Menschen mit Insulinresistenz sind *nicht* gesund, selbst wenn diese noch relativ schwach ausgeprägt ist.

Bei rund 24 Millionen US-Amerikanern wurde Diabetes diagnostiziert, doch weitere 41 Millionen sind so stark insulinresistent, dass sie als Prädiabetiker zu betrachten sind. Das Alzheimer-Risiko ist bei beiden Gruppen erhöht. Alzheimer kann sich auch entwickeln, wenn kein Diabetes diagnostiziert wurde – schon Prädiabetes erhöht das Risiko signifikant.

Das hat eine Studie gezeigt, die am Stockholmer Karolinska-Institut durchgeführt wurde. Dabei beobachteten die Forscher die Teilnehmer über einen Zeitraum von 9 Jahren und untersuchten, wie viele Alzheimer bekamen. Sie stellten fest, dass das Alzheimer-Risiko bei Menschen, die zu Beginn der Studie Prädiabetiker waren, um 70 Prozent höher war. Wenn man die Studie länger fortgeführt hätte, sodass mehr Patienten erkrankt wären, wäre dieser Prozentsatz wahrscheinlich noch gestiegen.

In den letzten Jahrzehnten ist das Auftreten von Diabetes Typ 2 um den Faktor 10 gestiegen, was an Japanern, Israelis, Afrikanern, Indianern, Eskimos, Polynesiern, Mikronesiern und anderen gezeigt wurde.[12] Das führt man auf den zunehmenden Verzehr verarbeiteter Kohlenhydrate zurück.

Tierstudien haben ergeben, dass eine sehr zuckerhaltige Ernährung Insulinresistenz und Diabetes hervorruft. Daher lässt sich mit Recht vermuten, dass die Ursache unserer derzeitigen Diabetesepidemie an den Veränderungen bei den Ernährungsgewohnheiten liegt.

Manche Menschen sind für die Entwicklung von Diabetes oder Insulinresistenz besonders anfällig. Das liegt an ihren Eltern! Bei Kindern von Eltern, die Diabetiker sind, ist das Risiko höher, Insulinresistenz zu entwickeln und selbst Diabetiker zu werden.

Selbst wenn nur ein Elternteil insulinresistent ist und die Resistenz bei ihm nicht so stark ausgeprägt ist, dass ein ausgewachsener Diabetes diagnostiziert wird, kann das Risiko, Insulinresistenz zu entwickeln, bei den Kindern größer sein. Mütter, die Schwangerschaftsdiabetes bekommen, prädisponieren ihre Kinder für eine Insulinresistenz im späteren Leben. Das ist der Grund dafür, dass Diabetes sich manchmal durch Familien zu ziehen scheint. Die größere Anfälligkeit beruht aber nicht auf schlechten Genen, sondern auf einer mangelhaften Ernährung. Mit anderen Worten: Dass sie an die zukünftigen Generationen weitergegeben wird, ist Folge einer schlechten Ernährung. Und das ist noch nicht alles: Die Kinder lernen schlechte Essgewohnheiten und geben sie dann an ihre eigenen Kinder weiter. Daher bekommen die Menschen immer früher in ihrem Leben Diabetes.

1997 empfahl der amerikanische Staat, dass alle Erwachsenen im Alter von 45 Jahren – bevor die mit Diabetes verbundenen Komplikationen fortschreiten und schwer zu behandeln werden – auf Diabetes untersucht werden sollten. Zu diesem Zeitpunkt könnte es aber schon zu spät sein.

Heute liegt das Durchschnittsalter, in dem Diabetes diagnostiziert wird, bei 37 Jahren. Forscher von den Centers for Disease Control and Prevention (CDC) empfehlen, dass die Bevölkerung im Alter von 25 Jahren auf Diabetes Typ 2 getestet werden sollte.

Wenn man die Anfälligkeit für Insulinresistenz erbt, bedeutet das nicht, dass sich die Resistenz tatsächlich entwickeln wird. Das wird nur unter bestimmten Umständen passieren, und zwar, wenn man große Mengen von Kohlenhydraten verzehrt, insbesondere von raffinierten Kohlenhydraten und Süßigkeiten. Ein empfänglicher Mensch kann ein langes und gesundes

Leben ohne die geringsten Probleme mit der Insulinresistenz haben, solange er sich gesund ernährt.

Diabetes im Gehirn

Diabetes Typ 3

Insulinresistenz kann negative Auswirkungen auf praktisch alle Organe und Systeme im Körper haben. Die Nerven sind gegenüber erhöhten Blutzucker- und Insulinkonzentrationen sehr empfindlich. Chronische Insulinresistenz erzeugt Nervenschäden, die diabetische Neuropathie. Sie ist die häufigste schwere Komplikation bei Diabetes. Rund 60–70 Prozent der Diabetiker leiden in irgendeiner Form daran. Zu den Symptomen gehören Schmerzen, Kribbeln oder Taubheit in den Händen, Armen, Füßen und Beinen. Die Beine und Füße sind am häufigsten betroffen, doch Nervenschäden können sich im ganzen Körper entwickeln, auch im Gehirn.

Bevölkerungsbasierte Studien haben gezeigt, dass bei Typ-2-Diabetikern das Risiko kognitiver Beeinträchtigungen sowie von Demenz und Neurodegeneration größer ist.[13] Die durch Insulinresistenz verursachten Nervenschäden erhöhen das Risiko, Alzheimer und andere neurodegenerative Erkrankungen zu bekommen. Bei Diabetikern ist das Alzheimer-Risiko fast doppelt so hoch wie bei der Gesamtbevölkerung.[14] Je jünger jemand ist, wenn sich bei ihm Insulinresistenz entwickelt, desto größer ist das Risiko. Wenn Diabetes vor dem 65. Lebensjahr auftritt, ist das Alzheimer-Risiko um 125 Prozent erhöht.[15] Selbst bei Prädiabetikern besteht die Gefahr, Alzheimer zu bekommen. Der gemeinsame Nenner von Prädiabetes, Diabetes und Alzheimer ist die Insulinresistenz.

Die Grundursache von Diabetes Typ 2 – Insulinresistenz – scheint auch für die Entwicklung von Alzheimer wesentlich zu sein. Jede Zelle in unserem Körper braucht Glukose, um ihren Energiebedarf zu decken. Das gilt auch für unsere Gehirnzellen. Da sie immer aktiv sind (selbst wenn wir schlafen), entziehen sie der Flüssigkeit, die sie umgibt, ständig Glukose. Damit der Glukosevorrat nicht zur Neige geht, fließt ständig Blut an den

Zellen vorbei und ersetzt die Glukose, die von ihnen verbraucht wird. Wird die Verfügbarkeit von Glukose unterbrochen, kann das verheerende Folgen haben: Ohne Glukose werden die Neuronen schwächer und sterben ab.

Bei Alzheimer-Kranken weist das Gehirn eine niedrigere Insulinkonzentration auf, als dies normalerweise der Fall ist, sodass sich seine Fähigkeit, Glukose aufzunehmen und zu nutzen, verringert.[16] Da die verringerte Nutzung von Glukose und der mangelhafte Energiestoffwechsel schon früh im Verlauf der Krankheit eintreten, könnten sie eine Ursache des Krankheitsprozesses sein, woraus man schließen könnte, dass Alzheimer in Wirklichkeit eine dritte Diabetesform ist, die den Typen 1 und 2 zwar ähnelt, sich aber doch von ihnen unterscheidet.

Von dieser neuen, »dritten« Diabetesform berichteten als Erste Wissenschaftler von der Brown Medical School im Jahre 2005, nachdem sie entdeckt hatten, dass Insulin und die mit ihm zusammenhängenden Proteine im Gehirn von Alzheimer-Patienten verringert sind.[1] Den Begriff »Diabetes Typ 3« prägte die Neuropathologin Dr. Suzanne de la Monte, die leitende Forscherin der Gruppe.

Das war die erste Studie, die direkte Beweise für den bis dahin nur vermuteten Zusammenhang zwischen Diabetes und Alzheimer lieferte. Inzwischen finden sich immer mehr neue Beweise dafür, dass Alzheimer tatsächlich eine Art Hirndiabetes ist.

Alzheimer ist nicht die einzige neurodegenerative Erkrankung, die mit Insulinresistenz im Zusammenhang steht. Studien mit Parkinson-Patienten haben ebenfalls Beweise dafür geliefert, dass der Glukosestoffwechsel bei dieser Krankheit verändert ist.[17] Die Veränderungen ähneln generell denen, die bei Alzheimer auftreten, und beinhalten eine abnorme Glukosetoleranz und stärkere Insulinresistenz. Diese Erkenntnisse sind besonders interessant, da Studien mit Nagetieren darauf hindeuten, dass chronisch erhöhter Blutzucker die dopaminerge Übertragung stören kann.

Seit den 1950er-Jahren ist bekannt, dass Glukoseintoleranz bei einem signifikanten Prozentsatz der ALS-Patienten vorliegt.[18–19] In Paris fanden Forscher heraus, dass 21 nicht diabetische ALS-Patienten im Vergleich zu 21 normalen Menschen gleichen Alters und Geschlechts eine abnorme Glukosetoleranz und ein höheres Risiko für Insulinresistenz aufwiesen.[20]

Insulinresistenz und das Gehirn

Die Insulinresistenz des Gehirns und die Alzheimer-Krankheit scheinen stark durch die Insulinresistenz des ganzen Körpers beeinflusst zu werden. Die Einzelheiten sind noch nicht bekannt, doch zusammengefasst sieht die allgemeine Theorie so aus: Wenn sich Insulinresistenz entwickelt, steigt die Insulinkonzentration im Blut. Da das Insulin im Gehirn durch das Blut geliefert wird, könnte man erwarten, dass auch die Insulinkonzentration im Gehirn steigt. Das ist jedoch nicht so. Im Gegenteil: Wenn der Insulingehalt im Blut steigt, sinkt die Insulinkonzentration im Gehirn, und zwar *unter den normalen Wert.* Viel Insulin im Blut bedeutet also wenig Insulin im Gehirn. Insulinresistenz führt nämlich dazu, dass die Blut-Hirn-Schranke gegen Insulin resistent wird. Dadurch wird die Passage des Insulins durch diese Schranke eingeschränkt. Da weniger Insulin ins Gehirn gelangt, kann weniger Glukose in die Neuronen gelangen und Energie für ihre Funktionen liefern. Neuronen, die keine oder nicht genug Nahrung bekommen, beginnen zu verhungern, sie degenerieren und sterben ab.

Der Insulinmangel im Gehirn ist nicht das einzige Problem insulinresistenter Menschen. Bei ihnen ist auch der Blutzucker erhöht, und im Gegensatz zu Insulin kann Glukose die Blut-Hirn-Schranke passieren. Daher steigt der Glukosegehalt im Gehirn. Angesichts von wenig Insulin im Gehirn bleibt die Glukosekonzentration dort hoch. Wenn Glukose aber nicht in Zellen gelangen kann, zirkuliert sie im Blut, wo sie dazu neigt, sich spontan an Blutproteine und -fette zu binden. Dabei entstehen schädliche Stoffe, die Entzündungen, die Glykierung und die Oxidation fördern und so zur Bildung von β-Amyloid-Peptiden und Amyloidplaque beitragen – und das ist eines der Hauptmerkmale neurodegenerativer Erkrankungen.

In den frühen Alzheimer-Stadien sinken die Insulinkonzentration im Gehirn und die Zahl der Insulinrezeptoren in den Nervenzellen stark, sodass anzunehmen ist, dass Insulinmangel beim neurodegenerativen Prozess eine ganz wichtige Rolle spielt. Wenn die Krankheit schwerer wird, fällt die Insulinkonzentration immer weiter.

Insulin spielt bei der Entwicklung von Alzheimer offensichtlich eine zentrale Rolle. Gute geistige Gesundheit ist nur zu erreichen, wenn die Insulinkonzentration im Gleichgewicht gehalten wird. Falls die Bauchspeicheldrüse von Diabetikern nicht genug Insulin produziert, wird das Hormon ihnen durch Spritzen ins Blut zugeführt. Zur Behandlung von Diabetes Typ 3 wurde ein ähnlicher Prozess vorgeschlagen.

Ein Gehirn, das an Insulinresistenz leidet, wird von Insulininjektionen ins Blut allerdings nicht profitieren. Solche Injektionen können die Lage sogar verschlimmern, da sie die Konzentration des Insulins im Blut erhöhen, sodass die Blut-Hirn-Schranke resistenter gegen Insulin und die Passage des Insulins noch stärker eingeschränkt wird.

Um zu vermeiden, dass der Insulingehalt im Blut steigt oder dass es zu Hypoglykämie (niedrigem Blutzucker) kommt, muss das Insulin direkt ins Gehirn gespritzt werden. Heute versucht man, einen neuen Weg zu gehen und dem Gehirn das Insulin über ein Nasenspray zu liefern. Das Insulin wird dann über den Bereich der Nase vom Gehirn absorbiert, ohne den allgemeinen Kreislauf zu beeinflussen. Wird Menschen täglich auf diese Weise Insulin zugeführt, steigt der Insulinspiegel im Gehirn und die kognitiven Funktionen verbessern sich vorübergehend. Betroffen ist nur das Gehirn – der Blutzucker und das Insulin im übrigen Körper werden nicht verändert. Es hat sich gezeigt, dass die Zufuhr von Insulin über die Nase im frühen Alzheimer-Stadium das Gedächtnis verbessert und die Aufmerksamkeitsspanne verlängert. Zudem scheint sie die Menge des klebrigen β-Amyloid-Peptids zu reduzieren.[21]

Auch mit Standardmedikamenten für Diabetiker konnten – zumindest bei Hirngewebekulturen im Labor – Erfolge erzielt werden, beispielsweise mit Avandia, das die Insulinempfindlichkeit verbessert. Dabei handelt es sich um ein häufig verordnetes orales Medikament, das Typ-2-Diabetikern zur Behandlung der Insulinresistenz verschrieben wird. Wie bei allen Medikamenten kann es auch hier zu unerwünschten Nebenwirkungen – verschwommenem Sehen, Atemproblemen, Brust- und Magenschmerzen, erhöhtem Appetit oder Durst, Hautausschlag, Schwellungen in den Beinen und Füßen und weniger häufig zu Verwirrung und/oder Desorientiertheit, Lähmungen, Herzinfarkten und Schlaganfällen – kommen.

Sind Medikamente und Nasensprays die Lösung? Die Medikamente müssen das ganze Leben lang täglich eingenommen werden. Sie bringen nur vorübergehend Besserung und lösen das Grundproblem nicht, das die Krankheit verursacht. Es gibt eine bessere Lösung: bessere Entscheidungen im Hinblick auf die Ernährung. Dann brauchen die Betroffenen keine teuren Medikamente zu kaufen und müssen sich keine Sorgen wegen unerwünschter Nebenwirkungen machen. Vor allem aber wird die Grundursache der Krankheit, die Insulinresistenz, auf natürliche Weise ausgeschaltet. Medikamente bringen ja keine Heilung, sondern verdecken nur die Symptome. Bei Alzheimer ist das Grundproblem die Insulinresistenz – und sie kann man durch eine geeignete Ernährung und Veränderungen bei der Lebensweise erfolgreich behandeln.

Bei den meisten neurodegenerativen Erkrankungen kommt es zu Störungen des normalen Glukosestoffwechsels im Gehirn. Systemische Insulinresistenz und Diabetes Typ 2 sind große Risikofaktoren für Alzheimer und andere neurodegenerative Erkrankungen. Aber nicht alle Diabetiker bekommen Alzheimer, selbst wenn die Insulinresistenz stark ausgeprägt ist. Insulinresistenz allein reicht also nicht aus. Bei der Neurodegeneration geht es um mehr als nur Störungen beim Glukosestoffwechsel. Zu den anderen Faktoren, die häufig mit Neurodegeneration verbunden sind, gehören übermäßiger oxidativer Stress und Zerstörungen durch freie Radikale, chronische Entzündungen und die Ansammlung von AGEs. Diese Faktoren können durch unterschiedliche Dinge ausgelöst werden, beispielsweise durch schlechte Ernährung, körperliche Traumata, Toxine und Infektionen. Erst die Verbindung von Insulinresistenz mit anderen Schädigungen des Gehirns führt letztlich zur Neurodegeneration. In den folgenden Kapiteln werde ich mich damit befassen, inwiefern diese Auslöser schädliche Auswirkungen auf das Gehirn haben können.

6 · Traumata

Stumpfe Traumata

Unter stumpfen Traumata versteht man alle Verletzungen, die durch Einwirkung einer physischen Kraft entstehen, also beispielsweise durch einen Schlag auf den Kopf. Es kann kein Zweifel daran bestehen, dass solche Traumata Schäden an Gehirn und Rückenmark verursachen können, die die Hirnfunktion beeinträchtigen. Das zeigt sich nirgendwo mehr als beim Boxen, wo die Sportler versuchen, ihrem Gegner so harte Schläge zu versetzen, dass er eine Gehirnerschütterung bekommt.

Boxen ist einer der Berufe, bei denen besonders viele Hirnverletzungen auftreten. Daher ist auch die Rate der Neurodegeneration besonders hoch. Die Ärzte haben für die Hirnschäden, die durch wiederholte physische Traumata am Kopf entstehen, einen eigenen Namen: Dementia pugilistica. Zu den Symptomen können Gedächtnisverlust, Zittern, fehlende Koordination, unangebrachtes Verhalten, ein unsicherer Gang und Sprachprobleme gehören, die den Betroffenen wirken lassen, als sei er betrunken. Daher spricht man oft vom *punch-drunk syndrome* (*punch-drunk* bedeutet hier in etwa »von vielen Boxhieben blöde geworden«). Der Verlust von Neuronen, die Narbenbildung und die Entstehung von Proteinaggregaten im Gehirn von Boxern, die an Dementia pugilistica leiden, sind typische Charakteristika, die denen anderer neurodegenerativer Krankheiten ähnlich sind.

Es ist schon lange bekannt, dass Schädel- und Nackentraumata die kognitiven Fähigkeiten und die motorischen Fertigkeiten beeinträchtigen. Das zeigt sich nicht immer sofort, insbesondere bei eher schwachen Traumata. Doch schon kleine Verletzungen führen zur Entstehung freier Radikale, verursachen Entzündungen und fördern die Erzeugung abnormer Proteine wie β-Amyloid, die mit neurodegenerativen Erkrankungen im Zusammenhang stehen.[1] Wiederholen sich Verletzungen im Laufe vieler Jahre immer wieder, was ja bei vielen Sportarten der Fall ist, wird die Entzündung unabhängig von ihrer Intensität chronisch. Mit der Zeit kommt es dann zur Degeneration von Hirnzellen und zum Aufbau abnormer Proteine – und zur Entstehung der Charakteristika, die für neurodegenerative Erkrankungen typisch sind. Das ist der Grund dafür, dass ehemalige Boxer später oft solche Erkrankungen bekommen.[2] Zu den zahlreichen Boxern, bei denen neurodegenerative Erkrankungen auftraten, gehören – um nur einige Beispiele zu nennen – Muhammad Ali (Parkinson), Joe Louis (Demenz), Floyd Patterson (Alzheimer), Jack Dempsey (Parkinson), Jerry Quarry (Demenz), Sugar Ray Robinson (Alzheimer), Ezzard Charles (ALS) und Leon Spinks (Demenz).

Schädel-Hirn-Traumata treten nicht nur bei Boxern auf, sondern können bei allen entstehen, die bestimmte Sportarten und Freizeitaktivitäten

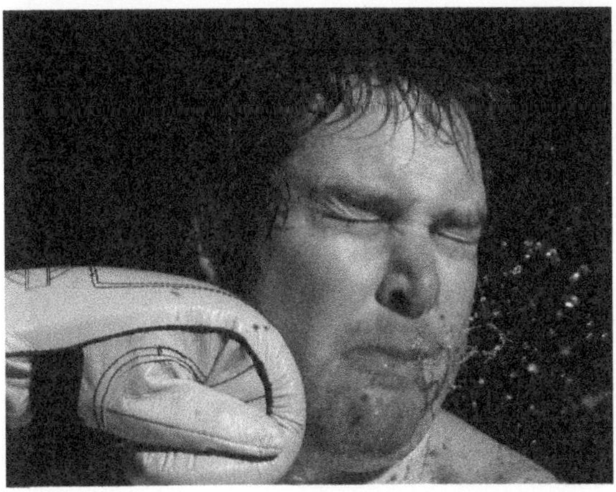

Bei Boxern kommt es häufig zu ausgedehnten Schädel-Hirn-Traumata

betreiben, aber auch in vielen Situationen außerhalb des Sports, beispielsweise bei Unfällen und Stürzen.

Die amyotrophe Lateralsklerose (ALS) tritt häufig bei Sportlern mit Schädel-Hirn-Traumata auf. Diese Krankheit kostete auch die Baseball-Legende Lou Gehrig das Leben. ALS entwickelte sich bei einer ungewöhnlich großen Zahl von Boxern, Football-, Basketball- und Fußballspielern, Jockeys und anderen Sportprofis. Meist tritt diese Krankheit erst nach dem Ende der Profikarriere auf, doch manchmal bricht sie auch schon bei Sportlern aus, die noch aktiv sind. So erging es Lou Gehrig, dem Schwergewichtsboxweltmeister Ezzard Charles und dem Footballspieler Glenn Montgomery von den Houston Oilers.

Obwohl im Laufe der Jahre einige bekannte Sportler an ALS erkrankt waren, erkannte man den Zusammenhang mit Schädel-Hirn-Traumata erst dann, als man entdeckte, dass eine ungewöhnlich große Zahl europäischer Fußballspieler davon betroffen war. Man nimmt an, dass die ständigen Erschütterungen, die entstehen, wenn die Spieler den Ball mit dem Kopf annehmen und weitergeben, Hirnverletzungen verursachen, die schließlich zu ALS führen können. Seitdem haben Studien den Zusammenhang zwischen Kopf-, Genick- und Rückenverletzungen und dem höheren ALS-Risiko bestätigt.[3] Schon leichte, immer wieder auftretende Verletzungen, die beispielsweise entstehen, wenn ein Spieler den Fußball auf dem Kopf tanzen lässt, können das ALS-Risiko erhöhen.[4]

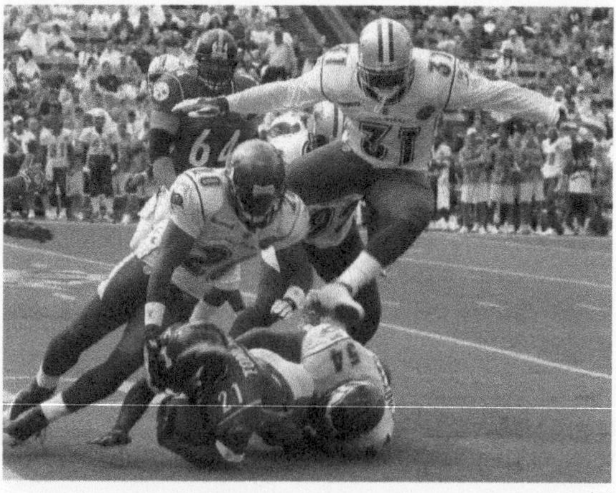

Bei manchen Sportarten kommt es häufig zu Hirnverletzungen

Die Auswirkungen kleiner Mehrfachverletzungen addieren sich, doch schon eine einzige schwerere Verletzung kann ein genauso großes Risiko mit sich bringen. Bei einer Studie wurden Fragebogen an ALS-Patienten verschickt, bei denen die Krankheit ausgebrochen war, bevor sie 45 Jahre alt waren. 78 (58 Prozent) der 135 Patienten, die antworteten, gaben an, sie hätten vor dem Ausbruch der Krankheit so schwere Verletzungen erlitten, dass sie behandelt werden mussten. Die Ergebnisse dieser Studie zeigten, dass schon eine einzige schwere Kopf- oder Nackenverletzung ein großer Risikofaktor für ALS ist.[5]

Je mehr Kopfverletzungen jemand erleidet, desto größer ist das Risiko. Eine andere Studie ergab, dass das Risiko bei Personen mit mehrfachen Kopfverletzungen, bei denen die letzte in den vergangenen 10 Jahren eingetreten war, über elfmal so groß war wie bei denen, die nur eine Kopfverletzung erlitten hatten. Verletzungen an anderen Körperteilen wie den Armen, Beinen und dem Rumpf standen in keinem Zusammenhang mit dem ALS-Risiko.[6]

Studien mit Alzheimer-Patienten haben ähnliche Ergebnisse erbracht.[7] Offenbar besteht ein enger Zusammenhang zwischen Kopfverletzungen und dem zukünftigen Risiko, neurodegenerative Erkrankungen zu bekommen. Bei Menschen, die Kopf- oder Genickverletzungen erlitten, werden sich mit zwei- bis dreifacher Wahrscheinlichkeit später im Leben ALS, FTD (frontotemporale Demenz), Alzheimer und andere neurodegenerative Erkrankungen entwickeln.[8–10]

Natürlich erleiden nicht nur Profisportler Verletzungen. Viele alltägliche Kopfverletzungen können ebenfalls neurodegenerative Erkrankungen fördern. Ein 38-jähriger Mann schlug mit dem Kopf gegen die Windschutzscheibe seines Autos, als es zu einem fast frontalen Zusammenstoß kam. Sofort tat ihm sein Genick weh, die Schmerzen strahlten bis in seinen linken Arm aus und er hatte ein Taubheitsgefühl in der linken Hand. 5 Monate später wurde bei ihm ALS diagnostiziert.

Symptome können innerhalb von Monaten nach einem Unfall auftreten, aber auch erst Jahre später. In manchen Fällen konnten Hirnverletzungen, die mit Neurodegeneration in Zusammenhang gebracht wurden, bis in die frühen Lebensjahre zurückverfolgt werden. Ein schwerer Unfall in der Kindheit kann Auslöser für spätere Probleme sein.

Hypoxie

Eine andere Traumaform ist die Hypoxie. Sie tritt ein, wenn das Gehirn nicht genug Sauerstoff bekommt. Ohne Sauerstoff können die Hirnzellen nur wenige Minuten überleben. Das kann beispielsweise während der Geburt passieren: Das Gehirn eines Babys kann Sauerstoffmangel nur etwa 5 Minuten lang überleben. Hypoxie kann in jedem Alter aufgrund von Herz- oder Atemstillstand, einem Schlaganfall (Apoplexie), Vergiftungen, Ertrinken, elektrischen Schocks oder Status epilepticus (längeren Krämpfen) eintreten.

Beeinträchtigungen der Durchblutung und der Versorgung mit Sauerstoff gehören zu den häufigsten Ursachen von Hirnfunktionsstörungen. Hypoxie, die auf Sauerstoffmangel bei der Geburt beruht, ist eine der Ursachen von Zerebralparese. Im späteren Leben kann es durch Vorfälle wie Gewürgtwerden, Herz- oder Atemstillstand nach einem Stromschlag oder Ertrinken zu Zerebralhypoxie kommen. Ab dem mittleren Alter sind Schlaganfälle die häufigste Ursache von Hypoxie des Gehirns.

Entsteht bei einer großen Arterie wie der Karotis, die das Gehirn versorgt, plötzlich ein Verschluss oder Riss, kommt es zu einem Schlaganfall mit schweren, lebensbedrohlichen Symptomen. Dazu können plötzliche Taubheit oder Schwäche im Gesicht, in den Armen, den Beinen oder auf einer Körperseite gehören, Verwirrtheit, Sprach- und Verständnisstörungen, Seh- und Gehstörungen, Benommenheit, Verlust des Gleichgewichts und starke Kopfschmerzen. Wer einen Schlaganfall überlebt, erleidet oft dauerhafte Hirnschäden, die die motorischen oder kognitiven Fähigkeiten beeinträchtigen können.

Leichtere Schlaganfälle, von denen kleinere Arterien betroffen sind, werden als transitorisch-ischämische Attacken bezeichnet. Dabei handelt es sich um vorübergehende Unterbrechungen der Blutzufuhr zu einem Teil des Gehirns. Die Anzeichen und Symptome sind die gleichen wie bei

Schlaganfällen, sie treten aber nur für viel kürzere Zeit auf (einige Minuten bis 24 Stunden) und verschwinden dann wieder, ohne merkliche dauerhafte Auswirkungen zu hinterlassen. Diese Anfälle wiederholen sich oft. Sie können so schwach sein, dass sie gar nicht erkannt werden, sondern auf Müdigkeit, das Alter oder irgendeine andere Ursache zurückgeführt werden. Auch wenn die Symptome wieder zu verschwinden scheinen, verursachen diese kleinen Schlaganfälle aber Schäden, die sich im Laufe der Zeit addieren und zu Demenz, Alzheimer oder anderen neurodegenerativen Krankheiten führen können.

Die genaue Ursache von Schlaganfällen ist noch nicht bekannt, doch fünf der größten Risikofaktoren sind Bluthochdruck, Übergewicht, Diabetes, Atherosklerose (Verhärtung der Arterien) und das Rauchen. Zu den Risikofaktoren, die spezifisch mit durch Schlaganfälle verursachter Demenz im Zusammenhang stehen, gehören neben allen eben aufgeführten noch das Leben auf dem Land oder in einem Heim, beruflicher Kontakt mit Pestiziden oder Düngemitteln, Depressionen und die Einnahme von Aspirin.[11] Vor Kurzem wurde diese Liste noch durch bakterielle und virale Infektionen[12] sowie den Verzehr von Nahrungsmitteln, die Transfettsäuren enthalten, ergänzt.

Transfettsäuren sind toxische Fettmoleküle, die in gehärteten und teilgehärteten Pflanzenölen enthalten sind. Margarine und Backfett sind gehärtete Pflanzenöle. Flüssige Pflanzenöle werden gehärtet, damit sie länger haltbar und bei Zimmertemperatur fest sind. Sie oxidieren sehr leicht und schnell und verleihen Nahrungsmitteln dann einen ranzigen Geruch und Geschmack. Durch die Härtung oxidieren Lebensmittel langsamer, sodass sie ihren Geschmack länger behalten. Gehärtete Pflanzenöle findet man in den verschiedensten verarbeiteten Lebensmitteln, unter anderem in Chips, Crackern, Keksen, Süßigkeiten, Brot, gefrorenen Waffeln, Toast, Suppen, tiefgefrorenen Gerichten, Pizza, Pot Pies (Fleischpasteten oder Fleisch-Gemüse-Pasteten), Speiseeis, Salatdressings, Tacos, Burritos, Bohnen … Nahezu alle frittierten Lebensmittel, ob nun aus dem Supermarkt oder im Restaurant, werden in gehärteten Pflanzenölen gebacken – Pommes frites, Zwiebelringe, Donuts, Chicken Nuggets, panierter Fisch, mexikanische Maisbällchen, Okra und so weiter. Gehärtete Öle werden beim Frittieren so häufig verwendet, weil sie erst nach viel längerer Zeit ranzig werden als flüssige Pflanzenöle. Gesättigte Fette wie Rindertalg oder Kokosöl wären bei frittierten Lebensmitteln viel gesünder, da sie im Gegensatz zu flüssigen Pflanzenölen bei normalen Kochtemperaturen nicht zerfallen und keine Transfettsäuren enthalten.

Vor Kurzem gaben Forscher von der University of North Carolina in Chapel Hill bekannt, dass eine Ernährung, die Transfettsäuren in hoher Konzentration enthält, das Schlaganfallrisiko signifikant erhöht. Die Studie umfasste im Rahmen der Women's Health Initiative über 87 000 Teilnehmerinnen. Bei denjenigen, die Transfette in größeren Mengen zu sich nahmen – rund 7 Gramm am Tag –, war das Schlaganfallrisiko um 30 Prozent erhöht.

Die Transfettsäuren werden mit einer ganzen Reihe von gesundheitlichen Problemen – darunter Diabetes, Autoimmunkrankheiten, Fettleibigkeit, Herzkrankheiten und Schlaganfälle – in Zusammenhang gebracht. Forscher am Institute of Medicine of the United States haben im Laufe von 3 Jahren alle veröffentlichten Studien zu den gehärteten Ölen und den Transfettsäuren zusammengestellt und ausgewertet. Danach gaben sie eine öffentliche Erklärung ab. Sie waren zu dem Ergebnis gekommen, dass Transfettsäuren in der Nahrung generell nicht unbedenklich sind. Es überraschte alle, dass das Institute of Medicine keine Empfehlung dazu gab, welchen Prozentsatz an Transfettsäuren man ohne Bedenken konsumieren kann (was es oft bei Nahrungsergänzungsmitteln macht), sondern schlicht feststellte, dass man Transfette überhaupt nicht ohne Bedenken verzehren könne. Daraufhin erließ die Food and Drug Administration (FDA) eine neue Vorschrift und erlegte allen Lebensmittelherstellern auf, anzugeben, wie viele Transfette in ihren Produkten enthalten sind. Jetzt befindet sich diese Angabe auf allen verpackten Lebensmitteln, die in den USA verkauft werden. In Kanada und einigen anderen Ländern verfuhr man ebenso.

Erfreulicherweise gibt es auch Faktoren, durch die man sich offenbar vor Schlaganfällen schützen kann: durch regelmäßige Bewegung sowie den Verzehr von Schalentieren und – ob Sie das nun glauben oder nicht – gesättigten Fetten. Zahlreiche Studien haben durchgängig gezeigt, dass die Zufuhr von gesättigten Fetten das Auftreten von Schlaganfällen bei Menschen und Tieren verringert.[13–16] Eine der bekanntesten Studien wurde von Forschern der Harvard Medical School durchgeführt. Sie wollten den Zusammenhang zwischen dem Auftreten von Schlaganfällen und dem Verzehr von Fett und dem Fetttyp über einen Zeitraum von 20 Jahren untersuchen, und zwar an Männern mittleren Alters, die an der Framingham Heart Study teilnahmen. Es handelte sich um 832 Männer zwischen 45 und 65 Jahren, die anfangs keine kardiovaskulären Krankheiten hatten. Wie schon bei früheren Studien ergab sich ein Zusammenhang zwischen dem Verzehr gesättigter Fette und einem geringeren Risiko ischämischer Schlaganfälle. Die Studie zeigte zudem, dass Schlaganfälle am häufigsten mit einer Ernährung im Zusammenhang standen, die den höchsten Anteil an mehrfach ungesättigten Fetten enthielt.

Dass gesättigte Fette vor Schlaganfällen schützen, überrascht die meisten Leute. Seit vielen Jahren hat ja die Ansicht vorgeherrscht, dass gesättigte Fette schädlich für das Kreislaufsystem seien. Jetzt wird diese Ansicht aber durch neuere Forschungen erschüttert. Mit diesem Thema werde ich mich in einem späteren Kapitel eingehender beschäftigen.

7 · Medikamente

Bei einem der eindrucksvollsten Werbespots gegen Drogenkonsum, die je im Fernsehen gesendet wurden, hielt ein Mann ein Ei hoch und sagte: »Das ist dein Gehirn.« Danach zeigte er auf eine heiße Bratpfanne und setzte hinzu: »Das sind Drogen.« Er schlug das Ei dann auf und ließ den Inhalt in die Pfanne gleiten. Vom Zischen des heißen Fetts begleitet sagte er: »Das ist dein Gehirn, wenn du Drogen nimmst.« Schließlich schaute er in die Kamera: »Noch Fragen?« Dieser Spot einer staatlichen amerikanischen Gesundheitsorganisation richtete sich zwar gegen den Konsum von Rauschgift, doch er lässt sich auch auf viele verschreibungspflichtige und rezeptfreie Medikamente anwenden.

Es gibt unzählige Medikamente, die die normale Chemie und Funktion des Gehirns stören. Manche werden fast jeden Tag benutzt. Beispiele sind Valium, Xanax, Klonopin (Clonazepam), Ativan (Lorazepam), Prozac, Ritalin, Zoloft und Haldol, die Patienten mit psychiatrischen Störungen verordnet werden; Lunesta, Ambien (Zolpidem), Rozerem (Ramelteon), Halcion, Sominex und Sonata gegen Schlaflosigkeit; Reglan (Metoclopramid), Octamide und Metozolv (Metoclopramid) bei Magenproblemen; Zantac, Pepcid und Tagamet gegen die übermäßige Produktion von Magensäure; Tylenol PM, Anacin PM, Excedrin PM, Advil, Motrin und Aleve zur Linderung von Schmerzen; Dristan, Dimetapp, Sinutab, Contac, NyQuil und Benadryl bei Erkältungen und Allergien; Cardura bei Bluthochdruck – und

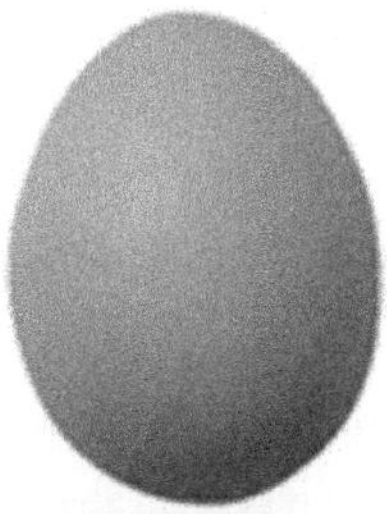

Das ist dein Gehirn.

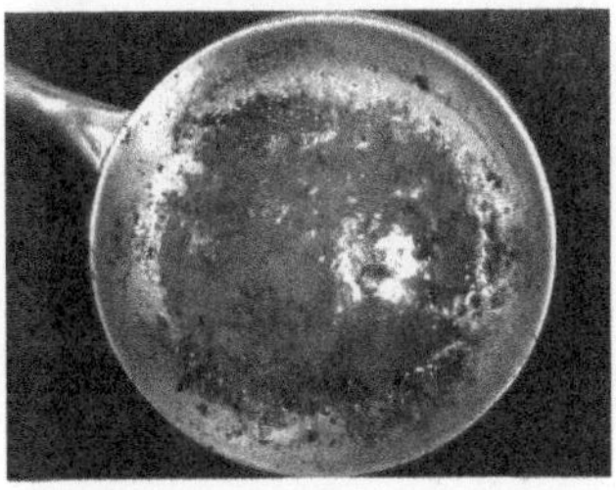

Das sind Drogen.

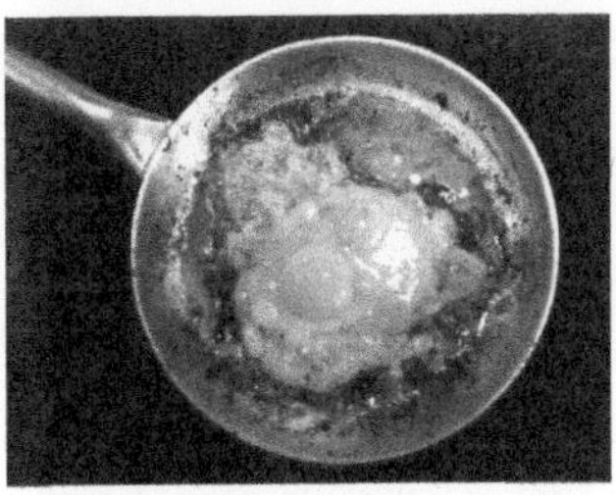

Das ist dein Gehirn, wenn du Drogen nimmst. Noch Fragen?

das sind noch längst nicht alle! Die chronische Einnahme auch nur eines dieser Medikamente kann ein breites Spektrum geistiger Probleme hervorrufen. Reglan beispielsweise, das für Patienten mit Verdauungsstörungen (wie Säurereflux) gedacht ist, stört die dopaminproduzierenden Neuronen und kann zu wiederholten unwillkürlichen Bewegungen führen, die denen von Parkinson-Kranken ähneln und weder rückgängig zu machen noch heilbar sind. Bei häufigen Benutzern von Zantac und anderen Antazida ist das Demenzrisiko um das 2,5-Fache erhöht.[1] Die Statine, die den Cholesteringehalt im Blut senken und üblicherweise Menschen ab dem mittleren Alter verschrieben werden, gehören zu den am häufigsten verordneten Medikamenten, die mit Gedächtnisverlust, geistiger Verwirrung, Depressionen und Selbstmorden in Zusammenhang gebracht werden.

In diesem Kapitel kann ich leider nicht alle Medikamente besprechen, die sich nachteilig auf das Zentralnervensystem auswirken könnten. Ich muss mich auf einige der am häufigsten verschriebenen oder interessantesten beschränken, die die geistige Gesundheit beeinträchtigen können – vor allem auf diejenigen, die neurodegenerative Erkrankungen fördern.

Narkose- und Schmerzmittel

»Mein Vater ist jetzt 71. Eines Tages, als er die Sitze aus seinem Van ausbauen wollte, um sie zu reinigen, fiel er plötzlich über einen Sitz und landete auf dem Rücken auf dem Beton in unserer Auffahrt«, erzählt Danette. »Dabei zog er sich mehrere Risse in den Bandscheiben und Wirbelbrüche zu. Ihm blieb nichts anderes übrig, als sich am Rücken operieren zu lassen. *Bis dahin waren bei ihm keine Anzeichen von Alzheimer aufgetreten.* Direkt nach der Operation war es aber, als hätte man ihm dabei Alzheimer ins Gehirn gespritzt! Von da an hatte er voll entwickelten Alzheimer. Sein Gedächtnis verschlechterte sich rapide; jetzt, 5 Jahre später, liegt er bei meiner Mutter zu Hause in einem Pflegebett, mit Windeln und Plastiklaken, und wird nie wieder auch nur laufen können.«

Weltweit werden jedes Jahr schätzungsweise 200 Millionen Menschen operiert. Zu den Nebenwirkungen der in der Chirurgie eingesetzten Vollnarkotika gehören kognitive Beeinträchtigungen, Delirien und Verwirrtheit. Besonders ausgeprägt ist dieses Problem bei Senioren und dort wiederum bei denen, die schon vorher kognitive Probleme hatten. Postoperative neurologische Beeinträchtigungen können bei immerhin 61 Prozent der älteren Patienten auftreten, die operiert werden.[2] Die geistige Störung geht zwar meist wieder vorbei, kann aber auch anhalten. Wenn der Patient bereits Symptome einer Neurodegeneration aufweist, wie beispielsweise in den frühen Alzheimer-Stadien, kann dieser Zustand sich verschlimmern und beschleunigen. Mehrere Studien haben gezeigt, dass Vollnarkotika selbst dann zu Alzheimer und Parkinson führen können, wenn bei dem Patienten vor der Operation keine entsprechenden Symptome auftraten.[3–4]

Leider unterziehen sich viele Menschen Operationen, ohne sich der möglichen Gefahren bewusst zu sein. Zu Vorfällen wie dem oben beschriebenen kommt es nur allzu häufig. Sherrie sagt: »Bei meinem Vater wurde gerade eine progressive Form von Alzheimer diagnostiziert. Vor einem Jahr musste er sich operieren lassen. Danach ließen seine rechnerischen Fähigkeiten rapide nach. Da er Kostenplaner bei einer Baufirma war, verlor er seine Arbeit. Dann ging es emotional schnell mit ihm bergab. 6 Monate später verirrte er sich im Haus. Ich versuchte mit aller Kraft, meine Mutter dazu zu überreden, ihn testen zu lassen, damit wir erfahren konnten, was mit ihm los war. Sie bat mich aber, bis nach einer Operation zu warten, bei der ihm vier Titanimplantate in den Unterkiefer eingesetzt werden sollten. So bekam er nach nicht einmal einem Jahr erneut eine Narkose. Danach verschlechterte sich sein Zustand mit beunruhigender Schnelligkeit. Er bekam Wahnvorstellungen und wurde verwirrt; bei Gesprächen passten die Wörter überhaupt nicht mehr zusammen. Ich *weiß*, dass Anästhetika Alzheimer verschlimmern, wenn diese Krankheit schon besteht – aber sie *beschleunigen* sie sogar! *Warum sagt man uns das nicht?* Der Arzt erwähnte, dass 85 Prozent seiner Alzheimer-Patienten aufgrund einer Narkose zu ihm kommen! Vielleicht hat mein Vater ja schon vorher Alzheimer gehabt, aber ohne die Narkosen wäre die Krankheit langsamer fortgeschritten! Er ist doch erst 67.«

Amy erzählt: »Mein Vater ist erst 63. In den letzten 3 Jahren wurde bei ihm lediglich früher Alzheimer festgestellt. Am 1. Oktober (eine Woche vor seinem 63. Geburtstag) musste er sich einen Nierenstein zertrümmern lassen. Dafür bekam er eine Narkose – und seitdem ist er nicht mehr der Alte! Er ist jetzt im Krankenhaus. Ich werde noch verrückt! Seine Tests (auf Infektionen, Herzprobleme, Diabetes und so weiter) waren alle negativ. Er hat Halluzinationen, erzählt Unsinn, kann sich nicht mal mehr an seinen Geburtstag erinnern. Es kommt mir vor, als wäre sein Alzheimer in einer Woche um 30 Jahre fortgeschritten!«

Bei älteren Menschen treten nach Operationen zwar häufig geistige Störungen auf, doch bisher wurden sie oft als vorübergehende und unbedeutende Nebenwirkungen betrachtet. Aus neuen Studien wissen wir aber, dass das nicht notwendigerweise so sein muss. Es kommt vielmehr häufig zu dauerhaften Schäden.

Mehrere Studien haben gezeigt, dass die Anwendung von Anästhetika bei Hirnzellkulturen zur Bildung von β-Amyloidproteinen führen kann – dem Hauptkennzeichen der Altersplaque in den Gehirnen von Alzheimer-Patienten – und auch zu dem Prozess des Zelltods, der als Apoptose bezeichnet wird. Dr. Zhongcong Xie vom MassGeneral Institute for Neurodegenerative Disease sagt: »Unsere Studien haben gezeigt, dass Isofluran (ein häufig verwendetes Narkosegas) einen Teufelskreis von Apoptose, der

Entstehung von β-Amyloid und weiteren Runden von Apoptose in Gang setzen kann, der zum Zelltod führt.«[5]

Wird Labortieren Isofluran in Dosen verabreicht, die denen entsprechen, die menschliche Patienten bei Operationen bekommen, entwickeln sich bei ihnen die gleichen degenerativen Erscheinungen wie bei behandelten Zellkulturen. Laut Dr. Xie können Hirnschäden durch Anästhetika »zu langfristigen Hirnschäden führen und Alzheimer fördern«.[6]

Dieser Ansicht sind auch Dr. Brenda Plassman und ihre Kollegen vom Duke University Medical Center. Sie sagt: »Kurzfristige postoperative kognitive Dysfunktion ist bei älteren Menschen häufig.« Ihr Forscherteam untersuchte die langfristigen Auswirkungen (über 6 Monate) von Narkosen bei 856 Patienten ab 70 Jahren nach Operationen. Plassman berichtet: »Unsere Ergebnisse deuten darauf hin, dass bei älteren Menschen das Demenzrisiko erhöht ist, wenn Operationen unter Vollnarkose durchgeführt werden. Das könnte ein wichtiger Faktor sein, der berücksichtigt werden sollte, wenn im späteren Leben über Operationen entschieden wird, insbesondere, wenn diese Operationen medizinisch gesehen nicht unbedingt erforderlich sind.«[7]

Narkosegase wie Isofluran und Halothan scheinen mehr Probleme zu verursachen als intravenös verabreichte Anästhetika. Doch die meisten Vollnarkotika bergen Risiken in sich. Bei notwendigen Operationen könnte es am besten sein, statt eines Narkosegases ein intravenöses Anästhetikum zu wählen. Noch besser wäre es allerdings, sich für eine Lokalanästhesie zu entscheiden, da die dabei verwendeten Mittel nicht so risikobehaftet sind wie Vollnarkotika.

In Krankenhäusern werden Anästhetika eingesetzt, um Schmerzen zu betäuben oder Patienten bewusstlos zu machen. Schwächere Schmerzmittel können von den Ärzten verschrieben oder rezeptfrei gekauft werden, doch auch sie können das Gehirn schädigen.

Forschungsergebnisse deuten darauf hin, dass ältere Menschen, die Alzheimer oder andere Demenzformen vermeiden wollen, lieber keine entzündungshemmenden Schmerzmittel wie Ibuprofen (Advil, Motrin), Naproxen (Aleve) und Celecoxib (Celebrex) benutzen sollten.

Da chronische Entzündungen des Gehirns ein bekanntes Zeichen von Alzheimer und anderen neurodegenerativen Krankheiten sind, diskutieren die Wissenschaftler darüber, ob man durch die Eingrenzung von Entzündungen durch nicht steroidale Antirheumatika (NSARs; *nonsteroidal anti-inflammatory drugs*, NSAIDs) die Symptome von Alzheimer abschwächen oder sogar verhindern könnte. Bei manchen Studien wurde zur Stützung dieser Hypothese Aspirin verwendet.

Um diese Hypothese weiter zu überprüfen, untersuchten Forscher die Auswirkungen von zwei häufig eingesetzten entzündungshemmenden Schmerzmitteln (Vioxx und Aleve) bei Alzheimer-Patienten und verglichen sie mit den Daten von Patienten, die nur Placebos bekamen. Sie stellten fest, dass entzündungshemmende Schmerzmittel im Hinblick auf die Verlangsamung von Alzheimer keine Vorteile bringen. Bei den Teilnehmern, die die Medikamente einnahmen, war der geistige Verfall sogar größer. Zudem traten bei der behandelten Gruppe in größerem Umfang unerwünschte Nebenwirkungen wie Erschöpfung, Schwindel und Bluthochdruck auf. Vioxx wurde später vom Markt genommen, weil sich herausgestellt hatte, dass es die Gefahr von Herzinfarkten und Schlaganfällen erhöht.[8]

Ein paar Jahre später wurde eine größere Studie durchgeführt, bei der über 2000 Personen ab 70 Jahren beobachtet wurden, in deren Familien Alzheimer aufgetreten war, die aber selbst keine kognitiven Probleme hatten. Dabei wurden die entzündungshemmenden Schmerzmittel Aleve und Celebrex (das Vioxx ähnelt) mit einem Placebo verglichen. Die Studie hätte über 7 Jahre laufen sollen, wurde aber früh abgebrochen, weil sich herausgestellt hatte, dass bei den Benutzern von Celebrex ein erhöhtes Herzinfarktrisiko bestand. Die Forscher beobachteten auch bei den Teilnehmern, die Aleve bekamen, mehr Herzinfarkte und Schlaganfälle. Ungeachtet der vorzeitigen Beendigung der Studie zeigten die Daten, dass die kognitiven Werte bei denjenigen, die Celebrex oder Aleve bekommen hatten, schlechter waren als bei denjenigen, denen Placebos verabreicht wurden.[9]

Im folgenden Jahr wurde eine andere Studie veröffentlicht, an der 2700 Personen ab 65 teilgenommen hatten. Dabei verglichen die Forscher die Auswirkungen von Advil und Aleve. Sie stellten fest, dass Menschen, die diese Mittel häufig nahmen, mit um 66 Prozent höherer Wahrscheinlich-

Krankenhäuser könnten Ihre geistige Gesundheit beeinträchtigen!

Wenn Sie sich Ihre geistige Gesundheit bewahren wollen, sollten Sie einen großen Bogen um Krankenhäuser machen. Diese Schlussfolgerung könnte man aus einer Studie ziehen, die vor Kurzem im *Journal of the American Medical Association* veröffentlicht wurde.[10]

Die Forscher waren zu dem Ergebnis gekommen, dass ältere Menschen nach einem Aufenthalt im Krankenhaus wahrscheinlich an einem signifikanten Verfall der kognitiven Fähigkeiten leiden werden und bei ihnen ein erhöhtes Demenzrisiko bestehen wird. Es wurde schon seit Langem beobachtet, dass sich bei älteren Menschen nach einem Krankenhausaufenthalt langfristige kognitive Beeinträchtigungen entwickeln. Bei dieser Studie sollte nun ermittelt werden, wie hoch die Gefahr des kognitiven Verfalls und der Demenz bei Menschen im Krankenhaus im Vergleich zu denen ist, die sich nicht im Krankenhaus aufhalten mussten.

Bei der Studie wurden fast 3000 Menschen ab 65 über mehr als 10 Jahre beobachtet. Zu Beginn litt keiner der Patienten an Demenz. Bei denen, die aus irgendeinem Grund ins Krankenhaus mussten, kam es im Vergleich zu Menschen gleichen Alters, bei denen das nicht der Fall gewesen war, zu einem statistisch signifikanten Absacken der Leistungen bei kognitiven Tests. Bei denjenigen, die wegen relativ geringer, unbedenklicher Krankheiten im Krankenhaus gewesen waren, kam es danach zu einem 40-prozentigen Anstieg der Demenz. Bei den Patienten, die in kritischem Zustand eingeliefert worden waren, beispielsweise mit einer schweren Infektion oder einem Herzstillstand, entwickelte sich mehr als doppelt so häufig Demenz.

Manche der kognitiven Beeinträchtigungen könnten zwar auf die Krankheit selbst zurückzuführen sein, doch den Forschern zufolge waren wahrscheinlich Nebenwirkungen der Behandlung, einschließlich der im Krankenhaus verabreichten Medikamente, die Hauptursache für den kognitiven Verfall.

keit Demenz bekamen als diejenigen, die sie nicht so oft nahmen.[11] Die oben angeführten Studien zeigten alle, dass die getesteten Schmerzmittel den geistigen Verfall beschleunigten. Andere NSARs, wie Indomethacin (Indocin), Oxaprozin (Daypro) und Piroxicam (Felden), verursachten verschiedene neurologische Störungen, von geistiger Verwirrung und Schwindel bis zu Parkinson und Epilepsie.

Bei Aspirin und Tylenol besteht zwar ebenfalls die Gefahr von Nebenwirkungen, doch sie scheinen für das Zentralnervensystem nicht so schädlich zu sein wie viele andere Schmerzmittel. Es kann aber zu Problemen kommen, wenn diese Schmerzmittel mit anderen Wirkstoffen kombiniert und für die Behandlung anderer gesundheitlicher Schwierigkeiten angeboten werden. Ein Paradebeispiel ist Tylenol PM, das als Schlafmittel und Antiallergikum vermarktet wird.

Der Neurologe Dr. Amarish Dave war der Erste, der Tylenol in den Blickpunkt der Öffentlichkeit rückte. Er berichtet von einer 57-jährigen Patientin, die über ein Jahr lang an Gedächtnisverlust, Verwirrtheit und Konzentrationsschwierigkeiten litt. Anfangs ließen die Symptome frühzeitige Demenz vermuten. Dr. Dave ging dann alle Medikamente durch, die sie nahm, und stellte fest, dass sie Tylenol PM als Schlafmittel verwendete. Da er wusste, dass einer der aktiven Inhaltsstoffe von Tylenol PM den geistigen Verfall verstärken kann, strich er es vom Medikationsplan der Patientin. Deren Zustand besserte sich daraufhin innerhalb kurzer Zeit. Sie selbst sagte, nachdem sie das Tylenol PM abgesetzt hätte, sei sie »aus einem Nebel herausgekommen«.

Tylenol PM enthält zwei Stoffe, die Auswirkungen auf das Gehirn haben: das schmerzstillende Acetaminophen (Paracetamol) und das Antihistaminikum Diphenylhydramin (die aktive Komponente von Benadryl, das bei Allergien und Erkältungen helfen soll). Diphenylhydramin gehört zu einer Klasse von Medikamenten, die als Anticholinergika bezeichnet werden. Es beeinflusst das Zentralnervensystem gleich mehrfach negativ. Auch bei anderen Tylenolprodukten ist Vorsicht geboten: Tylenol Cold Relief, Tylenol Sore Throat Nighttime, Extra Strength Tylenol Aches and Strains, Extra Strength Tylenol Allergy und besonders bei Arzneimitteln für Kinder wie Children's Tylenol Cold und Children's Tylenol Allergy. Anacin PM und Excedrin PM enthalten die beiden gleichen chemisch aktiven Stoffe wie Tylenol PM. (Diese Medikamente sind nur zum Teil auf dem deutschen Markt erhältlich. Anm. d. Red.)

Dr. Dave sagt: »Ich musste feststellen, dass viele dieser Patienten Medikamente nehmen, die die Wirkung von Anticholinergika haben und Gedächtnisprobleme verursachen können. Wenn man sie absetzt, nehmen die

Gedächtnisprobleme manchmal ab oder bessern sich, manchmal sogar ganz erheblich. Man nimmt generell an, dass die typischen Nebenwirkungen von Anticholinergika vor allem ältere Menschen betreffen, doch diese Patientin war erst Mitte 50. Wenn man bedenkt, wie viele Patienten mittleren Alters Medikamente wie Tylenol PM nehmen, die dieselben Nebenwirkungen wie Anticholinergika haben, muss man sich wundern. Das hat große Auswirkungen auf die Beurteilung des Gedächtnisverlusts in dieser Altersgruppe.«

Zur Gruppe der Anticholinergika gehören nicht nur die Antihistaminika, sondern auch eine breite Palette anderer Medikamente, die oft Menschen ab dem mittleren Alter bekommen und die die geistigen Fähigkeiten und motorischen Fertigkeiten alle negativ beeinflussen können.

Anticholinergika

Anticholinergika hemmen die Funktion der cholinergen Neuronen (Neuronen im parasympathischen Nervensystem und Motoneuronen, die die Skelettmuskulatur versorgen), indem sie den Neurotransmitter Acetylcholin blockieren. Das verhindert Nervenübertragungen, die die unwillkürlichen Bewegungen der glatten Muskeln im Magen-Darm-Trakt, in den Harnwegen, der Lunge und den Blutgefäßen steuern.

Anticholinergika werden zur Behandlung von Störungen wie Magengeschwüren, Gastritis, Säurereflux, Sodbrennen, Divertikulitis, Colitis ulcerosa, Zystitis, Urethritis, Prostataentzündungen, Harninkontinenz, Asthma, chronischer Bronchitis, Reisekrankheit, Muskelkrämpfen, Bluthochdruck, Parkinson, Vergiftungen durch bestimmte toxische Substanzen sowie zur Unterstützung bei Narkosen eingesetzt. Bei den meisten Antihistaminika, die bei Allergien und grippalen Infekten benutzt werden, handelt es sich um Anticholinergika, die zudem als Schlafmittel verwendet werden.

Natürlich muss man bei einem Medikament, das die Hirnchemie verändert und so viele Systeme im Körper beeinflusst, mit unerwünschten Nebenwirkungen rechnen. Ich liste hier einige der häufigen Nebenwirkungen von Anticholinergika auf.

Allgemeine Nebenwirkungen

- Apnoe (Atemstillstand)
- brennende Schmerzen im Hals
- erhöhte Körpertemperatur
- Erweiterung der Pupillen und Empfindlichkeit gegenüber hellem Licht
- Harnsperre
- reduzierte Schleimproduktion in Nase und Hals
- Hypotonie (niedriger Blutdruck)
- keine Schweißbildung mehr
- Koordinationsverlust
- Kopfschmerzen
- Mundtrockenheit
- Muskelschmerzen
- Muskelschwäche
- Somnolenz
- Übelkeit
- Unruhe
- verschwommenes oder Doppelsehen
- Verstopfung
- Zittern
- zu schneller Herzschlag (Tachykardie)

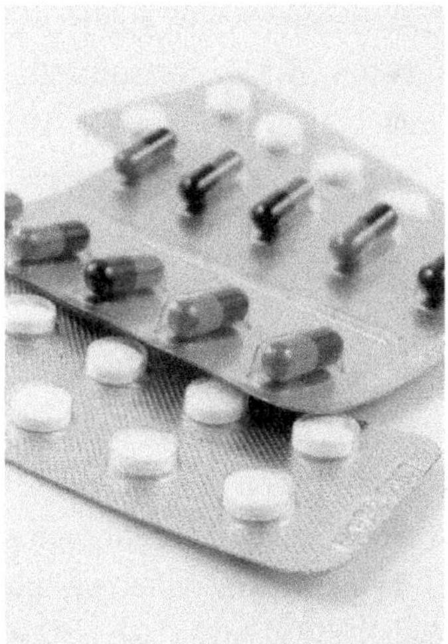

Nebenwirkungen beim Zentralnervensystem

- Angst
- Delirium
- Desorientiertheit
- Erregung
- Gedächtnisverlust
- Halluzinationen
- Koma
- Krämpfe

- Schwindel
- Unfähigkeit, kohärent zu denken
- ungewöhnliche Empfindlichkeit gegenüber plötzlichen Geräuschen
- unlogisches Denken
- unwillkürliches Muskelzucken
- Verlust der Konzentrationsfähigkeit
- Verwirrtheit
- zusammenhangloses Sprechen

Interessanterweise gehörten die Anticholinergika zu den ersten Medikamenten, die Parkinson-Patienten verschrieben wurden, und sie werden auch heute noch benutzt. Wenn Sie sich die Liste der Nebenwirkungen ansehen, werden Sie dort viele klassische Parkinson-Symptome wie Muskelschwäche, unwillkürliches Muskelzucken, Zittern und Probleme beim Sprechen finden! Manche Anticholinergika können sogar Parkinsonismus verursachen. Wie können die Ärzte solche Medikamente dann Menschen verschreiben, die bereits unter diesen Symptomen leiden?

Da *alle* Medikamente mit Risiken verbunden sind, müssen die Ärzte die Risiken gegen den Nutzen abwägen. Viele Ärzte sind der Ansicht, dass die Vorteile zumindest anfangs gegenüber den Risiken überwiegen.

In einem normalen, gesunden Gehirn besteht zwischen den Neurotransmittern Dopamin und Acetylcholin ein Gleichgewicht. Bei Parkinson-Kranken gehen dopaminproduzierende Neuronen verloren, sodass die Dopaminkonzentration im Gehirn sinkt. Die Konzentration des Acetylcholins bleibt aber relativ normal. Man nimmt an, dass dieses Ungleichgewicht zu einigen der Symptome beiträgt, die mit Parkinson im Zusammenhang stehen. Anticholinergika unterdrücken die Wirkung des Acetylcholins und stellen wieder ein Gleichgewicht zwischen Dopamin und Acetylcholin her. Dann herrscht aber ein Mangel an zwei Neurotransmittern, nicht nur an einem. Das könnte zwar bei manchen Symptomen helfen, aber andere heraufbeschwören.

Zu den bei Parkinson eingesetzten Anticholinergika gehören Benzatropin, Biperiden, Diphenhydramin, Ethopropazin, Orphenadrin, Procyclidin und Trihexyphenidyl. Manche von ihnen mögen vorübergehend helfen, doch langfristig werden sie das Fortschreiten der Krankheit beschleunigen.

Es ist schon seit einiger Zeit bekannt, dass Demenzkranke keine Anticholinergika bekommen sollten, da ihre Symptome sich dann verschlimmern. Selbst bei Menschen mit normalen kognitiven Fähigkeiten können unerwünschte Nebenwirkungen auftreten.

Diese Entdeckung begann mit einer simplen Beobachtung des Arztes Jack Tsao, eines Neurologen an der Uniformed Medical Services University in Bethesda (Maryland). Er untersuchte eine 74-Jährige, bei der plötzlich Halluzinationen und Gedächtnisprobleme aufgetreten waren. Da es ihn wunderte, dass die Symptome so plötzlich gekommen waren, führte er nicht gleich umfangreiche Tests auf Alzheimer durch, sondern sah sich zunächst ihren Medikationsplan an. Dabei stellte er fest, dass sie seit Kurzem 2 Milligramm Detrol nahm, das bei Überaktivität der Blase eingesetzt wird. Die Symptome der Patientin schienen mit den Nebenwirkungen dieses Medikaments übereinzustimmen. Die Frau nahm dann kein Detrol mehr – und ihre Symptome verschwanden innerhalb von wenigen Wochen.

Dr. Tsao führte daraufhin eine Studie durch, um herauszufinden, wie stark Anticholinergika Menschen mit normalen kognitiven Fähigkeiten beeinflussen. Er verglich 191 Personen, die noch nie ein Medikament mit anticholinergen Eigenschaften genommen hatten, mit 679 Konsumenten derartiger Medikamente. Das Durchschnittsalter der Teilnehmer lag bei 75 Jahren. Der Arzt verfolgte dann 8 Jahre lang den kognitiven Verfall bei den Teilnehmern. Bei der Gruppe, die die Medikamente genommen hatte, verlief er um den Faktor 1,5 schneller als bei der anderen. Offenbar kommt es bei allen, die Anticholinergika nehmen, zu einem gewissen kognitiven Abbau.

Bei manchen Menschen geht der Verlust der geistigen Fähigkeiten wieder vorüber und bessert sich, sobald das Medikament abgesetzt wird, doch bei anderen kann er auch dauerhaft sein. Studien zeigen jetzt, dass der häufige Gebrauch von Anticholinergika nicht nur kurzfristige kognitive Auswirkungen haben kann, sondern auch die Gefahr irreversibler Hirnschäden erhöht, die zu Demenz und Parkinsonismus führen.[12]

Manche Klassen von Arzneimitteln sollten ältere Menschen generell nicht nehmen, weil die Risiken bei ihnen größer sind als der Nutzen. Trotzdem werden diese Medikamente routinemäßig verschrieben, obwohl es oft bessere, ungefährlichere Alternativen gibt. Bei 30 Prozent der älteren Patienten, die ins Krankenhaus müssen, sind unerwünschte Nebenwirkungen von Medikamenten die Ursache.[13] Eine Studie in einem Pflegeheim hat gezeigt, dass es im Zeitraum von 4 Jahren bei 66 Prozent der Bewohner zu unerwünschten Nebenwirkungen von Medikamenten gekommen war, wobei jeder Siebte ins Krankenhaus aufgenommen werden musste.[14]

1997 identifizierten Dr. Mark H. Beers und ein Gremium aus ärztlichen Experten eine Reihe von Medikamenten, die ihrer Ansicht nach für Menschen über 65 unabhängig von ihrem Gesundheitszustand und dem Schweregrad ihrer Krankheit nicht geeignet waren.[15] Die Ärzte waren sich darüber einig, dass die möglichen Risiken bei diesen Medikamenten den möglichen Nutzen überwogen und dass sie von dieser Altersgruppe nicht benutzt werden sollten. Ihre Liste dieser Medikamente wird als »Beers Criteria for Potentially Inappropriate Medication Use in Older Adults« (»Dr. Beers' Kriterien für Medikamente, die für ältere Erwachsene ungeeignet sein können«) bezeichnet. 2003 wurde die Liste aktualisiert.[16] Zu den dort aufgeführten Medikamentenklassen gehören auch die Anticholinergika. Der Grund dafür liegt auf der Hand, wenn man sich die lange Liste ihrer Nebenwirkungen ansieht, zu denen ja auch negative Auswirkungen auf die Gesundheit des Gehirns gehören.

Viele der Erkrankungen, bei denen Anticholinergika eingesetzt werden, treten bei Menschen mittleren und höheren Alters häufig auf. Daher nehmen ältere Erwachsene diese Arzneimittel häufig. Die Anticholinergika werden auf der Liste aber ausdrücklich als für diese Altersgruppe ungeeignet bezeichnet. Trotzdem verschreiben die Ärzte sie älteren Erwachsenen immer noch, und viele sind frei erhältlich und werden dieser Altersgruppe gegenüber angepriesen.

Einige der populärsten Medikamente auf dem Markt sind Anticholinergika: Dristan, Benadryl, Contac, Sominex, Wick Formel 44, Zantac und die vielen Formen, in denen Tylenol angeboten wird (beispielsweise Tylenol Cold Relief, Tylenol PM), Tylenol selbst allerdings nicht. Eine umfangreiche Liste der Anticholinergika und anderer pharmazeutischer Wirkstoffe, die negative Auswirkungen auf das Zentralnervensystem haben, finden Sie in Anhang D.

Senioren nehmen im Durchschnitt regelmäßig zwischen zwei und sechs rezeptpflichtige Medikamente und ein bis drei frei erhältliche. Leider leben unzählige ältere Menschen jahrelang mit Demenz, Parkinson und anderen neurologischen Erkrankungen, die durch Medikamente ausgelöst wurden, und sterben schließlich auch daran. In vielen Fällen hätte die Absetzung des Medikaments erhebliche Linderung gebracht.

Es ist eine Ironie des Schicksals, dass manche Medikamente, die zur Behandlung der Neurodegeneration eingesetzt werden, das Fortschreiten der Krankheit beschleunigen oder Nebenwirkungen hervorrufen, die ebenso schlimm sind wie die Krankheit, für deren Behandlung sie gedacht sind.

Da die Blockierung des Neurotransmitters Acetylcholin durch Anticholinergika häufig demenzfördernde degenerative Prozesse auslöst, könnte man die Hirnfunktion ja vielleicht verbessern, indem man das Gegenteil macht. Könnten Cholinesterasehemmer – Medikamente, die das Enzym hemmen, das das Acetylcholin spaltet – dazu führen, dass eine größere Menge dieses Neurotransmitters vom Gehirn genutzt werden kann? Das ist die Wirkungsweise der populären Alzheimer-Medikamente Aricept (Donepezil), Exelon (Rivastigmin) und Reminyl (Galantamin). Sie haben aber wie alle Medikamente negative Nebenwirkungen, zu denen sogar der Tod gehört. Bei einer neuen Studie mit 648 Patienten, die Aricept einnahmen, und 326, die Placebos erhielten, kam es bei der Aricept-Gruppe innerhalb von nur 24 Wochen zu elf Todesfällen – in der Placebo-Gruppe hingegen zu keinem einzigen.[17]

Die Studie hat gezeigt, dass der Wert dieser drei Medikamente »fragwürdig« ist, doch ihr Verkaufsvolumen belief sich 2004 auf über 861 Millionen US-Dollar! Sie sind keine vorübergehend anzuwendenden Arzneimittel, sondern sollen lebenslang genommen werden – auch wenn sie dieses Leben verkürzen könnten …

Diese Medikamente verkaufen sich nicht etwa deshalb so gut, weil sie wirkungsvoll sind, sondern weil die pharmazeutische Industrie sie so geschickt vermarktet. Die erfolgreiche Strategie für den Verkauf von Alzheimer-Medikamenten beruht auf Hoffnung, Angst und Schuldgefühlen: Auf der Hoffnung, dass eines dieser Medikamente »funktionieren« könnte, auf der Angst, dass alles verloren sein wird, wenn man nicht schnell mit einem dieser Arzneimittel anfängt, und auf den Schuldgefühlen, wenn nahe Angehörige sich nicht dazu entschließen, die Krankheit durch diese teuren, aber kaum wirksamen Medikamente zu »bekämpfen«.

Alle Medikamente, die die Hirnchemie beeinflussen, können schwerwiegende Folgen haben. Und so unglaublich das klingt: Die Ärzte verschreiben Aricept häufig zusammen mit Anticholinergika! Dann löschen die Wirkungen sich gegenseitig aus, sodass der therapeutische Wert insgesamt gleich null ist, doch beide greifen weiter ins Gehirn ein und erzeugen unerwünschte Nebenwirkungen.

Statine

Die Statine sind die profitabelsten rezeptpflichtigen Medikamente aller Zeiten, sie bringen den Arzneimittelherstellern jedes Jahr Gewinne im Bereich von Milliarden US-Dollar ein. Sie werden zwar als sicher angepriesen, erzeugen aber ein ganzes Spektrum unerfreulicher Nebenwirkungen wie Verdauungsprobleme, Muskelschwund und -schmerzen, Leber- und Nierenversagen, geistigen Verfall und Hirnschäden, die zu Gedächtnisverlust, Stimmungsschwankungen und Verhaltensveränderungen führen. Nach den Muskelschmerzen sind die Nebenwirkungen einer Statintherapie, von denen am häufigsten berichtet wird, kognitive Probleme.[18]

Statine sollen den Cholesterinspiegel senken. Die bekanntesten sind Lipitor (Atorvastatin; in Deutschland auch Sortis und Atorvalan), Crestor (Rosuvastatin), Pravachol (Pravastatin), Zocor (Simvastatin) und Mevacor (Lovastatin). Lipitor wird in den USA mit Abstand am häufigsten verschrieben. Ein anderes Statin, Baycol, wurde 2001 vom Markt genommen, da es bei einer beunruhigend großen Zahl von Benutzern zu schwerem Muskelschwund, zu Nierenversagen und sogar zum Tod gekommen war.

Dr. Beatrice Golomb leitet die Statin Study Group an der University of California in San Diego, die die Nebenwirkungen von Statinmedikamenten aktiv erforscht. Sie hat Tausende von Fallberichten gesammelt, in denen von den Nebenwirkungen von Statinen die Rede ist. Sie sagt, zu den Klagen von Patienten, die Statine nehmen, gehöre die Unfähigkeit, sich an den Namen eines Enkelkindes zu erinnern, sie würden in ein Zimmer gehen, ohne sich daran erinnern zu können, was sie dort eigentlich gewollt hätten, oder einen angefangenen Satz nicht beenden können. Manche klagten auch über Persönlichkeitsveränderungen oder Reizbarkeit.

Die 69-jährige Jane Brunzie ist ein typisches Beispiel. Sie war so vergesslich, dass ihre Tochter schon nach einer Alzheimer-Behandlung für sie suchte und sich weigerte, sie auf ihre 9-jährige Enkelin aufpassen zu lassen. Dann setzte Brunzie die Statine ab. »Es war wirklich dramatisch – nach 8 Tagen war ich wieder ganz die Alte!«, sagt sie. Die Ärzte verordneten ihr noch dreimal andere Sorten an Statinen. »Sie sagten: ›Versuchen Sie's doch mal mit dem hier!‹ Die Ärzte wollen einfach nicht auf diese Medikamente verzichten. Jedes Mal musste ich schon nach ein paar Tagen wieder nach Worten suchen!«, erzählt Brunzie. Jetzt ist ihr Kopf klar und sie arbeitet wieder ehrenamtlich an der örtlichen Grundschule, was ihr viel Freude macht. »Ich habe das Gefühl, sehr dankbar sein zu müssen, denn ich habe mein Gedächtnis zu 99 Prozent zurückbekommen«, sagt sie. »Aber ich mache mir um die vielen Leute Sorgen, die wie ich allmählich ihre Worte verlieren und das vielleicht dem normalen Alterungsprozess zuschreiben, obwohl das möglicherweise gar nicht stimmt!«

Die Gefahr neurologischer Probleme ist zwar mit allen Statinen verbunden, doch gerade das beliebteste, Lipitor, scheint in dieser Hinsicht am schlimmsten zu sein. Es kann schon nach 5 Tagen Gedächtnisprobleme bewirken, die in manchen Fällen aber erst nach einer mehrjährigen Statintherapie an die Oberfläche kommen. Der Gedächtnisverlust kann plötzlich auftreten und eine völlige Amnesie, Verwirrtheit und Desorientiertheit mit sich bringen. Wird das Medikament abgesetzt, kann das Gedächtnis zurückkehren, doch in manchen Fällen bleiben die kognitiven Probleme für immer bestehen.

Steroidhormone

In seinen 5 Jahren als Quarterback bei den San Francisco 49ers in den 1960er-Jahren hatte Bob Waters unzählige Stöße, Hämatome und Knochenbrüche erlitten. Mit 44 begann sein rechter Arm hin und wieder zu zittern, doch das schrieb er einfach einer alten Verletzung zu, wegen der man ihm eine Metallplatte eingesetzt hatte Sein Arzt sagte, das Zittern könne etwas mit dem Metall zu tun haben. Waters arbeitete dann weiter als Football-Coach an der Western Carolina University in Cullowhee (North Carolina). In den nächsten 4 Jahren breiteten sich die Muskelkrämpfe und die Muskelschwäche allmählich auch auf seinen anderen Arm aus. Das konnte doch nicht nur eine Reaktion auf das Metall sein! 1985 bestätigten sich dann bei ärztlichen Untersuchungen seine schlimmsten Befürchtungen: Er hatte ALS!

Die Entwicklung in der Folgezeit glich einem medizinischen Krimi. Kurz nach seiner Diagnose erfuhr Waters, dass ein früherer Mitspieler bei den 49ers, der Fullback (Verteidiger) Gary Lewis, ebenfalls an ALS litt. Lewis starb im Dezember 1986, mit nur 44 Jahren, an dieser Krankheit. Im nächsten Monat hörte Waters, dass ein anderer Mitspieler aus dem Team von 1964, der 53-jährige Linebacker Matt Hazeltine, gerade an ALS gestorben war. Alle drei hatten 1964 für dasselbe Team gespielt. Der körperliche Zustand von Waters verschlechterte sich weiter, er nahm über 9 Kilo ab und konnte keinen seiner Arme mehr benutzen. Innerhalb von 3 Jahren starb auch er, im Alter von 50 Jahren.

Die einzige bekannte Verbindung zwischen Waters, Lewis und Hazeltine war, dass sie 1964 für dasselbe Footballteam gespielt hatten. War es ein Zufall, dass sie alle an der gleichen seltenen Krankheit starben? ALS tritt typischerweise im Jahr nur bei einem von 50 000 US-Amerikanern auf, doch gleich drei Männer aus einer 55-köpfigen Mannschaft erkrankten daran! Das hätte natürlich Zufall sein können, doch drei von 55, das waren einfach zu viele …

Außer bei den drei Footballspielern ist ALS auch in vielen anderen Fällen gehäuft aufgetreten. In Ohio erkrankten drei Lehrer daran, die an der High School im selben Raum unterrichtet hatten, in Kalifornien sechs Personen, die an dem gleichen Hang hinter dem Campus der University of California in Berkeley wohnten. Auch rund 85 Personen, die auf der Kelly Air Force Base in San Antonio (Texas) gearbeitet oder gewohnt hatten, erkrankten an ALS, und mindestens siebzehn von ihnen hatten im gleichen Gebäude gearbeitet. Dass diese Fälle so geballt auftraten, legt den Verdacht nahe, dass alle Opfer durch ihre Ernährung oder Umgebung irgendeinem Toxin ausgesetzt waren. Es gab eine ganze Reihe von Vermutungen, beispielsweise eine Infektion mit dem Poliovirus, eine Vergiftung durch Schwermetalle oder Pestizide, Verzehr toxischer Stoffe, Beschäftigung in der Kunststoffindustrie, traumatische Verletzungen …

Im Fall der 49ers machte man ein Düngemittel verantwortlich, das auf dem Trainingsfeld der Mannschaft benutzt worden war, doch das konnte nie bewiesen werden. Waters selbst lieferte einen weiteren »Verdächtigen«: Er gab zu, dass er in seiner Zeit bei den 49ers Steroide genommen hatte. Vielleicht war ja die Kombination der Steroide mit den unzähligen Schädel-Hirn-Traumata, die er sich in so vielen Jahren als Footballspieler zugezogen hatte, die Ursache? Möglicherweise waren sogar gleich drei Faktoren beteiligt: die Schädel-Hirn-Traumata, die Steroide und etwas aus der Umwelt wie z. B. ein kontaminiertes Düngemittel oder Pestizide, die auf dem Spielfeld eingesetzt worden waren. Natürlich konnten auch andere, nicht erkannte Faktoren zu dem Problem beigetragen haben …

Es ist sehr gut möglich, dass die Steroide bei diesen Fällen ein Cofaktor waren. Anabole Steroide sind künstliche männliche Sexualhormone, die als Tabletten eingenommen oder gespritzt werden, damit sich schnell Muskeln aufbauen. Sie führen zwar zu wulstigen Muskeln, lassen aber das Gehirn schrumpfen. Forscher haben gezeigt, dass sie einen geradezu dramatischen Verlust an Hirnzellen verursachen. Bei Tieren beeinträchtigen sie die Lernfähigkeit und das Gedächtnis. Bei Personen, die sie über lange Zeit benutzen, kommt es häufig zu Stimmungsschwankungen, Halluzinationen und Paranoia, Depressionen, Reizbarkeit und aggressivem und suizidalem Verhalten sowie zu einem erhöhten Schlaganfallrisiko, das zahlreiche Minischlaganfälle mit sich bringt, die das Gehirn schädigen. Das durch Steroide ausgelöste aggressive Verhalten ist in der Welt der Bodybuilder nur zu gut bekannt; dort wird es als Steroid-Raserei bezeichnet.

Steroide können gesunde Zellen dazu bringen, »Selbstmord« zu begehen, und den Tod von Neuronen sowie ein Schrumpfen des Gehirns verursachen – und genau das scheint ja bei manchen Fällen von Alzheimer, Huntington und anderen neurodegenerativen Erkrankungen einzutreten.

Die US-amerikanische National Football League hat die Steroide zwar verboten, doch viele Spieler benutzen sie trotzdem. Da muss man sich allerdings fragen, wieso es nicht mehr Fälle von neurologischen Störungen gibt. Es könnte sie aber durchaus geben, denn bei den Spielern entwickelt sich vielleicht nicht immer ALS, sondern Parkinson, Alzheimer oder eine andere Form der Demenz.

2005 machte der Neurologe und Gerichtsmediziner Dr. Bennet Omalu eine schockierende Entdeckung. Als er im Büro des Gerichtsmediziners von Allegheny County in Pittsburgh eintraf, erwartete ihn dort der Leichnam von Terry Long, einem professionellen Footballspieler. Long war von 1984 bis 1991 Spieler in der Angriffslinie der Pittsburgh Steelers gewesen. Er war daran gestorben, dass er ein Frostschutzmittel getrunken hatte. 1991 war er wegen Steroidmissbrauchs aus dem Team ausgeschlossen worden. Später war er zurückgekommen, am Ende der Saison aber entlassen worden. Er hatte eine klinische Vorgeschichte von Depressionen, Gedächtnisverlust und irrem Verhalten, was ihn mehrfach in psychiatrische Anstalten gebracht hatte. Am Ende war er völlig verarmt und allein. Er unternahm mehrere Selbstmordversuche, unter anderem mit Rattengift, scheiterte aber, bis er dann das Frostschutzmittel trank.

Dr. Omalu fragte sich, wie es möglich war, dass dieser große, athletische Mann am Schluss so irre im Kopf war. Zunächst dachte er an Dementia pugilistica, die unter Boxern als Punch-Drunk-Syndrom bezeichnet wird. Wenn ständige Schläge gegen den Kopf das Gehirn eines Boxers zerstören konnten, dann konnten sie ja vielleicht auch das Gehirn eines Footballspielers zerstören. Er untersuchte dann Terry Longs Gehirn, das aber normal zu sein schien. Es wies keine der offensichtlichen Kontusionen auf, die oft bei Dementia pugilistica zu sehen sind. Aber Menschen werden doch nicht einfach so verrückt – es musste eine Antwort geben!

Omalu machte Querschnitte von Terry Longs Gehirn und untersuchte sie unter dem Mikroskop. Was er dort sah, war ein Schock für ihn: Das Gehirn war mit Tau-Proteinen übersät! »Dieses Zeug sollte nicht im Gehirn eines 45-jährigen Mannes sein!«, sagte er. »Das hier sieht eher wie das 90 Jahre alte Gehirn eines Menschen mit fortgeschrittenem Alzheimer aus!«

Terry Longs Gehirn wies überraschende Ähnlichkeit mit dem Gehirn von Mike Webster auf, dem früheren Center der Steelers, der im Alter von 50 Jahren gestorben war. Omalu hatte 3 Jahre vorher bei Websters Gehirn eine Autopsie durchgeführt.

Mike Webster war neunmal im All-Star-Team gewesen und in der Hall of Fame verewigt worden. »Iron Mike« war fünfzehn Saisons lang ein legendärer Center der Steelers gewesen. Auch er hatte sich vor seinem Tod verhalten, als wäre er verrückt. So hatte er beispielsweise in seinen eigenen Herd uriniert und Sekundenkleber auf seine verfaulenden Zähne aufgebracht. Dann hatte er sich einen Elektroschocker gekauft und ihn auf sich selbst gerichtet, um seine Rückenschmerzen loszuwerden. Um wenigstens ein bisschen Schlaf zu bekommen, versetzte er sich durch einen Schock in Bewusstlosigkeit. Trotz seiner erfolgreichen Karriere war er bei seinem Tod arm wie eine Kirchenmaus. Und wo war das ganze Geld geblieben? Webster hatte es schlicht vergessen. Er hatte auch vergessen, wie man isst. Am Ende war er obdachlos und lebte in einem Lastwagen.

In den nächsten Jahren untersuchten Omalu und seine Partner die Gehirne von elf weiteren ehemaligen Footballspielern, die an Demenz gelitten und sich irre verhalten hatten. Alle wiesen den gleichen Hirnschwund auf! Da viele dieser Spieler Steroide genommen hatten, vermutete man, dass der Hirnschwund auf ein Zusammenwirken der wiederholten Schädel-Hirn-Traumata und der Steroide zurückzuführen war, das sozusagen ein Doppelschlag gewesen war und die Gehirne zerstört hatte.

Eine andere Steroidgruppe, die mit dem Tod von Hirnzellen in Zusammenhang gebracht wurde, sind die Glucocorticoide.[19] Diese Stoffe, die beim Menschen in den Nebennieren produziert werden, werden als Stresshormone bezeichnet, da sie bei Stress verstärkt ausgeschüttet werden. Sie regen die Freisetzung von Glukose ins Blut an, erhöhen den Blutdruck, hemmen die Immunfunktion und lindern Entzündungen. Zudem wirken sie dem Insulin entgegen, sodass Insulinresistenz entsteht. Diese Veränderungen helfen uns, Stresssituationen für kurze Zeit zu bewältigen. Wenn der Stress vorbei ist, sinkt die Konzentration der Glucocorticoide und die Körperfunktionen kehren in den Normalzustand zurück.

Chronischer Stress führt aber dazu, dass über längere Zeit Unmengen von Glucocorticoiden ins Blut gepumpt werden. Das kann viele schädliche Auswirkungen haben, unter anderem das Absterben von Hirnzellen und Gedächtnisverlust. Studien haben gezeigt, dass erhöhte Glucocorticoidkonzentrationen vor allem den Hippocampus schädigen, den Bereich des Gehirns, der mit dem Gedächtnis im Zusammenhang steht.[20] Wird der Körper über längere Zeit Glucocorticoiden ausgesetzt, wird das Absterben der Neuronen so stark beschleunigt, dass chronischer Stress zur Degeneration des Hippocampus führen kann. Chronischer Stress wurde bei vielen Alzheimer-Kranken beobachtet; man nimmt an, dass er zur Entwicklung und zum Fortschreiten dieser Krankheit beiträgt.[21] Daher ist das Risiko, dass sich im späteren Leben Alzheimer oder andere Formen der Demenz entwickeln, bei Menschen größer, deren Lebensweise mit viel Stress verbunden ist.[22]

Das wichtigste menschliche Glucocorticoid ist Cortisol. Medikamente mit Cortisol werden zur Behandlung eines großen Spektrums entzündlicher Krankheiten wie Arthritis, Colitis ulcerosa, Asthma, Schuppenflechte, Ekzemen und Allergien eingesetzt. Cortisolsteroide gibt es als Tabletten, Kapseln, Flüssigkeiten, äußerlich anzuwendende Salben und Gele, Augentropfen, injizierbare oder intravenöse Lösungen sowie zum Inhalieren. Viele sind frei erhältlich. Übermäßiger Gebrauch dieser Produkte kann zu Insulinresistenz beitragen, die zelluläre Energieproduktion stören und Neuronen abtöten.

Der Fall der »gefrorenen« Süchtigen

Medikamente und Drogen, die von Opium abgeleitet sind – wie Heroin, Methadon und Morphium –, können Hirnzellen zerstören. Sie führen im Gehirn zu niedriggradigen Entzündungen und zur Ansammlung von Proteinen. Bei Autopsien junger Drogenabhängiger sind die Schäden mit denen vergleichbar, die normalerweise bei viel älteren Menschen mit Alzheimer im Frühstadium zu beobachten sind. Synthetische oder »Designer«-Opiate können sogar noch größere Schäden anrichten.

Im Hinblick auf Parkinson hat es einen interessanten Durchbruch gegeben, der jetzt als »Fall der ›gefrorenen‹ Süchtigen« bezeichnet wird. 1996 erschien ein Buch mit diesem Titel, in dem die Fälle von sieben Heroinsüchtigen, bei denen sich aus zunächst ungeklärten Gründen Parkinson entwickelt hatte, detailliert beschrieben wurden. Diese Geschichte begann 1982, als sich der 42-jährige heroinsüchtige George Carillo ins Santa Clara Valley Medical Center in San José schleppte. Er glich eher einer Schaufensterpuppe als einem lebendigen Menschen – er ging vorgebeugt und verdreht, sabberte und konnte nicht sprechen; fast jeder Muskel in seinem Körper schien sich versteift zu haben, als wäre er eingefroren worden. Seine Symptome deuteten darauf hin, dass er seit mindestens 10 Jahren an Parkinson litt. Nur ein paar Tage vorher war er aber noch völlig normal gewesen! Was war in diesen wenigen Tagen geschehen, die einen bis dahin gesunden Mann in einen fortgeschrittenen Fall von Parkinson verwandelt hatten? Die Ärzte waren zunächst ratlos.

Carillo konnte zwar nicht mehr sprechen, doch es gelang ihm, mit seinen steifen Fingern Antworten auf die Fragen der Ärzte zu kritzeln. Die Symptome waren plötzlich aufgetreten, nachdem er eine synthetische Form von Heroin probiert hatte, die vor Kurzem auf den Straßen aufgetaucht war. Er hatte dieses Rauschgift 3 Tage lang genommen und war 2 Tage später in eine lebende Statue verwandelt worden.

In der nächsten Zeit meldeten Krankenhäuser im Gebiet von Santa Clara sechs weitere Fälle von Heroinsüchtigen mit der gleichen fortgeschrittenen Form von Parkinson. Alle hatten unmittelbar vor dem Ausbruch der Symptome das synthetische Heroin benutzt. Ein Toxikologe vom gerichtsmedizinischen Labor des Bezirks erinnerte sich dann an einen Fall aus dem Jahr 1976; damals hatten sich bei einem Chemiestudenten aus Maryland Parkinson-Symptome entwickelt, nachdem er sich synthetisches Heroin gespritzt hatte, das er selbst zusammengebraut hatte. Der Student hatte eigentlich eine Substanz herstellen wollen, die dem Schmerzmittel Demerol ähnelte, aber versehentlich die damit verwandte Chemikalie MPTP hergestellt. Die Forscher besorgten sich Proben der Droge, die Carillo benutzt hatte, und untersuchten sie. Wie zu erwarten enthielt sie ebenfalls MPTP.

Sobald MPTP ins Blut gelangt, wird es in eine ähnliche, aber höchst toxische Substanz namens MPP^+ verwandelt, die die Substantia nigra angreift, den Hirnbereich, in dem der größte Teil des Dopamins produziert wird. Diese Substanz verursacht die Schäden, die bei allen Parkinson-Patienten zu finden sind.

Diese Ereignisse führten zu einigen wichtigen Entwicklungen bei der Parkinson-Forschung, die seit Jahren darunter gelitten hatte, dass es kein Tiermodell gab, an dem man neue Medikamente und Behandlungen hätte testen können. Heute wird MPTP in der Tierforschung verwendet, damit die Wissenschaftler die Krankheit besser verstehen und Behandlungsformen entwickeln können. Zudem vermuteten die Wissenschaftler, dass Parkinson meistens dadurch verursacht wird, dass die Betroffenen toxischen Substanzen ausgesetzt waren, die Ähnlichkeit mit MPTP aufwiesen. Bei starker Exposition können die Symptome (wie bei den sieben Süchtigen) schnell auftreten, bei schwacher Exposition über längere Zeit können die Symptome von Parkinson sich allmählich entwickeln.

Vorsicht bei der Einnahme von Medikamenten!

In diesem Kapitel haben Sie gesehen, dass Medikamente zu schwerer Neurodegeneration führen können, die bei manchen (MPTP) schnell eintritt, beim chronischen Gebrauch schwächerer Medikamente aber auch langsam. Medikamente, die das Zentralnervensystem negativ beeinflussen, rufen zwar nicht immer Dauerschäden hervor, beschleunigen aber das Einsetzen von Demenz, Parkinson oder ALS, da sie die Flammen der Entzündungen anfachen und zu den Zerstörungen durch freie Radikale beitragen.

Die meisten Medikamente haben unerwünschte Nebenwirkungen. Viele haben einen negativen Einfluss auf das Zentralnervensystem, einschließlich des Gehirns. Wenn Sie daran denken, Medikamente zu nehmen, sollten Sie immer Vorsicht walten lassen – egal, ob sie rezeptpflichtig oder frei erhältlich sind. Sie sollten sich zunächst über die bekannten und vermuteten Nebenwirkungen dieser Medikamente informieren. Selbst scheinbar ganz harmlose Medikamente wie Antazida und Schmerzmittel könnten verheerende Auswirkungen auf die Gesundheit Ihres Gehirns haben. Da die Ärzte sich vieler Nebenwirkungen der Medikamente, die sie verschreiben, oft gar nicht bewusst sind, müssen Sie sich die entsprechenden Informationen selbst besorgen. Das Standardwerk zu den Nebenwirkungen von Medikamenten ist die *Physicians' Desk Reference*, die in den meisten guten Bibliotheken zu finden ist (auf Deutsch die *Rote Liste*). Sie können sich natürlich auch im Internet über die Nebenwirkungen von Medikamenten informieren.

Bei manchen Erkrankungen kann man nicht auf Medikamente verzichten. Sie sollten aber den Wirkstoffen aus dem Weg gehen, die in Anhang D aufgeführt sind, und stattdessen lieber ungefährlichere wählen. Wo das möglich ist, könnte es besser sein, »natürliche« Lösungen statt pharmazeutischer Mittel zu benutzen, wobei »natürlich« als Kräuter, Vitamine, homöopathische Mittel, eine gute Ernährung, körperliche Bewegung und Ähnliches zu interpretieren ist. Zwei gute Quellen für natürliche Lösungen, die den Verzicht auf Pharmazeutika ermöglichen, sind *Natural Alternatives to Over-The-Counter and Prescription Drugs* von Michael Murray und *Drugs That Don't Work and Natural Therapies That Do!* von David Brownstein.

8 · Umweltgifte

Pestizide

Die 32-jährige Jackie Christensen war nach der Geburt ihres zweiten Kindes gerade an ihren Arbeitsplatz zurückgekehrt – und merkte gleich, dass etwas nicht stimmte. Beim Tippen machten zwei Finger ihrer linken Hand nämlich nicht mit. »Sie bewegten sich auf der Tastatur einfach nicht so, wie sie sollten!«, erzählt Christensen. »Außerdem hatte ich das, was oft als Schultersteife bezeichnet wird – ich konnte meinen linken Arm nur innerhalb eines ganz kleinen Bereichs bewegen.«

Sie ging zu mehreren Ärzten, die ihr aber nicht helfen konnten. In den nächsten Jahren verschlimmerten sich ihre Symptome immer weiter. Schließlich suchte sie einen Neurologen auf – und bekam eine niederschmetternde Diagnose: Parkinson! Sie rief: »Ich kann keinen Parkinson haben! Ich bin doch nicht alt!« Die Diagnose bestätigte sich jedoch, als ihre Symptome sich nach Einnahme des Parkinson-Medikaments L-Dopa sofort besserten. Sie stand damals kurz vor ihrem 35. Geburtstag.

Wieso hatte sie plötzlich eine Krankheit bekommen, die normalerweise nur Personen nach dem 5. Lebensjahrzehnt und zudem mehr Männer als Frauen befällt? Christensen glaubt den Grund zu kennen: Als Teenager war sie Pestiziden ausgesetzt. Sie war im ländlichen Minnesota aufgewachsen und hatte im Sommer immer zusammen mit anderen Teenagern auf Farmen in der Umgebung auf den Sojabohnenfeldern gearbeitet. Ein Pick-up hatte sie alle am Ende eines Feldes abgesetzt und sie waren dann an den Bohnenreihen entlanggegangen und hatten das Unkraut entfernt. Später waren sie auf einem »Bohnen-Buggy« gefahren – einer Vorrichtung, die vorn an einem Traktor befestigt war. Von dort aus hatten sie Roundup versprüht. Das Herbizid war häufig violett gefärbt worden, damit sie sehen konnten, wohin sie es sprühten; sie mussten möglichst genau auf das Unkraut zielen und versuchen, keine Bohnen zu treffen. Christensen hatte dabei oft nur einen Badeanzug und eine Baseballkappe an. Sie sagt: »In diesen Sommern wurde ich wunderbar braun. Ich hatte keine Vorstellung davon, welchem Stoff ich mich da aussetzte und wie er sich auf mich auswirken würde, ich dachte überhaupt nicht darüber nach. Nach den ersten beiden Tagen konnte ich den Geruch des Herbizids gar nicht mehr wahrnehmen. Ich erinnere mich noch daran, dass meine Mutter sagte, ich solle sofort duschen gehen, wenn ich nach Hause kam, weil ich stark nach Chemikalien roch.«

Es gibt zwar keine direkten Beweise dafür, dass Christensens Krankheit dadurch verursacht wurde, dass sie in ihrer Jugend Herbiziden ausgesetzt war, doch die Forschung bestätigt ihre Vermutung. Berichte darüber, dass Parkinson bei Farmern und der Landbevölkerung ungewöhnlich häufig auftritt, stützen die Hypothese, dass in der Landwirtschaft eingesetzte Pestizide zum Teil für die Krankheit verantwortlich sein könnten. Studien haben gezeigt, dass bestimmte Pestizide – speziell das Fungizid Maneb und das Herbizid Paraquat – bei Tieren Parkinson-Symptome hervorrufen. Forscher von der UCLA haben Beweise dafür vorgelegt, dass dieser Prozess auch beim Menschen ablaufen kann.

Pestizide, die aus der Luft oder auf dem Boden angewendet werden, treiben oft in messbaren Konzentrationen, die danach in der Luft, in Pflanzen und in Tieren zu finden sind, mehrere hundert Meter von ihrem eigentlichen Einsatzgebiet weg. Die Forscher von der UCLA untersuchten Bewohner des kalifornischen Central Valley, die in einer Entfernung von bis zu 500 Metern von Feldern wohnten, die mit Maneb oder Paraquat besprüht worden waren. Bei denjenigen, die einer dieser Chemikalien ausgesetzt gewesen waren, war das Parkinson-Risiko um 75 Prozent erhöht. Die Forscher stellten außerdem fest, dass das Risiko bei Patienten, bei denen Parkinson wie bei Jackie Christensen schon früh (vor dem Alter von 60 Jahren) aufgetreten war, doppelt so groß war, wenn sie nur einer der Chemikalien ausgesetzt waren, und vier- bis sechsmal größer, wenn sie beiden ausgesetzt waren.[1]

Die Forscher kamen zu dem Schluss, dass ihre Studie überzeugende Beweise dafür geliefert hatte, dass Pestizide beim Menschen Parkinson verursachen können. Sie hat außerdem gezeigt, dass die toxischen Auswirkungen einzelner Chemikalien größer sind, wenn Menschen mit mehreren in Berührung kommen. Das ist wichtig, da wir oft mehr als einem Pestizid ausgesetzt sind.

Es kann vorkommen, dass die Symptome erst nach Jahren auftreten. Daraus lässt sich schließen, dass Toxine degenerative Veränderungen im Gehirn in Gang setzen können, die sich in einer abwärts gerichteten Spirale der Neurodegeneration fortsetzen können, wenn sie nicht aufgehalten werden. Das ist sehr wichtig, denn es bedeutet ja, dass sich bei vielen Menschen, die Chemikalien ausgesetzt waren, derzeit aber noch keine Symptome haben, vielleicht allmählich Parkinson oder andere neurodegenerative Erkrankungen entwickeln, ohne dass sie das wissen. Gefährlich sind nicht nur Pestizide, sondern auch eine Vielzahl von anderen Chemikalien, Medikamenten und sogar bestimmte Nahrungsmittel. Durch die Vorbeugungsmaßnahmen, über die ich in den kommenden Kapiteln sprechen werde, lässt sich das Risiko enorm senken.

Mehrere Studien haben gezeigt, dass zwischen dem Konsum von Molkereiprodukten und Parkinson eine Korrelation besteht. So stand der Verzehr von Molkereiprodukten bei einer Studie mit einem leicht, aber doch signifikant erhöhten Parkinson-Risiko im Zusammenhang.[2] Je mehr Molkereiprodukte verzehrt werden, desto größer ist das Risiko. Bei Männern war der Zusammenhang stärker und vor allem auf Milch zurückzuführen. Die Ergebnisse ließen sich keinem bestimmten Nährstoff in der Milch, beispielsweise Calcium, Vitamin D oder Fetten, zuschreiben. Da Milch und Molkereiprodukte häufig Spuren von Pestiziden enthalten, die mit Parkinson in Verbindung gebracht werden konnten, sahen die Forscher darin den Grund für das erhöhte Risiko.

Futter, das Milchkühe bekommen, wird oft stark besprüht, und Pestizidrückstände sammeln sich in der Milch an. Allerdings sind nicht alle Molkereiprodukte durch Chemikalien kontaminiert. Kühe, die unter organischen Bedingungen aufgezogen werden, bekommen pestizidfreies Futter, sodass ihre Milch keine industriellen Chemikalien (auch keine Wachstumshormone und Antibiotika, die Viehfutter sonst häufig zugesetzt werden) enthält.

Natürliche Neurotoxine

Manche Pflanzen, die als Futter verwendet werden, enthalten natürliche Neurotoxine, die die Neurodegeneration fördern können und mit Parkinson, Alzheimer und ALS in Zusammenhang gebracht wurden. Die Wissenschaftler rätselten jahrelang über die Ursache einer Parkinson-Epidemie in Französisch-Westindien in der Karibik, insbesondere auf der Insel Guadeloupe.

Eine Parkinson-Epidemie hatte die Inselbewohner im Griff. Schließlich fanden Wissenschaftler heraus, dass der Verursacher ein auf der Insel beliebtes Nahrungsmittel war: die Stachelannone *(Annona muricata)*, eine herzförmige, gelbgrüne Frucht,3 die auch als Soursop, Sauersack oder Pawpaw bezeichnet wird. Eine ähnliche Epidemie auf der Insel Neukaledonien im Südpazifik wurde ebenfalls dieser Frucht zugeschrieben, die aus Französisch-Westindien importiert und dann kommerziell angebaut worden war.

In der Karibik und in Nord- und Südamerika kommen mehrere Arten der Stachelannone natürlich vor. Die Frucht wird in vielen Tropenländern auf der ganzen Welt angebaut. In spanischsprachigen Ländern wird sie als *Guanabana* bezeichnet, im portugiesischsprachigen Brasilien als *Graviola*.

Die Frucht wird auf den lokalen Märkten verkauft. Aus den Blättern wird manchmal Tee gemacht, die leicht säuerlich schmeckende Fruchtmasse wird für Getränke und Sorbets verwendet. Früher benutzten die Einheimischen alle Teile des Baums für Kräutermedizin, die gegen ein breites

Spektrum von Leiden eingesetzt wurde. Die Frucht wurde als Mittel gegen Würmer und Parasiten verwendet, Rinde, Blätter und Wurzeln wurden als Sedativa benutzt.

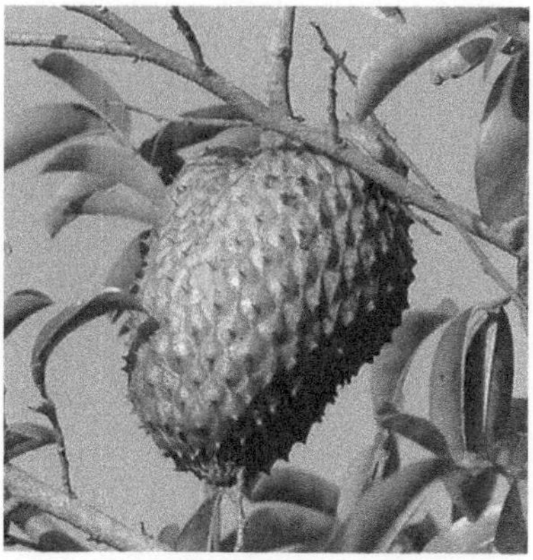

Stachelannone (Annona muricata), *die häufig in der Karibik und in Südamerika zu finden ist*

Die Stachelannone gehört zur Familie der Annonaceae. Diese Pflanzen enthalten das chemische Toxin Annonacin, das schon seit Jahren als mögliches Mittel zur Behandlung von Krebs erforscht wird, da es für Krebszellen sehr toxisch ist. Bedauerlicherweise tötet es aber auch Hirnzellen, besonders die dopaminproduzierenden Neuronen in der Substantia nigra. Annonacin ist für die Neuronen eintausendmal toxischer als MPP^+, die toxische Chemikalie in synthetischem Heroin.[4] Zum Glück enthält die Frucht aber viel geringere Dosen als die typischen Drogen.

Man schätzt, dass eine durchschnittliche Stachelannone etwa 15 Milligramm Annonacin enthält. Eine Dose mit kommerziellem Nektar enthält 36 Milligramm. Um Ihnen einen Eindruck von der potenziellen Toxizität zu vermitteln: Schätzungen zufolge nimmt ein Erwachsener, der am Tag eine Frucht oder eine Dose Nektar konsumiert, im Jahr die Menge Annonacin zu sich, die bei Labortieren erwiesenermaßen zu Hirnschäden führt.[5]

In den USA werden Stachelannonen an sich nur selten verzehrt, doch manche Arten sind in Nordamerika in einem Gebiet von Florida bis Nebraska heimisch. Die häufigste ist *Asimina triloba*, deren süße Früchte von der Textur her Bananen ähneln; deshalb wird sie auch als Indianerbanane bezeichnet. Der US-Bundesstaat Ohio hat die Stachelannone vor Kurzem zu seiner »offiziellen heimischen Frucht« erklärt. In Läden findet man sie nicht oft, da sie sich nicht gut transportieren und lagern lässt. Zurzeit versucht man aber, die Frucht kommerziell verfügbarer zu machen. Für die Pflanzer ist sie nämlich interessant, weil die meisten Insekten und Tiere den Baum meiden, sodass der Einsatz von Pestiziden reduziert werden kann. Annona-

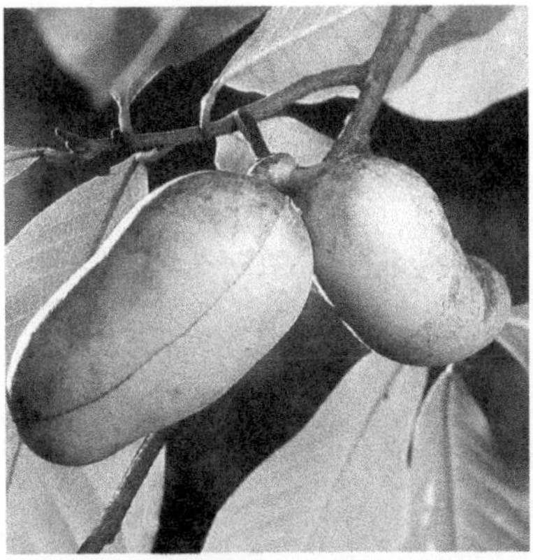

Die in Nordamerika heimische Stachelannonenart Asimina triloba *hat eine bananenartige Beschaffenheit und große Kerne*

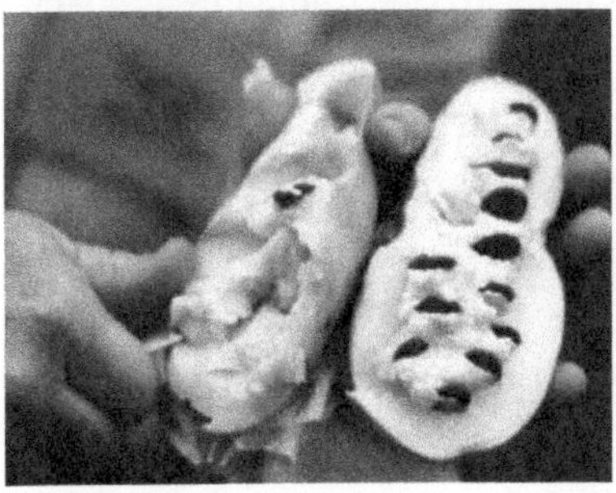

cin, das in den Blättern und der Rinde in der höchsten Konzentration vorkommt, wird als »natürliches« Insektizid und Mittel gegen Tiere angepriesen. Das Fruchtmark wird oft mit anderen Fruchtsäften kombiniert verkauft. Die schon seit langer Zeit bekannten medizinischen Eigenschaften der Frucht werden häufig als »gesunder« Grund dafür genannt, sie zu essen. Mehrere Unternehmen verkaufen sie als Nahrungsergänzungsmittel und als natürliches Hilfsmittel bei der Behandlung von Krebs. Auf Websites wird sie häufig in unterschiedlichen Formen unter ihrem brasilianischen Namen Graviola angeboten. Die meisten Amerikaner kennen die Stachelannone bis heute nicht, doch in Zukunft wird sie wohl aufgrund verstärkter Vermarktungsanstrengungen besser bekannt werden.

Stachelannonen sind nicht die einzigen als Nahrungsmittel verwendeten Pflanzen, die Neurotoxine enthalten. Die Graserbse (*Lathyrus sativus*), eine Hülsenfrucht, die in Asien, Afrika und im Mittleren Osten wächst, enthält β-N-Oxalylamino-L-Alanin (BOAA). Dieses Neurotoxin verursacht bei Tieren und Menschen eine ALS sehr ähnliche neurodegenerative Krankheit, den *Lathyrismus*. Die Graserbse gehört zwar nicht zur normalen Ernährung, wird aber in Zeiten verzehrt, in denen Armut oder Hunger herrschen. Die Krankheit ist vor allem in manchen Regionen von Bangladesch, Äthiopien, Indien und Nepal verbreitet.

Die toxische Wirkung der Palmfarne (Zykadeen), die in vielen tropischen und subtropischen Gebieten auf der ganzen Welt wachsen, ist wohlbekannt. In ihr vermutet man die Ursache einer schweren neurodegenerativen Erkrankung, die sich zu Parkinson, Alzheimer und ALS entwickelt. Zu entsprechenden Epidemien ist es auf den Inseln Guam und Rota sowie auf der japanischen Halbinsel Kii und bei den Küstenbewohnern von Westpapua (Neuguinea) gekommen.

Palmfarne enthalten verschiedene Toxine; manche lösen Leberkrankheiten aus, andere greifen das Gehirn an. Die Samen enthalten in hoher Konzentration das Neurotoxin β-N-Methylamino-L-Alanin (BMAA), das dem BOAA in den Graserbsen ähnelt. Tierstudien haben gezeigt, dass große BMAA-Dosen ALS-artige Symptome verursachen, etwas geringere Dosen parkinsonartige. Beide können sich zu alzheimerartiger Demenz weiterentwickeln.

Im Südpazifik sind Palmfarne eine häufige Nahrungsquelle. Die Samen werden oft zu Mehl gemahlen, aus dem dann ein Brei oder Fladenbrot gemacht werden. Bei der Verarbeitung werden die Toxine üblicherweise weggewaschen, sodass nur noch ganz geringe Mengen übrig bleiben.

Auf der unter US-amerikanischer Verwaltung stehenden Insel Guam kam es einmal zu einer besonders schweren Epidemie dieses ALS/Parkinson-Demenz-Komplexes (ALS/PDC). Die Zahl der ALS-Fälle auf der Insel war damals bis zu einhundertmal so hoch wie in der übrigen Welt. Zwischen 1940 und 1965 wurde ALS/PDC zur führenden Todesursache bei den erwachsenen Chamorro, den Einheimischen. Damals wurde jeder fünfte Todesfall dieser Krankheit zugeschrieben.

Bis 1900 war die Krankheit auf der Insel völlig unbekannt. Noch 1902 berichtete der amerikanische Vizegouverneur William Safford, die Chamorro seien »bemerkenswert frei von Krankheiten und körperlichen Defekten« und würden »ein hohes Alter erreichen«. 1904 wurde jedoch auf drei Totenscheinen eine Form der Lähmung erwähnt, die anscheinend auf ALS beruhte. Die Zahl der Fälle wuchs, bis sie in den 1950er-Jahren ihren Höhepunkt erreichte; danach flaute die Epidemie langsam ab. In den 1960er-Jahren starben zwar immer noch ältere Menschen an dieser Krankheit, doch von denen, die seit 1961 geboren wurden, bekam sie niemand.

Die Chamorro hatten seit Generationen ohne offensichtliche Probleme Palmfarnmehl gegessen. Die Wissenschaftler fragten sich natürlich, wieso die Krankheit so plötzlich aufgetaucht und ebenso plötzlich wieder verschwunden war. Einige wiesen darauf hin, dass die BMAA-Menge, die die Chamorro über das Palmfarnmehl aufnahmen, nicht groß genug war, um die zahlreichen Fälle von ALS und Parkinson auf der Insel zu verursachen. Es musste eine andere Erklärung geben! Es war klar, dass die Epidemie etwas mit der heimischen Ernährung der Chamorro zu tun haben musste, denn Angehörige anderer Volksgruppen, die auf der Insel lebten, waren nicht betroffen. Genetische Ursachen wurden ausgeschlossen.

Schließlich fand man heraus, dass die Lösung des Rätsels in Biomagnifikation zu finden war.[6] Der Verzehr des aus den Palmfarnsamen hergestellten Mehls könnte zwar zu dem Problem beigetragen haben, doch die Hauptursache dürfte der Verzehr von Fruchtfledermäusen gewesen sein. Flughunde – die Fruchtfledermäuse, die auf der Insel lebten – wurden häufig als Nahrungsmittel gejagt. Sie wurden in Kokosmilch gekocht und dann im Ganzen verspeist – Muskeln, Haut, Organe, alles. Die Flughunde ernährten sich von Palmfarnsamen und das Toxin sammelte sich in ihren Geweben an (BMAA verbindet sich mit Proteinen im Körper). Bei den Fledermäusen war die BMAA-Konzentration 400-mal höher als in den Palmfarnsamen.

Die Flughunde wurden traditionell mit Netzen gefangen. Dabei schlich man sich an, wenn sie in den Brotfruchtbäumen schliefen. Da die Fledermäuse sehr gut hören, war das schwierig, und es gelang nur hin und wieder ein Fang. Als in den frühen 1900er-Jahren die Modernisierung auf der Insel Einzug hielt, begannen die Chamorro aber, sich Gewehre zu besorgen, sodass es viel leichter wurde, die Fledermäuse zu töten. Dank der neuen Bargeldwirtschaft konnten die Jäger die Fledermäuse auf den Märkten verkaufen. Die Flughunde wurden als Delikatesse geschätzt, der Verzehr nahm stark zu – und die Zahl der ALS/PDC-Fälle auch. Da die Chamorro so gern Fledermausfleisch aßen, sank die Flughundpopulation schnell. Eine der auf der Insel lebenden Arten starb aus, die andere war stark gefährdet. Daraufhin stiegen die Chamorro auf andere Fleischquellen um und die Zahl der ALS/PDC-Fälle sank.

Man hatte angenommen, ALS/PDC trete nur auf Guam und der in der Nähe gelegenen Insel Rota auf, doch 1962 wurde bei der Küstenbevölkerung von Westpapua eine ähnliche Krankheit entdeckt. Dazu kam noch ein dritter Schwerpunkt auf der japanischen Halbinsel Kii. In beiden Regionen wurden Palmfarne als Nahrungsmittel und als Medizin benutzt, aber man aß dort keine Fledermäuse, die Palmfarnsamen fraßen. Wie diese Bevölkerungen die Krankheit bekamen, ist noch nicht bekannt, doch sie könnte auf eine Bioakkumulation aus anderen Nahrungsmitteln zurückzuführen sein.

Diese Ausbrüche scheinen zwar in weiter Ferne zu liegen, doch was die Wissenschaftler bei ihren Nachforschungen entdeckten, könnte in direktem Zusammenhang mit vielen Fällen von ALS, Parkinson und Alzheimer in anderen Teilen der Welt stehen, auch in Gebieten, wo gar keine Palmfarne wachsen, wie den USA und Europa.

Cyanobakterien

Im Jahr 2002 entdeckten Forscher, dass BMAA nicht von den Palmfarnen selbst erzeugt wird, sondern von Cyanobakterien, die in ihren Wurzeln leben.[7] Diese Mikroorganismen liefern den Palmfarnen einen wichtigen Nährstoff, nämlich Stickstoff. Neben Stickstoff produzieren sie aber auch BMAA, das von den Palmfarnen aufgenommen und in den Samen konzentriert wird. Das ist die Quelle der Toxine in den Palmfarnen.

Cyanobakterien kommen häufig in feuchten Böden und in Oberflächenwasser vor. Obwohl es sich um Bakterien handelt, nahm man früher an, sie seien Algen – also einfache Wasserpflanzen ohne Wurzeln. Sie bilden in Seen und sich nur langsam bewegenden Tümpeln große Blüten und werden gemeinhin als Blaualgen oder einfach als »Teichschaum« bezeichnet. Es gibt viele Arten von Cyanobakterien, die zum Teil toxisch sind. Spirulina, ein beliebtes Nahrungsergänzungsmittel, wird aus einer nicht toxischen Form hergestellt. Es wird unter kontrollierten Bedingungen angebaut und geerntet, damit seine Reinheit erhalten bleibt. Da Blaualgen, die in offenem Wasser geerntet wurden, durch toxische Formen der Cyanobakterien kontaminiert sein können, ist gegenüber Nahrungsergänzungsmitteln aus solchen Quellen Vorsicht geboten.

Bei warmem Wetter blühen die Blau-»Algen«. Seen, Teiche und langsame Fließgewässer können dann von treibenden Massen grüner Bakterien bedeckt sein. Im Gewebe von Fischen und Krebstieren, die die Bakterien selbst oder einfach nur etwas in deren näherer Umgebung fressen, können dann hohe Konzentrationen von Toxinen entstehen. Sogar das Wasser selbst kann toxisch werden, denn die Gifte werden ins Wasser freigesetzt, wenn die Bakterienzellen reißen oder absterben. Dann kann es gefährlich sein, das Wasser zu trinken oder Fische zu essen, die darin gefangen wurden. Durch Abkochen des Wassers kann man vielleicht die Bakterien abtöten, aber nicht die Toxine neutralisieren oder dafür sorgen, dass man das Wasser bedenkenlos trinken kann.

In der Nähe von Seen, die oft mit den Blüten von Cyanobakterien bedeckt sind, wurden Häufungen von Parkinson-, Alzheimer- und ALS-Fällen entdeckt. Forscher vom Dartmouth-Hitchcock Medical Center haben derartige Häufungen in Gemeinden in New Hampshire, Vermont und Maine untersucht, die an Seen liegen, bei denen es häufig zur Algenblüte kommt. Sie entdeckten, dass ALS bei Menschen, die in der Nähe solcher Gewässer leben, fast dreimal so häufig auftritt. An einem Brennpunkt, dem Mascoma-See in New Hampshire, wurde bei neun Personen, die in der Nähe des Sees lebten, ALS diagnostiziert. Das sind mindestens zehnmal so viele wie im normalen landesweiten Durchschnitt.

In Hirnproben verstorbener ALS- und Alzheimer-Patienten wurden Spuren von BMAA entdeckt, was die Beweise für den Zusammenhang mit Cyanobakterien stützt.[8] Forscher von der University of Miami untersuchten das Hirngewebe von dreizehn ALS- und zwölf Alzheimer-Patienten und verglichen diese Proben mit denen von zwölf Kontrollpersonen aus der gleichen Altersgruppe, die keinerlei neurologische Krankheiten hatten. Bei den ALS- und Alzheimer-Patienten fanden sie BMAA, aber nicht bei der Kontrollgruppe.[9] Forscher vom Institute for Ethnomedicine in Hawaii entdeckten BMAA im Hirngewebe von neun kanadischen Alzheimer-Patienten, aber nicht bei vierzehn Kanadiern, die an Krankheiten gestorben waren, die nichts mit Neurodegeneration zu tun hatten.[10]

Das Vorhandensein von Blaualgen bedeutet nicht immer, dass das Wasser kontaminiert ist. Proben aus verschiedenen Teilen der Welt haben ergeben, dass 50–70 Prozent der Blüten von Cyanobakterien schädlich sein könnten, da sie mindestens eine toxische Spezies enthalten. Das Toxin wird jedoch nur in bestimmten Lebensabschnitten der Bakterien produziert, sie könnten also die meiste Zeit über harmlos sein. Da es aber keine offensichtliche Methode dafür gibt, zu erkennen, ob eine bestimmte Blüte toxisch ist, sollte man Fische aus solchem Wasser am besten nicht verzehren und auch weder darin schwimmen noch es verwenden.

Nahrungsmittelzusätze

Excitotoxine

Viele Lebensmittel in Ihrem lokalen Supermarkt enthalten Neurotoxine. Der Hotdog, den Sie mittags gegessen haben, und die Diätlimo, mit der Sie ihn hinuntergespült haben, könnten Ihre Gesundheit schädigen und kostbare Hirnzellen zerstören.

Der Arzt James Bowen erzählt: »Carol Hamm war eine enge Freundin. Wir haben mehrmals in der Woche zusammen Karten gespielt, und dabei hatte sie ständig ein Diätgetränk in der Hand. In nur wenigen Wochen verfiel sie körperlich und geistig vollkommen sichtbar, direkt vor meinen Augen. Sie spielte auch immer schlechter. Wenn sie ihre Diätlimonade trank, blickte sie mir trotzig in die Augen, um mir zu zeigen, dass sie nichts darauf gab, dass ich sie gewarnt und ihr gesagt hatte, was ich über Aspartam wusste. Sie würde ihrer Sucht nachgeben, was auch passieren würde! Eines Abends erschien sie nicht zum Kartenspielen, und ihre Tochter Debbie rief die Polizei. Als wir an ihrem Haus ankamen, lag sie tot im Bett, und aus ihrem Mund rann eine blutige Flüssigkeit.«

Carol war der sogenannten *Aspartam-Krankheit* zum Opfer gefallen – einer Vergiftung durch den künstlichen Süßstoff Aspartam (AminoSweet, NutraSweet, Equal, Spoonful und Equal-Measure). Über 75 Prozent der unerwünschten Nebenwirkungen von Nahrungsmittelzusätzen, die der FDA jedes Jahr gemeldet werden, entfallen auf Aspartam. Im Zusammenhang mit dem Verzehr von Aspartam wurde von mehr als siebzig verschiedenen negativen Reaktionen berichtet, darunter Kopfschmerzen, Gedächtnisverlust, verwaschene Sprache, Tremor, Erregbarkeit, Angst, Depressionen, Krämpfe und sogar der Tod. Um Aspartam herum ist eine ganze Industrie entstanden, die Menschen bedient, die abnehmen oder nicht zunehmen wollen. Es wird Tausenden von Diät- und kalorienarmen Desserts, Snacks, zuckerfreien Kaugummis und Getränken zugesetzt.

Aspartam besteht aus drei Chemikalien: Phenylalanin (50 Prozent), Aspartat (40 Prozent) und Methanol (Methylalkohol, 10 Prozent). Methanol (Holzgeist) ist toxisch, es zerfällt im Körper in Ameisensäure und Formaldehyd, die beide giftig sind. Formaldehyd ist ein starkes Neurotoxin. Die Environmental Protection Agency (EPA) empfiehlt, höchstens 7,8 Milligramm am Tag zu konsumieren. Ein einziger Liter eines mit Aspartam gesüßten Getränks enthält aber schon rund 56 Milligramm Methanol – das Siebenfache des Grenzwerts! Wer viele Produkte verzehrt, die Aspartam enthalten, bringt es auf das Zwei- oder Dreifache dieser Menge, also auf ganze 168 Milligramm Methanol am Tag, das 22-Fache des von der EPA festgesetzten Höchstwerts.

Die Aminosäure Phenylalanin kommt in manchen Lebensmitteln von Natur aus vor. Menschen mit Phenylketonurie (PKU), einer genetischen Störung, können sie nicht verstoffwechseln, was zu gefährlich hohen (sogar tödlichen) Konzentrationen von Phenylalanin im Gehirn führt. Es konnte gezeigt werden, dass der Konsum von Aspartam, insbesondere zusammen mit Kohlenhydraten, selbst bei Menschen, die nicht an PKU leiden, zu einem zu hohen Phenylalaninspiegel im Gehirn führen kann. Das kann aber die Konzentration des Neurotransmitters Serotonin im Gehirn senken und dadurch emotionale Störungen auslösen.

Der Name »Aspartam« ist von dem dritten Inhaltsstoff, der Aminosäure Aspartat, abgeleitet. Aspartat ähnelt Glutamat, einer anderen Aminosäure. Beide Aminosäuren sind in unterschiedlichen Konzentrationen in Lebensmitteln enthalten. Unsere Zellen können Aspartat in Glutamat umwandeln, und umgekehrt. Beide Aminosäuren sind wichtige Neurotransmitter, sie sind sogar die im Gehirn am stärksten vertretenen. Aspartat und Glutamat in der Ernährung können zu starken *Excitotoxinen* werden – Substanzen, die eine übermäßige Stimulierung verursachen, die zum Zelltod führt.

Glutamat und Aspartat sind Neurotransmitter, die die Zellen stimulieren. In zu großen Mengen können sie die Neuronen zu stark anregen. Dann kommt es zu einem fieberhaften Wirbel von elektrischer Aktivität, der die Energiereserven der Neuronen verbraucht und ihren Tod verursacht. Bei diesem Prozess entstehen in großer Zahl schädliche freie Radikale, die Entzündungen und Zellschäden verursachen und das Problem noch verschärfen.

Mit begrenzten Mengen überschüssiger Neurotransmitter kann unser Körper durchaus umgehen – Rezeptoren und Enzyme halten sie in Schach. Wenn der Zustrom der Neurotransmitter aber größer ist als die Fähigkeit des Körpers, mit ihnen fertigzuwerden, können Hirnzellen so stark stimuliert werden, dass sie absterben. Ein paar tote Hirnzellen werden anfangs gar nicht auffallen. Wenn es aber immer wieder zu dieser Situation kommt, werden immer mehr Hirnzellen abgetötet. Der wiederholte Verlust von Hirnzellen wird sich dann im Laufe der Zeit in Form verschiedener neurologischer Erkrankungen zeigen.

Immer mehr Studien stellen eine Verbindung zwischen der Excitotoxizität von Glutamat und neurodegenerativen Erkrankungen wie Alzheimer, Parkinson, ALS, Huntington, Demenz und Schlaganfällen her.[11–22] Selbst die typischen Symptome, die häufig im späten mittleren Alter auftreten – Gedächtnisverlust, leichte intellektuelle Verschlechterung und Verlust der Koordination –, könnten mit dem übermäßigen Verzehr von Excitotoxinen im Zusammenhang stehen.

Die häufigste Aspartatquelle ist der künstliche Süßstoff Aspartam, die häufigste Glutamatquelle der Geschmacksverstärker Mononatriumglutamat (MNG). MNG wird einer Vielzahl von verpackten Lebensmitteln zugesetzt – Suppen, Tiefkühlgerichten, Pizzen, Braten- und anderen Soßen, Chips, Croutons, Wurstwaren, Brühen, Thunfisch in Dosen und Salatdressings. Auch in Restaurantgerichten ist es häufig enthalten. Man kann MNG sogar selbst als Geschmacksverstärker kaufen, in den Gewürzabteilungen der Lebensmittelgeschäfte. Es wird in den USA unter dem Markennamen Accent angeboten.

Die schädliche Wirkung von Glutamat wurde zuerst 1954 von einem japanischen Wissenschaftler beobachtet, dem aufgefallen war, dass Glutamat bei direktem Kontakt mit dem Zentralnervensystem Krämpfe hervorruft. Bedauerlicherweise nahm über Jahre niemand von diesem Bericht Notiz. Erst 1957 erkannten zwei Augenärzte, D. R. Lucas und J. P. Newhouse, die Toxizität von Glutamat, weil die Verfütterung von MNG bei neugeborenen Mäusen die Neuronen in den inneren Schichten der Netzhaut zerstört hatte. 1969 wiederholte der Neuropathologe John Olney das Experiment von Lucas und Newhouse und entdeckte, dass dieses Phänomen nicht auf die Netzhaut beschränkt war, sondern auch im gesamten Gehirn auftrat. Zur Beschreibung der neuronalen Schäden, die Glutamat, Aspartat, Phenylalanin, Cystein, Homocystein und andere Excitotoxine verursachen, prägte er den Begriff »Excitotoxizität«.

1994 erschien dann das Buch *Excitotoxins: The Taste That Kills* von Dr. Russell L. Blaylock, der damals klinischer Assistenzprofessor für Neurochirurgie am Medical Center der University of Mississippi war. Blaylocks Eltern hatten beide Parkinson, und deshalb erforschte er diese Krankheit eingehend auf der Suche nach ihrer Ursache und einer wirksamen Behandlung. Schließlich verstand er die verheerenden Auswirkungen excitotoxischer Nahrungszusätze und ihren Einfluss auf verschiedene Formen der Neurodegeneration. In seinem Buch fasst er die Forschungen zusammen, die Excitotoxine mit neurodegenerativen Erkrankungen in Verbindung bringen, und liefert Details zu den Lebensmitteln, auf die man verzichten sollte.

Wenn nur ein paar Lebensmittel Glutamat oder Aspartat enthalten würden, wäre das kein allzu großes Problem, denn mit kleinen Mengen dieser Aminosäuren kann unser Körper durchaus fertigwerden. Das Problem ist, dass die große Mehrheit der verarbeiteten, verpackten und in Restaurants servierten Nahrungsmittel Excitotoxine enthält. Es ist kaum möglich, im Lebensmittelgeschäft ein tiefgefrorenes, verpacktes, fertig zubereitetes oder in Dosen erhältliches Lebensmittel zu finden, das keinerlei excitotoxische Zusatzstoffe enthält.

Aspartam und MNG sind die häufigsten und am leichtesten erkennbaren Excitotoxine. Da die Öffentlichkeit sich der mit MNG verbundenen Gefahren jetzt zunehmend bewusst wird, tarnen die Lebensmittelhersteller diesen Inhaltsstoff gern, indem sie ihm eine andere Form verleihen. Zu den Zusatzstoffen, die MNG enthalten, gehören hydrolysiertes Pflanzenprotein,

Natrium- und Calciumcaseinat, Hefeextrakt, autolysierte Hefe, Sojaproteinisolat und texturierte Proteine. Das hydrolysierte Pflanzenprotein dürfte der schlimmste dieser Zusatzstoffe sein, da es auch noch zwei andere Excitotoxine enthält: Aspartat und Cystein. Einige Lebensmittelhersteller versuchen, die Idee zu verkaufen, dass dieser Zusatzstoff »völlig natürlich« und »sicher« sei, da er ja aus Pflanzen hergestellt wird. Das stimmt so aber nicht. Dr. Blaylock sagt: »Bei Experimenten kann man durch den Gebrauch von hydrolysiertem Pflanzenprotein die gleichen Hirnläsionen erzeugen wie durch MNG oder Aspartat.«

Ein sehr zweifelhafter, aber häufiger Inhaltsstoff sind »natürliche Aromastoffe«. Trotz des Wortes »natürlich« handelt es sich dabei um eine übergreifende Bezeichnung, die oft MNG einschließt. Sie sollten es sich zur Gewohnheit machen, bei allem, was Sie kaufen, die Liste der Inhaltsstoffe zu lesen und auf alles zu verzichten, was diese Zusatzstoffe oder Zusatzstoffe mit ähnlich klingenden Namen enthält.

Aminosäuren sind als Nahrungsergänzungsmittel populär geworden. Einzelne gereinigte Excitotoxine werden unter den Bezeichnungen L-Glutamin, L-Cystein und L-Phenylalanin als Nahrungsergänzungsmittel angeboten, teils in Kombination mit anderen Aminosäuren. Auch wenn behauptet wird, sie seien gesund, sind sie in Wirklichkeit nur Stoffe, die das Gehirn zerstören, und man sollte ihnen tunlichst aus dem Weg gehen.

Manche Menschen sind Excitotoxinen gegenüber besonders empfindlich und erleben allergieartige Reaktionen. Das ist das sogenannte Chinarestaurant-Syndrom, das seinen Namen der Tatsache verdankt, das MNG in der asiatischen Küche häufig verwendet wird. Zu den Symptomen können beispielsweise Kopfschmerzen, Übelkeit, Durchfall, Herzklopfen, Schwindel, Konzentrationsschwierigkeiten, Stimmungsschwankungen, Sodbrennen und Hautausschläge gehören. Wer gegen MNG allergisch ist, hat im Grunde Glück, denn er weiß, dass er auf Nahrungsmittel verzichten muss, die diesen Zusatzstoff enthalten. Wir anderen wissen aber vielleicht gar nicht, welche Schäden MNG anrichtet.

Die Verteidiger von MNG führen an, Glutamat sei ein natürlicher Stoff, der in vielen Nahrungsmitteln vorhanden sei; wenn glutamathaltige Nahrungsmittel nicht schädlich seien, könne MNG auch nicht schädlich sein.

Unser Körper kann zwar einerseits mit dem natürlichen Glutamat fertigwerden, das in Nahrungsmitteln wie Fleisch, Käse und Gemüse zu finden ist. Das zeigt sich deutlich bei den Menschen, die gegen MNG allergisch sind – Pilze, Tomatensoße, rotes Fleisch und andere Nahrungsmittel, die reich an natürlichem Glutamat sind, können sie essen, ohne Probleme zu bekommen. Wenn sie aber andererseits Nahrungsmittel zu sich nehmen, die mit Glutamat versetzt wurden, kommt es bei ihnen sofort zu allergischen Reaktionen. Zwischen dem Glutamat, das natürlich in Nahrungsmitteln vorkommt, und dem Glutamat in Lebensmittelzusatzstoffen besteht also offenbar ein himmelweiter Unterschied.

Proteine sind aus Aminosäuren aufgebaut. Glutamat gehört zu den etwa 22 Aminosäuren, die die Proteine in der menschlichen Nahrung bilden. Viele der pflanzlichen und tierischen Proteine in unserer Nahrung enthalten Glutamat, das dann stets an andere Aminosäuren gebunden ist. Da es eine Weile dauert, bis unser Körper die Proteine in die einzelnen Aminosäuren aufgespalten hat, werden die Aminosäuren nur langsam freigesetzt. Daher bleibt der Glutamatspiegel im Blut innerhalb eines Bereichs, mit dem der Körper umgehen kann. Zudem kann Glutamat, das an andere Aminosäuren oder Proteine gebunden ist, die Blut-Hirn-Schranke nicht überwinden und stellt daher kein Problem dar. Das Glutamat in MNG ist hingegen ungebunden und muss nicht erst von einem Protein abgespalten werden, sodass wir es schneller und in einer höheren Dosis aufnehmen. In dieser reineren Form wirkt Glutamat wie ein Medikament, es kann die Blut-Hirn-Schranke passieren und wirkt sofort.

Überschüssiges Glutamat ist im Gehirn so schädlich, dass es durch ein spezielles Reinigungs- und Recyclingsystem reguliert wird. Wenn Nervenzellen bei ihrer normalen Aktivität als Übermittler von Botschaften über die Synapsen Glutamat freisetzen, treibt gewöhnlich ein Teil in den extrazellulären Raum ab. Dort warten spezielle Transportproteine, um das extrazelluläre Glutamat zu binden. Sie bringen das überschüssige Glutamat zu Zellen, wo es für den späteren Gebrauch gespeichert wird. Bestimmte Bedingungen wie ein Zustrom von Glutamat aus dem Blut, Toxine, Infektionen und die Freisetzung durch Peroxidation mehrfach ungesättigter Fette gebildeter freier Radikale können die Aktivitäten der Glutamattransporter stören.[23–25]

Viel freies Glutamat aus der Nahrung im Blut öffnet die Blut-Hirn-Schranke, sodass mehr Glutamat sowie andere Neurotoxine ins Gehirn gelangen können.[26] Dieses extrazelluläre Glutamat stört zusammen mit anderen Neurotoxinen die Glutamattransporter, löst Entzündungen aus und stimuliert die Produktion freier Radikale. Diese Excitotoxizität führt zur Freisetzung von in den Hirnzellen (vor allem den Astrozyten) gespeichertem intrazellulärem Glutamat. Dann wird das Gehirn mit Glutamat überschwemmt, es kommt zur Entstehung von weiteren Entzündungen und noch mehr freien Radikalen, was wiederum zur Freisetzung von noch mehr Glutamat führt. So entsteht ein Teufelskreis, der zur Zerstörung von Neuronen führt.[27]

Dieser zerstörerische Kreislauf kann bereits durch kleine Konzentrationen von Excitotoxinen ausgelöst werden, die ins Gehirn gelangen. Wer mit fortschreitendem Alter keine neurodegenerativen Erkrankungen bekommen will oder die Auswirkungen dieser Erkrankungen bereits am eigenen Leib erlebt, sollte sofort damit aufhören, Nahrungsmittel mit excitotoxischen Zusatzstoffen zu verzehren. Das bedeutet den Verzicht auf die meisten verarbeiteten und verpackten Fertignahrungsmittel, die im Handel angeboten werden. Sie müssen sie durch frische, natürliche Nahrungsmittel ersetzen und Ihr Essen öfter mit frischen statt mit verpackten Zutaten zubereiten. In Restaurants ist es schwierig, allen eventuellen MNG-Quellen aus dem Weg zu gehen, aber Sie können Ihre MNG-Aufnahme erheblich reduzieren, wenn Sie dem Personal sagen, dass Sie kein MNG in Ihrem Essen haben wollen. Dann wird man Ihnen diesen Wunsch oft erfüllen können, doch manchmal enthalten die abgepackten Lebensmittel, die in den Restaurants verwendet werden, bereits MNG.

Nitrate, Nitrite und Nitrosamine

Was würden Sie sagen – welche der beiden folgenden Mahlzeiten ist für eine gute Gesundheit Ihres Gehirns besser?

1) In Butter zubereitetes Rührei mit Käse und saurer Sahne oder

2) gemischter grüner Salat mit Croutons, gewürfeltem magerem Putenfleisch und einem fettarmen Thousand-Island-Dressing?

Die erste Mahlzeit ist die gesündere. Eier haben einen sehr hohen Nährwert und fördern eine gute Hirngesundheit. Der Salat mag zwar nahrhaft klingen, kann aber viele Probleme hervorrufen. Das Gemüse wird natürlich gut sein, die anderen Zutaten möglicherweise nicht. Die Croutons, das Putenfleisch und das Dressing könnten eine Reihe von Nahrungsmittelzusätzen enthalten, die das Gehirn schädigen, so wie MNG und Aspartam, und das Putenfleisch könnte Nitrit enthalten. Nitrite sind an sich gar nicht so schlimm, doch wenn wir sie essen, können sie in eines der zahlreichen Nitrosamine umgewandelt werden, die große Probleme hervorrufen können.

Nitrosamine sind starke krebserregende Chemikalien, die im Magen durch eine Reaktion zwischen Nitriten, die Nahrungsmitteln zugesetzt werden, und Aminen (die in Proteinen enthalten sind, die normalerweise im Körper vorhanden sind) entstehen. In großen Mengen sind sie Karzinogene, in kleineren können sie Leberschäden, Insulinresistenz und Neurodegeneration verursachen.

Nitrite werden vielen verarbeiteten Nahrungsmitteln zugesetzt, insbesondere Fleischprodukten wie Speck, Schinken, Würstchen, Mortadella, Salami, Frikadellen, Pastrami, Hotdogs, Krakauern, Bratwurst, Fleischstangen, gepökeltem Rindfleisch, geräuchertem Fleisch, Fisch in Dosen und anderen Fischprodukten. Zudem sind sie in manchen verarbeiteten Gemüsearten, fettfreier Trockenmilch und Käse zu finden.

Bier und Tabak enthalten erhebliche Mengen von Nitrosaminen. Man hat festgestellt, dass die Nitrosaminspiegel bei Rauchern bis zu achtmal höher sind als bei Nichtrauchern. Der Konsum von Tabak erhöht zudem die Belastung des Körpers mit freien Radikalen und fördert Atherosklerose, was wiederum den Blutfluss zum Gehirn verringert. Mehrere Studien haben gezeigt, dass bei Rauchern auch das Demenzrisiko erhöht ist.[28]

Die Wörter Nitrit und Nitrat werden oft so verwendet, als seien sie ein und dasselbe. Es handelt sich aber um verschiedene, wenn auch chemisch ähnliche Substanzen. Nitriten sind wir vor allem durch verarbeitete Nahrungsmittel ausgesetzt. Nitrate werden, wenn auch in geringerem Umfang, ebenfalls Nahrungsmitteln zugesetzt, doch sie sind vor allem durch kontaminiertes Trinkwasser ein Problem. Nitrat aus Düngemitteln sowie aus menschlichen und tierischen Ausscheidungen kann durch den Regen, Bewässerung und anderes Oberflächenwasser durch den Boden ins Grundwasser transportiert werden und letztlich unser Trinkwasser belasten. In dieser Hinsicht am anfälligsten ist das Wasser aus Brunnen. Im Verdauungstrakt werden Nitrate in Nitrite umgewandelt, die dann wiederum in Nitrosamine umgewandelt werden können. Nitrite sind zehnmal toxischer als Nitrate.

In der Natur kommen Nitrate in manchen grünen Blatt- und in Wurzelgemüsen vor, doch diese Quellen bereiten kaum Probleme, da die Nitrate bei ihnen stets von Nährstoffen begleitet werden, die als Antioxidantien wirken – wie den Vitaminen C und E, β-Karotin und Flavonoiden – und ihre Umwandlung in Nitrosamine verhindern. Die Fleischindustrie versucht oft, Bedenken hinsichtlich der Nitrite, die sie ihren Produkten zusetzt, durch den Hinweis zu zerstreuen, dass Nitrate (nicht Nitrite!) von Natur aus in manchen Gemüsearten vorkommen. Ihre Vertreter erwähnen allerdings nicht, dass die Nitrate zehnmal ungefährlicher sind als die Nitrite, die sie in ihren Produkten überwiegend verwenden. Und auch nicht, dass die Toxizität der Nitrate durch andere Substanzen im Gemüse aufgehoben wird, die in verarbeiteten Fleischprodukten nicht zu finden sind.

Auf den Verpackungen von Lebensmitteln wird Nitrit gewöhnlich als *Natriumnitrit* oder *Kaliumnitrit* aufgeführt. Diese Substanzen werden den Lebensmitteln zur Konservierung zugesetzt. Sie verhindern eine Toxinproduktion durch das Bakterium *Clostridium botulinum*, das Botulismus verursacht. Da Nitrite ein hohes karzinogenes Potenzial haben, sind sie als Nahrungszusätze stark umstritten. Die Regulierungsbehörden würden sie am liebsten völlig aus allen Lebensmitteln verbannen, doch das würde die Gefahr von Botulismusvergiftungen erhöhen. Um einerseits das Krebsrisiko einzuschränken und andererseits für Sicherheit vor Botulismus zu sorgen, wurde der Zusatz von Natrium- oder Kaliumnitrit in den USA auf 120 ppm (*parts per million* = Anteile pro Million) begrenzt. Man hat nämlich festgestellt, dass das der niedrigste Wert ist, bei dem die Toxinproduktion durch das Bakterium und sein Wachstum noch wirkungsvoll beherrscht werden können.

Wegen der Nitrosamine wurde erstmals Anfang der 1970er-Jahre Alarm geschlagen, nachdem es bei norwegischem Vieh zu einer Epidemie von Leberkrebs gekommen war. Man konnte das Problem auf Heringsmehl zurückführen, das an die Tiere verfüttert worden war. Das Mehl war durch Natriumnitrit konserviert worden, das mit dem Dimethylamin im Fisch reagiert hatte, wobei Dimethylnitrosamin entstanden war. Seitdem wurde immer wieder bewiesen, dass Nitrosamine Kanzerogene sind.

Die Aufnahme von Nitriten und Nitrosaminen über die Nahrung steht erwiesenermaßen mit einem erhöhten Krebsrisiko (Magen-, Lungen-, Speiseröhren-, Bauchspeicheldrüsen-, Blasen-, Darm- und Leberkrebs) beim Menschen im Zusammenhang.[29–32] In jüngerer Zeit hat man außerdem entdeckt, dass Nitrosamine nicht nur Krebs verursachen können, sondern auch Diabetes, Leberverfettung (Steatohepatitis) und Alzheimer sowie DNA-Schäden, oxidativen Stress, Lipidperoxidation und Entzündungen, die zu einer verstärkten Degeneration von Zellen und zum schnelleren Zelltod führen und so die Neurodegeneration fördern.[33]

Laut Dr. Ming Tong und Dr. Suzanne de la Monte von der Pathologieabteilung der Warren Alpert Medical School der Brown University in Providence (Rhode Island) steht die Epidemie von Diabetes Typ 2 und Alzheimer, der wir uns derzeit gegenübersehen, in direktem Zusammenhang mit dem übermäßigen Verzehr nitrithaltiger verpackter Lebensmittel.[34–35] Ihre Studien haben gezeigt, dass Nitrite im Gehirn von Labortieren degenerative Veränderungen hervorrufen und die Insulinresistenz fördern, die ja bekanntermaßen ein Faktor bei Alzheimer ist. Ihrer Ansicht nach verursachen große Nitritmengen in der Nahrung Krebs, während geringere Mengen unterhalb der karzinogenen Wirkung zu Insulinresistenz und Alzheimer führen.

Diese Ergebnisse werden durch zahlreiche andere Studien gestützt, die zeigen, dass nitrosaminartige Verbindungen in hohen Dosen Krebs und in niedrigeren Dosen Diabetes und alzheimerartige Neurodegeneration verursachen.[36–38]

Heißt all das, dass Sie nie mehr Speck, Schinken und Würstchen essen sollten? Ja … und nein. Es wäre klug, auf alle verarbeiteten Nahrungsmittel mit Natrium- und Kaliumnitrit zu verzichten. Das schließt die meisten gepökelten Fleisch- und Wurstsorten ein sowie Produkte, die sie enthalten, wie Pizza und Dosensuppen. Diese Lebensmittel enthalten oft auch MNG und manchmal Aspartam. Lesen Sie die Listen mit den Inhaltsstoffen! Zum Glück bieten die Supermärkte jetzt zunehmend verarbeitetes Fleisch an, das frei von Nitriten ist. In normalen Lebensmittelgeschäften werden Sie danach suchen müssen, doch in den meisten Naturkostläden und Reformhäusern ist es leicht zu bekommen. Frischfleisch ist fast immer frei von Nitritzusätzen.

9 · Giftige Metalle

Metalle können das Gehirn negativ beeinflussen. Manche fördern im menschlichen Gewebe die Oxidation und fungieren als Katalysatoren, sodass sie den Alterungsprozess beschleunigen. Kommen Menschen mit Eisen, Mangan, Kupfer, Zink, Aluminium, Nickel, Kobalt, Kadmium, Chrom, Quecksilber oder Blei in Kontakt, kann das zu einem Mangel an Antioxidantien und zur Bildung freier Radikale führen. Zudem können diese Metalle Entzündungen fördern und das normale Wirken der Enzyme und den Energiestoffwechsel stören. In der Medizin bezeichnet man sie häufig als Schwermetalle oder toxische Metalle. Sie unterscheiden sich beim Grad ihrer Giftigkeit. Einige – wie Eisen, Mangan, Kupfer, Zink und Chrom – benötigt der Körper in winzigen Mengen; dann wirken sie als Nährstoffe, während sie in größeren Mengen giftig sind. Die anderen haben im Körper keinen bekannten Zweck und sind in jeder Menge toxisch. Viele dieser Metalle sind gefährliche Umweltgifte. Die Verschmutzung durch Schwermetalle kann durch die Industrie, die Umwelt, die Ernährung oder die Medizin verursacht werden.

Studien haben ergeben, dass das Hirngewebe von Patienten mit Alzheimer, Parkinson und ALS häufig höhere Konzentrationen an Schwermetallen aufweist, was darauf hindeutet, dass sie ihnen irgendwann in ihrem Leben stark ausgesetzt waren.[1–3]

Mangan ist ein essenzieller Nährstoff, kann aber auch die Ursache schwerer neurodegenerativer Erkrankungen sein. Wir wissen, dass Parkinson durch Manganvergiftung hervorgerufen wird. Der sogenannte Manganismus kommt vor allem bei Bergleuten, Schweißern und in der Stahlherstellung vor. Die Manganpartikel werden in erster Linie über die Luft eingeatmet. Parkinson-Erkrankungen, die auf den Kontakt mit Mangan zurückzuführen sind, schreiten noch jahrelang klinisch fort, auch wenn im Körper längst keine Spuren von Mangan mehr zu entdecken sind. Neben Mangan bringen die Ärzte auch andere Schwermetalle – beispielsweise Eisen, Kupfer und Quecksilber – mit Parkinson in Zusammenhang.[4–5]

Im Jahr 2000 präsentierten Forscher von der Medical School der Case Western University (Ohio) vor der American Academy of Neurology Ergebnisse, die darauf hindeuteten, dass das Alzheimer-Risiko bei Arbeitern, die Blei ausgesetzt waren – in Bleischmelzhütten oder bei der Herstellung von bleihaltigen Batterien, Keramiken, Tonwaren, Rohren und Munition –, doppelt so hoch war. Es ist schon lange bekannt, dass es bei Kindern, die Blei ausgesetzt sind, zu Hirnschäden kommen kann. In geringen Mengen kann das Metall bei Kindern typischerweise zu niedrigen IQs, schlechteren schulischen Leistungen, einer erhöhten Rate an Schulabbrechern, kürzeren Aufmerksamkeitsspannen und antisozialem Verhalten führen. Höhere Mengen können Krämpfe, Komata und den Tod zur Folge haben. Bleivergiftung ist jedoch nicht nur bei Kindern ein Problem. Bei Erwachsenen, die als Kinder Blei ausgesetzt waren, entwickelt sich im späteren Leben häufiger Alzheimer.[6] Auch ALS und Parkinson werden mit Blei in Verbindung gebracht.[7–8]

Wer in der Metallindustrie oder im Bergbau arbeitet oder in der Nähe einer Fabrik lebt, die Giftmüll erzeugt, hat ein höheres Risiko, neurodegenerative Erkrankungen jeder Art zu bekommen. Giftigen Metallen kann man zwar durch die Industrie ausgesetzt sein, doch von größerer Bedeutung könnten sie in der Nahrung sein, da sie sich dann auf mehr Menschen auswirken und es dafür keine Warnzeichen gibt. Wer durch seinen Wohnort oder seine Arbeit mit toxischen Metallen in Kontakt kommt, weiß, dass sie gefährlich sein können. Wer Nahrungsmittel verzehrt oder Medikamente einnimmt, weiß aber oft nicht, dass er sich dadurch einer Gefahr aussetzen könnte. Die drei giftigen Metalle, denen wir durch unsere Ernährung und Medikamente am stärksten ausgesetzt sein dürften, sind Aluminium, Eisen und Quecksilber. Sie sind auch die Metalle, die sich bei neurodegenerativen Erkrankungen am häufigsten in größeren Mengen ansammeln.[9–10]

Aluminium

Aluminium ist das giftige Metall, das am häufigsten mit Alzheimer in Zusammenhang gebracht wird. Dass es für lebendes Gewebe toxisch ist, ist schon lange bekannt. Der Zusammenhang mit Alzheimer wurde erstmals in den 1960er-Jahren festgestellt, als Aluminium zu Neuronen in Gewebekulturen hinzugefügt wurde. Das führte zu Veränderungen beim Nervengewebe, die denen ähnelten, die man bei menschlichen Alzheimer-Patienten entdeckt hatte. Wenn man dem Futter von Labortieren Aluminium zufügt, entwickeln sich bei ihnen neurologische Schäden. Dieser Zusammenhang wurde durch Berichte untermauert, laut denen es bei mehreren Dialysepatienten in Verbindung mit erhöhten Aluminiumkonzentrationen in der Dialyseflüssigkeit zu Demenz gekommen war.[11] Als man das Aluminium aus der Flüssigkeit entfernte, verschwand die Demenz. Zudem entdeckten Forscher im Hirngewebe verstorbener Alzheimer-Patienten Altersplaques und neurofibrilläre Bündel.[12] Das wurde von der Presse als die lange gesuchte Ursache von Alzheimer gefeiert und dadurch sehr bekannt. Seitdem wurden zahlreiche Studien zu diesem Thema veröffentlicht; manche zeigten sogar einen möglichen Zusammenhang zwischen Aluminium, ALS und Parkinson.[13] Insgesamt waren die Beweise jedoch gemischt. Manche Studien ergaben keine Hinweise auf generell erhöhte Aluminiumkonzentrationen bei Alzheimer-Patienten. Daraufhin bezweifelten viele, dass zwischen Alzheimer und Aluminium ein Zusammenhang besteht. Spätere Studien, bei denen empfindlichere Messmethoden eingesetzt wurden, bestätigten jedoch das Vorhandensein erhöhter Aluminiumkonzentrationen in den betroffenen Hirnregionen bei vielen Alzheimer-Patienten.[14] Auch wenn Aluminium bei Alzheimer nicht der einzige Faktor sein dürfte, ist es für Hirngewebe definitiv toxisch und kann einer von mehreren Faktoren sein.

In der Umwelt kommt Aluminium häufig vor. Die öffentliche Wasserversorgung enthält Spuren von Mineralien, darunter auch Aluminium. In manchen Gebieten sind die Konzentrationen höher als in anderen. Daher besteht die Möglichkeit, dass die Bewohner mancher Gegenden chronisch niedrigen Aluminiummengen ausgesetzt sind. Es konnte gezeigt werden, dass das Vorhandensein von Aluminium (und Kupfer) im Trinkwasser das Voranschreiten von Alzheimer negativ beeinflusst.[15] Neun von dreizehn veröffentlichten epidemiologischen Studien zum Zusammenhang zwischen Aluminium im Trinkwasser und Alzheimer haben einen statistisch signifikanten Zusammenhang ergeben.[16] Bei älteren Menschen, die Wasser mit einem hohen Aluminiumgehalt tranken, trat Alzheimer um den Faktor 4,4 häufiger auf als bei denen, deren Wasser weniger Aluminium enthielt.[17] Das heißt natürlich, dass Wasserfilter benutzt werden sollten. Zum Glück verbindet sich Siliciumdioxid, ein verbreitetes Mineral, das sich ebenfalls in Spuren im Wasser findet, mit Aluminium und verringert dessen Absorption im Verdauungstrakt. In Gebieten mit einem hohen Siliciumdioxidgehalt könnte die Gefahr der Aluminiumtoxizität daher reduziert sein.[18]

Aus Wasser beziehen wir im typischen Fall 1–2 Prozent des Aluminiums, das wir täglich aufnehmen, aus unserer Nahrung und unseren Medikamenten hingegen über 95 Prozent.[19] Daher müssen wir uns vor allem mit den beiden letztgenannten Aluminiumquellen befassen.

Durch Produkte, die wir Tag für Tag benutzen, sind wir unterschiedlichen Aluminiummengen ausgesetzt. Aluminium findet sich in verarbeitetem Käse, Backpulver, Tafelsalz, Antazida, gepuffertem Aspirin, Mitteln gegen Durchfall, Antitranspirantien und Deodorants sowie in Nahrung, die in Aluminiumtöpfen gekocht wurde, und in Kaffee, der in Aluminiummaschinen zubereitet wurde. Dosen aus Aluminium und mit Aluminium beschichtete Behälter können erhebliche Mengen von Aluminium an Getränke abgeben. In Alufolie verpackte Lebensmittel können das Metall absorbieren, insbesondere, wenn sie sauer sind. Zudem kann Aluminium als Zusatzstoff in Fisch und Schalentieren in Dosen, flüssigen oder gefrorenen ganzen Eiern und Eiweißen, Eipulver, Bier und Pickles zu finden sein.

Medikamente können große Aluminiummengen enthalten. Aus Antazida können wir mehrere Tausend Mal so viel Aluminium aufnehmen wie aus Trinkwasser.[20] Impfstoffe enthalten häufig Aluminium sowie Quecksilber – und zwar in so großen Mengen, dass sie bei manchen Menschen chronische Entzündungsreaktionen hervorrufen.[21-22]

Die Aufnahme von Aluminium aus der Nahrung lässt sich vermeiden, wenn wir unsere Nahrung sorgfältig auswählen und uns die Inhaltsstoffe genau ansehen. Auf Nahrungsmittel, für die Inhaltsstoffe mit dem Wort »Aluminium« angegeben werden (Aluminiumammoniumsulfat, Calciumaluminiumsilikat, Natriumaluminiumsilikat und Natriumaluminiumphosphat), sollten Sie generell verzichten. Backpulver enthält in der Regel Natriumaluminiumphosphat, die meisten Backprodukte, die unter Verwendung von Backpulver hergestellt werden, auch. Dazu gehören fast alle Donuts, Muffins, Kuchen und ähnlichen Produkte, die in Lebensmittelgeschäften und Restaurants angeboten werden, sowie Backmischungen für Pfannkuchen, Muffins und Kuchen. Man kann zwar aluminiumfreies Backpulver kaufen, doch bei den kommerziellen Backwaren, auf denen Backpulver aufgelistet wird, werden überwiegend die aluminiumhaltigen Produkte benutzt. Tafelsalz enthält gewöhnlich Aluminium, das ein Verkleben verhindern soll, doch es gibt auch Salz ohne das Metall – hier bietet sich natürliches Meersalz an. Auch in manchen verarbeiteten (Weich-)Käsesor-

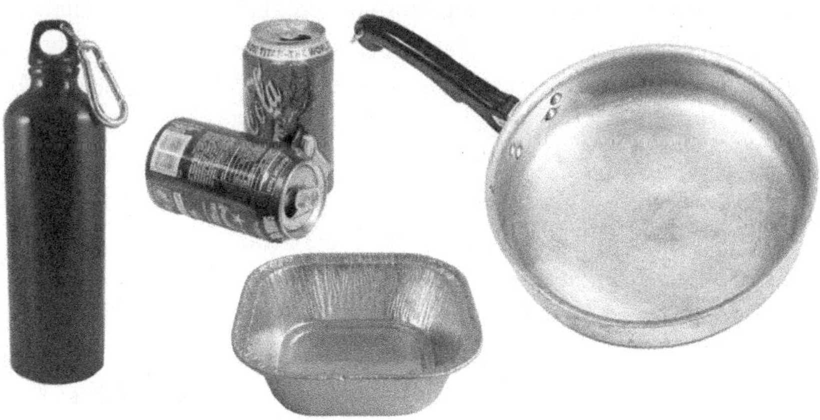

Schalen und Pfannen, Getränkedosen und Wasserflaschen aus Aluminium

ten ist Aluminium, in »richtigem« Käse aber nicht. Man kann die beiden Käsetypen dadurch voneinander unterscheiden, dass auf verarbeitetem Käse etwas wie »pasteurisierte Käsezubereitung« steht.

Eisen

Alle lebenden Zellen enthalten Eisen. Ohne Eisen könnten sie keine Energie als Brennstoff für die Stoffwechselprozesse erzeugen, und dann könnten weder neue Zellen noch Hormone und Enzyme gebildet werden.

Eisen spielt eine entscheidende Rolle bei der Verteilung des Sauerstoffs. Unsere roten Blutkörperchen nehmen in der Lunge Sauerstoff auf und verteilen ihn im ganzen Körper. Ein einziges rotes Blutkörperchen trägt rund 300 Millionen Hämoglobinmoleküle; Hämoglobin ist die eisenhaltige Substanz, die den Sauerstoff an sich reißt.

Wir brauchen in unserer Nahrung zwar eine gewisse Menge Eisen, doch zu viel Eisen kann zu einer ganzen Reihe von Problemen führen. Wie die meisten anderen Nährstoffe kann auch Eisen im Übermaß gefährlich sein. Wie können wir denn überhaupt zu viel Eisen aufnehmen? Ist Eisenmangel nicht eines unserer großen Gesundheitsprobleme? In manchen Fällen mag das zutreffen, doch zu viel Eisen ist ein größeres Problem, das viel mehr Menschen betrifft. Es kann Herzkrankheiten, Leberschäden, Diabetes, Krebs und neurodegenerative Erkrankungen verursachen.[23-24]

Unsere Körper sind die ultimativen Recyclingmaschinen. Proteine, Fette, Mineralien und andere Substanzen werden unaufhörlich zerlegt und zu neuen Produkten recycelt. Auch das Eisen wird recycelt. Es wird aus alten roten Blutkörperchen gezogen und in besonderen Proteinen gespeichert, den Ferritinen. Das sind riesige kugelförmige Proteinmoleküle, in denen Platz für bis zu 4500 Eisenatome ist. In unserem Blut und unseren Organen streifen Millionen dieser Moleküle umher. Dieses Eisen wird zur Erzeugung von neuen roten Blutkörperchen, Enzymen und anderen Verbindungen benutzt.

Eisen ist für uns so lebenswichtig, dass es zur Vorbeugung gegen einen eventuellen Mangel gespeichert wird. Solche Situationen kamen bei unseren Vorfahren ja im Winter oder bei Hungersnöten des Öfteren vor.

Unser Körper unternimmt große Anstrengungen, um das Eisen zu recyceln. Wenn es einmal ins Blut aufgenommen wurde, will er es nicht wieder hergeben. Er hat gar keinen Mechanismus dafür, Eisen loszuwerden. Nahezu das gesamte Eisen, das wir konsumieren, wird im Körper gespeichert.

Da unser Körper Eisen so gut recyceln kann, brauchen wir täglich nur ganz wenig Eisen aus der Nahrung. Wir verlieren am Tag etwa 1 Milligramm Eisen – über den Schweiß und den Urin sowie über die Zellen, die sich ständig aus unseren Darmwänden, Haaren und Nägeln und aus unserer Haut lösen. Am meisten Eisen verlieren wir durch Blutverlust. Dann gehen mit Eisen gefüllte rote Blutkörperchen und Ferritinmoleküle verloren und der Körper besorgt sich als Ersatz Eisen aus seinen Speichern.

Da Frauen vor der Menopause regelmäßig Eisen verlieren, ist die Gefahr von Eisenmangel bei ihnen größer als bei den Männern. Für diese Frauen liegt die empfohlene Eisenmenge aus der Nahrung (Recommended Dietary Allowance, RDA) bei 15 Milligramm, für Frauen nach der Menopause und für Männer bei 10 Milligramm am Tag. Da unser Körper rund 10 Prozent des in unserer Nahrung enthaltenen Eisens aufnimmt, liefert der Verzehr von 10 bis 15 Milligramm Eisen aus der Nahrung seinen Speichern 1–1,5 Milligramm. Das entspricht etwa der Eisenmenge, die wir jeden Tag verlieren. Wenn wir mehr als 10–15 Milligramm Eisen zu uns nehmen, wird der gesamte Überschuss gespeichert.

Enthält die Nahrung nicht genug Eisen, erhält der Verdauungstrakt ein Signal und es wird mehr Eisen aus der Nahrung im Darm absorbiert. Dank dieses ausgefeilten Systems ist sichergestellt, dass der Körper auch bei verringerter Nahrungszufuhr genug Eisen bekommt. Da der Absorptionsmechanismus sehr gut funktioniert, leiden die meisten Frauen, die ihre Menstruation noch haben, nicht an Eisenmangel. Wenn der Körper mehr Eisen benötigt, kann er zudem einen größeren Teil seiner Ferritinreserven einsetzen.

Die durchschnittliche Nahrung liefert mehr als genug Eisen, um unseren Bedarf zu decken. Die meisten von uns essen viel mehr als die empfohlene

Tagesdosis. Das gesamte überschüssige Eisen wird in unserem Gewebe verstaut. Da wir normalerweise mehr Eisen zu uns nehmen, als wir verlieren, wachsen unsere Eisenreserven mit steigendem Alter, selbst bei den meisten Frauen, die die Menopause noch nicht erreicht haben.

Was ist denn so schlimm daran, wenn in unserem Körper etwas zusätzliches Eisen gespeichert ist? Es könnte uns doch nützlich sein, falls wir es mal brauchen sollten. Und wie kann Eisen schädlich sein, wenn es ein so wichtiger Nährstoff ist, dass unser Körper besondere Anstrengungen unternimmt, um es zu speichern?

Wenn Eisen an Hämoglobin oder Ferritin gebunden ist, verursacht es keine Schäden. Ein Teil des Eisens, das in Ferritin gespeichert ist, gelangt jedoch hinaus und wandert als freies Eisen in unserem Körper herum. Je voller unsere Eisenspeicher sind, desto mehr freies Eisen streift durch unseren Körper.

Das Problem bei freiem Eisen ist, dass es eine stark oxidierende Wirkung hat und eine Horde zerstörerischer freier Radikale freisetzt. Mehrfach ungesättigte Fettsäuren und andere Verbindungen fallen diesen molekularen Räubern schnell zum Opfer. Alle durch Eisen katalysierten Reaktionen richten große Schäden an, die sämtliche Zellen und Gewebe betreffen können. Das Gehirn, das überwiegend aus Fett und einem relativ großen Anteil mehrfach ungesättigter Fettsäuren besteht, ist besonders anfällig.[25]

Dr. Randall Lauffer, Professor für Biochemie an der Harvard Medical School, beschreibt Eisen so: »Freies Eisen kann eine schädliche Kettenreaktion in Gang setzen, die eine besondere Eigenschaft des Eisens ausnutzt: Es kann sich mit unterschiedlichen Formen von Sauerstoff verbinden. Solange es an Hämoglobin gebunden ist, ist es ein kleiner chemischer Engel, der den Sauerstoff im Blut sorgsam begleitet und ihn getreulich zu den Geweben bringt, die ihn am nötigsten brauchen. Frei – allein und nackt – ist Eisen jedoch ein kleiner Teufel, ein Flegel, der mit einem gefährlichen Chemiebaukasten und einem Sauerstofftank spielt. Dann wird die Wechselwirkung zwischen Eisen und Sauerstoff gefährlich und unsere Gewebe fallen ihr zum Opfer.«[26]

Es ist bekannt, dass Eisen Krebs erzeugt. Nach Ansicht mancher Wissenschaftler stehen größere Eisenreserven in direktem Zusammenhang mit der Entwicklung von Krebs, Diabetes, Herzkrankheiten, Schlaganfällen, Parkinson und Alzheimer.[26]

Wir wissen schon seit Langem, dass Parkinson-Kranke abnorm hohe Eisenkonzentrationen im Gehirn haben. Das gesunde Gehirn eines Erwachsenen enthält pro Gramm Gewebe um die 50 Milligramm Eisen, doch bei Parkinson-Kranken können es bis zu 250 Milligramm sein. Eisen wird im gesamten Gehirn gespeichert und sammelt sich dort in der Jugend und im frühen Erwachsenenalter schnell an.

An der University of Washington durchgeführte Studien haben bewiesen, dass die Gefahr, an Parkinson zu erkranken, bei einer stark eisenhaltigen Ernährung zunimmt. Die Wissenschaftler konnten zeigen, dass Menschen, die bei ihrem Eisenverzehr zum obersten Viertel gehören, mit um den Faktor 1,7 größerer Wahrscheinlichkeit an Parkinson erkranken als die im untersten Viertel. Bei Menschen, die sich stark eisenhaltig ernähren und zudem eisenhaltige Multivitaminpräparate benutzen, ist das Risiko, an Parkinson zu erkranken, sogar 2,1-mal so hoch. Kommt noch übermäßig viel Mangan hinzu, steigt das Risiko, und zusammen sind beide Metalle gefährlicher als jedes von ihnen allein.[27]

Die übermäßige Aufnahme von Eisen erhöht auch das Alzheimer-Risiko. Eisen sammelt sich mit steigendem Alter im Gehirn an. Es gibt Beweise dafür, dass Eisen die Produktion der gefährlichen freien Radikale fördert, die zur Entstehung der β-Amyloid-Ablagerungen und der neurofibrillären Bündel beitragen, die für Alzheimer typisch sind.

Zudem konnte gezeigt werden, dass die durch Eisen ausgelösten Reaktionen der freien Radikale die Arterien schädigen und Atherosklerose, Herzinfarkte und Schlaganfälle fördern. Das Risiko multipler Minischlaganfälle, die zur vaskulären Demenz führen und oft mit Alzheimer in Zusammenhang gebracht werden, steigt mit einer hohen Eisenaufnahme.

Dr. Lauffer zufolge erleiden Männer mittleren Alters mehr Herzanfälle als Frauen der gleichen Altersgruppe, weil sich in ihrem Körper mehr Eisen befindet. Wenn Frauen in die Wechseljahre kommen und kein Eisen mehr durch die Menstruation verlieren, wachsen ihre Eisenreserven rasch – und auch der Prozentsatz ihrer Herzerkrankungen.

Eisen kann auch aufgrund von Verletzungen oxidative Schäden verursachen. Mechanische oder chemische Beschädigungen von Gewebe können dazu führen, dass Zellen reißen und ihr Inhalt sich in ihre Umgebung ergießt. Dazu gehören dann auch Eisenionen, die die Reaktionen der freien Radikale in den Flüssigkeiten außerhalb der Zellen beschleunigen. Diese Radikale können die Peroxidation der Fette fördern, die die anfälligsten Bestandteile unseres Gewebes sind.

Manche Wissenschaftler nehmen an, dass durch Schädel-Hirn-Traumata oder Sauerstoffmangel (Schlaganfälle) bedingte Hirnverletzungen zur Freisetzung von Eisen in die Umgebung führen können. Diese Ionen könnten weitere Schädigungen der Umgebung erleichtern, indem sie die Reaktionen der freien Radikale beschleunigen.

Bei Krankheiten kommt es zu Gewebsverletzungen und zur Freisetzung von Eisen. Daher dürften fast alle Krankheiten mit einer gesteigerten Bildung freier Radikale einhergehen. Die Schäden, die durch Krankheiten verursacht werden, gehen zu einem großen Teil auf Reaktionen der freien Radikale zurück.

Da die Konzentration des Eisens im menschlichen Gewebe mit dem Alter zunimmt, führen Verletzungen bei älteren Menschen zur Freisetzung von mehr Eisen. Daher steigen auch die durch freie Radikale bewirkten Schäden mit unserem Alter.

Die meisten unserer Nahrungsmittel enthalten Eisen. Es ist von Natur aus in allen Naturerzeugnissen, Getreidearten, Nüssen, Samen, Eiern und Fleischarten zu finden. Dagegen sind Molkereiprodukte, sofern sie nicht angereichert wurden, verhältnismäßig eisenarm. Auch Öle und Fette enthalten kaum Eisen.

Zu den Nahrungsmitteln, die besonders viel Eisen enthalten, gehört Weißmehl. Wird Mehl aus Vollweizen verarbeitet, wird das Eisen zusammen mit mehreren anderen Nährstoffen entfernt. In einer Gesellschaft, in der Weizen die Hauptnahrungsquelle ist, hatte die Entfernung lebenswichtiger Nährstoffe weitreichende Auswirkungen auf die Gesundheit. Bei vielen Menschen sind Brot und Mehl die Grundlage der Ernährung. Als die Verarbeitung von Weißmehl vor über einem Jahrhundert üblich wurde, führte das Fehlen von Nährstoffen zu Mangelkrankheiten. Daraufhin forderte der US-amerikanische Staat, Weißmehl zur Vorbeugung gegen diese Krankheiten mit bestimmten Nährstoffen – darunter auch Eisen – anzureichern. Obwohl bei dem Verarbeitungsprozess rund zwanzig Nährstoffe entfernt werden, werden aber nur vier oder fünf wieder zugefügt. Um ihr Brot noch »gesünder« zu machen, setzen die Hersteller mehr Eisen zu, als der ursprüngliche Vollweizen enthielt. Somit können uns schon wenige Scheiben Brot das gesamte Eisen liefern, das wir am Tag brauchen.

Nahezu das gesamte Weißmehl in den USA wurde durch *Eisensulfat* mit Eisen angereichert. Diese Bezeichnung ist auf den Listen mit den Inhaltsstoffen am häufigsten zu finden. Somit sind auch alle Produkte aus Weißmehl mit Eisensulfat angereichert. Wir sollten uns bewusst machen, wie viele Produkte aus raffiniertem Weizenmehl wir Tag für Tag essen! Gewöhnlich denken wir dabei nur an Brot und Brötchen, doch die Liste dieser Produkte ist enorm lang: Bagels, Kekse, Cracker, Brezeln. Pfannkuchenmischungen, Frühstückszerealien, Tortillas aus Mehl, Burritos, Pizza, Makkaroni, Spaghetti, Tiefkühlgerichte, Pot Pies (Fleischpasteten oder Fleisch-Gemüse-Pasteten), Kuchen, Donuts … Von diesen Dingen ernähren sich die meisten Menschen!

Fast alle Frühstückszerealien sind durch zusätzliches Eisen angereichert worden. Viele bestehen überwiegend aus Zucker, und Zucker hat außer der Lieferung von Kalorien keinerlei Nährwert. Manche dieser Müslis enthalten bis zu 60 Prozent Zucker. Wenn wir diese Produkte essen, nehmen wir also angereicherten Zucker zu uns. Die im Hinblick auf ihren Eisengehalt schlimmsten Müslis sind gerade die, die besonders gesund zu sein scheinen. Jede einzelne Portion enthält die gesamte empfohlene Tagesmenge, deckt also unseren Tagesbedarf. Alles, was wir sonst noch verzehren, liefert aber zusätzliches Eisen, das vollständig in unserem Körper gespeichert wird. Angesichts der großen Eisenmengen, die wir zu uns nehmen, ist es nicht verwunderlich, dass die Zerstörungen durch freie Radikale, die eiseninduziert sind, heute als eines der großen Gesundheitsprobleme gelten.

Als würden wir nicht schon genug Eisen essen, füllen viele von uns ihre Speicher im Körper durch Multivitaminpräparate, Mineralergänzungsstoffe und angereicherte Getränke noch weiter mit diesem Metall auf. Die meisten Multivitaminpräparate enthalten Eisen. Da die Leute das Eisenproblem jetzt allmählich erkennen, produzieren manche Hersteller heute allerdings Multivitaminpräparate mit weniger oder überhaupt keinem Eisen. Sie sollten auf alle Ergänzungsstoffe zur Nahrung verzichten, die Eisen enthalten. Selbst Frauen, die die Menopause noch nicht erreicht haben, sollten auf eisenhaltige Zusatzstoffe verzichten, solange ihr Arzt nicht zu ihnen rät.

Es gibt noch eine andere große Eisenquelle, die manche Menschen betrifft: gusseiserne Pfannen und Töpfe. Benutzt man sie zum Kochen von Essen, wird die Eisenmenge im Körper erhöht, Vitamin C und andere Antioxidantien hingegen werden zerstört.[24] Daher sollten Sie Pfannen und Töpfe aus nicht rostendem Stahl oder Glas verwenden.

Sie haben das Eisenproblem jetzt erkannt. Die Frage ist nun, wie Sie sich vor zu viel Eisen schützen können. Jugendliche und Frauen vor der Menopause brauchen sich da keine großen Sorgen zu machen. Bei jungen Menschen war die Zeit zum Aufbau von Eisenspeichern noch nicht lang genug, und Frauen im gebärfähigen Alter verlieren durch die Menstruation regelmäßig Blut. Bei manchen Frauen kann es sogar zu Eisenmangel kommen. Die Personengruppen, die wegen zu viel Eisen besorgt sein sollten, sind die erwachsenen Männer und die Frauen nach der Menopause.

Die gefährdeten Gruppen können sich am besten vor einer Überbelastung durch Eisen schützen, indem sie auf angereicherte Nahrungsmittel verzichten – insbesondere auf Frühstückszerealien und Produkte aus Weißmehl. Achten Sie auf die Inhaltsstoffe!

Produkte aus Vollweizen, braunem Reis und anderem Vollkorn haben auch den Vorteil, dass sie Ballaststoffe enthalten; bei der Herstellung von Weißmehl und poliertem (weißem) Reis werden die Ballaststoffe hingegen entfernt. Sie sind aber wichtig, weil sie giftige Metalle wie Eisen binden und aus dem Verdauungstrakt ziehen, sodass weniger Eisen ins Blut aufgenommen wird. Vollkorn und Bohnen sind die reichhaltigsten Lieferanten von Ballaststoffen in unserer Nahrung.

Auch regelmäßige aerobe Übungen tragen dazu bei, dass die Eisenspeicher nicht zu voll werden. Über den Schweiß werden nämlich kleine Eisenmengen ausgeschieden. Durch intensives Training kann man sich also von überschüssigem Eisen befreien. Allerdings kann uns ein einziges Schüsselchen Frühstücksmüsli wieder mit dem Eisen belasten, das wir durch 2 Stunden kraftraubende körperliche Betätigung losgeworden sind. Daher reicht körperliche Betätigung allein nicht aus, um unseren Eisenhaushalt gut zu regulieren.

Alkohol steigert die Absorption von Eisen. Mehrere Studien haben gezeigt, dass der Eisenspiegel bei Alkoholikern höher ist als bei Nichtalkoholikern.[28–29] Alkohol schädigt die Darmschleimhaut, sodass der Körper die Absorption der Nährstoffe nicht mehr angemessen regulieren kann. Wenn dieser Selbstregulierungsprozess nicht mehr richtig funktioniert, kann die Absorption von Eisen gesteigert werden.

Besonders orale Empfängnisverhütungsmittel berauben jüngere Frauen des Schutzes, den die Menstruation ihnen bietet. Bei den meisten Frauen reduzieren sie das Menstruationsblut um ein Drittel oder sogar die Hälfte, sodass sie entsprechend weniger Eisen verlieren. Bei Frauen, die orale Empfängnisverhütungsmittel benutzen, füllen sich die Eisenspeicher meist früher im Leben. Das konnte durch Studien bestätigt werden, die gezeigt haben, dass die Menge des gespeicherten Eisens bei Frauen, die 2 Jahre oder länger orale Empfängnisverhütungsmittel verwenden, etwa doppelt so groß ist wie bei Frauen, die das nicht tun.

Da jeder Blutverlust die Belastung mit Eisen verringert, wurde vorgeschlagen, zur Reduzierung des gespeicherten Eisens Blut zu spenden. Bei den meisten Menschen reicht es, zweimal im Jahr Blut zu spenden – dann bleibt die Eisenmenge innerhalb vernünftiger Grenzen, sofern man nicht zu viel Eisen aufnimmt.

Auch durch periodisches Fasten lässt sich die Menge des gespeicherten Eisens senken. Wenn wir fasten, verliert unser Körper täglich kleine Mengen Eisen, ohne dass sie durch die Ernährung ersetzt werden, und die Gesamtmenge des gespeicherten Eisens nimmt ab. Beim traditionellen Fasten verzichtet man auf alle Nahrungsmittel und Getränke außer Wasser. Beim Saftfasten nimmt man Gemüse- und Fruchtsäfte zu sich, die allerdings eisenarm sein müssen. Auch Milch kann man beim Fasten einsetzen; sie liefert ein volles Spektrum von Nährstoffen, aber im Wesentlichen kein Eisen. Falls Sie nicht mit dem Fasten vertraut sind, sollten Sie sich von jemandem beraten lassen, der Erfahrung damit hat, sofern Sie länger als 2 Tage fasten wollen.

Quecksilber

Quecksilber ist das giftigste nicht radioaktive Metall, das wir kennen. Schon das Einatmen der Dämpfe kann Hirnschäden verursachen. Tierstudien haben gezeigt, dass bei Menschen, die Quecksilber ausgesetzt sind oder waren, Veränderungen im Gehirn auftreten, die mit den bei Alzheimer-Patienten beobachteten identisch sind.[30] Von allen giftigen Metallen ruft Quecksilber die stärksten Schäden am Nerven- und Hirngewebe hervor.

Neben Hirnschäden kann eine Quecksilbervergiftung auch zu Nierenversagen und Leberschäden führen, die letztlich mit dem Tod enden können. Zu den Symptomen einer akuten Quecksilbervergiftung gehören Prickeln oder Kribbeln auf der Haut (ein Zeichen für Nervenschädigungen); der Verlust der Koordination, unsichere Bewegungen und Taumeln beim Gehen; Schwierigkeiten beim Sprechen und bei der Aussprache von Wörtern; Verlust des Sehvermögens und Taubheit.

In den frühen 1970er-Jahren kam es im Irak zu einem der bekanntesten Ausbrüche einer Quecksilbervergiftung. Aufgrund einer Hungersnot 1971/1972 transportierten die USA, Mexiko und andere Länder Weizen in den Irak, der als Saatgut gedacht war. Um Schimmel zu verhindern und die Lebensfähigkeit des Getreides zu erhalten, war es mit einem Fungizid behandelt worden, das Methylquecksilber enthielt. Zum Zeichen dafür, dass es chemisch behandelt worden war, hatte man es rot gefärbt. Zudem wiesen Warnungen auf den Säcken in Spanisch und Englisch darauf hin, dass die Körner giftig waren. Die Iraker konnten jedoch keine der beiden Sprachen lesen. Anstatt Bauern den Weizen als Saatgut zur Verfügung zu stellen, verkaufte der irakische Staat ihn als Nahrungsmittel. Die hungernden Menschen mahlten die Körner zu Mehl und aßen dann das vergiftete Brot. Innerhalb einiger Wochen mussten 6530 Iraker ins Krankenhaus eingeliefert werden; fast 500 starben.

Eine chronische niederschwellige Quecksilbervergiftung kann zu Zittern, beeinträchtigter Denkfähigkeit, Gedächtnisverlust, Schlafstörungen, Depressionen und Persönlichkeitsveränderungen führen. Anfang des 19. Jahrhunderts wurde Quecksilber bei der Herstellung von Filzhüten benutzt. Arbeiter, die die Quecksilberdämpfe über längere Zeit einatmeten, wurden schließlich wahnsinnig. So entstand das englische *as mad as a hatter*, das »total verrückt« oder wörtlich »verrückt wie ein Hutmacher« bedeutet. Vielleicht inspirierte die damalige Situation Lewis Carroll zu der Figur des verrückten Hutmachers in *Alice im Wunderland*. Heute wird die Quecksilbervergiftung sogar manchmal als *mad hatter's disease* bezeichnet.

Es gibt organische und anorganische Formen von Quecksilber. Bei der anorganischen lassen sich elementares Quecksilber und Quecksilbersalze unterscheiden. In Thermometern liegt elementares Quecksilber vor. Organisches Quecksilber entsteht aus elementarem Quecksilber und organischen Verbindungen. Zwei verbreitete und tödliche Beispiele sind Methyl- und Dimethylquecksilber. Quecksilber ist in allen Formen toxisch, doch organisches ist gewöhnlich giftiger als anorganisches. Zu einer Quecksilbervergiftung kann es durch Einatmen der Dämpfe, die Nahrung, Injektionen oder die Aufnahme über die Haut kommen.

In der Industrie und Herstellung wird Quecksilber zu vielen Zwecken benutzt: bei der Bronzierung und Galvanisierung, in der Fotografie, bei der Herstellung von Papier, der Gewinnung von Gold und Silber, der Einbalsamierung, der Taxidermie (Präparierung von Tieren), der Herstellung von Vinylchlorid, dem Forstschutz sowie bei der Produktion von Leuchtstofflampen, Neonröhren, Farben, Batterien, Sprengstoffen, Fungiziden, Insektiziden usw.

Mit der Nahrung nehmen wir Quecksilber vor allem auf, wenn wir Fisch essen, der durch die Umweltverschmutzung kontaminiert wurde. Aufgrund der Verschmutzung enthalten nahezu alle Fischarten eine gewisse Menge Quecksilber. Bei Fischen, die in der Nahrungskette weiter oben stehen, ist die Quecksilberkonzentration in der Regel höher – deshalb sollte man große Raubfische möglichst gar nicht oder nur in sehr eingeschränktem Maße verzehren. In der Tabelle auf Seite 182 werden die Fische, Krusten- und Schalentiere mit dem niedrigsten und dem höchsten Quecksilber-

Quecksilbergehalt von Fischen, Krusten- und Schalentieren

Niedrigster Quecksilbergehalt

Alse (Maifisch)
Anchovis
Austern
Butterfisch
Flunder
Flussbarsch
Forelle (Süßwasser-)
Heilbutt (Atlantik)
Hering
Heringsmaräne
Kammmuscheln
Katzenfisch (Wels)
Krabben
Lachs (frisch)
Lachs (in Dosen)
Langusten
Makrele (Atlantik)
Meeräsche
Sardinen
Schellfisch (Atlantik)
Scholle
Seehecht
Seelachs
Seezunge (Pazifik)
Shrimps
Tilapia
Tintenfisch (Calamares)
Umber (Atlantik)
Venusmuscheln
Weißfisch (Merlan)
Wittling

Mäßiger Quecksilbergehalt

Barsch (gestreift, schwarz)
Barsch (Süßwasser)
Grunion (Ährenfisch)
Heilbutt (Atlantik)
Heilbutt (Pazifik)
Hummer
Kabeljau (Alaska)
Karpfen
Kohlenfisch
Mahi Mahi (Goldmakrele)
Meerforelle
Rochen
Schnapper
Thunfisch (Skipjack)
Thunfisch (Stücke in Dosen, light)
Umber (weiß, Pazifik)

Hoher Quecksilbergehalt

Blaubarsch
Makrele (Spanien, Golf)
Thunfisch (Albacore)
Thunfisch (Gelbflossen-)
Wolfsbarsch (Chile)
Zackenbarsch

Höchster Quecksilbergehalt

Hai
Makrele (Königs-)
Orange Roughy (Kaiserbarsch)
Schwertfisch
Speerfisch
Thunfisch (Bigeye, Ahi)
Torpedobarsch

Quelle: Natural Resources Defense Council, *http://www.nrdc.org/health/effects/mercury/guide.asp.*

gehalt aufgeführt. Die Daten stammen von der FDA, die Fisch, Krusten- und Schalentiere auf ihren Quecksilbergehalt untersucht, und der US-amerikanischen Umweltschutzbehörde EPA (Environmental Protection Agency), die die Quecksilbermengen festlegt, deren Verzehr ihrer Ansicht nach unbedenklich beziehungsweise schädlich ist.

Eine weitere große Quecksilberquelle sind Medikamente. Quecksilber wird schon seit Jahrhunderten als essenzieller Bestandteil von Arzneimitteln eingesetzt. Obwohl seine Giftigkeit wohlbekannt war, wurde es in großem Maße in Diuretika (harntreibenden Mitteln), starken Abführmitteln, Antiseptika und Antibiotika verwendet. Bei diesen Erkrankungen wirkte es gerade aufgrund seiner Giftigkeit. Beim Einsatz als Abführmittel und Diuretikum reagierte der Körper mit einer Reinigung des Systems, um sich von dem Gift zu befreien – die Mittel führten zu Durchfall, stärkerer Urinausscheidung und manchmal auch zu Erbrechen. Im 18. und 19. Jahrhundert glaubte man, viele Krankheiten würden durch nicht spezifizierte »Unreinheiten« ausgelöst, die man zur Heilung aus dem Körper entfernen müsse. Stärkere Darmbewegungen und Urinbildung galten als Möglichkeit, das zu erreichen. Bis zum frühen 20. Jahrhundert waren quecksilberhaltige Medikamente die wirksamsten Diuretika, und sie wurden auch weiter benutzt. Da Quecksilber zudem Bakterien, Viren, Pilze und Parasiten abtötete, benutzte man quecksilberhaltige Medikamente zur Behandlung von Darmparasiten, Hautentzündungen und systemischen Infektionen. Besonders häufig wurde es zur Behandlung der Syphilis eingesetzt. Seine Wirkung mag zweifelhaft gewesen sein, doch bis zur Entdeckung der Antibiotika (1939) gab es kaum Alternativen.

Da Quecksilber den Körper wirkungsvoll von den Unreinheiten reinigte, die als Ursache so vieler Übel galten, wurden quecksilberhaltige Medikamente zur Behandlung eines großen Spektrums von Krankheiten eingesetzt – von Schwindsucht (Tuberkulose), Depressionen, Schwangerschaftskrankheiten, Zahnschmerzen, Ekzemen und Schuppenflechte über Leberkrankheiten und Menstruationsstörungen bis zu Entzündungen (auch Bindehautentzündung) und einer Vielzahl von Infektionskrankheiten. Wirklich alle gesundheitlichen Probleme schienen sich durch quecksilberhaltige Medikamente heilen zu lassen. Bei manchen Arzneimitteln wurde Quecksilber mit giftigen Substanzen wie Zyankali, Aluminium oder Jod kombiniert, um ihre Wirksamkeit zu »verbessern«. Im 19. Jahrhundert war Kalomel – Quecksilberchlorid! – eines der am häufigsten eingesetzten Medikamente. Es blieb sogar bis ins frühe 20. Jahrhundert beliebt.

Quecksilberhaltige Medikamente wurden den Patienten häufig in so großen Mengen verabreicht, dass ihnen Haare und Zähne ausfielen.[31] Viele starben durch den Übereifer ihrer Ärzte, und diejenigen, die überlebten, schafften das trotz des »Heilmittels«. Die Symptome der Quecksilbervergiftung wurden oft nicht der Behandlung zugeschrieben, sondern der Krankheit. Quecksilberhaltige Puder für zahnende Babys verursachten sehr verbreitete Quecksilbervergiftungen, die als Akrodynie oder Feer-Krankheit bezeichnet wurden und für die rosaartige Verfärbungen der Handflächen und Fußsohlen charakteristisch waren, die mit Fieber, Schlaflosigkeit, Lethargie, Appetitverlust und Schmerzen einhergingen. Man hielt diese Symptome schlicht für Auswirkungen des Zahnens. Die Sterblichkeitsrate war hoch, jedes zehnte Baby starb. Als man schließlich herausfand, dass die Ursache eine Quecksilbervergiftung war, wurden diese Puder sofort vom Markt genommen.

Im Laufe der Zeit, als man besser verstand, wie gefährlich das Quecksilber in diesen Produkten war, wurden die quecksilberhaltigen Medikamente durch andere ersetzt, die sicherer und wirksamer waren. In der modernen Medizin wird Quecksilber aber noch immer benutzt. Impfstoffe enthalten häufig Thiomersal (das im englischsprachigen Raum als Thimerosal bezeichnet wird), einen quecksilberhaltigen Konservierungsstoff. Hier wird das Quecksilber ja direkt ins Blut gespritzt. Mehreren überzeugenden Studien zufolge verursachen Impfstoffe für Kinder, die Thiomersal enthalten, Hirnschäden, die zu Autismus führen. Heute ist dieser Punkt jedoch sehr umstritten. Aufgrund der öffentlichen Besorgnis und der verfügbaren wissenschaftlichen Belege wird Thiomersal inzwischen nicht mehr so oft in Impfstoffen für Kinder verwendet; in Impfstoffen gegen Grippe, Hepatitis B und Diphtherie/Tetanus ist es jedoch immer noch verbreitet. Wer sich einmal im Jahr gegen Grippe impfen lässt, wird wahrscheinlich Quecksilber ins Blut gespritzt bekommen. Neben Quecksilber enthalten Impfstoffe häufig auch Aluminium, sodass man bei jeder Imp-

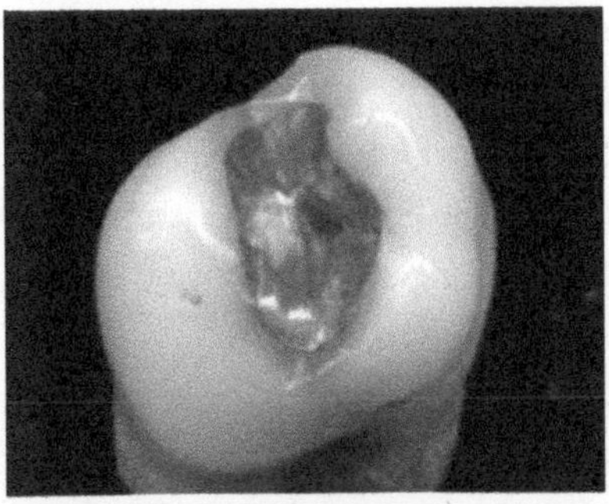

Der stärksten Quecksilberbelastung sind wir durch die Amalgamfüllungen ausgesetzt

fung gleich doppelt mit gefährlichen Metallen belastet wird.

Ein Überbleibsel aus dem 19. Jahrhundert, das sich bis heute gehalten hat, ist die Verwendung von Amalgam in Zahnfüllungen. Zu Beginn der 1800er-Jahre, als Quecksilber in der Medizin häufig benutzt wurde, begannen die Zahnärzte, Amalgamfüllungen aus einem Gemisch von Quecksilber, Zinn, Kupfer, Zink und Silber einzusetzen. Diese »Silber«-Plomben boten eine billigere Alternative zu den teureren Goldplomben. Quecksilber besitzt eine einzigartige Eigenschaft, die es für die Zahnmedizin sehr nützlich macht: Es ist als einziges Metall bei Zimmertemperatur flüssig. Wird es mit anderen, härteren Metallen vermischt, ist das so entstehende Amalgam weich und formbar, sodass es sehr gut in das Loch im Zahn eingebracht werden kann. Man wusste damals zwar schon, dass Quecksilber ein tödliches Gift ist, doch die Zahnärzte, die es verwendeten, behaupteten, durch seine Vermischung mit anderen Metallen werde es eng in die Legierung gebunden und stelle daher keine Gefährdung der Gesundheit mehr da.

Obwohl quecksilberhaltige Medikamente zu jener Zeit häufig benutzt wurden, betrachteten die meisten Zahnärzte den Gebrauch von Quecksilber als unethisch und weigerten sich, es zu benutzen. 1859 wurde die National Dental Association (die heutige American Dental Association, ADA) gegründet. Ihre Gründer setzten sich für die Verwendung von Amalgamfüllungen ein und forderten die Mitglieder auf, sie zu benutzen. Jungen Zahnärzten erzählte man, die Amalgamfüllungen seien sicher, obwohl es dafür keine Belege gab. Die Zahnärzte jedoch akzeptierten die Ansicht des Verbands – die Amalgame wurden in der zahnärztlichen Praxis zum Standard. Über die Sicherheit der Amalgamfüllungen wurde in den letzten 150 Jahren immer wieder gestritten. Heute vertritt die ADA den Standpunkt, sie seien völlig sicher, doch zahlreiche Wissenschaftler sehen das anders.

Wenn der Quecksilberanteil bei Amalgamfüllungen gering wäre, wäre das ja vielleicht alles gar nicht so schlimm – doch die Amalgame bestehen zu 50 Prozent aus Quecksilber! Schon eine einzige Plombe enthält mehr als genug Quecksilber, um zu Hirnschäden und sogar zum Tod zu führen. Sobald die Füllung im Zahn ist, werden ständig Quecksilberdämpfe freigesetzt und vom Körper aufgenommen, solange sie nicht wieder entfernt wird. Es konnte gezeigt werden, dass selbst 50 Jahre alte Füllungen immer noch Quecksilberdämpfe abgeben. Zunächst spürt man gar nichts davon, doch im Laufe der Zeit wird die ständige Absorption von Quecksilberdämpfen in den Mund und die Lunge schwerwiegende Folgen haben.[32]

Studien haben gezeigt, dass Tiere, die Quecksilberdämpfen in den Konzentrationen ausgesetzt sind, die beim Menschen aus Amalgamfüllungen austreten, Hirnschäden erleiden, die mit den bei Alzheimer auftretenden identisch sind.[33] Zudem greift Quecksilber die Myelinhüllen der Nervenzellen an, was einen Zusammenhang mit multipler Sklerose vermuten lässt.[34]

Elementares Quecksilber – die Form, die in Amalgamfüllungen enthalten ist – verströmt bereits bei Zimmertemperatur Dämpfe. In der warmen, sauren Mundhöhle werden die Dämpfe in viel höherer Konzentration freigesetzt. Wenn wir Nahrung (insbesondere heiße und saure) zu uns nehmen, wird die Freisetzung der Dämpfe durch die Abnutzung der Füllungen beim Kauen weiter beschleunigt. Inzwischen hat selbst die ADA eingeräumt, dass Quecksilberdämpfe in die Mundhöhle ausgasen (also zugegeben, dass das Metall nicht so fest gebunden ist, wie sie früher behauptete), doch ihrer Ansicht nach sind die freigesetzten Mengen nur für eine kleine Zahl besonders empfindlicher Personen schädlich und die meisten Menschen brauchen sich keine Sorgen zu machen. Sie verschweigt schlicht, dass Quecksilber in *jeder* Konzentration giftig ist! Da gibt es keinen unbedenklichen Grenzwert. Kleine Quecksilbermengen sammeln sich gewöhnlich im Hirngewebe an. Ist man Quecksilber Tag für Tag und Jahr für Jahr rund um die Uhr ausgesetzt, 10, 20, 30 oder sogar noch mehr Jahre lang, summieren sich die Auswirkungen. Mit jedem Atemzug, den man macht, gelangt dann Quecksilber direkt ins Gehirn, wo es sich ansammelt und Reizungen und Entzündungen hervorruft. Dadurch wird die normale

Zellfunktion gestört und es kommt zur Entstehung von seniler Plaque und neurofibrillären Bündeln sowie zum Absterben von Hirnzellen.

Bei einer Anhörung der FDA im Jahre 2006 bestätigten Experten für Zahnmedizin, dass Amalgamfüllungen verheerende Folgen für die Gesundheit haben. Unter anderem hatte sich bei Studien mit Autopsien gezeigt, dass die Quecksilbermenge im Gehirn der untersuchten menschlichen Körper direkt proportional zur Zahl ihrer Zahnfüllungen war. Zu keinem anderen Faktor bestand Proportionalität, auch nicht zum Verzehr von Fisch. Somit besteht ein direkter Zusammenhang zwischen den Amalgamfüllungen und dem Quecksilbergehalt im Gehirn. Bei der Anhörung wurde auch deutlich, dass Babys, deren Mütter Amalgamfüllungen haben, mit einem höheren Quecksilbergehalt im Körper geboren werden. Die Quecksilbermenge, die in ihren Haaren gefunden wurde, war proportional zur Zahl der Amalgamfüllungen bei ihren Müttern.[35]

Der Council on Dental Materials der ADA erklärt den Zahnärzten, wie sie sich vor den mit dem Umgang mit Amalgamabfällen verbundenen Gefahren schützen können. Amalgam aus gezogenen Zähnen muss als Giftmüll behandelt werden. Zu den zahlreichen empfohlenen Vorsichtsmaßnahmen gehört die Vermeidung von Hautkontakt. Die von Amalgamfüllungen abgegebenen, aber unsichtbaren Dämpfe sind so giftig, dass die Zahnärzte darauf achten sollen, sie nicht einzuatmen, und das Amalgam unter Wasser in bruchsicheren, dicht verschlossenen Behältern aufzubewahren. Der Arbeitsbereich muss gut belüftet sein und alle Mitarbeiter müssen sorgfältig im Umgang mit dem gefährlichen Stoff geschult werden. Zudem sollen sich alle Mitarbeiter in Zahnarztpraxen jedes Jahr auf die Quecksilbermenge in ihrem Körper untersuchen lassen. Trotz dieser Vorsichtsmaßnahmen sind Zahnärzte und ihr Personal einem hohen Risiko ausgesetzt, eine Quecksilbervergiftung zu erleiden.[36]

Dieser Giftmüll, mit dem man so sorgsam umgehen muss, ist genau das Material, das für Ihre Füllungen verwendet wird. Trotzdem behauptet die ADA, sobald sich das Quecksilber im Mund befinde, verliere es schlagartig seine gesamte Toxizität und werde ungefährlich. Das kann natürlich gar nicht sein. Angesichts all der Belege für die Schädlichkeit von Amalgamfüllungen und der Vorsichtsmaßnahmen, die die ADA selbst den Zahnärzten empfiehlt, muss man sich doch fragen, ob der Standpunkt der ADA nicht vielleicht damit zusammenhängt, dass sie für die Amalgamfüllungen, die Patienten in den Mund gesetzt werden, Lizenzgebühren erhält. Die ADA bekommt über ihr Programm mit dem »Abnahmesiegel« nämlich Zahlungen von den Herstellern von Amalgam sowie von Zahnbürsten, Mundspülungen, Zahnseide und anderen Produkten. Im Gegenzug erklärt sich die ADA bereit, bei ihren Mitgliedern und der Öffentlichkeit für die Produkte zu werben. Durch ihr »Abnahmesiegel« bestätigt sie, dass sie untersucht hat, ob Amalgame sicher sind, und sie für unbedenklich befunden hat. In Wirklichkeit hat sie niemals eine Peer-Review-Studie durchgeführt, um die Ungefährlichkeit von Quecksilberfüllungen zu zeigen, sondern verlässt sich einfach darauf, dass sie sicher sein müssen, weil sie ja schon seit über 150 Jahren verwendet werden.

Natürlich wäre es für die ADA auch extrem peinlich, plötzlich einzuräumen, dass sie sich geirrt hat, nachdem sie die Gefährdung durch Amalgamfüllungen so lange bestritten hat. Dadurch würde sie ja bei den Wissenschaftlern und ihren Mitgliedern ihre Glaubwürdigkeit verlieren.

Mit bloßem Auge kann man die Quecksilberdämpfe, die Amalgamfüllungen in einem Zahn abgeben, nicht sehen. Vor einem phosphoreszierenden Schirm sind sie aber gut zu erkennen. Eine hervorragende Demonstration mit einer 25 Jahre alten Amalgamfüllung finden Sie auf *youtube.com* unter *www.youtube.com/watch?v=9ylnQ-T7oiA*. Eine schon über 50 Jahre alte Amalgamfüllung gibt noch genauso viel Quecksilberdampf ab: *www.youtube.com/watch?v=jN5QVL4N9oU*. *Alle* Amalgamfüllungen geben Quecksilber in den Mund ab, egal, wie alt sie sind. Wer auch nur eine derartige Füllung im Mund hat, wird ständig Quecksilber ausgesetzt sein, bis er stirbt oder die Füllung entfernen lässt. Wenn diese Dämpfe in den Körper aufgenommen werden, gelangen sie ins Gehirn. Ein Video von einer Nervenzellenkultur zeigt auf beeindruckende Weise, dass Quecksilber Hirnzellen abtötet. Unter *www.youtube.com/watch?v=XU8nSn5Ezd8&NR=1* ist es zu finden. Es lohnt sich wirklich, diese Videos anzusehen!

Aus allen Amalgamfüllungen gast Quecksilber aus. Sichere Amalgame gibt es nicht! Alle Metall- oder »Silber«-Füllungen bestehen aus Amalgamen. Falls auch Sie Amalgamfüllungen haben, müssen Sie darüber nachdenken, ob Sie sich weiter durch das Quecksilber vergiften lassen oder etwas dagegen tun wollen.

Am besten wäre es, das Amalgam entfernen zu lassen. Heutzutage gibt es viele andere, nicht toxische Materialien für Zahnfüllungen. Sie werden als Kompositfüllungen bezeichnet und bestehen aus synthetischen Harzen, die mit einem harten Füllmaterial wie Siliciumdioxid kombiniert werden. Ihre Farbe passt zu Ihren Zähnen, sodass sie sich von Ihren anderen Zähnen nicht unterscheiden lassen. Man sieht also nicht mehr, dass Sie Füllungen haben. Da diese Substanzen ebenso fest und haltbar sind wie Amalgame, müssen Sie sich nie mehr eine Amalgamfüllung einsetzen lassen.

Kompositfüllungen können die meisten Zahnärzte machen – doch nicht jeder kann eine Amalgamfüllung auf ungefährliche Weise entfernen! Die ordnungsgemäße Entfernung von Amalgamfüllungen erfordert nämlich besondere Vorsichtsmaßnahmen und Fertigkeiten, in denen die meisten Zahnärzte nicht ausgebildet sind. Da man den Zahnärzten während ihrer Ausbildung erzählt, Amalgame seien für die Patienten harmlos, haben sie keinen Anreiz dafür, die Vorsichtsmaßnahmen zu ergreifen, die nötig sind, um die Patienten vor einer Quecksilbervergiftung zu schützen, während sie die Amalgamfüllung entfernen. Da sie Amalgam überhaupt nur dann entfernen, wenn sie den ganzen Zahn ziehen oder die Füllung größtenteils herausbohren, um eine Wurzelbehandlung durchzuführen, haben sie mit der Entfernung von Amalgam kaum Erfahrung.

Die richtigen Methoden zur Entfernung von Amalgam aus dem Mund werden generell erst in speziellen Kursen nach dem Abschluss des Studiums gelehrt. Die Zahnärzte, die in der Entfernung von Amalgam angemessen ausgebildet sind, die von Amalgamfüllungen ausgehenden Gefahren kennen und verstehen und sie in ihrer Praxis nie benutzen, werden als *biologische* oder *ganzheitliche*, manchmal auch als *quecksilberfreie* Zahnärzte bezeichnet. Sie benutzen diese Begriffe, um sich deutlich von den Zahnärzten zu unterscheiden, die bedenkenlos giftige Metalle im Mund ihrer Patienten platzieren.

Zur ordnungsgemäßen Entfernung von Amalgam muss der Zahnarzt im Mund des Patienten eine Abschirmung aus Gummi – den sogenannten Kofferdam – befestigen, damit keine Amalgampartikel in seinen Hals gelangen können. Die Quecksilberdämpfe, die sich unter dem Kofferdam ansammeln, werden abgesaugt. Der Kofferdam hält die durch das Bohren erzeugten Dämpfe zwar nicht auf, verlangsamt ihre Ausbreitung jedoch so, dass sie nicht im Mundgewebe absorbiert werden. Eine Atemschutzmaske verhindert, dass der Patient die toxischen Dämpfe, die während der Behandlung entstehen, einatmet. Der Zahnarzt wird sich außerdem Gedanken darüber machen, in welcher Reihenfolge er die Füllungen entfernen soll und wie viele dies bei jeder Sitzung sind.

Natürlich kann jeder Zahnarzt behaupten, er könne Amalgamfüllungen entfernen, doch wenn Ihrer selbst Amalgam verwendet, sollten Sie sich schleunigst einen anderen suchen! Das ist sehr wichtig, denn Zahnärzte, die die von Amalgamfüllungen ausgehenden Gefahren nicht verstehen, werden auch die mit ihrer Entfernung verbundenen nicht verstehen. Lassen Sie Ihre Amalgamfüllungen *auf keinen Fall* von einem Zahnarzt entfernen, der selbst Amalgam im Mund seiner Patienten platziert!

Einen geeigneten Zahnarzt können Sie finden, indem Sie im Internet nach Zahnärzten suchen, die ausdrücklich ganzheitliche, biologische oder quecksilberfreie Zahnmedizin anbieten. Da das natürlich jeder Zahnarzt von sich behaupten kann, sollten Sie vor der ersten Terminvereinbarung in der Praxis nachfragen, ob dort Amalgamfüllungen verwendet werden. Falls das bejaht wird, sollten Sie sich nach einem anderen Zahnarzt umsehen. Möglicherweise wird man versuchen, Ihnen einzureden, dass sie Amalgam nur bei bestimmten Patienten verwenden, dass manche Patienten mit solchen Füllungen besser dran seien oder dass die Amalgame völlig sicher seien. Dann sollten Sie sich gar nicht auf eine Diskussion einlassen, sondern sich an eine andere Praxis wenden und sich erkundigen, ob man dort Amalgamfüllungen entfernen und durch Kompositfüllungen ersetzen kann.

Erkundigen Sie sich, ob in dieser Praxis Verträglichkeitstests durchgeführt werden. Durch so einen Test kann man feststellen, gegen welche der zahlreichen Zahnmaterialien Sie allergisch oder überempfindlich sind und welche für Sie geeignet sind. Sie wollen ja schließlich keine Kompositfüllungen in Ihren Mund bekommen, die Ihnen Probleme verursachen! Zur Durchführung dieses Tests muss man Ihnen eine Blutprobe entnehmen.

Ihr Blut wird dann auf die Materialien getestet, die in den verschiedensten Kompositfüllungen enthalten sind. Danach wird ein Bericht angefertigt, in dem alle Materialien aufgeführt sind, die sich für Sie nicht eignen, sowie alle Materialien, die man bei Ihnen verwenden kann. So einen Verträglichkeitstest müssen Sie auf jeden Fall machen lassen, bevor Sie einem Zahnarzt erlauben, eine Kompositfüllung in einen Ihrer Zähne zu setzen. Ein richtig ausgebildeter biologischer oder quecksilberfreier Zahnarzt wird das verstehen und den Test machen oder Sie an ein geeignetes Labor überweisen (die meisten Zahnärzte führen selbst keine Verträglichkeitstests durch). Sollte Ihr Zahnarzt sagen, dieser Test sei nicht nötig, müssen Sie sich einen anderen suchen.

Biologische Zahnärzte können Sie leicht über das Internet finden. Es gibt nur eine Sache, die noch schlimmer ist als ein Mund voller Quecksilberfüllungen: sie auf unsachgemäße Weise entfernen zu lassen. Wen Sie sich auch für die Entfernung Ihrer Quecksilberfüllungen aussuchen – Sie müssen darauf bestehen, dass Ihr Zahnarzt die Vorschriften für die sichere Entfernung von Amalgam befolgt.

Das beste Mittel gegen eine Quecksilbervergiftung ist natürlich Vorbeugung. Falls Sie bereits Quecksilber ausgesetzt waren, müssen Sie das für die Zukunft unbedingt vermeiden. Dazu gehört dann auch, keinen Fisch mehr zu essen, der einen mäßigen bis hohen Quecksilbergehalt hat, sowie sich keine Amalgamfüllungen machen und vorhandene entfernen zu lassen.

Gegen die Schäden, die Quecksilber in Ihrem Gewebe anrichten könnte, können Sie außerdem etwas tun, indem Sie sich bemühen, möglichst viel davon loszuwerden. Die Entfernung von Quecksilber aus dem Gehirn ist ein schwieriger, langwieriger Prozess. Die Einnahme von Nahrungsergänzungsmitteln mit Antioxidantien kann dazu beitragen, Entzündungen zu mildern und die Schäden zu mindern, die Quecksilber und andere giftige Metalle verursachen können. Zu den Nährstoffen, die sich dafür eignen, gehören vor allem die Vitamine A, C und E, β-Karotin, α-Liponsäure, Flavonoide und die Spurenelemente Zink und Selen. Sie alle sind in einem guten Multivitamin- und Mineralpräparat zu finden. Am besten kann man sich diese Nährstoffe aber direkt über die Nahrung zuführen, insbesondere durch den Verzehr von frischem Gemüse und Obst. Eine ballaststoffreiche

Ernährung (Vollkorn, Hülsenfrüchte), Knoblauch, Zitrat (Zitrusfrüchte), verschiedene Flavonoide (Kurkumin, Hesperidin, Quercetin, Catechine, Rutin) und α-Liponsäure (rotes Fleisch, Innereien, Bierhefe) wirken als Chelatbildner und tragen dazu bei, Quecksilber aus dem Körper zu entfernen. Dieses Thema werde ich in einem späteren Kapitel noch ausführlicher behandeln.

10 · Infektionen

Infektiöse Mikroorganismen werden schon lange mit neurodegenerativen Erkrankungen in Zusammenhang gebracht. In der medizinischen Literatur findet sich eine Unmenge von Studien, die Alzheimer, Parkinson, ALS und andere neurodegenerative Erkrankungen mit Infektionen in Verbindung bringen. Von allen bekannten Faktoren, die die Neurodegeneration beeinflussen, könnten die Infektionen der häufigste und damit auch der wichtigste Faktor sein. Selbst wenn nicht alle Fälle von Neurodegeneration auf Infektionen zurückgeführt werden können, wird die Zahl der Fälle, bei denen es so ist, enorm unterschätzt. Dafür gibt es vor allem vier Gründe. Erstens werden manche Fälle eindeutig durch andere Faktoren wie Drogen oder Toxine beeinflusst und die Infektionen werden dann oft nicht als Cofaktoren erkannt. Zweitens werden Mikroorganismen bei Autopsien und Studien nicht immer entdeckt – häufig sucht man gar nicht nach ihnen. Drittens kann eine akute Infektion, die Schäden verursacht hat, aus dem Gehirn gelöscht werden, ohne dort Spuren zu hinterlassen. Viertens können aktive Infektionen zur Neurodegeneration führen, ohne im Gehirn vorhanden zu sein. Der letzte Punkt ist sehr wichtig, da Infektionen neuronale Schäden verursachen können, ohne das Gehirn direkt zu infizieren und Spuren zu hinterlassen.

Infektionen als Ursache von Parkinson

In den 1970er-Jahren entdeckten Dr. David Poskanzer, außerordentlicher Professor für Neurologie an der Harvard Medical School, und sein Kollege Dr. Robert S. Schwab, dass die Zahl der Parkinson-Diagnosen am Massachusetts General Hospital, an dem sie arbeiteten, von den 1920er- bis zu den 1960er-Jahren exponentiell gestiegen war. Dann fiel ihnen etwas Interessantes auf: Das Durchschnittsalter der neuen Patienten hatte von Jahr zu Jahr jeweils um ein Jahr zugenommen. Poskanzer vermutete, dass diese Beobachtung einen Schlüssel für die so schwer zu fassende Ursache von Parkinson liefern konnte.

Nach Ansicht von Poskanzer und Schwab war die große Parkinson-Epidemie, deren Zeugen sie in den letzten Jahrzehnten geworden waren, abgesehen von einigen chemischen Vergiftungen, auf etwas zurückzuführen, was Jahre zuvor stattgefunden und dann aufgehört hatte. Was konnte das gewesen sein? Poskanzer glaubte, dass es sich um eine Hirninfektion gehandelt hatte, die Encephalitis hervorrief, eine Gehirnentzündung. Encephalitis kann durch eine Reihe verschiedener Faktoren verursacht werden; die häufigsten sind bakterielle und virale Infektionen. Die beiden Neurologen entwickelten die Hypothese, dass Hirnzellen durch Encephalitis geschädigt worden sein könnten, als die Infektion aktiv war. Bei den Patienten, die das überlebten, hätten sich nach Jahren, als sich der Alterungsprozess auf das Gehirn auswirkte, allmählich die Symptome von Parkinson entwickelt.

Was für eine Infektion kam als Ursache infrage? Am ehesten die (auch als Encephalitis lethargica bezeichnete) Schlafkrankheit. Ursprünglich ging man davon aus, dass sie durch ein Virus hervorgerufen wurde, doch in letzter Zeit ist eine Form der Streptokokken zum Hauptverdächtigen avanciert.[1] Von 1916 bis 1926 verursachte ein großer Ausbruch von Encephalitis lethargica eine weltweite Epidemie von Gehirnentzündungen. Der Begriff »lethargica« wurde für den Namen verwendet, weil starke Schläfrigkeit das Hauptsymptom der Krankheit war, die gemeinhin »Schlafkrankheit« genannt wurde (aber nicht mit der afrikanischen Trypanosomiasis zu verwechseln ist, einer parasitären Krankheit, die ebenfalls als »Schlafkrankheit« bezeichnet wird). Die Krankheit begann mit einer Halsentzündung, Fieber, Kopfschmerzen und Übelkeit. Dann entwickelte sich innerhalb von wenigen Tagen eine unkontrollierbare Somnolenz, die dazu führte, dass die Erkrankten fast überall und in allen Situationen einschliefen, sogar beim Essen. Stark betroffene Opfer verbrachten Tage oder sogar Wochen in einem fast komatösen, unbeweglichen Zustand. Während dieser Epidemie starben über 5 Millionen Menschen – etwa 40 Prozent derjenigen, die erkrankten. Untersuchungen der Gehirne der daran Gestorbenen ergaben, dass es in der Substantia nigra – dem Bereich des Gehirns, der auch an Parkinson beteiligt ist – zu schweren Entzündungen und zum Zelltod gekommen war.

Millionen von Menschen erkrankten an Encephalitis lethargica. Manche schienen sich wieder ganz zu erholen, doch bei etwa der Hälfte der Überlebenden blieben Hirnschäden und Parkinson zurück. Bei manchen, die sich zu erholen schienen, entwickelte sich Monate oder sogar Jahre später Parkinson. Die Ärzte unterschieden diese Form des Parkinsonismus von denen unbekannten Ursprungs durch die Bezeichnung postencephalitische Parkinson-Krankheit. Nach Ansicht von Poskanzer handelte es sich bei der Mehrzahl der Parkinson-Patienten, die er während der 1970er-Jahre zu sehen bekam, um Opfer der Epidemie von Encephalitis lethargica. Manche dieser Patienten wussten, dass sie sich die Infektion vor Jahrzehnten zugezogen hatten, andere aber nicht – sie könnten die Krankheit für eine schlichte Grippe gehalten und bald wieder vergessen haben. Da sich die Grippepandemie von 1918 bis 1920, bei der weltweit 20–40 Millionen Menschen ums Leben gekommen waren, mit der Epidemie der Encephalitis lethargica überschnitten hatte, könnten viele Encephalitisopfer geglaubt haben, sie hätten die Grippe überlebt.

1928 war die Encephalitis-lethargica-Epidemie vorüber, doch jetzt litten die Überlebenden zu Tausenden an Parkinson. In den nächsten Jahrzehnten, als die Betroffenen älter wurden, zeigten sich neue Fälle von Parkinson. Viele, die in nutzlosen Körpern gefangen waren, wurden in Institutionen untergebracht. 1969, über 40 Jahre nach dem Verschwinden der Krankheit, wurden einige katatone Opfer mit dem neuen Anti-Parkinson-Medikament Levodopa (L-Dopa) behandelt. Daraufhin kam es bei manchen zu einer geradezu dramatischen Besserung. Sie erlangten ihr Bewusstsein wieder, reagierten auf andere und nahmen ihre Umgebung wahr; manche konnten sogar ihren Rollstuhl verlassen! Leider hielt die wundersame Heilung nicht lange an. Die meisten Patienten sanken innerhalb von Tagen oder Wochen wieder in einen katatonen Zustand zurück. Wiederholte Dosen erwiesen sich als nutzlos. Diese Geschehnisse dokumentierte Dr. Oliver Sacks in seinem Buch *Awakenings – Zeit des Erwachens*, das 1973 erschien.

Angesichts von dem, was wir heute über L-Dopa wissen, war vorherzusehen, dass das Medikament nicht dauerhaft wirken würde. Es kann nämlich zu einer fast sofortigen Besserung der Parkinson-Symptome führen, schädigt aber die überlebenden Dopaminneuronen.[2] Im Laufe der Zeit bewirkt es eine Beschleunigung der Neurodegeneration und des Fortschreitens der Krankheit. Deshalb funktioniert es irgendwann nicht mehr. Die Zahl der überlebenden Dopaminneuronen ist dann so niedrig, dass das Medikament nutzlos wird.

Seit den 1920er-Jahren hat es keine Encephalitis-lethargica-Epidemie mehr gegeben; von sporadischen Fällen wurde allerdings immer mal wieder berichtet. All das zeigt uns, dass bestimmte Infektionen neurodegenerative Hirnschäden verursachen können, die manchmal erst nach Jahren erkennbar und dann vielleicht gar nicht mehr mit einer Infektion in Zusammenhang gebracht werden.

George L., Ende 40, hatte einen Collegeabschluss und arbeitete als Buchhalter für eine Einheit der Nationalgarde. Eines Tages entwickelte sich in seinem Gesicht und auf seinem Kopf ein starkes Gefühl des Brennens, das mit geistiger Verwirrtheit einherging. Er wurde in ein Krankenhaus gebracht, wo er mehrere Tage blieb. Die Diagnose lautete »Fieber unbekannter Ursache« und man behandelte seine Symptome, bis das Fieber sich legte. Zu Hause war er dann nicht mehr der Alte. Er war oft verwirrt und saß meistens nur in seinem Sessel, schien kaum Kontakt zu seiner Umgebung zu haben, reagierte nur auf einfache Anweisungen und konnte vor allem die Berechnungen nicht mehr durchführen, die sein Beruf von ihm verlangte. Ganz offensichtlich litt er an einem frühen Stadium von Demenz.

Später wurde er mit verschiedenen Medikamenten behandelt – ohne Erfolg. Im Laufe der Jahre verschlechterte sich sein geistiger Zustand noch weiter. Außerdem wurden seine Bewegungen langsam und überlegt, es entwickelten sich Tremor, verwaschene Sprache, Angst und Depressionen – alles charakteristische Parkinson-Symptome. Schließlich war sein Dasein auf sein Bett und seinen Rollstuhl begrenzt. Hin und wieder kehrte auch das hohe Fieber zurück, woraufhin er wie zuvor symptomatisch behandelt wurde.

8 Jahre nach dem Beginn seiner Krankheit erlitt er erneut einen Rückfall in das hohe Fieber und wurde ins Krankenhaus gebracht. Dieses Mal lautete die Diagnose aber »durch das Herpes-simplex-Virus Typ 1 verursachte Rückkehr der Encephalitis«. HSV-1 ist das Virus, das Lippenbläschen (Herpes labialis) verursacht. Er bekam dann eine medikamentöse antivirale Behandlung – und nach 3 Wochen war seine Gesundheit wie durch ein Wunder wiederhergestellt, einschließlich seiner mathematischen Fähigkeiten. Bei seiner Entlassung sagten seine Ärzte, er sei gut orientiert, habe eine gute Aufmerksamkeitsfokussierung, gute Abstraktionsfähigkeit, einen angenehmen Humor und interessanterweise keine Parkinson-Symptome mehr.

Nach der ursprünglichen Infektion kann das Herpesvirus auf unbegrenzte Zeit im Körper schlafen. Bei einer aktiven Infektion dringt das auch als Mundherpesvirus bezeichnete HSV-1 in den Trigeminus ein, wo es einen sicheren Hafen findet, in dem es vor dem Immunsystem geschützt ist. Der Trigeminus hat Verbindungen zum Hirnstamm und erstreckt sich über das ganze Gesicht; er kontrolliert die Muskelbewegungen und empfängt Empfindungen, die er ans Gehirn weiterleitet. In den Wurzeln des Trigeminus kann das Virus für unbegrenzte Zeit am Leben bleiben; eine Ausbreitung außerhalb des Nervs wird durch das Immunsystem verhindert. Wenn das Immunsystem geschwächt oder überlastet ist (beispielsweise aufgrund von übermäßigem Stress, Erschöpfung, Depressionen oder einer Infektion), kann das Virus aber aus den Wurzeln des Trigeminus entwischen und Fieberbläschen auf den Lippen hervorrufen. Im Laufe der Zeit drängt das Immunsystem es dann wieder in sein Versteck zurück. Das Virus kann sich aber auch vom Trigeminus ins Gehirn ausbreiten und sich dort ansiedeln. Eine schlechte Immunfunktion kann dann zu Attacken einer akuten Encephalitis führen. Antivirale Medikamente sind lediglich von eingeschränktem Nutzen, da sie nur bei aktiven Infektionen, bei denen das Virus sich über die Nervenzellen hinaus ausgebreitet hat, wirken. Von Viren, die sich im Trigeminus verstecken, können sie den Körper nicht befreien.

Der Patient, von dem ich oben gesprochen habe, hatte wahrscheinlich eine ständige geringgradige Infektion, die hin und wieder aufflammte und ein systemisches Fieber hervorrief. Diese chronische Infektion konnte sein Immunsystem wohl nicht unter Kontrolle bringen. Wenn sein Immunsystem erneut Stress ausgesetzt ist, könnte sich bei ihm immer noch eine weitere Encephalitisinfektion entwickeln.

Das Herpesvirus kann zwar alle Hirnregionen befallen, scheint aber eine besondere Affinität zur Substantia nigra zu haben, die die motorischen Bewegungen kontrolliert.[3] Da Herpes eine sehr verbreitete Infektion ist, könnten viele Fälle von Parkinson damit im Zusammenhang stehen. Ein sehr aussagekräftiges Zeichen dafür sind periodische Ausbrüche von Lippenbläschen, da sie auf das Vorhandensein des Herpesvirus hindeuten. Die meisten Menschen sind mit diesem Herpesvirus infiziert – mehr als 70 Prozent der über 50-Jährigen. Da es bei etwa 70 Prozent der Infizierten nicht zu periodischen Ausbrüchen von Lippenbläschen kommt, ist den meisten Betroffenen gar nicht bewusst, dass sie das Virus in sich tragen.

Forscher haben herausgefunden, dass zumindest ein Stamm der Vogelgrippe bei den Überlebenden ein signifikant erhöhtes Parkinson- und möglicherweise auch Alzheimer-Risiko hinterlässt. Das Virus reist dann vom Magen über das Nervensystem ins Gehirn. Bei mit dem Virus infizierten Tieren kam es zu neurologischen Symptomen, die von schwacher Encephalitis über Störungen der Motorik bis zum Koma reichten.

Laut Berichten der Forscher entwickeln sich bei Mäusen, die eine Infektion mit dem Vogelgrippevirus überlebt haben, eher als bei nicht infizierten Mäusen Veränderungen des Gehirns, die mit neurologischen Erkrankungen im Zusammenhang stehen. Die Forscher fanden heraus, dass die Vogelgrippe Neuronen in der Substantia nigra zerstört und die Ansammlung von Proteinablagerungen verursacht, die gewöhnlich bei Parkinson- und Alzheimer-Kranken zu finden ist.[4]

Auch die langfristigeren neurologischen Auswirkungen des Virus bei den Überlebenden wurden untersucht. Man infizierte Mäuse mit einem Stamm der Vogelgrippe, der als H5N1 bezeichnet wird. Nach 3 Wochen war das Virus nicht im Nervensystem der überlebenden Mäuse zu finden, doch die Entzündung im Gehirn, die die Infektion auslöste, hielt noch monatelang an. Der Tremor und die Bewegungsprobleme verschwanden zwar, als die Grippesymptome sich legten, doch die Forscher berichteten, dass die Mäuse 60 Tage später 17 Prozent ihrer dopaminproduzierenden Zellen verloren hatten.

Die Forscher wiesen darauf hin, dass weder die Vogelgrippe noch andere Infektionen, die die Immunreaktion im Gehirn auslösen, direkte Verursacher von Parkinson sind. Sie erhöhen vielmehr die *Empfänglichkeit* für diese Krankheit. Wir alle verlieren im Verlauf unseres Alterungsprozesses Hirnzellen, doch die meisten von uns sterben, bevor sie so viele Neuronen verloren haben, dass sie Parkinson oder Alzheimer bekommen. Infektionen, die das Gehirn erfassen, können diese Kurve aber verändern. In diesem Fall löst das Vogelgrippevirus eine Immunreaktion aus, die noch lange anhält, nachdem die ursprüngliche Bedrohung verschwunden ist. Dann können die Patienten durch eine weitere Infektion, Medikamente oder Umweltgifte noch mehr Hirnzellen verlieren. Dieser Mechanismus würde auch erklären, dass im Hirngewebe von Parkinson- und Alzheimer-Patienten manchmal keine Mikroorganismen zu finden sind. Infektionen könnten ein sehr signifikanter Faktor bei der Einleitung der Neurodegeneration sein, aber kaum Spuren hinterlassen.

Zu den anderen bekannten Viren, die Parkinsonismus auslösen, gehören die Coxsackie-Viren und die Viren, die Encephalitis-B, St.-Louis-Encephalitis, West-Nil-Encephalitis und HIV verursachen.[5–6] Außerdem scheint eine Verbindung zu folgenden Bakterien möglich: *Mycoplasma pneumoniae*, *Borrelia burgdorferi* (Lyme-Krankheit beziehungsweise Lyme-Borreliose), *Helicobacter pylori* (Magengeschwüre) und anderen.[7–8] Es gibt sogar Hinweise darauf, dass die Hefe *Candida albicans* zu diesen Krankheiten beiträgt.[9]

Infektionen und amyotrophe Lateralsklerose

Dr. Christopher Martyn von der University of Southampton (England) glaubt, dass ALS wie Parkinson durch Infektionen verursacht werden könnte, die früher im Leben stattgefunden haben. Er und seine Kollegen entdeckten, dass zwischen dem Auftreten von ALS in Großbritannien in den 1960er-Jahren und von Polio in den 1930er-Jahren eine Korrelation besteht. Er hält ALS jetzt für eine verzögerte Folge einer Infektion mit dem Poliovirus, die sich auf das Zentralnervensystem auswirkt und zum Verlust von Motoneuronen führt, in der Regel aber nicht so schwer ist, dass sie in ihrem akuten Stadium motorische Symptome oder Lähmungen hervorruft.[10]

Die Parkinson-Fälle sind ja nicht alle das Ergebnis von Encephalitis lethargica – und das Poliovirus ist auch nicht der einzige Mikroorganismus, der ALS verursachen kann. Für die Entzündungen und den Verlust von Hirnzellen, die der Neurodegeneration den Weg bereiten, könnten die verschiedensten Viren, Bakterien, Pilze und Parasiten verantwortlich sein. ALS wurde mit einer ganzen Reihe infektiöser Organismen in Verbindung gebracht, darunter Mykoplasmen, *Treponema pallidum* (Syphilis), HIV, ECHO-Viren, das Herpes-simplex-Virus 1, das humane Herpesvirus 6, *Chlamydia pneumoniae* und *Borrelia burgdorferi*.[11–17] *Borrelia burgdorferi*, der Verursacher der Lyme-Borreliose, könnte der wichtigste von ihnen sein.

Borrelia burgdorferi gehört zur Familie der Spirochäten. Diese Bakterien sind eine unangenehme Gruppe, ihre verschiedenen Arten sind unter anderem die Verursacher der Lyme-Borreliose, von Syphilis, Frambösie, Parodontitis und Leptospirose. Es handelt sich um lange, dünne, korkenzieher- oder spiralförmige Bakterien (daher das »spiro« in ihrem Namen). Mehrere ihrer Arten können das Gehirn infizieren.

Die Spirochäte, die die Lyme-Borreliose hervorruft, wird durch Zecken übertragen, die Wild befallen; Menschen bekommen sie durch den Biss einer infizierten Zecke. Da Zecken klein sind, werden ihre Bisse oft gar nicht entdeckt. Die Infektion beginnt gewöhnlich damit, dass sich rund um die Bissstelle ein Ausschlag bildet. Später entwickeln sich grippeartige Symptome. Die Betroffenen glauben oft, ihre Infektion sei auf eine Grippe zurückzuführen, und tun kaum etwas dagegen. Wird die Krankheit nicht behandelt, kann sie aber die Gelenke, das Herz und das Zentralnervensystem befallen. Meist lässt sie sich durch Antibiotika beseitigen, insbesondere bei frühzeitiger Behandlung. Eine späte oder unzureichende Behandlung kann zu gravierenderen Symptomen führen, die sich häufig nur schwer behandeln lassen und eine monatelange intensive Antibiotikatherapie erfordern. Selbst wenn die akute Infektion vorbei ist, können auf unbegrenzte Zeit chronische Symptome bestehen bleiben. Bei 15 Prozent der unzureichend behandelten Patienten treten akute neurologische Symptome auf, bei etwa 5 Prozent kommt es zu chronischen Krankheiten.[18] Zu diesen Krankheiten gehört auch ALS.[19]

Laut Dr. David Martz aus Colorado Springs, der ein Spezialist für die Behandlung der chronischen Lyme-Borreliose geworden ist, verbessert sich der Gesundheitszustand bei rund 15 Prozent seiner ALS-Patienten durch eine intensive Antibiotikatherapie erheblich, und bei weiteren 20–30 Prozent tritt zumindest keine Verschlechterung mehr ein. Er interessiert sich seit 2003 für die Lyme-Krankheit, da er sie sich damals, ohne es zu wissen, selbst zuzog und danach ALS bekam. Sein Zustand verschlechterte sich schnell; schließlich konnte er nicht mehr Auto fahren, sich selbst anziehen oder gehen, sodass er sich mit 62 aus seiner Praxis zurückziehen musste. Zu diesem Zeitpunkt war ihm nicht bewusst, dass er an der Lyme-Borreliose litt. 8 Monate später war er bettlägerig und auf den Rollstuhl angewiesen. Da erfuhr er von einem Freund, der ihm einen Zeitungsausschnitt schickte, dass seine ALS durch einen Zeckenbiss ausgelöst worden sein könnte.

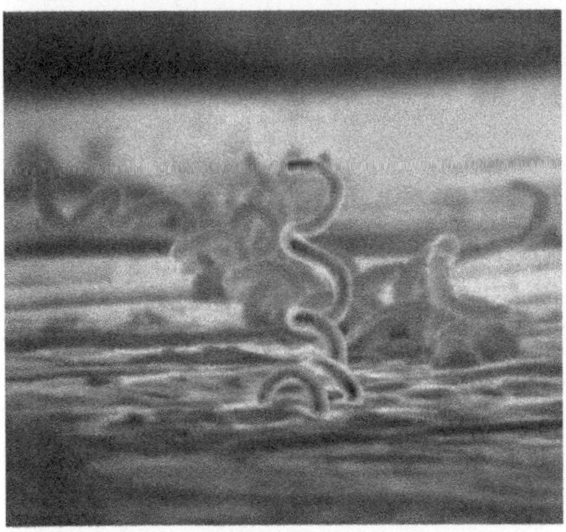

Spirochäten (Treponema pallidum)

Er wurde dann sechsmal auf die Lyme-Borreliose getestet, doch alle diese Tests waren negativ (die Lyme-Borreliose ist dafür berüchtigt, dass sie in ihren späteren Stadien schwer zu entdecken ist). Erst ein siebter, genauerer Test ergab, dass er Lyme-Borreliose hatte. Nachdem er das wusste, begann Dr. Martz, seine ALS durch eine intensive Antibiotikatherapie zu behandeln. Daraufhin kam es bei seinen Symptomen zu einer enormen Besserung, und nach 12 Wochen konnte er wieder ohne Hilfe gehen. Obwohl manche der Schäden, die er davongetragen hat, wahrscheinlich nie heilen werden, war er wieder voll mobil und gewann die Gesundheit, die er vor der Infektion gehabt hatte, zu rund 60 Prozent zurück. Seine Erholung war so bemerkenswert, dass eine internationale Medizinzeitschrift darüber berichtete.[20] Durch seinen eigenen Erfolg inspiriert, eröffnete er dann speziell für die Behandlung der Lyme-Borreliose eine neue Praxis. Obwohl er inzwischen Mitte 60 war, arbeitete er noch einige Jahre lang 50 Stunden in der Woche, bis er seinen Beruf dann endgültig aufgab.

Infektionen und die Huntington-Krankheit

Viele Gesundheitsprobleme können erblich bedingt sein. Man geht davon aus, dass eine kleine Zahl (5 Prozent) der Alzheimer-Fälle durch genetische Faktoren verursacht wird. Das gilt im Grunde auch für Parkinson und andere neurodegenerative Erkrankungen. Die Huntington-Krankheit (auch Chorea Huntington genannt) wird zwar generell als Erbkrankheit betrachtet, kann aber ebenfalls durch Infektionen beeinflusst werden.

Wir wissen heute, dass Umweltfaktoren Gene aktivieren können, die mit bestimmten Krankheiten im Zusammenhang stehen. Im Normalfall schlafen diese Gene, und die mit ihnen verbundenen Krankheiten werden nie zum Problem. Wenn man Toxinen oder Infektionen ausgesetzt ist, die Entzündungen und oxidativen Stress fördern, entsteht im Zentralnervensystem aber eine Umgebung, die die Huntingtin-Gene aktiviert. Umweltfaktoren spielen eine große Rolle dabei, ob und wann es durch das Huntingtin-Gen zu der Krankheit kommt. Wir wissen, dass Infektionen den Ausbruch und das Fortschreiten der Huntington-Krankheit beschleunigen.

Infektionen und multiple Sklerose

Daten aus Studien mit Zwillingen deuten darauf hin, dass MS durch Faktoren in der Umgebung ausgelöst wird. Der wahrscheinlichste dieser Faktoren sind Infektionen. MS wurde mit einer ganzen Reihe von Viren und Bakterien in Zusammenhang gebracht, vor allem mit dem Epstein-Barr-Virus, dem Herpes-simplex-Virus (Mund- und Genitalherpes), dem humanen Herpesvirus-6, dem Varicella-Zoster-Virus (Windpocken) und Spirochäten. Die Verbindung zum Epstein-Barr-Virus, das infektiöse Mononukleose hervorruft, scheint am stärksten ausgeprägt zu sein, doch sie können alle zur Entstehung von MS beitragen.

Wir wissen, dass das Epstein-Barr-Virus das Zentralnervensystem befällt und Demyelinisierung verursacht – das typische Merkmal von MS. Nach der Infektion bleibt das Virus lebenslang in seinem Wirt. In der Regel schläft es, doch es kann reaktiviert werden. Man nimmt an, dass die periodischen Schübe bei MS mit der Reaktivierung des Virus in Zusammenhang stehen. Zum Zeitpunkt der Diagnose liegt bei der Mehrheit der erwachsenen Patienten zwar keine aktive Mononukleose-Infektion vor, doch bei nahezu 100 Prozent gibt es Anzeichen dafür, dass einige Zeit vor der Entwicklung von MS eine Infektion mit dem Epstein-Barr-Virus erfolgte.[21]

Tiere befällt das Epstein-Barr-Virus nicht – der Mensch ist sein einziger natürlicher Wirt. Das könnte erklären, weshalb MS nur beim Menschen auftritt.[22]

Die Studie, die den Zusammenhang zwischen dem Epstein-Barr-Virus und MS am überzeugendsten zeigte, wurde von Forschern am Walter Reed Army Institute of Research in Washington, D.C., durchgeführt. Sie hatten Zugang zu einer riesigen Datenbank mit Blutproben von 3 Millionen Angehörigen des US-Militärs. Da bei Studien nur ganz selten so viele Blutproben von Menschen zum Vergleich zur Verfügung stehen, besitzt diese eine enorme Glaubwürdigkeit. Sie zeigte, dass zwischen Infektionen mit dem Epstein-Barr-Virus und der Entwicklung von MS eine starke Korrelation besteht.[23] Die Ergebnisse deuteten darauf hin, dass zwischen der ursprünglichen Infektion und der Entwicklung von MS eine Verzögerung von mehreren Jahren auftritt. Obwohl die Infektionen eine enge Verbindung zu MS aufweisen, könnten durchaus auch noch andere Faktoren beteiligt sein, beispielsweise eine zuckerreiche Ernährung, Quecksilberfüllungen in den Zähnen und Vitamin-D-Mangel. Wenn mehrere dieser Faktoren zusammenkommen, könnten sie die Krankheit auslösen.[24]

Infektionen und Alzheimer

Es ist seit einem Jahrhundert bekannt, dass Demenz, Hirnatrophie und Amyloidplaque durch chronische Infektionen erzeugt werden können. Schon Alois Alzheimer, nach dem die Krankheit benannt wurde, vermutete ihre Grundursache in einer Infektion. Man hat herausgefunden, dass eine ganze Reihe von Mikroorganismen mit Alzheimer im Zusammenhang steht: Spirochäten, das Herpesvirus (HSV-1), *Chlamydia pneumoniae*, das Epstein-Barr-Virus, das humane Immundefizienzvirus (HIV), das Picornavirus, das Bornavirus, *Helicobacter pylori* und das Zytomegalievirus.[25–29]

Die drei am häufigsten genannten »Verdächtigen« sind die Spirochäten, HSV-1 (Herpes) und *Chlamydia pneumoniae*. Die Beweise für einen Zusammenhang zwischen diesen drei Mikroorganismen und Alzheimer sind so überzeugend, dass die Forscher jetzt allmählich akzeptieren, dass sie wesentliche Cofaktoren bei der Krankheit sind, wenn nicht sogar ihre Hauptursachen.

Es ist schon lange bekannt, dass Demenz im Zusammenhang mit der Syphilisspirochäte *Treponema pallidum* steht. Eine andere Spirochäte, die als Ursache von Demenz traurige Berühmtheit erlangte, ist *Borrelia burgdorferi*, der Verursacher der Lyme-Borreliose.

Man ging lange generell davon aus, dass nach einer akuten Lyme-Infektion keine Borreliabakterien mehr im Körper sind. Tatsächlich können gesundheitliche Probleme, die mit diesen Bakterien im Zusammenhang stehen, danach aber noch Monate oder Jahre anhalten. Manche Forscher haben das als durch die Infektion ausgelöste Autoimmunreaktion betrachtet, doch heute wird immer deutlicher, dass eine geringgradige Infektion unbegrenzt weiterbestehen und chronische Gesundheitsprobleme hervorrufen kann. Entsprechende Beweise finden sich in den Gehirnen von Alzheimer-Patienten, die mit der Lyme-Borreliose infiziert worden waren. Die Bakterien treten in diesen Gehirnen zusammen mit Amyloidplaque auf.[30]

Das Herpesvirus wurde ebenfalls häufig in den Gehirnen von Alzheimer-Patienten entdeckt. Man nimmt an, dass es an der Aggregation des β-Amyloid-Proteins im Hirngewebe direkt beteiligt ist. Wenn man Kulturen von Hirnzellen damit versetzt, kommt es zu einem enormen Anstieg beim β-Amyloid. Auch in den Gehirnen von Ratten verursacht das Virus eine Proliferation des β-Amyloids.[31]

Bei Studien mit Menschen wurden in 90 Prozent der untersuchten Plaque aus den Gehirnen von Alzheimer-Patienten Hinweise auf das Herpesvirus gefunden. Offenbar besteht zwischen diesem Virus und Alzheimer ebenfalls eine Verbindung.[32] Herpes scheint bei der Entwicklung von Alzheimer eine große Rolle zu spielen. Vorproben haben gezeigt, dass das antivirale Medikament Aciclovir die Bildung von Amyloidablagerungen reduziert, was ebenfalls auf einen Zusammenhang hindeutet.

Das Herpesvirus ist heimtückisch. Es kann sich in den Nervenzellen verstecken, wo die Immunabwehr ihm nichts anhaben kann, doch wenn das Immunsystem durch Stress oder eine Infektion geschwächt wird, kann es aus seinem Versteck hervorkommen, Entzündungen auslösen und das Fortschreiten der Neurodegeneration und des Absterbens von Hirnzellen fördern. Die Reaktivierung verursacht wiederholte Schädigungen und die Ansammlung von Amyloidplaque. Dieses Katz-und-Maus-Spiel setzt das Virus fort, solange der Wirt lebt – es frisst dessen Gehirn langsam auf.[33]

In den Gehirnen junger Menschen ist das Herpesvirus meist nicht vorhanden, doch bei den Älteren steigen die Infektionsraten.[34] Bei Trägern des Virus wird sich aber nicht immer Alzheimer entwickeln – das Virus findet sich auch häufig in den Gehirnen normaler älterer Menschen.[35] Das legt den Schluss nahe, dass Herpesinfektionen nicht die einzige Ursache der Krankheit sind, sondern dass noch andere Faktoren dazukommen müssen.

Neurodegeneration kann sich auch entwickeln, wenn im Gehirn keine Herpesviren vorhanden sind. Alle Mikroorganismen, die die Arterien infizieren und so zur Ansammlung von Plaque und zu Schlaganfällen führen, können Demenz fördern. Das konnten Forscher von der Columbia University zeigen. Sie untersuchten 1625 Erwachsene mit einem Durchschnittsalter von 68,4 Jahren, die im ethnisch gemischten städtischen Bereich Nordmanhattans lebten. Keiner der Teilnehmer hatte bereits einen Schlaganfall erlitten. Allen wurde Blut abgenommen, das dann auf Antikörper untersucht wurde, die darauf hindeuteten, dass sie den Herpes-simplex-Viren 1 (Mundherpes) und 2 (Genitalherpes) sowie drei anderen häufigen Krankheitserregern ausgesetzt gewesen waren: *Chlamydia pneumoniae*, *Helicobacter pylori* und dem Zytomegalievirus. Die Forscher erstellten dann einen gewichteten Index des Kontakts zu allen fünf Krankheitserregern. Die Teilnehmer wurden über 7,6 Jahre weiter beobachtet. In dieser Zeit erlitten 67 von ihnen einen Schlaganfall. Das Herpes-simplex-Virus Typ 1 war zwar stark vertreten, doch auch bei den vier anderen Krankheitserregern bestand ein erhöhtes Schlaganfallrisiko.[36]

Dass die Forscher gerade diese fünf Krankheitserreger untersuchten, hatte mehrere Gründe. Zum einen können sie nach einer akuten Infektion alle weiter vorhanden sein und dadurch zu einer chronischen geringgradigen Infektion beitragen. Zum anderen hatten frühere Studien ergeben, dass zwischen jedem dieser Erreger und Atherosklerose ein Zusammenhang besteht. Studien, bei denen einige der Erreger einzeln untersucht wurden, hatten gezeigt, dass sie an dem Prozess beteiligt sein können, der zum Schlaganfall und damit zu vaskulärer Demenz und Alzheimer führt.[37]

Chlamydia pneumoniae könnte der Mikroorganismus sein, der am häufigsten in arterieller Plaque zu finden ist. Wie schon der Name zeigt, ist dieses Bakterium oft die Ursache einer Lungenentzündung (Pneumonie). Es steht aber auch mit Nebenhöhlen- und Kehlkopfentzündungen, Bronchitis, Asthma und anderen Atemwegsproblemen im Zusammenhang. Manche dieser Infektionen können durchaus schwerwiegend sein, doch andere sind relativ leicht und verursachen nicht viel mehr als Husten und eine Verstopfung der Nebenhöhlen, die dann nicht selten einer Erkältung oder einem grippalen Infekt zugeschrieben werden. Infektionen mit *Chlamydia pneumoniae* sind sehr verbreitet und werden von den Betroffenen oft gar nicht erkannt. Sie sind eine häufige Ursache der *walking pneumonia*, der wandernden Pneumonie, die ihren Namen bekommen hat, weil die Erkrankten die meisten ihrer normalen täglichen Aktivitäten während der Infektion fortsetzen können. Etwa 50 Prozent der erwachsenen US-Amerikaner sind damit infiziert worden, und es scheint während ihres ganzen Lebens häufig zu Reinfektionen zu kommen.

Chlamydia pneumoniae steht zwar vor allem mit Atemwegsinfektionen im Zusammenhang, kann aber auch ins Blut vordringen und eine Vielzahl von Problemen – Arthritis, Myokarditis (Herzmuskelentzündung), das Guillain-Barré-Syndrom (Nervenentzündung), Encephalitis, Atherosklerose und anderes – hervorrufen. Im Blut greift es die Arterien an und verursacht chronische Entzündungen und die Bildung von Plaque (Atherosklerose), die die Arterien verstopfen und zu Herzinfarkten oder Schlaganfällen führen kann.[38–39]

Viele Forscher betrachten Infektionen als Hauptursache von Atherosklerose und Herzkrankheiten, nicht einfach Ansammlungen von überschüssigem Cholesterin. Arterielle Plaque enthält meist selbst dann Beweise für *Chlamydia pneumoniae* oder andere Mikroorganismen, wenn wenig oder gar kein Cholesterin vorhanden ist; daraus kann man ja schließen, dass Infektionen beim Aufbau von Plaque ein wichtigerer Faktor sind als Cholesterin.[40–41] Ein Beispiel: Bei einer Gruppe von neunzig herzkranken Patienten fanden Forscher *Chlamydia pneumoniae* in der arteriellen Plaque von 79 Prozent. In den Arterienwänden von Personen, die keine Herzkrankheit hatten, fanden sie es hingegen nicht einmal bei 4 Prozent. Tierstudien liefern direktere Beweise. Bei mit *Chlamydia pneumoniae* infizierten Kaninchen waren die Wände der Arterien messbar verdickt.[42]

Chlamydia pneumoniae kann nicht nur Atherosklerose auslösen, die dann zu Schlaganfällen und Neurodegeneration führen kann, sondern auch das Gehirn direkt infizieren. Studien haben immer wieder gezeigt, dass das Bakterium im Gehirn von Alzheimer-Patienten vorhanden ist. Bei einer Studie mit insgesamt neunzehn Alzheimer-Patienten entdeckten die Wissenschaftler es im Hirngewebe von siebzehn Patienten, bei einer Gruppe Gleichaltriger, die die Alzheimer-Krankheit nicht hatten, aber nur in einem von neunzehn Fällen.[43]

Bei einer anderen Studie fanden Forscher, die das Hirngewebe verstorbener Alzheimer-Patienten untersuchten, *Chlamydia pneumoniae* bei 90 Prozent der Untersuchten, aber nur bei 5 Prozent der Proben von Personen, die keinen Alzheimer hatten.[44] Offenbar verursacht *Chlamydia pneu-*

moniae nicht nur Plaqueablagerungen in den Arterien, sondern auch im Gehirn. Bei der oben angeführten Studie wurde das Bakterium in den Amyloidplaques gefunden, die für Alzheimer charakteristisch sind.

Als Mäusen ein Nasenspray mit dem Bakterium verabreicht wurde, entwickelte sich in ihren Gehirnen die gleiche Altersplaque – ein weiterer Beweis dafür, dass das Bakterium die Bildung von Amyloidablagerungen auslöst.[45]

Wenn man die verschiedenen Formen der Neurodegeneration betrachtet, stößt man immer wieder auf die gleichen Auslöser: Spirochäten, das Herpesvirus und *Chlamydia pneumoniae*. Diese drei Mikroorganismen scheinen die Hauptübeltäter zu sein. Hin und wieder können aber auch andere berüchtigte Mikroorganismen beteiligt sein.

Medikamentöse Behandlung

Da häufig ein Zusammenhang zwischen Neurodegeneration und Infektionen besteht, könnte man annehmen, dass eine Behandlung mit Antibiotika oder antiviralen Mitteln eine einfache Lösung sein könnte. Das ist aber leider nicht so. Medikamentöse Behandlungen sind nicht immer erfolgreich, da die meisten Arzneimittel die Blut-Hirn-Schranke nicht passieren können. Zudem wirken Antibiotika nur gegen Bakterien, nicht aber gegen Viren und Pilze. Außerdem gibt es Bakterien, die gegen Antibiotika resistent sind. Auch antivirale Medikamente können Viren im Allgemeinen nicht aus dem Gehirn tilgen.[46] Manche Infektionen haben vorübergehenden Charakter; sie flammen auf und wieder ab, richten Schäden an und verursachen Entzündungen, bevor das Immunsystem des Körpers sie beseitigt oder sie sich, wie das Herpesvirus, in den Nervenzellen verstecken.

Da eine ganze Reihe von Mikroorganismen beteiligt sein kann, zum Teil sogar, ohne aktiv vorhanden zu sein, sind medikamentöse Behandlungen generell nicht geeignet. Wir müssen uns im Wesentlichen darauf verlassen, dass unser Immunsystem dafür sorgt, dass unser Gehirn frei von Infektionen ist und störungsfrei arbeitet.

Das Immunsystem und Altersplaque

Unser Immunsystem schützt uns vor Organismen, die Infektionen hervorrufen, und vor Toxinen. Zudem recycelt es alte, kranke und entartete Zellen (Krebs) und fördert die Reparatur und die Heilung von Gewebe. Seine Hauptstreitmacht sind die weißen Blutkörperchen, die ununterbrochen in unserem Körper patrouillieren; es gibt verschiedene Typen, die unterschiedliche Funktionen haben. Die Phagozyten fressen die Eindringlinge auf, andere weiße Blutkörperchen besprühen sie mit tödlichen Substanzen. Wieder andere produzieren Antikörper – Proteine, die bestimmte Mikroorganismen neutralisieren.

Im Normalfall kann unser Immunsystem uns ausreichend vor Infektionen schützen. Aufgrund der Blut-Hirn-Schranke können die weißen Blutkörperchen und die Antikörper im Allgemeinen aber nicht ins Zentralnervensystem gelangen. Daher muss das Gehirn sich bei der Bekämpfung von Infektionen auf andere Weise verteidigen.

In Kapitel 2 haben wir ja darüber gesprochen, dass das Gehirn hauptsächlich aus zwei Typen von Nervenzellen besteht: Neuronen, die Botschaften übermitteln und Erinnerungen speichern, und Gliazellen, die Unterstützung bieten. Bei den Gliazellen gibt es wiederum verschiedene Typen, die jeweils spezifische Funktionen haben. Die *Mikrogliazellen* dienen der Verteidigung des Gehirns gegen Infektionen und Toxine.

Normalerweise ruhen die Mikrogliazellen und sind ziemlich unauffällig. Wenn sie durch einen Eindringling aktiviert werden, explodieren sie aber förmlich – sie vermehren und vergrößern sich schnell, werden beweglich und gehen zum Angriff über, sie verschlingen die Fremdsubstanzen und entfernen beschädigte Zellen. Sie übernehmen also die Aufgaben und den Charakter der weißen Blutkörperchen. Bei diesem Prozess senden sie Signale, die zur Steigerung des Blutflusses führen, zu Entzündungen anregen und verschiedene Stoffe zu Hilfe rufen. Wenn die Krise vorüber ist, werden sie allmählich wieder so unauffällig und friedlich wie vorher.

Im Normalfall schützt dieser Prozess das Gehirn vor Schäden durch Infektionen, Verletzungen und Toxine und sorgt auch dafür, dass sauber gemacht wird und Schäden repariert werden. Wenn das Gehirn aber immer wieder angegriffen wird, kann es zu chronisch erhöhter Aktivität kommen, die weitere Schäden verursacht und letztlich zur Neurodegeneration führt. Ablagerungen von Schwermetallen, Drogenmissbrauch, Kontakt zu Toxinen oder chronische Infektionen können dazu führen, dass die Mikrogliazellen aktiviert bleiben und die Flammen der Entzündungen und der Gewebedegeneration anfachen.

Entzündungen führen dazu, dass die Blut-Hirn-Schranke Löcher bekommt. Nun können die weißen Blutkörperchen, Blutproteine, Bakterien und andere Substanzen, die bis dahin aus dem Zentralnervensystem ausgesperrt waren, hineingelangen. Sie verursachen dann noch mehr Probleme, aktivieren weitere Mikrogliazellen und produzieren weitere Entzündungen, sodass sich ein Teufelskreis entwickelt.

Neben den weißen Blutkörperchen enthält das Immunsystem auch eine Reihe spezialisierter Proteine, die als antimikrobielle Peptide (AMPs) bezeichnet werden. Sie werden in verschiedenen Zellen hergestellt und befinden sich im Blut. Ihre spezifische Aufgabe besteht darin, eindringende Mikroorganismen zu bekämpfen, doch sie bilden auch eine Verteidigung gegen Krebszellen und verschiedene Toxine. Die AMPs, die ursprünglich nach einer Aktivierung durch Bakterien, Viren und Pilze in den weißen Blutkörperchen entdeckt wurden, töten eindringende Organismen ab, lindern Entzündungen und fördern die Heilung.[47]

Zu den AMPs, die besonders eingehend untersucht wurden, gehört LL-37, das in verschiedenen Zellen produziert wird, auch in einer Reihe von weißen Blutkörperchen. Wenn die weißen Blutkörperchen sich einem Eindringling gegenübersehen, wird LL-37 an dessen äußere Membran gezogen, wo es sich festhakt, sodass der feindliche Mikroorganismus zerreißt und stirbt. Zudem wird LL-37 in erheblichen Mengen von Zellen in den Schleimhäuten im Mund, in der Speiseröhre, der Lunge, im Darm, im Gebärmutterhals, in der Vagina und auf der Zunge gebildet und von ihnen ausgeschieden. So wird es ferner durch die Speichel- und Schweißdrüsen, die Hoden und die Brustdrüsen erzeugt. Ausgeschieden wird es in Wunden, Schweiß, Atemwegsflüssigkeiten, Samenflüssigkeit und Milch.

Auch das Zentralnervensystem ist von AMPs besiedelt. Seine Version von LL-37 ist das Amyloid-Präkursor-Protein APP. Dieses Protein wird in β-Amyloid umgewandelt, das die charakteristische Plaque der Alzheimer-Krankheit bildet. Die β-Amyloid-Plaque galt lange als einer der großen Übeltäter bei der Alzheimer-Krankheit, als klebriges Abfallprodukt, das die normalen Hirnfunktionen störe. Daher konzentrierten sich viele Forscher darauf, die Bildung dieser Plaque zu reduzieren.

Neue Forschungen haben jedoch gezeigt, dass die β-Amyloid-Plaque keineswegs ein Teil des Problems ist, sondern eines der Mittel, mit denen unser Körper Infektionen und andere Angriffe bekämpft – dass sie die Hirnfunktionen also schützt.[48–49] Das entdeckten Forscher von der Harvard Medical School. Der Neurologieprofessor Rudolph E. Tanzi, der auch die Abteilung für Genetik und das Altern am Massachusetts General Hospital leitet, betrachtete Gene in Altersplaque von Alzheimer-Patienten. Zu seiner Überraschung sahen diese Gene genauso aus wie die, die mit den antimikrobiellen Peptiden des Immunsystems im Zusammenhang stehen, insbesondere wie LL-37.

An jenem Abend besuchte Dr. Tanzi seinen Kollegen Dr. Robert D. Moir in dessen Büro. Er erwähnte die seltsame Ähnlichkeit der genetischen Codes von β-Amyloid und LL-37. Dr. Moir drehte sich zu ihm um und sagte: »Na, dann sehen Sie sich mal das hier an!« Er reichte Dr. Tanzi eine Kalkulationstabelle mit einem Vergleich von β-Amyloid und LL-37. Abgesehen von anderen Dingen hatten die beiden Proteine ähnliche Strukturen! Wie β-Amyloid neigt auch LL-37 dazu, zu verklumpen und harte kleine Plaques zu bilden. Beide regen zu entzündungsauslösenden Aktivitäten an und stimulieren das Immunsystem. Diese Ähnlichkeiten waren geradezu unheimlich. War es möglich, dass β-Amyloid in Wirklichkeit ein Bestandteil des Immunsystems war?

Die Wissenschaftler konnten es kaum abwarten, zu erfahren, ob β-Amyloid wie LL-37 Mikroben abtötet. Sie vermischten β-Amyloid mit Mikroben, die LL-37 bekanntermaßen abtötet – Candida, Listeria, Staphylococcus, Streptococcus, E. coli und anderen. Das Amyloid tötete acht dieser zwölf Mikroben.[50]

In den meisten Fällen war β-Amyloid ebenso stark wie LL-37, in manchen sogar stärker. Der Erreger, der β-Amyloid gegenüber besonders empfindlich war, war die Hefe *Candida albicans*, eine der Hauptursachen von

Meningitis. β-Amyloid erwies sich diesem Erreger gegenüber als viel effektiver als LL-37.

Die Forscher verglichen dann die antimikrobielle Wirkung des Hirngewebes von Alzheimer-Kranken mit der des Hirngewebes von Menschen, die keinen Alzheimer hatten. Das Hirngewebe eines Alzheimer-Kranken, das β-Amyloid enthielt, wies gegenüber *Candida albicans* auffallend höhere antimikrobielle Aktivität auf als das Hirngewebe von Gleichaltrigen ohne dementes Gehirn. Als Gewebeproben aus den Gehirnen der Alzheimer-Patienten, die kein β-Amyloid enthielten, mit denen aus einem amyloidfreien normalen Gehirn verglichen wurden, zeigte sich bei der antimikrobiellen Wirkung aber kein Unterschied. Es kam also nicht darauf an, ob das Gehirn von Alzheimer betroffen war, sondern der entscheidende Faktor war das Amyloid. Die Wissenschaftler stellten fest, dass die Aktivität gegenüber Candida umso größer war, je höher der Amyloidgehalt war. Bei dem im Gehirn von Alzheimer-Kranken vorhandenen β-Amyloid handelt es sich also keineswegs um einen Fehler oder ein zufälliges Abfallprodukt, sondern um ein Mittel zur Verteidigung – es ist ein Produkt des Immunsystems!

Wenn die normale Funktion von β-Amyloid darin besteht, als AMP zu fungieren, könnte ein Fehlen des Peptids ja zu einer größeren Anfälligkeit für Infektionen führen. Bei Tierstudien scheint sich das tatsächlich zu bewahrheiten. Mäuse, denen ein genetischer Mangel der Enzyme, die für die Produktion von β-Amyloid erforderlich sind, angezüchtet wurde, sind anfälliger für Infektionen.[51] Bei diesen Mäusen liegen die Sterblichkeitsraten um 40–60 Prozent über den normalen, wenn sie infektiösen Mikroorganismen aus ihrer Umgebung ausgesetzt sind. Beim Menschen ist das auch so. Als Alzheimer-Patienten bei einem klinischen Test Medikamente bekamen, die die Bildung von β-Amyloid reduzierten, stiegen bei ihnen die Infektionsraten.[52]

Wenn das Gehirn Herpes, *Chlamydia pneumoniae*, Lyme-Borrelia oder anderen pathogenen Mikroorganismen ausgesetzt ist, produziert der Körper zu seiner Verteidigung β-Amyloid.[53–56] Die Bildung des Amyloids ist aber nicht auf Infektionen beschränkt – es wird auch als Reaktion auf traumatische Hirnverletzungen, Schlaganfälle und chemische Toxine ausgeschüttet.[57–59]

Möglicherweise ist β-Amyloid nicht das einzige AMP, das im Gehirn aktiv ist. Auch andere Proteinablagerungen, die mit neurodegenerativen Erkrankungen im Zusammenhang stehen, wie α-Synuclein in Ablagerungen von Lewy-Körperchen – ein häufiges Merkmal der Parkinson-Krankheit –, scheinen Produkte unseres Immunsystems zu sein. Laut Berichten von Richard Smeyne und seinen Kollegen vom St. Jude Children's Research Hospital entwickeln sich bei Mäusen, die mit dem Vogelgrippevirus infiziert wurden, im ganzen Gehirn ausgedehnte Ablagerungen von α-Synuclein – auch in der Substantia nigra, die ja mit Parkinson im Zusammenhang steht. Das Vogelgrippevirus löst die Ablagerungen von α-Synuclein aus, so wie andere Infektionen die Bildung von β-Amyloid aktivieren.[60] Dass sich diese unterschiedlichen Proteinablagerungen bilden, könnte daran liegen, dass die verschiedenen Mikroorganismen unterschiedliche AMPs aktivieren. Es kann sogar vorkommen, dass ein Mikroorganismus oder Toxin mehrere AMPs aktiviert, sodass es zu der Ansammlung unterschiedlicher Proteinablagerungen kommt, die häufig bei neurodegenerativen Erkrankungen auftritt. So ist LL-37 bei der Bekämpfung von *Streptococcus pyogenes* wirksamer, β-Amyloid jedoch jedoch bei der von *Candida albicans.* Im Kampf gegen einen bestimmten Krankheitserreger werden offenbar immer nur die relevantesten AMPs aktiviert.

Während *Chlamydia pneumoniae* und Herpes in Amyloidablagerungen zu finden sind, wurde *Borrelia burgdorferi* in den Lewy-Körperchen von Parkinson-Patienten entdeckt; das deutet ebenfalls darauf hin, dass α-Synuclein als AMP fungiert.[61]

Möglicherweise sind auch Ablagerungen anderer Proteine, die bei den verschiedenen neurodegenerativen Erkrankungen auftreten, Produkte des Immunsystems. Hier sind weitere Forschungen erforderlich.

Systemische Entzündungen führen zum Tod von Hirnzellen

Bis in die 1990er-Jahre galt das Gehirn als Organ mit besonderem Immunschutz. Man nahm an, dass es weder für Entzündungen noch für Immunaktivierungen anfällig war und durch systemische Entzündungen und Immunreaktionen kaum beeinflusst wurde. Diese Auffassung hat sich inzwischen erheblich geändert.

Heute wissen wir, dass das Gehirn akuten Angriffen mit einer massiven Reaktion begegnen kann. Es kann die Mikrogliazellen, die AMPs und andere Faktoren der Immunabwehr aktivieren und entzündungsauslösende Mediatorsubstanzen freisetzen, um den Blutfluss zu stimulieren und die Blut-Hirn-Schranke zu lockern, sodass periphere weiße Blutkörperchen ins Zentralnervensystem gelangen und in den Kampf eingreifen können.

Die Blut-Hirn-Schranke schützt das Zentralnervensystem zwar vor vielen infektiösen Organismen und anderen potenziell schädlichen Substanzen, doch das Gehirn ist nicht so stark vom übrigen Körper isoliert, wie gemeinhin angenommen wird. Vorgänge in anderen Teilen des Körpers können tiefgreifende Auswirkungen auf das Gehirn haben. Schon kleinere Infektionen wie eine Sommergrippe oder eine Erkältung können es direkt beeinflussen.

Es ist bekannt, dass Menschen, die an systemischen Infektionen leiden, ins Delirium fallen können – in einen vorübergehenden Zustand geistiger Verwirrtheit, mit der Angst, Halluzinationen, Sprachstörungen und kognitive Beeinträchtigungen einhergehen. Diese Störung der mentalen Funktionen tritt vor allem bei den Älteren und bei Menschen mit neurodegenerativen Erkrankungen auf.[62]

Ob sie nun auf die Grippe, eine Lebensmittelvergiftung, Blasenentzündung, Hefe-Infektion, Lungenentzündung oder auch auf eine Zahnfleischinfektion (Parodontitis) zurückgehen – systemische Infektionen aller Art können entzündungsauslösende Mediatorsubstanzen freisetzen, speziell Proteine, die das Immunsystem produziert, um Entzündungen zu aktivieren. Eine dieser Mediatorsubstanzen ist der *Tumor-Nekrose-Faktor-α* (TNF-α). Durch Infektionen oder körperliche Traumata wird die Konzentration dieses Faktors im Blut erhöht, was stärkere Entzündungen im Körper anzeigt. Jede Verletzung oder Infektion führt dazu, dass TNF-α ins Blut geschickt wird, um zu Entzündungen anzuregen. TNF-α kann die Blut-Hirn-Schranke überwinden und die Mikrogliazellen aktivieren, sodass es im Gehirn zu einer Entzündungsreaktion kommt. Durch systemische Infektionen oder Traumata ausgelöste Nervenentzündungen können einen raschen Verfall der kognitiven und motorischen Funktionen verursachen, dem wiederum eine beschleunigte Neurodegenerationsrate folgt.[63]

Jede Infektion oder Verletzung kann sich negativ auf das Gehirn auswirken und das Einsetzen einer neurodegenerativen Erkrankung auslösen oder deren Fortschreiten beschleunigen. Wenn das Gehirn bereits durch eine Krankheit geschädigt wurde, lässt der Verfall sich beobachten und messen. Ein Beispiel: Ein Patient mit Chorea Huntington, bei dem die mentalen und die Funktionstests über 1 Jahr lang stabil gewesen waren, wurde gegen Grippe und Lungenentzündung geimpft. Daraufhin bekam er hohes Fieber und fiel ins Delirium. Nachdem er sich davon erholt hatte, schnitt er bei den entsprechenden Tests deutlich schlechter ab. In den nächsten Jahren ging es mit seinen geistigen und funktionellen Fähigkeiten stetig bergab und seine Krankheit schritt schnell voran.

Bei Alzheimer-Patienten passiert das Gleiche. Das zeigte eine Studie, die in der Zeitschrift *Neurology* veröffentlicht wurde. Sie hatte ergeben, dass selbst eine kleine Infektion wie eine Erkältung die Rate des Gedächtnisverlusts verdoppeln kann. Bei dieser Studie nahm man 222 Patienten mit leichtem bis schwerem Alzheimer 6 Monate lang in regelmäßigen Abständen Blut ab. In dieser Zeit hatte etwa die Hälfte der Patienten eine oder mehrere Erkältungen (oder andere Infektionen der Atemwege oder des Magen-Darm-Trakts), oder ihr Zustand verschlechterte sich so, dass ihre TNF-α-Konzentration erhöht war. Bei ihnen verlief der kognitive Verfall *doppelt so schnell* wie bei den anderen.

Bei einigen Teilnehmern waren die TNF-α-Konzentrationen schon zu Beginn der Studie hoch, was bedeutet haben könnte, dass sie an einer chronischen Entzündung litten. Diese chronischen Entzündungen könnten beispielsweise durch Arthritis, das Reizdarmsyndrom oder Hämorrhoiden verursacht worden sein, die bei älteren Menschen häufig auftreten. Bei diesen Patienten war der kognitive Verfall selbst dann, wenn sie keine Erkältung oder eine andere vorübergehende Infektion bekamen, *viermal größer* als bei den Teilnehmern, bei denen die Konzentration von TNF-α nicht erhöht war. Wenn Teilnehmer, bei denen die TNF-α-Konzentration schon am Anfang hoch war, eine Infektion bekamen, war der Gedächtnisverlust sogar *um den Faktor zehn größer*.[64]

Krankheiten wie Erkältungen oder Harnwegsinfektionen, denen gewöhnlich keine weitreichenden Folgen zugeschrieben werden, müssen wir daher bei Senioren mit neurodegenerativen Erkrankungen viel ernster nehmen. Akute Krankheiten oder Verletzungen, die Entzündungen verschlimmern, können selbst dann schwerwiegende Folgen für die kognitiven und motorischen Fähigkeiten haben, wenn sie außerhalb des Zentralnervensystems lokalisiert sind. Die Verfasser der Studie betonen, dass der Verfall der geistigen Funktionen keineswegs wieder verschwindet, sondern auch noch bestehen bleibt, wenn die Krankheit und die Entzündung schon lange vorbei sind.

Die Autoren kommen zu dem Schluss, dass die medikamentöse Unterdrückung von Entzündungen dazu beitragen könnte, den geistigen Verfall aufzuhalten, weisen aber darauf hin, dass sich nicht steroidale Entzündungshemmer wie Celebrex und Aleve in Studien bisher als ineffektiv erwiesen haben.[65–66] Es dürfte besser sein, sich durch die Ernährung, die Lebensweise und andere natürliche Mittel ein gesundes Immunsystem zu bewahren, das Infektionen und Entzündungen in Schach halten kann.

11 · Die Bedeutung der Mundgesundheit

Mundgesundheit und Gehirn

Im Gehirn von Menschen mit Alzheimer und anderen neurodegenerativen Erkrankungen konnten Wissenschaftler eine Reihe verschiedener Bakterien und Viren nachweisen. Ich habe ja schon erwähnt, dass die bei Alzheimer häufigsten Mikroorganismen Spirochäten, das Herpes-simplex-Virus Typ 1 (HSV-1) und *Chlamydia pneumoniae* sind, doch auch andere wie *Helicobacter pylori* und das Zytomegalievirus können eine Rolle spielen.

Woher kommen all diese infektiösen Organismen? Manche kann man durch den Stich eines infizierten Insekts oder durch ungeschützten Geschlechtsverkehr bekommen, andere sogar durch einen Schnitt oder ein Geschwür auf der Haut. Die meisten stammen aber aus dem Mund. Alle diese Mikroorganismen sind häufig Bewohner des Mundes und der Nasennebenhöhlen. Schnitte, Geschwüre und andere Öffnungen im Mund ermöglichen ihnen den Zugang zum Blut, durch das sie dann ins Gehirn transportiert werden können.

Der 54-jährige Wayne wurde wegen plötzlicher Schwäche auf einer Körperseite, die von einer Reihe epileptischer Anfälle begleitet wurde, ins Krankenhaus eingeliefert. Nach mehreren Tests und Hirnscans stand die Ursache fest: ein Hirnabszess, eine Infektion des Gehirns. Die Ärzte suchten dann nach der Quelle der Infektion. Röntgenaufnahmen zeigten, dass Wayne Parodontitis und viele Löcher in den Zähnen hatte. Die Behandlung bestand dann in der Entfernung seiner beschädigten und kranken Zähne und einer Therapie mit Antibiotika. Danach erholte Wayne sich völlig und ist seit zweieinhalb Jahren gesund geblieben.

Es ist schon lange bekannt, dass die Gesundheit unserer Zähne und unseres Zahnfleischs Auswirkungen auf die Gesundheit unseres ganzen Körpers hat, einschließlich des Gehirns. Nicht selten infizieren orale Bakterien das Gehirn und verursachen akute und chronische Krankheiten.[1–8]

Darrel hatte eine Geschichte immer wieder auftretender Episoden von Gedächtnisverlust mit zunehmender Schwere und Dauer hinter sich, die sich über einen Zeitraum von 4 Jahren erstreckt hatten. Während dieser Episoden war er geistig so abwesend, dass er zwar aß, wenn man ihm Nahrung vorsetzte, aber kein Urteilsvermögen mehr im Hinblick auf das Essen hatte. Seine Anfälle begannen mit einem Gefühl der Erregung, dann folgten extreme Nervosität und schließlich eine Periode des Weinens. Beim Einsetzen seiner letzten Attacke war er mit seinem Auto 50 Kilometer über unbefestigte Straßen gefahren, doch er konnte sich weder an diese Fahrt noch an irgendwelche Vorfälle dabei erinnern. Er musste stehen bleiben, um einfache Fragen wie »Wie viel ist 2 plus 2?« beantworten zu können. An Kreuzungen musste er anhalten, um sich zu orientieren. Wenn die Anfälle begannen, schien sein Gehirn in Zeitlupe versetzt zu werden.

Einige Jahre zuvor hatte er mehrere infizierte Zähne gehabt, die gereinigt und mit Goldkronen versehen worden waren. Danach begannen die erwähnten schweren Symptome. Das erste war eine leichte, vorübergehende Gedächtnisstörung. Im Laufe der Zeit verschlimmerten sich seine Symptome.

Da die Ärzte vermuteten, dass er immer noch Infektionen in den Zähnen hatte, wurden ihm die infizierten Zähne gezogen. Schon nach wenigen Tagen kehrte sein Gedächtnis zurück und sein zuvor verwirrter und leerer Gesichtsausdruck wurde wieder normal. Die Veränderungen waren von Dauer und er hatte keine Rückfälle in Bezug auf sein Erinnerungsvermögen.

Schlechte Mundgesundheit kann uns nicht nur Löcher in den Zähnen und Zahnschmerzen bescheren, sondern auch Demenz und motorische Störungen. Anders ausgedrückt: Unsere Zähne können Alzheimer oder Parkinson verursachen. Schlechte Mundgesundheit konnte schon mit einer Reihe gesundheitlicher Probleme in Zusammenhang gebracht werden, darunter Atherosklerose, Schlaganfälle, Herzinfarkte, Nierenkrankheiten, Lungenentzündung, Diabetes, geringes Geburtsgewicht und Frühgeburten; jetzt müssen wir auch Alzheimer auf diese Liste setzen.[9–13]

Dass Mundbakterien sich in andere Teile des Körpers ausbreiten können, kann sehr gefährlich werden. Patienten mit bestimmten Gesundheitsproblemen, insbesondere Arm- und Beinprothesen oder künstlichen Herzklappen, bekommen bei jeder Zahnbehandlung Antibiotika. Die Zahnärzte wissen nämlich, dass selbst Routinebehandlungen Schnitte oder Risse im Zahnfleisch der Patienten verursachen können, durch die Mundbakterien ins Blut gelangen und an anderen Stellen im Körper Infektionen hervorrufen können.[14]

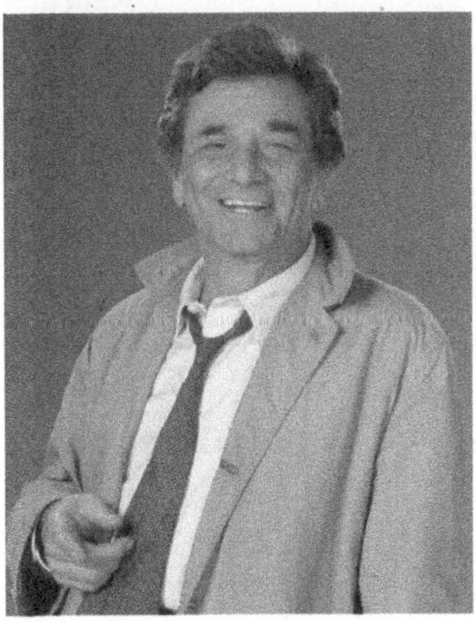

Der Schauspieler Peter Falk litt kurz nach einer Reihe von Zahnoperationen an Alzheimer

Während Patienten mit offensichtlichen gesundheitlichen Problemen für gewöhnlich Antibiotika bekommen, werden sie ansonsten gesunden Personen meist nicht verabreicht. Man geht nämlich davon aus, dass gesunde Menschen die Bakterien abwehren können, die bei einer Zahnbehandlung in ihr System gelangen. Das stimmt aber leider nicht immer. Bei dem mit vier Emmys ausgezeichneten Schauspieler Peter Falk, viele Jahre lang der Star in der Fernsehserie *Columbo*, entwickelte sich nach einer Reihe von Zahnoperationen im Jahr 2007 schnell eine Demenz. Bis dahin war der damals

79-Jährige geistig voll auf der Höhe und beruflich immer noch aktiv gewesen, was ja bedeutete, dass er innerhalb weniger Tage viele Drehbuchseiten auswendig lernen musste. Nach der Zahnbehandlung ließ sein Gedächtnis rapide nach. In nicht einmal 2 Jahren entwickelte sich bei ihm so starker Alzheimer, dass er sich an seine Paraderolle als Inspektor Columbo, die ihm so viele Auszeichnungen eingebracht hatte, gar nicht mehr erinnerte.

Eine Brutstätte für Infektionen

In unserem Mund leben Milliarden von Bakterien, Viren, Pilzen und Parasiten – allein über 600 Bakterienarten. Viele von ihnen erzeugen als Nebenprodukte Toxine, die Schäden an den Zähnen hervorrufen und das Zahnfleisch reizen, sodass es zu Entzündungen und Blutungen kommt. Sind diese Bakterien in zu großer Menge vorhanden, führen sie zum Verfall der Zähne, zur Zahnfleischentzündung und schließlich zum Verlust der Zähne.

Erkrankungen des Zahnhalteapparats (Periodontium) beginnen mit Zahnbelag – einer klebrigen Schicht, die sich aufgrund der Wechselwirkung der Bakterien mit der Stärke und dem Zucker in unserer Nahrung bildet. Er besteht aus Bakterienkolonien, die auf den Zähnen und in ihrer Umgebung wachsen. Durch Zähneputzen kann man ihn zwar zum größten Teil entfernen, doch er bildet sich innerhalb weniger Stunden neu. Wenn er auf den Zähnen bleibt, kann er hart werden; so entsteht eine verkalkte Ablagerung, die als Zahnstein bezeichnet wird und sich nicht durch Zähneputzen und die Benutzung von Zahnseide entfernen lässt, sondern nur durch eine professionelle Reinigung. Zahnbelag und Zahnstein sind wahre Brutstätten für Bakterien. Wenn die Bakterienkolonien wachsen, reizen sie und ihre toxischen Nebenprodukte das Zahnfleisch und die Zähne, was zu deren Zerstörung führt.

Je länger Zahnbelag und Zahnstein auf den Zähnen bleiben, desto mehr Schäden verursachen sie. Bleibt die Infektion auf die obersten Zahnfleischschichten begrenzt, spricht man von Gingivitis (Zahnfleischentzündung). Sie ist das erste Stadium von Parodontitis und wird durch rotes, geschwollenes, blutendes Zahnfleisch charakterisiert. Da sie gewöhnlich kaum mit

Schmerzen oder anderen unangenehmen Erscheinungen verbunden ist, erkennen die Betroffenen häufig gar nicht, dass sie ein Problem haben.

Wenn die Parodontitis tiefer ins Zahnfleisch vordringt, ist das viel gefährlicher - und sehr schwer zu behandeln. Chronische Entzündungen führen dazu, dass sich zwischen dem Zahnfleisch und den Zähnen Taschen entwickeln, die sich dann mit Bakterien, Belägen und Zahnstein füllen. Im Laufe der Zeit werden die Taschen tiefer und es sammeln sich immer mehr Bakterien an, die sich schließlich unter das kranke Zahnfleisch graben und sich bis in den Knochen ausdehnen. Tiefliegende Infektionen können den Knochen und das Bindegewebe zerstören, was zum Zahnverlust führt.

Unter den Bakterien im Mund befinden sich auch verschiedene Spirochäten, die mit den Spirochäten verwandt sind, die die Lyme-Borreliose und Syphilis verursachen. Im Grunde hat jeder von uns orale Spirochäten im Mund. Wie ihre gut bekannten Cousins verursachen auch die oralen Spirochäten Krankheiten, vor allem Parodontitis.[15]

Orale Spirochäten sind gegenüber Desinfektionsmitteln (Mundspülungen), Detergenzien (Zahnpasta) und Antibiotika außerordentlich resistent und daher nur schwer zu beherrschen. Antibiotika und andere feindliche Faktoren in ihrer Umgebung können einen Überlebensmechanismus auslösen, durch den die korkenzieherförmigen Bakterien sich in geschütztere sporenähnliche oder kugelige Körper verwandeln. In dieser Form können sie ungünstige Bedingungen überleben und später wieder auftauchen.

Es gibt zahlreiche Spirochätenarten, die zum Teil noch gar nicht identifiziert und benannt worden sind. Die meisten, die schon identifiziert wurden, sind eng mit *Treponema pallidum* verwandt, dem Verursacher der Syphilis.

Orale Spirochäten können sich unter das Zahnfleisch graben und dort Infektionen hervorrufen, die sich dann tief ins Zahnfleisch fressen und sogar den darunterliegenden Knochen angreifen können.

Eine zu große Menge oraler Spirochäten kann zusammen mit normalen Mundbakterien zu akuter nekrotisierender ulzeröser Gingivitis führen, die auch als Mundfäule bezeichnet wird - einer schweren Zahnfleischerkrankung, die schmerzhaftes, geschwollenes, blutendes Zahnfleisch und Geschwüre verursacht. Das Zahnfleisch zwischen den Zähnen zersetzt sich und wird von grauem, zerfallendem Gewebe bedeckt, was mit einem Fäulnisgeruch einhergeht. Die englische Bezeichnung für Mundfäule, *trench mouth*, geht auf die Soldaten zurück, die im Ersten Weltkrieg in den Schützengräben *(trenches)* kämpften. Die Krankheit nahm bei ihnen epidemieartige Ausmaße an, da sie oft lange in den Schützengräben ausharren mussten und sich daher nicht richtig um ihre Zähne kümmern konnten. Heutzutage ist Mundfäule dank regelmäßiger Zahnpflege selten, doch die Bakterien, die sie verursachen, leben munter weiter, selbst in völlig sauberen Mündern.

Es ist ausführlich belegt, dass die Spirochäten, die Lyme-Borreliose und Syphilis verursachen, auch Alzheimer und andere neurodegenerative Krankheiten hervorrufen.[16–19] In neuerer Zeit konnte zudem bewiesen werden, dass orale Spirochäten genauso schädlich sind. Die von ihnen ausgehende Gefahr ist sogar viel größer, da Infektionen durch die Spirochäten, die Lyme-Borreliose und Syphilis verursachen, relativ selten sind. Es hat aber fast jeder orale Spirochäten im Körper, die nur auf eine Gelegenheit warten, Infektionen hervorzurufen. Inzwischen haben mehrere Studien in diesen Spirochäten die Ursache oder zumindest einen Cofaktor von Alzheimer erkannt.[20–25]

Ein Beispiel: Bei der Analyse des Hirngewebes von Verstorbenen suchten Forscher von der School of Dentistry der Oregon Health and Sciences University nach Beweisen für zwei Arten oraler Spirochäten, die als Verursacher von Parodontitis bekannt sind. Sie konnten diese Spirochäten bei 88 Prozent (14 von 16) der Proben von Alzheimer-Kranken nachweisen, aber nur bei 22 Prozent (4 von 18) der Proben aus der Kontrollgruppe.[26] Orale Spirochäten gehören definitiv nicht ins Gehirn! Im Mund verursachen sie Entzündungen, Geschwüre, Eiter und den Zerfall von Gewebe – und im Gehirn auch! Die Forscher suchten ja nur nach Beweisen für zwei der vielleicht zwei Dutzend Spirochätenarten, die im Mund leben. Wenn sie nach allen bekannten Arten gesucht hätten (und viele sind noch gar nicht identifiziert worden), hätten sie bei den Alzheimer-Kranken zweifellos einen noch höheren Prozentsatz von Spirochäten im Gehirn gefunden. Dass die Forscher bei 88 Prozent der Alzheimer-Kranken zwei Spirochätenarten fanden, deutet stark darauf hin, dass diese Krankheit mit Spirochäten im Zusammenhang steht.

Bei einer anderen Studie entdeckten die Forscher bei allen vierzehn untersuchten verstorbenen Alzheimer-Patienten Spirochäten im Gehirn, aber in keinem der Gehirne der dreizehn gleichaltrigen Personen, die die Krankheit nicht hatten.[27] Auch das deutet darauf hin, dass Spirochäten bei Alzheimer eine große Rolle spielen könnten.

Spirochäten sind nicht die einzigen oralen Mikroorganismen, die ins Gehirn vordringen können. Das kann beispielsweise auch *Chlamydia pneumoniae*, das bei den meisten von uns in den Nasennebenhöhlen und im Mund lebt. Auch dieser Mikroorganismus ist, wie die Spirochäten, eine verbreitete Ursache von Parodontitis. Rund 50 Prozent der jungen Erwachsenen und 75 Prozent der älteren haben Antikörper, die beweisen, dass sie irgendwann in ihrem Leben eine Infektion mit *Chlamydia pneumoniae* hatten. Ich habe ja schon darauf hingewiesen, dass bei 90 Prozent der untersuchten Alzheimer-Fälle *Chlamydia pneumoniae* im Hirngewebe gefunden wurde.

Das Herpes-simplex-Virus Typ 1 (oraler Herpes) sucht die überwiegende Mehrheit der Bevölkerung heim, bei den älteren Menschen bis zu 90 Prozent.[28] Es kann auch aktiv an Parodontitis beteiligt sein, schläft aber meist in einem Gesichtsnerv, dem Trigeminus. Wenn die Infektion aktiv ist und sich auf den Lippen Bläschen bilden (Herpes labialis), wird das Virus ausgesprochen leicht an andere Menschen weitergegeben und breitet sich ebenso leicht auf andere Körperteile aus. Durch Parodontitis verursachte Ulzerationen und Zahnfleischblutungen öffnen dem Virus die Tür zum Blut, über das es dann zum Gehirn gelangen kann. Es kann das Gehirn aber auch über den Trigeminus erreichen.

Auch Bakterien – beispielsweise Spirochäten – können über diesen Nervenweg ins Gehirn gelangen.[29] *Chlamydia pneumoniae* kann über den Olfaktorius, den Geruchsnerv in den Nebenhöhlen, ins Gehirn eindringen.[30] Dieser Nerv, dem wir unseren Geruchssinn verdanken, ist direkt mit dem Gehirn verbunden.

Das vor allem als Hauptursache von Magengeschwüren bekannte Bakterium *Helicobacter pylori* ist ebenfalls häufig im Mund zu finden, vor allem

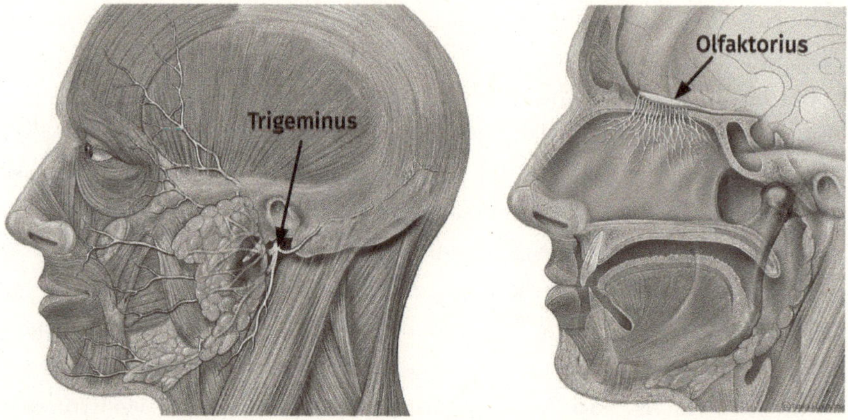

Bakterien und Viren können über den Trigeminus oder den Olfaktorius ins Gehirn gelangen

in den Zahnbelägen und Zahnfleischtaschen am unteren Ende der Zähne, wo es oft zu Erkrankungen des Zahnfleischs beiträgt.[31]

Infektionen mit *Helicobacter pylori* treten bei Alzheimer-Kranken häufiger auf als bei anderen Menschen. Bei einer Studie wurde das Bakterium bei 88 Prozent der Alzheimer-Kranken im Verdauungstrakt entdeckt, aber nur bei 47 Prozent der gleichaltrigen Kontrollpersonen ohne diese Krankheit.[32] Dass die Populationen von *Helicobacter pylori* bei Alzheimer-Patienten größer sind, lässt vermuten, dass sie auch das Gehirn infizieren. Tatsächlich haben Studien gezeigt, dass der Liquor (die Gehirn-Rückenmarks-Flüssigkeit) von Alzheimer-Patienten die Antikörper gegen *Helicobacter pylori* zu einem höheren Prozentsatz als normal enthält, was auf eine frühere oder aktuelle Infektion des Gehirns hindeutet.[33]

Interessanterweise wurde festgestellt, dass mehrere orale Mikroorganismen mit Alzheimer und anderen Formen der Neurodegeneration im Zusammenhang stehen. Laut Dr. Judith Miklossy von der University of British Columbia, die zahlreiche Studien zu den infektiösen Ursachen von Alzheimer verfasst hat, »tritt häufig eine Co-Infektion von Spirochäten mit anderen Bakterien auf, einschließlich von *Chlamydia* und Herpes«.[34] Das leuchtet ein. Im Mund von Menschen, bei denen Zahnprobleme gehäuft aufgetreten sind, werden sich ja viele Typen von Mikroorganismen tummeln, die zum Teil aus dem Mund hinausgelangen und einen Weg ins Gehirn finden werden. Es wäre nur logisch, anzunehmen, dass es stark vom Typ der Organismen und von ihrer Lokalisation im Gehirn abhängen wird, ob sich Alzheimer, Parkinson oder eine andere neurodegenerative Erkrankung entwickeln wird.

Auch zwischen multipler Sklerose und der Mundgesundheit besteht ein Zusammenhang. Bakterien, die Zahnfleischerkrankungen hervorrufen, können Entzündungen im Gehirn auslösen, die zur Demyelinisierung der Axone beitragen.[35] Zudem gibt es Hinweise darauf, dass Menschen mit MS generell mehr Löcher in den Zähnen haben.[36] Der Zusammenhang zwischen Löchern in den Zähnen und MS könnte auf einem oder mehreren der folgenden Faktoren beruhen: oralen Infektionen oder Toxinen, die ins Gehirn gelangen; oralen Entzündungen, die Entzündungen der Nerven hervorrufen und das Fortschreiten der Krankheit beschleunigen; einer stark zuckerhaltigen Ernährung, die zu Karies führt, was die Gesundheit der Nervenzellen ebenfalls beeinträchtigen könnte; oder Quecksilber, das aus Amalgamfüllungen in zerstörten Zähnen ins Gehirn wandert.

Die Mundgesundheit als Indikator für die Hirngesundheit

Mehrere Studien belegen, dass die Mundgesundheit von Alzheimer- und Demenzpatienten generell schlecht ist. Das zeigen verrottete, fehlende und plombierte Zähne sowie das Vorhandensein von Parodontitis.[37–42] Demenzkranke haben doppelt so viele kariöse Zähne wie Menschen gleichen Alters mit normaler Mentalfunktion. Alzheimer oder Demenz könnten zwar die Auswirkungen der mangelhaften Zahnpflege der Betroffenen verschlimmern, doch meist ist die Zahngesundheit schon vor dem Ausbruch dieser Krankheiten schlecht.

Auch Parkinson-Patienten, die ja gewöhnlich nicht durch ein schlechtes Gedächtnis behindert werden, leiden verstärkt an Karies, Zahnfäule, Parodontitis und Zahnverlust.[43–44] In manchen Fällen konnte die Parkinson-

Krankheit direkt mit übermäßigem Bakterienwachstum und Parodontitis in Zusammenhang gebracht werden.[45]

Parodontitis ist die häufigste Ursache von Zahnverlust bei Erwachsenen. Abgesehen von den Weisheitszähnen und als Folge von Unfällen werden Zähne fast immer gezogen, weil sie krank sind. Fehlende Zähne sind generell ein Zeichen für übermäßiges Bakterienwachstum und schlechte Mundgesundheit. Je weniger Zähne jemand hat, desto größer ist die Wahrscheinlichkeit, dass sich bei ihm eine neurodegenerative Krankheit entwickelt. Daher sind Mundkrankheiten ein Risikofaktor für Neurodegeneration.

Ein Wissenschaftlerteam vom College of Medicine and College of Dentistry der University of Kentucky untersuchte bei der sogenannten Nun Study den Zusammenhang zwischen Zahnverlust, Demenz und Alzheimer. Die Studie umfasste 144 katholische Nonnen im Alter von 75 bis 98 Jahren. Die Forscher analysierten die zahnärztlichen Berichte und die Ergebnisse jährlicher kognitiver Tests über einen Zeitraum von 10 Jahren. Außerdem verwendeten sie die Autopsieergebnisse bei den 118 Teilnehmerinnen, die während dieser Zeit gestorben waren. Sie stellten fest, dass die Wahrscheinlichkeit, Demenz zu entwickeln, bei den Nonnen am größten war, die zu Beginn der Studie die wenigsten Zähne besaßen. Die Studie zeigte, dass das Demenzrisiko umso größer ist, je mehr Zähne aufgrund von schlechter Mundgesundheit gezogen wurden.[46]

Bei einer ähnlichen Studie untersuchten Forscher 686 Menschen ab 65, die nicht an Demenz litten. Zu Beginn der Studie wurde der Zahnstatus erhoben. Zweieinhalb Jahre später verglich man die Zahngesundheit der Teilnehmer, die frei von Demenz geblieben waren, mit der der Teilnehmer, die am Ende der Studie an Demenz litten. Bei denen, die weniger Zähne hatten, traten Demenz und Alzheimer erheblich häufiger auf.[47]

In der Zahl der noch vorhandenen Zähne spiegeln sich die Gesundheit insgesamt und das Demenzrisiko. Wissenschaftler interviewten und untersuchten alle in Japan lebenden Hundertjährigen und beurteilten ihre Gesundheit und ihre Aktivitäten im Alltag. Insgesamt nahmen 2649 Hundertjährige an der Studie teil. Diejenigen, die körperlich und geistig bei guter Gesundheit waren, hatten noch die meisten ihrer echten Zähne. Diejenigen, die in schlechterer Verfassung waren und häufig auch an Demenz litten, hatten kaum noch Zähne oder gar keine mehr.[48]

Bei einer anderen japanischen Studie untersuchten Wissenschaftler 60 Menschen mit Alzheimer und 120 Kontrollpersonen gleichen Alters, die diese Krankheit nicht hatten. Sie identifizierten fünf signifikante Risikofaktoren für Alzheimer: psychosoziale Inaktivität, körperliche Inaktivität, Kopfverletzungen, niedriger Bildungsgrad und Zahnverlust. Dann untersuchten sie, wie häufig die einzelnen Risikofaktoren bei den Teilnehmern auftraten, und kamen zu folgendem Ergebnis: Bei den Teilnehmern, bei denen alle fünf Risikofaktoren vorhanden waren, war die Wahrscheinlichkeit, Alzheimer zu bekommen, *935-mal so groß* wie bei denen, die keinen dieser Faktoren aufwiesen.[49]

Um genetische Faktoren ausschließen zu können, untersuchten Forscher den Zusammenhang zwischen Zahnverlust und Demenz bei eineiigen Zwillingen. An dieser Studie nahmen 106 eineiige Zwillingspaare ab 65 teil, bei denen jeweils einer Demenz hatte, der andere nicht. Die Wissenschaftler entdeckten, dass Zahnverlust, besonders vor dem Alter von 35 Jahren, ein signifikanter Risikofaktor für Alzheimer war.[50] Diese Studie zeigte nicht nur, dass schlechte Mundgesundheit ein Risikofaktor für Demenz ist, sondern auch, dass die mit der Zahngesundheit in Verbindung stehenden Prozesse, die zu Demenz führen, schon früher im Leben beginnen. Die Zahngesundheit der Menschen im sogenannten besten Alter kann ihre spätere geistige Gesundheit beeinflussen.

Die meisten Menschen halten ihre Zahngesundheit für viel besser, als sie tatsächlich ist. Derzeit liegt bei 75 Prozent der US-amerikanischen Erwachsenen eine aktive periodontale Krankheit vor, doch einer großen Umfrage zufolge wissen das nur 60 Prozent von ihnen. Das bedeutet, dass rund 90 Millionen US-Amerikaner Parodontitis haben, ohne sich dessen bewusst zu sein, und daher nichts unternehmen, um das Problem zu beheben.

Parodontitis und Zahnverfall gehören zu den häufigsten durch Keime verursachten Erkrankungen der Menschheit. Laut einer in der britischen Medizinzeitschrift *Lancet* veröffentlichten Studie betrifft Parodontitis 90 Prozent der Bevölkerung irgendwann in ihrem Leben.[51] In vielen Fällen wird die Krankheit behandelt und überwunden, doch in anderen wird sie chronisch. Zudem leiden 90 Prozent von uns an Zahnverfall. Dabei beginnt die Infektion in den Zähnen, bei Zahnfleischerkrankungen hingegen im Zahnfleisch. Mit zunehmendem Alter verschlechtert sich unsere Zahngesundheit und wir verlieren Zähne. Schlechte Zahngesundheit hat in unserer Gesellschaft die Ausmaße einer Epidemie angenommen. Einer von zwanzig Erwachsenen mittleren Alters hat schon *alle* Zähne verloren. Wenn man 65 ist, stehen die Chancen, dass man bereits alle Zähne verloren hat, bei 1:3. Das sind doch wirklich erschreckende Zahlen!

Auch wenn keine Bakterien oder Viren von infizierten Zähnen oder infiziertem Zahnfleisch ins Gehirn gelangen, kann Parodontitis großen Einfluss auf die Neurodegeneration haben. Sie ist nämlich eine starke und zudem oft chronische Entzündungsquelle. Ständig werden entzündungsfördernde Substanzen wie TNF-α (der Tumor-Nekrose-Faktor-α) erzeugt und verursachen, da sie ja nur wenige Zentimeter vom Gehirn entfernt sind und die Blut-Hirn-Schranke passieren können, auch dort Entzündungen. Jede Entzündung im Mund wird auch das Gehirn erfassen. Es kann also zur Neurodegeneration kommen, ohne dass im Gehirn selbst Infektionen durch orale Bakterien oder Viren vorhanden sind.[52]

Periodontale Infektionen können nicht nur Entzündungen im Gehirn auslösen, sondern auch Insulinresistenz fördern. Entzündungsauslösende chemische Stoffe, die aufgrund von Infektionen oder Verletzungen freigesetzt werden, desensibilisieren die Zellen für Insulin. Unbehandelt führt Parodontitis zu chronischen Entzündungen, die ihrerseits die systemische Insulinresistenz erhöhen und Diabetes fördern oder bereits existierenden Diabetes verschlimmern können.[53–54] Systemische Entzündungen vergrößern das Risiko für Insulinresistenz im Gehirn und fördern die Neurodegeneration zusätzlich. Es hat sich gezeigt, dass systemische Insulinresistenz durch die Behandlung der Parodontitis und die Verbesserung der Mundgesundheit gesenkt werden kann.[55]

Versteckte Zahnprobleme

Wenn jemand ein strahlend weißes Lächeln und keine offensichtlichen Probleme hat, heißt das nicht, dass er frei von Infektionen ist. Die moderne Zahnheilkunde kann Zähne gesund wirken lassen, obwohl eine chronische Infektion besteht. Manche Symptome für schlechte Zahngesundheit sind leicht zu erkennen, andere aber nicht.

Zu den Zeichen schlechter Zahngesundheit und eines höheren Risikos für neurodegenerative Erkrankungen gehören beispielsweise rotes, geschwollenes Zahnfleisch, das leicht blutet; zurückgehendes Zahnfleisch, das die Zähne ungewöhnlich lang aussehen lässt; die Entwicklung von Zwischenräumen zwischen den Zähnen; Geschwüre; dauerhafter unangenehmer Mundgeruch; lockere Zähne; Schmerzen im Kiefer oder in den Zähnen; Überempfindlichkeit gegenüber Hitze oder Kälte; Zahnstein; und Löcher in den Zähnen. Kronen, Brücken, Füllungen, Zähne, bei denen eine Wurzelbehandlung durchgeführt wurde, und fehlende Zähne sind Zeichen für chronische schlechte Mundgesundheit und übermäßiges Bakterienwachstum und damit starke Hinweise auf anhaltende Probleme.

Wenn Zähne infiziert sind und zu verfallen beginnen, wird der Zahnarzt versuchen, das verrottende Gewebe zu entfernen und durch eine Füllung oder Krone zu ersetzen, oder eine Wurzelbehandlung durchführen. In allen diesen Fällen geht er davon aus, dass die Infektion vor dem Beginn der Wiederherstellung vollständig entfernt werden konnte. Andernfalls wird das Anbringen einer Füllung oder Krone die Infektion ja nicht beseitigen, sondern das verrottende Gewebe lediglich verbergen, sodass es nicht mehr zu sehen ist. Die Infektion besteht dann weiter, die Bakterien graben sich tiefer in die Zähne hinein und sickern ins Blut.

Die meisten Füllungen sind generell frei von Infektionen. Kronen, die auf stärker geschädigte Zähne gesetzt werden, bleiben manchmal infiziert. Wurzelkanäle hingegen bleiben *immer* infiziert. Sie sind eine der Hauptquellen versteckter Infektionen.

Eine Wurzelbehandlung wird durchgeführt, wenn der Verfall eines Zahns so weit fortgeschritten ist, dass er nicht gerettet werden kann. Er wird dann aber nicht gezogen und durch einen künstlichen Zahn ersetzt, sondern darf im Kiefer bleiben. Die weiche Pulpa, das Mark in der Mitte des Zahns, wird herausgebohrt, das Innere wird desinfiziert und das hohle Zentrum (der Wurzelkanal) wird mit einer Füllung versehen und abgedeckt. Man geht davon aus, dass die Infektion dadurch vollständig entfernt wird.

Eine Infektion, die so heftig und invasiv geworden ist, dass sie den Zahn tötet, lässt sich aber gar nicht entfernen. Zähne sind nämlich keine festen Blöcke von hart gewordenem Calcium, sondern lebendes Gewebe mit Poren, durch die Flüssigkeiten strömen können. Die Zähne sind von mikroskopisch kleinen hohlen Röhrchen durchzogen, den Tubuli. In jedem Zahn befinden sich Millionen dieser Tubuli. Wenn man alle Tubuli in einem einzigen kleinen Schneidezahn nebeneinander legen könnte, hätte diese Reihe eine Länge von rund 1,6 Kilometern.

Wenn der Verfall so stark ist, dass er sich in die Pulpa hinabfrisst, wo sich der Nerv und die Blutversorgung befinden, stirbt der Zahn schließlich ab. Bakterien dringen in die Tubuli vor. Sind Bakterien aber einmal in die Tubuli gelangt, ist es unmöglich, sie wieder hinauszubekommen. Die Tubuli sind nämlich so winzig, dass Antibiotika und Desinfektionsmittel nicht tief genug in sie eindringen können, um die Bakterien zu töten. Wissenschaftler haben Zähne, die einer Wurzelbehandlung unterzogen wurden, in eine Formaldehydlösung gelegt und dort gründlich einweichen lassen. Trotzdem überlebten Bakterien, die sich in den Tubuli versteckt hatten.[56] Und der Zahnarzt kann die Patienten ohnehin keiner antiseptischen Behandlung unterziehen, die dem Einweichen eines infizierten Zahns in Formaldehyd auch nur nahekommen würde. Da scharfe Desinfektionsmittel leicht das weiche Gewebe angreifen, das den Zahn umgibt, sind die in den Zahnarztpraxen verwendeten Desinfektionsmittel vergleichsweise schwach. Wenn scharfe Desinfektionsmittel die Infektion außerhalb des Mundes nicht beseitigen können, können schwächere das im Mund mit Sicherheit auch nicht.

Nach einer Wurzelbehandlung gedeihen die Bakterien in den Tubuli und vermehren sich munter. Sie oder die von ihnen erzeugten Toxine sickern unaufhörlich aus dem Zahn, rufen chronische, aber schwache Entzündungen hervor und können die Infektion in andere Körperteile wie das

Gehirn tragen. Der Zahn, bei dem die Wurzelbehandlung erfolgt ist, kann durchaus normal aussehen, doch es handelt sich nur noch um totes Gewebe, das in einem Meer von Bakterien im Mund schwimmt. Unsere Zähne sind nichts anderes als Knochen. Was würde denn passieren, wenn Sie beispielsweise einen toten Knochen im Finger hätten? Er würde zu verrotten beginnen und eine Infektion hervorrufen, wie jedes tote Gewebe. Bei einem toten Zahn ist es auch nicht anders. Selbst wenn man durch eine Wurzelbehandlung alle Bakterien im Zahn töten könnte, hätte das keine dauerhafte Wirkung. Da der Mund ein Bakterienreservoir ist, käme es sofort zu einer erneuten Infektion. Einen Zahn, an dem eine Wurzelbehandlung durchgeführt wurde, kann man einfach nicht keimfrei halten.

Wenn einer Ihrer Zähne so stark geschädigt ist, dass Ihr Zahnarzt Ihnen eine Wurzelbehandlung empfiehlt, sollten Sie sich diesen Zahn ziehen lassen. Auch bei Zähnen, die bereits einer Wurzelbehandlung unterzogen wurden, ist das die beste Lösung, da solche Zähne tot sind und Infektionen und Krankheiten anziehen. Sie wollen doch nicht, dass sie in Ihrem Mund bleiben und Ihren Körper und Ihr Gehirn vergiften!

Wenn Sie Ihren Zahnarzt fragen, ob Wurzelbehandlungen ungefährlich sind, wird er das wahrscheinlich bejahen. In den USA werden jedes Jahr 40 Millionen Wurzelbehandlungen durchgeführt. Leider ist den meisten Zahnärzten nicht bewusst, dass sich in den Tubuli Bakterien befinden, die entwischen und sich im ganzen Körper ausbreiten können. Man bringt den Zahnärzten nämlich bei, dass die bei einer Wurzelbehandlung durchgeführten Desinfektionsmaßnahmen die Infektion in dem kranken Zahn beseitigen.

Biologischen oder ganzheitlichen Zahnärzten (siehe Kapitel 9) hingegen sind die mit Wurzelbehandlungen verbundenen Gefahren sehr gut vertraut. Sie werden so eine Operation niemals durchführen oder empfehlen. Sie haben bei ihrer Ausbildung zwar ebenfalls gelernt, dass diese Behandlungen ungefährlich seien, haben sich aber über die Universität hinaus weitergebildet und Methoden der Zahnbehandlung kennengelernt, die wirklich sicher sind.

Dr. med. dent. George E. Meinig, einer der Gründer der American Association of Endodontists (des Verbands der Spezialisten für Wurzelkanäle), sagt: »Die Bakterien in den Zähnen verhalten sich ganz ähnlich wie Krebszellen, die in anderen Teilen des Körpers Metastasen bilden. Auch die Bakterien in der Struktur von Zähnen bilden Metastasen und infizieren bei ihrer Wanderung durch den Körper das Herz, die Nieren, die Gelenke, das Nervensystem, das Gehirn und die Augen. Sie bilden eine Gefahr für Schwangere und können wirklich alle Organe, Drüsen und Gewebe im Körper befallen. Zähne, die einer Wurzelbehandlung unterzogen wurden, bleiben also immer infiziert. Und das ist noch nicht alles: Diese Infektionen sind für einen hohen Prozentsatz der degenerativen Krankheiten (auch der neurodegenerativen) verantwortlich, die heute in unserem Land so epidemische Ausmaße angenommen haben.«

Wie die meisten Endodontisten glaubte auch Dr. Meinig anfangs, Wurzelbehandlungen seien für die Patienten gut, und führte sie viele Jahre lang durch. Als er zufällig auf die Forschungen zu den Zahnwurzeln stieß, die bewiesen, dass es unmöglich ist, Zähne nach einer Wurzelbehandlung zu sterilisieren, und dass diese Zähne Brutstätten für Infektionen sind, war er »wie vor den Kopf geschlagen«, wie er selbst sagte. Davon hatte er an der Universität nichts erfahren! »Ich war von großer Sorge um die Millionen von Menschen erfüllt, die aufgrund der Infektion, die in ihren Zähnen nach einer Wurzelbehandlung immer noch vorhanden ist, an Krankheiten leiden.« Er hörte sofort damit auf, Wurzelbehandlungen durchzuführen, und begann, sich intensiv mit deren Sicherheit zu befassen und nach alternativen Therapien zu suchen. Schließlich schrieb er ein Buch zu diesem Thema: *Root Canal Cover-Up.*[56] Darin erläutert er detailliert die wissenschaftlichen Erkenntnisse und Forschungen, die ihm die Augen für die Folgen von Wurzelbehandlungen öffneten. Jeder, der daran denkt, eine Wurzelbehandlung durchführen zu lassen, oder sich fragt, was er mit den Zähnen in seinem Mund machen soll, die bereits so behandelt wurden, sollte sein Buch lesen!

Die Ursachen von Zahnfleischerkrankungen und Zahnverfall

Der zerstörerische Kreislauf, der mit der Bildung von Zahnbelag beginnt, ist die häufigste Ursache von Parodontitis. Aber nicht die einzige – auch andere Faktoren können zu Parodontitis beitragen oder sie verschlimmern. Hier einige Beispiele:

Tabakgenuss: Der Konsum von Zigaretten und Kautabak fördert Parodontitis stark. Tabak unterdrückt in jeder Form das Immunsystem und erhöht so die Gefahr von Zahninfektionen. Zudem erzeugt er im Mund eine Umgebung, die das Wachstum schädlicher Bakterien fördert und die normalen Mechanismen stört, die das Bakterienwachstum begrenzen.

Medikamente: Es gibt Hunderte von verschreibungspflichtigen und rezeptfreien Medikamenten – Antidepressiva, Mittel gegen Erkältungen, Antihistaminika, Antispasmodika, Calciumantagonisten und Immunsuppressiva –, die die Speichelproduktion verringern. Eine ausreichende Speichelbildung ist für gute Mundgesundheit aber ganz wesentlich. Der Speichel trägt nämlich dazu bei, dass die Zähne sauber bleiben, und hemmt das Bakterienwachstum. Wenn die Speichelproduktion abnimmt, wächst die Gefahr, dass es zu übermäßigem Bakterienwachstum und Infektionen kommt, ganz erheblich. Anticholinergika, die zur Behandlung einer Unmenge von Krankheiten – von verstopften Nebenhöhlen bis zur Schlaflosigkeit – eingesetzt werden, sind die stärksten Hemmer der Speicheldrüsen. Zudem wirken sie sich direkt negativ auf die Hirnfunktion aus. In Anhang D finden Sie eine Liste solcher Wirkstoffe.

Diabetes: Bei Menschen mit Diabetes oder Insulinresistenz ist nicht nur der Blutzucker erhöht, sondern auch der Glukosegehalt im Speichel. Glukose ist ja ein Zucker, und die Bakterien im Mund ernähren sich von diesem Zucker; sie wachsen und vermehren sich, selbst wenn man gar nichts isst. Der mit Zucker angereicherte Speichel wirkt auf die Mundbakterien wie Dünger. Zudem leiden Diabetiker an einer beeinträchtigten Blutzufuhr zum Zahnfleisch und zu anderen Geweben im Körper, was deren Fähigkeit verschlechtert, orale Infektionen abzuwehren. Daher ist die Gefahr von Zahnfleischerkrankungen bei Diabetikern viel größer als bei Nichtdiabetikern.

Schlechte Ernährung: Eine Ernährung, die essenzielle Vitamine und Mineralstoffe nicht in ausreichender Menge enthält, schwächt die Zähne und fördert Zahnfleischerkrankungen und den Zahnverfall. Der Verzehr von zu vielen verarbeiteten, kohlenhydratreichen Nahrungsmitteln trägt zudem zu übermäßigem Bakterienwachstum und zur Zerstörung der Zähne bei. Die Mundbakterien stürzen sich auf Kohlenhydrate – Zucker, Stärke, Brot, Süßigkeiten, Limonade, Chips, Kuchen, Kekse und so weiter. Wer solche Nahrungsmittel isst, kann das Wachstum seiner Mundbakterien kaum in den Griff bekommen und wird daher große Zahnprobleme haben.

12 · Cholesterin ist gut für Sie!

Die Cholesterin-Lüge

Cholesterin – schon das bloße Wort jagt uns Schauer über den Rücken! Wir denken sofort an verstopfte Arterien und ein leidendes Herz, das unmittelbar vor dem Zusammenbruch steht … Für die meisten Menschen ist Cholesterin heute gleichbedeutend mit Gift. Man hält es generell für die Hauptursache der Herzkrankheiten, die die häufigste Todesursache sind, und glaubt, je weniger Cholesterin wir im Körper hätten, desto besser sei es. Also tun wir alles Mögliche, um unseren Cholesterinspiegel zu senken – in der Hoffnung, so einem Herzinfarkt oder Schlaganfall zu entgehen.

Bisher hat das aber nicht funktioniert. Herzerkrankungen sind immer noch die Todesursache Nummer eins. Seit über 5 Jahrzehnten drängen die Ärzte darauf, das Cholesterin in unserem Körper zu reduzieren. Wir haben weniger Cholesterin und Fett gegessen, Cholesterinsenker genommen, uns mehr bewegt und alles nur Erdenkliche getan, um unseren Cholesterinspiegel zu senken. Die Cholesterinwerte sind tatsächlich gesunken – aber das hat nichts genützt! Obwohl jedes Jahr Statine, die das Cholesterin senken, im Wert von über 20 Milliarden US-Dollar verkauft werden, haben sie nichts gebracht. Die Pharmakonzerne preisen die Cholesterintherapie aber unverdrossen weiter als effektivste Möglichkeit an, Herzkrankheiten zu bekämpfen. Schließlich stehen hier Milliarden von Dollar auf dem Spiel! Da setzen die Pharmakonzerne sich natürlich aktiv für die weitere Benutzung von Cholesterinsenkern ein.

Es gibt viele Krankheiten, die das Herz schädigen, doch die, von der wir am meisten hören und die im Hinblick auf das Cholesterin die wichtigste ist, ist die koronare Herzerkrankung. Sie entsteht, wenn Koronararterien, die das Herz mit Blut versorgen, durch die Bildung von Plaqueablagerungen verengt sind. Sammelt sich so viel Plaque an, dass der Blutstrom zum Herzen völlig blockiert wird, kommt es zu einem Herzinfarkt. Und wenn Arterien blockiert werden, die das Gehirn mit Blut versorgen, erleidet man einen Schlaganfall. Die koronare Herzerkrankung beeinträchtigt also sowohl das Herz als auch das Gehirn. Die arterielle Plaque besteht aus einem Gemisch von Cholesterin, Fett, Proteinen und Calcium. Wenn sich in den Arterien Plaque bildet, verursacht sie Atherosklerose, eine Verhärtung der Arterien. Sie beruht hauptsächlich auf den Ablagerungen von Calcium, die die Arterien steifer werden lassen. Wenn jemand von Herzkrankheiten spricht, meint er gewöhnlich die koronare Herzerkrankung, also den Typ, der zu Herzinfarkten und Schlaganfällen führt.

Dass die Ernährung, speziell Cholesterin und Fett, mit Herzkrankheiten im Zusammenhang stehen könnte, wurde 1953 von Dr. Ancel Keys erstmals vorgebracht. Er zeigte anhand von Daten aus sechs Ländern, dass die Populationen, die am meisten Fett verzehrten, die höchsten Sterblichkeitsziffern durch Herzkrankheiten hatten, während die Populationen, die am wenigsten Fett konsumierten, die niedrigsten aufwiesen. Unter Berufung auf diese Daten entwickelte Keys die Hypothese, dass das Cholesterin im Blut aus unbekannten Gründen dazu neige, an den Innenwänden der Arterien festzukleben, sodass es zur Anhäufung von Plaque komme. Je höher der Cholesterinspiegel sei, desto größer sei die Gefahr, dass das Cholesterin sich an den Arterienwänden ablagere. Eine Ernährung mit viel Fleisch und Fett würde den Cholesteringehalt im Blut erhöhen. Diese Argumentation wurde als Cholesterin-Hypothese bezeichnet.

Keys' Studie war aber, auch wenn man das nicht sofort erkannte, mit schweren Fehlern behaftet. Später entdeckte man, dass der Arzt, obwohl ihm Daten aus mindestens 22 Ländern zur Verfügung standen, in seinem Aufsatz nur die Zahlen aus sechs benutzt hatte. Hätte er die Daten aus allen 22 Ländern benutzt, wäre die Korrelation zwischen dem Verzehr von Fett in der Nahrung und Herzkrankheiten verschwunden. Offenbar glaubte er so fest an seine Cholesterin-Hypothese, dass er gezielt nur die Daten auswählte, die sie stützten, und die anderen geflissentlich ignorierte.

Die Cholesterin-Hypothese lieferte eine Antwort auf eines der großen medizinischen Rätsel – die Frage nach der Ursache der koronaren Herzkrankheit, der Todesursache Nummer eins in den USA. Sie war ja einfach und erschien logisch. Viele Ärzte und Ernährungswissenschaftler akzeptierten sie sofort, doch andere hatten Zweifel.

Dr. Paul Dudley White, der Begründer der amerikanischen Kardiologie, gehörte auch zu den Skeptikern. Er hatte sein Medizinstudium 1910 abgeschlossen und war während der Amtszeiten von Präsident Dwight D. Eisenhower dessen Arzt. Als junger Mann hatte er geschrieben, er interessiere sich für eine seltene neue Krankheit, von der er in der europäischen Medizinliteratur gelesen hatte. Seinen ersten Herzinfarktpatienten bekam er aber erst 1921 zu sehen, 11 Jahre, nachdem er angefangen hatte, als Arzt zu arbeiten. Damals waren Herzinfarkte äußerst selten. In den 1950er-Jahren, als er Eisenhower medizinisch betreute, war die Krankheit in den USA aber bereits die Todesursache Nummer eins. Später, als er dort die größte Kapazität auf dem Gebiet der Kardiologie und damit der Herzkrankheiten war, wurde er gefragt, was er von der Theorie halte, dass Cholesterin und gesättigte Fette Herzkrankheiten verursachten. Er sagte, dieser Theorie könne er sich nicht anschließen, da sie nicht zur Geschichte der Krankheit passe.[1]

Bis 1910 war die koronare Herzkrankheit äußerst selten. Ab etwa 1920 begannen die Zahlen der Betroffenen aber plötzlich steil nach oben zu schießen. Von 1910 bis 1920 wurden nur jeweils 10 von 100 000 Todesfällen der koronaren Herzkrankheit zugeschrieben. 1930 waren es schon 46 von 100 000, 1970 sogar 331 von 100 000.

Laut der Cholesterin-Hypothese war dieser enorme Anstieg darauf zurückzuführen, dass mehr Cholesterin und gesättigte Fette verzehrt wurden. Tatsächlich war der Verzehr dieser Substanzen in diesem Zeitraum aber

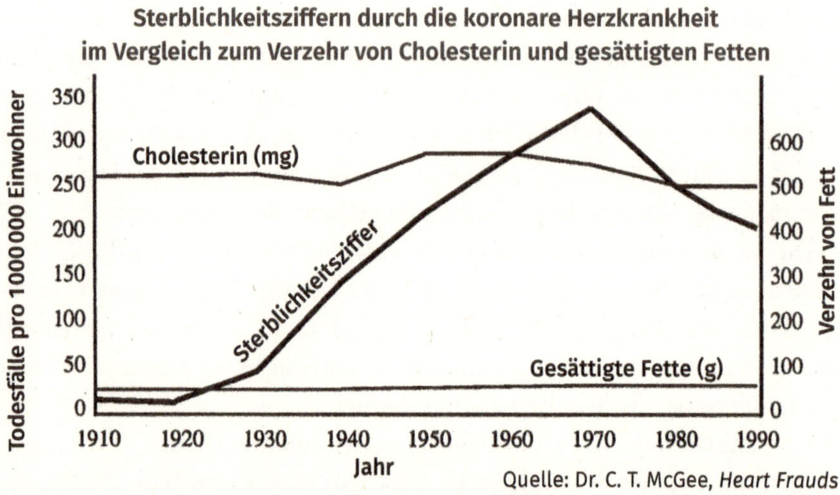

Von 1910 bis 1970 stieg die Zahl der Todesfälle aufgrund von Herzinfarkten, die durch die koronare Herzkrankheit bedingt waren, um unglaubliche 3010 Prozent; dann begannen sie zu sinken. In diesem Zeitraum blieb der Verzehr von Cholesterin und gesättigten Fetten ziemlich konstant, was darauf hindeutet, dass zwischen Cholesterin oder gesättigten Fetten und der koronaren Herzkrankheit kein Zusammenhang besteht.

relativ konstant geblieben. Historisch betrachtet besteht also, wie Dr. White sagte, überhaupt keine Korrelation zwischen dem Verzehr von gesättigten Fetten und Cholesterin einerseits und der koronaren Herzkrankheit andererseits.

Interessanterweise stieg der Konsum von Transfettsäuren, die in Margarine und Backfett enthalten sind, von 1920 bis zum Ende der 1970er-Jahre enorm an. Bei Transfetten handelt es sich um künstliche Fette, die entstehen, wenn mehrfach ungesättigte Pflanzenöle gehärtet werden. Es ist schon lange bekannt, dass diese Fette mit der koronaren Herzkrankheit zusammenhängen. Der Anstieg bei der koronaren Herzkrankheit steht also in einem viel engeren Zusammenhang mit den Transfetten als mit Cholesterin oder den gesättigten Fetten.

Ungeachtet dieser Fakten wurden viele Studien durchgeführt, die die Cholesterin-Hypothese beweisen sollten. Nach über 50 Jahren gibt es aber immer noch keine Studie, die beweisen würde, dass der Verzehr von gesättigten Fetten und Cholesterin die koronare Herzkrankheit verursacht.[2] Bei den meisten Studien fand man keine Korrelation zwischen erhöhten Cholesterinwerten im Blut und der koronaren Herzkrankheit. Nur bei einer Handvoll entdeckte man einen Zusammenhang, der aber so gering war, dass er statistisch nahezu insignifikant war – anders ausgedrückt: Er könnte schlicht dem Zufall geschuldet sein.

In manchen Fällen verschwand die Korrelation zwischen einem hohen Cholesterinspiegel und der koronaren Herzkrankheit im Laufe der Zeit. Ein Beispiel: Eine der Studien, die die Cholesterin-Hypothese zu stützen schienen, stammte aus Finnland und wurde 1975 veröffentlicht. In den 5 Jahren, in denen sie lief, wurden die Cholesterinwerte signifikant gesenkt und die Ergebnisse waren positiv. Da wurde die Studie natürlich als Erfolg bejubelt. Bei einer 10-jährigen Verlaufskontrolle, über die 1991 berichtet wurde, stellte man aber fest, dass es bei den Teilnehmern, die ihre Cholesterinwerte reduziert und sich danach weiter fettarm und cholesterinsenkend ernährt hatten, mit *doppelt so hoher* Wahrscheinlichkeit zum Tod durch die koronare Herzkrankheit kam wie bei den anderen.[3]

Trotz der zahlreichen Studien wurde nur bei den Männern zwischen 35 und 59, die bereits mindestens einen Herzinfarkt erlitten hatten, eine Korrelation zwischen einem erhöhten Cholesterinspiegel und einem höheren Auftreten von Herzinfarkten gefunden. Bei den Männern mittleren Alters, die *keinen* Herzinfarkt gehabt hatten, besteht hingegen keine Korrelation, bei den Männern unter 35 oder über 59 und bei Frauen jeden Alters auch nicht.[4] Mit anderen Worten: Bei der großen Mehrheit der Bevölkerung existiert kein Zusammenhang zwischen hohen Cholesterinwerten und einem erhöhten Risiko im Hinblick auf die koronare Herzkrankheit.

Rund 90 Prozent der Menschen, die an einem Herzinfarkt oder Schlaganfall sterben, sind über 60. Es gibt keine Beweise dafür, dass ein hoher Cholesterinspiegel bei älteren Männern schädlich ist. Eine der Studien, die das bewiesen haben, führte Dr. Harlan M. Krumholz von der School of Medicine der Yale University durch. Sein Team überwachte 4 Jahre lang 997 Menschen ab 70. Man fand »keine Beweise dafür, dass ein erhöhter Cholesterinspiegel bei dieser Gruppe mit einem größeren Risiko für den Tod oder die koronare Herzkrankheit verbunden gewesen wäre«.[5]

Forscher von der University of Hawaii, die die Studie des Honolulu Heart Programm aufgriffen, berichteten von ähnlichen Ergebnissen. Bei dieser Studie wurden 20 Jahre lang 3572 Teilnehmer über 70 beobachtet. Die Forscher kamen zu dem Ergebnis, dass eine *Reduzierung* des Cholesterins bei älteren Menschen das Sterberisiko *erhöht*. Sie schrieben: »Unsere Daten stimmen mit früheren Ergebnissen überein, laut denen das Sterberisiko bei älteren Menschen mit niedrigem Serumcholesterin größer ist, und zeigen, dass ein langfristig niedriger Cholesterinspiegel das Sterberisiko erhöht. Je früher Patienten niedrigere Cholesterinkonzentrationen haben, desto größer ist somit ihr Sterberisiko.«[6]

Studien haben zwar gezeigt, dass das Risiko, die koronare Herzkrankheit zu bekommen, bei Männern über 59, die einen hohen Cholesterinspiegel aufweisen, nicht erhöht ist, doch dieses Alter könnte viel niedriger sein. Die Forscher der Framingham Study fanden bei einer Verlaufskontrolle über 30 Jahre nämlich schon bei Männern über 47 keinen Zusammenhang zwischen hohen Cholesterinwerten und der koronaren Herzkrankheit.[7] Hohe Cholesterinwerte scheinen also nur bei einer sehr kleinen Zahl von Menschen von Bedeutung zu sein: bei Männern zwischen 35 und 47, die bereits einen Herzinfarkt erlitten haben. Bei der übrigen Bevölkerung gibt es keine Korrelation zwischen erhöhten Cholesterinwerten und der koronaren Herzkrankheit, und selbst bei dieser kleinen Gruppe ist zweifelhaft, dass eine Verringerung des Cholesterins Vorteile bringt.

Ein niedriger Cholesterinspiegel scheint in keinem Alter Schutz vor der koronaren Herzkrankheit zu bieten. Eine Studie unter der Leitung von Dr. Michael DeBakey von der Baylor University ergab, dass nur jeder fünfte von 1700 Patienten mit so schwerer Atherosklerose, dass sie ins Krankenhaus mussten, einen hohen Cholesterinspiegel hatte.[8] Das bedeutet, dass bei einer nach dem Zufallsprinzip zusammengestellten Population von Patienten mit der koronaren Herzkrankheit vier von fünf normale oder niedrige Cholesterinwerte hatten. Anders ausgedrückt heißt das, dass rund 80 Prozent der Patienten mit der koronaren Herzkrankheit, die sich deswe-

Eines Tages kam eine 86-jährige Frau in meine Praxis gerannt – und sie rannte wirklich! Sie hatte einen Laborbericht in der Hand, mit dem sie hin und her wedelte. Sie hatte sich ihr ganzes Leben lang guter Gesundheit erfreut, lebte immer noch allein und versorgte sich auch selbst. Ihr Internist hatte ihr gerade eine Kopie ihres Laborberichts überreicht – und gesagt, sie sei stark herzinfarktgefährdet, da ihr Cholesterinspiegel bei 360 mg/dl (9,3 mmol/l) lag. Sie passte mich im Flur zwischen den anderen Patienten ab und wollte wissen, was sie tun konnte, um ihren Cholesterinwert zu senken.
Ich fragte sie: »Wie hoch war Ihr Cholesterinwert denn Ihrer Ansicht nach in Ihrem ganzen Leben?«
Sie antwortete: »Na ja, ich denke, dass er schon seit vielen Jahren so hoch ist, wahrscheinlich den größten Teil meines Lebens.«
Ich sagte: »Davon können wir wohl ausgehen. Und wie viele Schäden haben Sie dadurch Ihrer Meinung nach erlitten?«
Sie musste zugeben, dass sie keine erkennbaren Schäden davongetragen hatte. Ich sagte dann, sie brauche sich wegen ihres hohen Cholesterinwerts keine Sorgen zu machen und es gebe Möglichkeiten, sich vor einem Herzinfarkt zu schützen. Ich vermutete aber, dass es angesichts der ganzen Gehirnwäsche und des Medienrummels im Hinblick auf Cholesterin schwierig für sie sein würde, den Test zu vergessen.
Dr. Charles T. McGee, *Heart Frauds*

gen im Krankenhaus behandeln lassen müssen, keinen hohen Cholesterinspiegel haben.

Die Senkung hoher Cholesterinwerte durch die Ernährung oder Medikamente rettet keine Menschenleben. 2009 veröffentlichte ein Forscherteam unter Leitung von Dr. Gregg Fonarow, einem Professor für kardiovaskuläre Medizin an der UCLA School of Medicine, eine Studie, laut der 75 Prozent der Patienten, die sich wegen eines Herzinfarkts im Krankenhaus befanden, normale oder niedrigere Cholesterinwerte hatten.[9] Diese Studie wird von einer früheren Untersuchung von Dr. DeBakey bestätigt.

Dr. Fonarows Team analysierte bei dieser Studie Daten von 136 905 Patienten aus dem ganzen Land, die zwischen 2000 und 2006 wegen Herzinfarkten ins Krankenhaus gemusst hatten, wo ihre Lipidwerte bei der Aufnahme dokumentiert worden waren. 21 Prozent von ihnen nahmen Cholesterinsenker. Diese Medikamente halfen aber offensichtlich nicht –

sie drückten den Cholesterinwert zwar in einen »gesunden« Bereich, doch die Patienten erlitten trotzdem Herzinfarkte. Bei 18 Prozent waren die Cholesterinwerte »ideal« oder sogar noch niedriger, doch sie hatten trotzdem einen Herzinfarkt bekommen. Ihr niedriger oder sehr niedriger Cholesterinspiegel hatte sie nicht davor bewahrt!

Im selben Jahr veröffentlichten Forscher vom Henry Ford Heart and Vascular Institute in Detroit eine Studie mit dem gleichen Ergebnis und den gleichen Schlussfolgerungen. Das Forscherteam beobachtete 3 Jahre lang Patienten, die zu Beginn der Studie einen Herzinfarkt überlebt hatten. In dieser Zeit war die Sterblichkeitsziffer bei denjenigen, die die niedrigsten Cholesterinwerte hatten, doppelt so hoch.[10]

Mit ein bisschen Logik kann man erkennen, dass die Cholesterin-Hypothese nicht stimmen kann. Wenn die koronare Herzkrankheit durch hohe Cholesterinwerte verursacht würde, müssten ja *alle*, die an Herzinfarkten und Schlaganfällen sterben, hohe Cholesterinwerte haben – aber das trifft eben nicht zu. Die oben angeführten Studien zeigen ja, dass genauso viele oder sogar mehr Menschen mit normalen oder niedrigen Cholesterinwerten an der koronaren Herzkrankheit sterben wie Menschen mit hohen. Weder Cholesterinsenker noch eine fettarme Ernährung reduzieren das Risiko.

Im Laufe des letzten Jahrzehnts wurden zahlreiche überzeugende Beweise dafür erbracht, dass Atherosklerose nicht einfach eine Ansammlung von Fett und Cholesterin ist, sondern eine entzündliche Krankheit, die durch viele Faktoren beeinflusst wird.[11–13]

Sie machen Ihr Cholesterin selbst!

Man geht davon aus, dass eine Ernährung, die reich an Cholesterin und gesättigten Fetten ist, zu hohen Cholesterinwerten führt. Die gesättigten Fette werden dabei einbezogen, weil die Leber sie in Cholesterin umwandeln kann. Laut der Cholesterin-Hypothese ist das Fett, das wir essen, direkt für die Cholesterinmenge in unserem Blut verantwortlich. Das Problem bei dieser Argumentation ist, dass die Aufnahme von Fett über die Ernährung sich nur wenig auf den Cholesterinspiegel auswirkt. Das liegt daran, dass das Cholesterin in unserem Blut größtenteils gar nicht aus unserer Ernährung stammt, sondern aus unserer Leber. Das Cholesterin in unserem Blut wird zu über 80 Prozent in unserem eigenen Körper hergestellt!

Cholesterin ist nicht der Übeltäter, als der es hingestellt wird. Es ist ein natürlicher, normaler Bestandteil unseres Körpers, der in vieler Hinsicht nützlich ist. Ohne Cholesterin könnten wir gar nicht leben! Es ist so wichtig, dass unser Körper jeden Tag rund 1000 Milligramm Cholesterin produziert. Das Cholesterin in unserem Blut stammt nicht einmal zu 20 Prozent aus unserer Nahrung.

Es gibt eine genetisch bestimmte Cholesterinkonzentration, die unser Körper bevorzugt und die er immer zu erreichen versucht. Bei manchen Menschen kann der bevorzugte Wert bei 185 mg/dl (4,8 mmol/l) liegen, bei anderen hingegen bei 260 mg/dl (6,7 mmol/l) oder sogar noch höher. Durch manche Krankheiten kann dieser Wert nach oben oder unten verschoben werden. Im Durchschnitt liegen die Cholesterinwerte zwischen 180 und 240 mg/dl (4,7–6,2 mmol/l), doch für manche Menschen kann ein Wert von über 300 mg/dl (7,8 mmol/l) durchaus normal sein.

Die Cholesterin-Hypothese beruht auf der Annahme, dass der Cholesterinspiegel umso höher steigen wird, je mehr Cholesterin und gesättigte Fette man isst. Da die Leber das meiste Cholesterin in unserem Körper produziert, wird sie als übereifrige Maschine hingestellt, die blind möglichst viel Cholesterin ausstößt – und zwar umso stärker, je mehr gesättigte Fette wir zu uns nehmen.

Dieses Szenario steht aber nicht mit der menschlichen Physiologie im Einklang. Die Leber erzeugt Hunderte von Verbindungen, die für das Wachstum und den Schutz unseres Körpers sowie unsere Verdauung unentbehrlich sind, und reguliert das Gleichgewicht zwischen ihnen sorgfältig. Bei dem Cholesterin in unserem Blut handelt es sich nicht um ein Zufallsprodukt, das sich durch unsere Ernährung leicht beeinflussen ließe. Die Leber stößt Produkte wie Cholesterin nicht einfach aus, weil es ihr Spaß macht, sondern aus einem speziellen Grund. Die Menge wird genau kontrolliert und überwacht, damit ein chemisches Gleichgewicht, die Homöostase, aufrechterhalten bleibt. Da die Leber die Cholesterinmenge in unserem Körper sorgfältig reguliert, spielt es gar keine Rolle, wie viel gesättigtes Fett oder Cholesterin wir essen – unsere Leber wird immer nur die Menge Cholesterin produzieren, die wir zur Aufrechterhaltung der Homöostase benötigen. Da unsere Körper sich alle unterscheiden, gibt es bei jedem von uns eine bestimmte Cholesterinmenge, bei der unser Körper sich wohlfühlt.

Die Leber braucht keine gesättigten Fette, um Cholesterin produzieren zu können. Sie kann es nämlich aus anderen Fetten und sogar aus Zucker oder Kohlenhydraten herstellen.[14] Zu behaupten, dass gesättigte Fette und Cholesterin den Cholesterinspiegel erhöhen, und alle anderen Fette und Zucker einfach zu ignorieren, ist daher unlogisch und unzutreffend. Wenn wir nicht genug Cholesterin essen, wird unsere Leber welches aus anderen Quellen in unserer Nahrung herstellen. Deshalb rufen selbst drastische Verringerungen des Cholesterins und der gesättigten Fette in unserer Nahrung nur kleine Veränderungen bei unserem Cholesterinspiegel hervor.

Eine Ernährung, die wenig Fett und Cholesterin enthält, kann den Cholesterinspiegel lediglich um etwa 5–15 Prozent verringern. Für eine weitere Erniedrigung des Cholesterinwerts sind Medikamente erforderlich. Statine können die Cholesterinkonzentration im Blut um bis zu 40 Prozent senken. Wenn man den Cholesterinwert durch Medikamente oder eine drastische Beschränkung der Nahrung nach unten zwingt, kann es aber zur Störung der Cholesterinhomöostase kommen, was sehr schwerwiegende Folgen haben kann, insbesondere für die Hirnfunktion.

Heute räumen die meisten Cholesterinforscher ein, dass die koronare Herzkrankheit nicht durch hohe Cholesterinwerte verursacht wird. Trotzdem behaupten die Medien das weiter, vor allem aufgrund der aggressiven Vermarktungsanstrengungen der Pharmakonzerne. Sie schreien so oft und so laut, hohe Cholesterinwerte würden die koronare Herzkrankheit verursachen, dass sie uns durch ihre Gehirnwäsche dazu gebracht haben, das zu glauben. Wenn man eine Lüge oft und laut genug erzählt, wird sie schließlich jeder als die Wahrheit akzeptieren, selbst wenn sie völlig absurd ist. Genau das ist bei dem angeblichen Zusammenhang zwischen Cholesterin und der koronaren Herzkrankheit passiert.

Paul Addis und Gregory Warner, Professoren am Department of Food Science and Nutrition der University of Minnesota, sagen: »Es konnte eindeutig gezeigt werden, dass die vorherrschende Ansicht, bei Atherosklerose handle es sich lediglich um eine Ansammlung von Cholesterin an den Wänden der Arterien, falsch ist. Daher wird die ›Lipid-Hypothese‹ jetzt von ernsthaften Forschern nicht mehr so uneingeschränkt akzeptiert, sondern ist durch eine andere Hypothese ersetzt worden, laut der es sich dabei um eine Reaktion des Körpers auf Verletzungen handelt.«[15] Wegen der vielen Unstimmigkeiten, die mit der Lipid-Hypothese verbunden sind, wird sie heute oft als »Märchen vom bösen Cholesterin« oder »Cholesterin-Lüge« bezeichnet.

Ihr Körper braucht Cholesterin!

Cholesterin ist eine der wichtigsten Substanzen in Ihrem Körper. Es ist für das richtige Funktionieren und die Regulierung aller Systeme in Ihrem Körper unentbehrlich. Jede einzelne Zelle in Ihrem Körper enthält Cholesterin – und es verfolgt einen wichtigen Zweck.

Die Zellen in unserem Körper werden von einer Lipidmembran aus Fett und Cholesterin umhüllt. Selbst die einzelnen Organellen (Zellorgane) in den Zellen haben einen Lipidmantel. Cholesterin ist ein lebenswichtiger Bestandteil der Zell- und Organellenmembranen. Es ist auf einzigartige Weise in der Lage, die Struktur, Dicke, Durchlässigkeit, Deformation und andere Charakteristika der Zellmembranen zu beeinflussen. Cholesterin wird benötigt, um das Ein- und Austreten bestimmter Hormone, Fette und Proteine zu regulieren. Im typischen Fall bildet es etwa 20 Prozent der Membranen, doch in bestimmten Bereichen der Membranen steigt seine Konzentration auf 30–40 Prozent. Manche Zellen, beispielsweise die Nervenzellen, enthalten sogar noch mehr Cholesterin.

Die Zellen können nur dann richtig funktionieren, wenn genug Cholesterin verfügbar ist. Damit neue Zellen entstehen und beschädigte Gewebe repariert werden können, muss ständig Cholesterin geliefert werden. Wenn es beispielsweise in einem Blutgefäß zu einer Verletzung kommt, wird Cholesterin benutzt, um den Schaden zu beheben. Wird die Verletzung – beispielsweise bei Arterien, in denen chronische Entzündungen bestehen –

chronisch, werden immer wieder Cholesterin, Proteine und Calcium abgelagert. Das kann zur Bildung der Plaque führen, die für Atherosklerose typisch ist. Die Verfechter der Lipid-Hypothese sagen, da Cholesterin vorhanden sei, müsse es die Ursache für die Verstopfung der Arterien sein. Laut der neueren, heute stärker akzeptierten Hypothese, dass Plaque eine Reaktion auf Verletzungen ist, ist das Cholesterin aber nicht der Verursacher der Plaque, sondern Bestandteil des Reparaturprozesses, durch den das Problem beseitigt werden soll. Die Ursache der Ablagerungen von Cholesterin, Proteinen und Calcium ist die chronische Entzündung – und die Menge der Plaque steht in keinerlei Zusammenhang mit der Menge des Cholesterins im Blut.

Cholesterin fungiert außerdem als Präkursor für eine ganze Reihe lebenswichtiger Hormone. So entstehen alle Steroidhormone – einschließlich von Pregnenolon, Aldosteron, Östrogen, Progesteron, Testosteron und Cortisol – aus Cholesterin. Diese Hormone regulieren die Geschlechtsdifferenzierung und das Geschlechtsverhalten, den Menstruationszyklus und Schwangerschaften sowie die Ausscheidung von Salz und Wasser durch die Nieren. Sie beeinflussen den Kohlenhydrat-, Protein- und Lipidstoffwechsel sowie eine Vielzahl anderer lebenswichtiger Funktionen wie Entzündungsreaktionen und die Fähigkeit, gut mit Stress umzugehen. Die Substanz, die Sie zu dem macht, was Sie sind, und dafür sorgt, dass Ihr Körper in Schwung bleibt, ist das Cholesterin.

Auch die Gallenflüssigkeit beginnt als Cholesterin. Galle wird von der Leber abgesondert und in der Gallenblase gespeichert. Wenn wir eine Mahlzeit zu uns nehmen, wird Galle in den Verdauungstrakt freigesetzt, um die Fette und die fettlöslichen Nährstoffe aus dem Essen zu emulgieren und ihre Verdauung und Assimilation zu erleichtern. Ohne Gallenflüssigkeit könnten wir die Fette, die wir für eine gute Gesundheit brauchen, nicht verdauen.

Vitamin D wird in unserem Körper hergestellt, wenn Sonnenlicht mit dem Cholesterin in unserer Haut reagiert. Dieses Vitamin hat eine ganze Reihe von Funktionen, zu denen auch die Unterstützung unseres Immunsystems und der Aufbau starker Knochen und Zähne gehören. Außerdem ist es für eine gute Hirnfunktion erforderlich und hilft, das Risiko für Diabetes, Herz- und Nierenkrankheiten, Bluthochdruck und Krebs zu senken.

Cholesterin ist für eine gute Immunfunktion unentbehrlich. Wenn der Cholesterinspiegel im Blut niedrig ist, werden nicht genug weiße Blutkörperchen – die als Armee unseres Immunsystems gelten – gebildet. Dann ist unser Körper nicht gut in der Lage, Infektionen abzuwehren, Toxine zu neutralisieren und Krebszellen zu entfernen.[16] Außerdem wirkt Cholesterin entgiftend, da es Toxine neutralisiert, die von bakteriellen Krankheitserregern ausgeschieden werden.[17–18]

Die Toxine, die von infektiösen Bakterien ausgeschieden werden, sind gefährlicher als die Organismen selbst. Sie vergiften den Körper und verursachen die meisten Symptome, die mit den bakteriellen Infektionen im Zusammenhang stehen. Cholesterin arbeitet mit dem Immunsystem zusammen, um diese schädlichen Toxine zu neutralisieren. *Staphylococcus aureus* ist ein verbreitetes Bakterium, das eine ganze Reihe von Infektionen hervorruft – unter anderem der Haut (Impetigo), des Bindegewebes (Zellulitis), der Brust (Mastitis), des Blutes (Sepsis), der Lunge (Pneumonie), der Knochen (Osteomyelitis) und des Herzens (Endokarditis) – sowie das toxische Schocksyndrom und Lebensmittelvergiftungen. Cholesterin hilft unserem Immunsystem dabei, die Toxine zu neutralisieren, die solche Organismen ausscheiden, und trägt so dazu bei, uns vor diesen Infektionen zu schützen.[19]

Auch für den Aufbau starker Knochen und den Schutz vor Osteoporose ist Cholesterin erforderlich. Das Knochengewebe wird ständig aufgebrochen und wieder aufgebaut. Wenn wir älter werden, erfolgt das Aufbrechen schneller als der Wiederaufbau. Daher nimmt die Knochendichte mit dem Alter ab. Höhere Cholesterinwerte im Blut älterer Menschen bedeuten eine größere Knochendichte und weniger Knochenbrüche.[20] Wird das Cholesterin gedrückt, werden die Knochen schwächer und das Osteoporoserisiko steigt.

Cholesterin ist in allen Zellen als strukturelle Komponente zu finden, insbesondere in den Nervenzellen. Es ist ein Hauptbestandteil der Myelinscheiden, die die langen Axone der Neuronen umgeben und einen erheblichen Teil der Zellmembranen bilden. Als einer der Hauptbestandteile des Nervengewebes ist es das im Gehirn häufigste Molekül.

Die Übertragung der Nervenimpulse und die Kommunikation zwischen den Neuronen könnten ohne Cholesterin überhaupt nicht stattfinden. Es wird dafür benötigt, unsere Erinnerungen zu speichern und wieder aufzurufen. Die Synapsen – stark spezialisierte Kontakte, die zwischen benachbarten Neuronen im Gehirn sitzen – brauchen für ihr Funktionieren Cholesterin.[21]

Zur Aufrechterhaltung der zahlreichen Signalübertragungen zwischen den Neuronen werden ständig neue Synapsenbläschen gebildet. Dafür muss ausreichend Cholesterin verfügbar sein, denn sonst werden die Bläschen nicht produziert und die Signalübertragung hört auf. Ist das betroffene Neuron an der Erschaffung einer Erinnerung beteiligt, wird diese Erinnerung nicht gebildet. Ist das Neuron am Wiederaufruf einer Erinnerung beteiligt, wird diese Erinnerung nicht gefunden. Ist das Neuron an der Erzeugung oder Kontrolle einer körperlichen Bewegung beteiligt, wird diese Bewegung nicht wie gewünscht erfolgen. Ist das Neuron am Treffen rationaler Entscheidungen und am Denken beteiligt, kann es zu bizarrem oder untypischem Verhalten kommen. Die Verfügbarkeit von Cholesterin kann jede einzelne Hirnfunktion beeinflussen. Cholesterin ist der Schlüssel zu unserer Fähigkeit, zu lernen und uns zu erinnern – es ist der Schlüssel zu *allen* mentalen Funktionen. Um seine Rolle bei den normalen Hirnfunktionen erfüllen zu können, muss es in ausreichenden Mengen vorhanden sein.[22]

Obwohl nur 2 Prozent unserer Körpermasse auf unser Gehirn entfallen, enthält es fast 25 Prozent des Cholesterins in unserem Körper.[23] Sein Cholesterinbedarf ist so groß, dass es sogar zusätzlich zu dem Cholesterin, das von der Leber produziert wird, selbst Cholesterin herstellt, und zwar durch die Gliazellen, das Stützgewebe des Gehirns.

Je eingehender das Cholesterin erforscht wird, desto offensichtlicher wird, wie wichtig es für die menschliche Gesundheit ist. Heute bezweifeln viele Ärzte, dass es vernünftig ist, Cholesterinsenker zu verschreiben. Manche Forscher sagen sogar, es könnte eine Zeit kommen, in der die Ärzte ihren Patienten Medikamente verordnen werden, die den Cholesterinwert *erhöhen*, um die vielen Vorteile nutzen zu können, die diese lebenswichtige Substanz bietet.[24]

Es ist gefährlich, den Cholesterinwert zu senken!

Verhaltensveränderungen

Cholesterinsenker werden aus der irrigen Ansicht heraus verschrieben, dass ein hoher Cholesterinspiegel zur koronaren Herzkrankheit beiträgt. Das Mittel der Wahl sind die Statine, da sie das Cholesterin im Blut um bis zu 40 Prozent senken. Das erreichen sie, indem sie Enzyme in der Leber blockieren, die für die Herstellung von Cholesterin erforderlich sind.

Da dieser Prozess in die normale Funktion der Leber eingreift, können die Statine schwere Schäden verursachen. Leberschäden gehören zu ihren am besten dokumentierten und erkannten Nebenwirkungen. Daher müssen Patienten, die Statine nehmen, von ihren Ärzten engmaschig überwacht werden, bei ihnen müssen regelmäßig Leberfunktionstests gemacht werden, um sicherzustellen, dass die Statine ihre Leber nicht zerstören. Patienten, die bereits Leberprobleme haben oder mäßige bis starke Trinker sind oder waren, wird gewöhnlich von Statinen abgeraten.

Die Statine stören auch die Produktion von Cholesterin im Gehirn. Die Enzyme, die für die Herstellung von Cholesterin in der Leber erforderlich sind, sind auch im Gehirn vorhanden. Wenn eine Störung der Cholesterinsynthese in der Leber zu Leberschäden führen kann, muss man sich doch fragen, was sie im Gehirn anrichten kann!

Cholesterin wird ständig gebildet, um die Zellen und Gewebe – insbesondere das Nervengewebe – zu erhalten, zu ersetzen und zu reparieren. Jeder Eingriff in die normale Cholesterinsynthese kann die Erhaltung und Reparatur des Nervengewebes beeinträchtigen und durch den Verlust von Neuronen zur Neurodegeneration führen.[25] Es konnte gezeigt werden, dass schon eine kleine – um weniger als 10 Prozent – Verringerung des Cholesterins in den Enden der Neuronen an den Synapsen ausreicht, um die Freisetzung der Neurotransmitter zu hemmen und die Signalübertragung zu blockieren.[26]

Wird das Cholesterin durch Medikamente gesenkt, kommt es zu einem Verlust bei der Hirnfunktion.[27-28] Wir wissen, dass eine Verringerung des Cholesterins im Gehirn zur Neurodegeneration und zu Alzheimer beiträgt.[29] Es gibt schon seit Jahrzehnten Berichte über die Auswirkungen von Cholesterinsenkern auf die Gesundheit des Gehirns. In den frühen Studien, bei denen Cholesterinsenker mit Placebos verglichen wurden, trat schnell ein unerwartetes Phänomen zutage: Die tödlichen Herzinfarkte gingen zwar bei manchen Männern mittleren Alters leicht zurück, doch es kam zu mehr Todesfällen durch Selbstmord und Gewalt sowie durch Krebs. Die Ergebnisse zeigten insgesamt einen *Anstieg* der Todesfälle bei den Benutzern der Medikamente im Vergleich zu Menschen, die sie nicht nahmen.

Die Patienten, die Cholesterinsenker nahmen, berichteten von einer signifikanten Zunahme der Depressionen, Reizbarkeit und Aggressivität, die offenbar zu mehr Selbstmorden und Todesfällen durch Gewalt führte. Die Forscher taten diese Ergebnisse als bloße Zufälle ab. Die Studien wurden dann mit größeren Teilnehmerzahlen wiederholt – und die Ergebnisse waren dieselben: mehr Todesfälle durch Selbstmord und Gewalt.[30-31] Der Unterschied war zwar bei keiner dieser Studien so groß, dass er signifikant gewesen wäre, doch sie wiesen alle in die gleiche Richtung: Die Senkung des Cholesterinspiegels störte die normalen mentalen Prozesse.

Nach Ansicht von Dr. Matthew Muldoon, Assistenzprofessor für Psychiatrie an der University of Pittsburgh, waren diese Todesfälle kein bloßer Zufall. Er analysierte zusammen mit Kollegen an der Universität alle Studien, in denen von gewaltsamen Todesfällen berichtet wurde, und stellte fest, dass sie in Wirklichkeit sehr signifikant waren.[32] Zudem zeigten sie, dass der Prozentsatz der Todesfälle durch Gewalt und Selbstmord in den Kontrollgruppen mit dem im ganzen Land identisch war, während er bei der Gruppe der Teilnehmer, die Cholesterinsenker nahmen, *doppelt so hoch* lag. Das war ein schwerer Schlag für die Pharmakonzerne, die die Bedeutung dieser Nebenwirkungen der Cholesterinsenker aber weiterhin herunterspielten.

Die Schlussfolgerungen von Muldoon und seinen Kollegen wurden durch eine große Untersuchung in Schweden gestützt, die Dr. Gunnar

Lindberg geleitet hatte. Dabei hatten die Forscher die Cholesterinwerte von über 50 000 Frauen und Männern gemessen und sie dann 20 Jahre lang beobachtet. In den ersten 6 Jahren nahmen sich zwanzig Männer mit Cholesterinwerten unter 207 mg/dl (5,4 mmol/l) das Leben, aber nur fünf mit Cholesterinwerten über 296 mg/dl (7,7 mmol/l).[33]

Zu Beginn der Studie, als die Verringerung des Cholesterins am größten war, war die Selbstmordrate viel höher. Die Autoren kamen zu dem Schluss, dass das höhere Selbstmordrisiko damit im Zusammenhang stehen könnte, dass das Cholesterin unter den genetisch bestimmten normalen Punkt der Patienten gedrückt wurde. Sie wiesen darauf hin, dass sich das Selbstmordrisiko als gering erweist, wenn der Cholesterinwert von Natur aus niedrig ist, es ist jedoch groß, wenn der niedrige Cholesterinwert durch extremes Fasten oder Medikamente erreicht wird.

Kognitiver Verfall

Eine Reihe von Studien hat gezeigt, dass abgesehen von den Verhaltensveränderungen auch ein Zusammenhang zwischen der Einnahme von Cholesterinsenkern und einem Verfall der kognitiven Fähigkeiten besteht.[34–37]

Nicht jeder, der Statine nimmt, klagt über Gedächtnisverlust, Depressionen oder andere neurologische Symptome, doch *jeder*, der sie nimmt, wird in gewissem Umfang beeinträchtigt. Das haben Forscher von der School of Medicine der University of Pittsburgh gezeigt. Sie teilten 209 gesunde Erwachsene nach dem Zufallsprinzip in zwei Gruppen auf. Die eine bekam Statine, die andere Placebos. Vor dem Beginn der Studie wurden die kognitiven Leistungen und das psychische Befinden der einzelnen Teilnehmer sorgfältig beurteilt. Nach 6 Monaten zeigte sich bei allen Teilnehmern, die Placebos bekommen hatten, eine messbare Verbesserung der kognitiven Funktionen, bei 100 Prozent der Statin-Patienten hingegen eine messbare Abnahme der kognitiven Funktionen in einem oder mehreren Bereichen.[38] Man muss also sagen, dass offenbar *jeder*, der Cholesterinsenker nimmt, in einem gewissen Maß negativ beeinflusst wird.

Die Forscher stellten außerdem fest, dass negative chemische Veränderungen in Gang gesetzt werden, wenn man im Gehirn einen Cholesterinmangel auslöst. Dann werden nämlich abnorme Proteine und neurofibrilläre Bündel gebildet, die charakteristisch für die Schäden sind, die bei Alzheimer und anderen neurodegenerativen Erkrankungen auftreten.[39]

Da ist es geradezu grotesk, dass die Pharmakonzerne die Statine als neuartiges Mittel zur *Senkung* des Alzheimer-Risikos anpreisen. Durch diesen Schachzug wollen sie offenbar negativer Publicity im Zusammenhang mit den schädlichen Einflüssen der Statine auf das Gehirn den Boden entziehen. Ihre Argumentation beruht vor allem darauf, dass ein hoher Cholesteringehalt im Blut die Arterien verstopfe, die zum Gehirn führen, und dadurch die Gefahr eines Schlaganfalls erhöhe. Eine Reduzierung des Cholesterinspiegels würde das Risiko reduzieren. Von den Pharmakonzernen gesponserte Vorstudien mit Tieren scheinen diese Theorie zu stützen. Die Erfahrungen vieler Personen, die kognitive Probleme bekommen haben, deuten jedoch darauf hin, dass das beim Menschen anders ist. Das wurde durch mehrere Studien mit menschlichen Teilnehmern untermauert, die ergeben haben, dass die Statine generell keinerlei Schutz vor Alzheimer oder Demenz bieten.[40] Selbst Autopsiestudien – die ja im Hinblick auf die Veränderungen im Gehirn am eindeutigsten sind – haben keinerlei Schutzwirkung der Statine gezeigt.[41]

Ungeachtet der negativen Ergebnisse von Studien mit Menschen fördern die Pharmakonzerne weiterhin Forschungsprojekte, die ihre Position stützen sollen. Bei einer Studie mit älteren Afroamerikanern sagten die Forscher: »Anfangs führte der Einsatz von Statinen zu weniger kognitivem Verfall beim Einzelnen, doch ihre fortgesetzte Einnahme bewirkte einen stärkeren kognitiven Verfall.«[42] Man nimmt an, dass die anfängliche Verbesserung der entzündungshemmenden Wirkung des Medikaments zu verdanken war, die schädlichen Auswirkungen der Cholesterinsenkung diesen positiven Effekt aber langfristig überschatteten. Je nachdem, auf welche Weise man über so eine Studie berichtet, kann man es – wenn man die langfristigen Folgen ignoriert – so aussehen lassen, als würde sie den Einsatz von Statinen unterstützen. Daher könnten Sie gelegentlich immer noch auf neue Artikel stoßen, in denen es heißt, die Statine würden das

Alzheimer-Risiko senken. Solche Artikel sind auf die Bemühungen der Pharmakonzerne zurückzuführen, von den schädlichen Auswirkungen der Cholesterinsenker abzulenken.

Der bei weitestem lautstärkste Befürworter einer Aufklärung der Bevölkerung über die Gefährdung der Hirngesundheit durch die Statine könnte Dr. Duane Graveline sein. Sein leidenschaftliches Engagement für dieses Thema geht auf seine eigenen Erfahrungen mit der Benutzung dieser Medikamente zurück.

Dr. Graveline war Flugarzt bei der Air Force der USA und Astronaut. Als NASA-Astronaut musste er geistig und körperlich in ausgezeichneter Verfassung sein. Bei einer Routineuntersuchung sagte man ihm, sein Cholesterinwert sei zu hoch. Also fing er an, täglich 10 Milligramm des Statins Lipitor zu nehmen. 6 Wochen später begann er, den Verstand zu verlieren.

Eines Tages schien es Graveline gut zu gehen, doch dann sah seine Frau ihn ziellos auf der Auffahrt und im Garten herumlaufen. Als sie ihn darauf ansprach, wirkte er verwirrt und schien sie nicht zu erkennen. Er weigerte sich, ins Haus zu kommen oder in sein Auto zu steigen, um zu einem Arzt zu fahren. Seine Frau musste einen alten Freund zu Hilfe rufen, der ihn dann dazu brachte, zum Arzt zu gehen. Bei einer neurologischen Untersuchung, zu der auch ein MRT gehörte, wurden keine Abnormitäten festgestellt. Er selbst erinnert sich überhaupt nicht an diesen Vorfall. 6 Stunden nachdem seiner Frau sein merkwürdiges Verhalten aufgefallen war, kam er langsam wieder zu sich. Dieses Erlebnis erschreckte ihn sehr. In den nächsten Tagen begann sein Kopf wieder normal zu funktionieren. Er fragte einige seiner Nachbarn, ob sie gesehen hätten, dass er an jenem Tag herumgelaufen sei. Einer sagte, er habe ihn an seinem Haus vorbeigehen sehen und er sei stehen geblieben, um ein paar Minuten mit einem anderen Nachbarn zu sprechen. Graveline konnte sich nicht daran erinnern.

Nach diesem erschreckenden Erlebnis hatte er ganz vergessen, sein Medikament zu nehmen. Es kam zu keinen weiteren Gedächtnisproblemen. Da begann er sich zu fragen, ob vielleicht der Cholesterinsenker der Grund für die ganze Sache gewesen war. Als er Recherchen zu den Nebenwirkungen der Statine anstellte, fand er aber nur vage Hinweise auf mögliche kognitive Probleme. Daraufhin fragte er mehrere Ärzte und Apotheker, ob Lipitor Gedächtnisverlust verursachen könne. Sie versicherten ihm einhellig, dass das nicht passieren könne. Graveline war sich da aber nicht so sicher.

Ein Jahr später riet man ihm bei seiner nächsten für Astronauten vorgeschriebenen medizinischen Untersuchung erneut, einen Cholesterinsenker zu nehmen. Als er Befürchtungen im Hinblick auf die Auswirkungen eines Statins auf sein Gedächtnis zum Ausdruck brachte, erwiderte der Arzt: »So etwas kommt bei Statinen nicht vor.« Der Arzt brachte ihn dazu, erneut Lipitor einzunehmen, aber nur mit der halben Dosis, also 5 Milligramm am Tag. 6 Wochen später erlebte Graveline erneut eine plötzliche Amnesie. Sie war schwerer als die erste. Dieses Mal verlor er seine gesamten Erinnerungen an seine Frau und seine Kinder, seine Laufbahn als Astronaut, seine medizinische Ausbildung und seine Zeit auf dem College. An seine frühen Jahre als Teenager und an die Zeit davor konnte er sich erinnern, doch sein ganzes Leben als Erwachsener war ausgelöscht. Dieser Stupor hielt 12 Stunden an.

Die Ärzte, die ihn untersuchten, sagten wieder quasi im Chor: »So etwas kommt bei Statinen nicht vor.« Graveline war überzeugt, dass das bei ihnen sehr wohl vorkam, doch niemand schien ihm zu glauben. Er wollte unbedingt mehr über den Zusammenhang zwischen den Statinen und Gedächtnisverlust herausfinden und schickte eine Mail, in der er sein Problem beschrieb, an *The People's Pharmacy*, eine Zeitungskolumne, die im ganzen Land erschien. Sein Brief wurde in der Kolumne abgedruckt. Daraufhin wurden deren Verfasser sofort mit Hunderten von Briefen bombardiert, in denen Leser von ähnlichen Problemen mit Statinen berichteten. Auch Graveline selbst bekam solche Briefe.

Eine Frau schrieb: »Mein Mann hat ungefähr 6 Wochen lang Zocor genommen. Eines Tages konnte er sich beim Aufstehen nicht mehr daran erinnern, welcher Wochentag war. Später an diesem Morgen konnte er sich auch nicht mehr an den Monat und das Datum erinnern. Zudem hatte er auch vergessen, wie viel Vieh wir hatten, und viele andere Dinge. Mich trieb er beinahe zum Wahnsinn, weil er mir immer wieder dieselben Fragen stellte. Das Ganze frustrierte auch ihn enorm, weil er an sich ein tolles Gedächtnis hat und für seinen scharfen Verstand bekannt ist. Er konnte einfach nicht verstehen, dass ich das Datum und die ganzen anderen Dinge wusste, er sich daran aber überhaupt nicht erinnern konnte. Ich dachte, er hätte vielleicht einen Schlaganfall bekommen und bestand darauf, dass er zu einem Arzt ging. Schließlich wurde er ins Krankenhaus geschickt, wo er vielen Tests unterzogen wurde, auch einem CAT-Scan. Außerdem wurde er von einem Neurologen untersucht. Die Diagnose lautete ›Transiente Globale Amnesie (TGA)‹ oder amnestische Episode. Die Episode dauerte ungefähr 8 Stunden. Mein Mann hat das Zocor dann abgesetzt, und seitdem geht es ihm großartig.«

In einem anderen Brief stand: »Vor 4 Monaten verordnete mein Arzt mir Lipitor, das mein schlechtes Cholesterin auf 100 senken sollte. Ich stellte dann plötzlich fest, dass ich selbst ganz einfache Rechenaufgaben nicht mehr durchführen und auch nicht mehr buchstabieren konnte. Das wurde so schlimm, dass ich mich wie in einem ständigen Nebel befand. Sie müssen wissen, dass ich den größten Teil meines Berufslebens im Silicon Valley verbracht habe, wo ich technische Spezifikationen für Software geschrieben habe. Außerdem habe ich ein Patent für Systemtechnik für Fachleute. Um einen Hirntumor oder Schlaganfall ausschließen zu können, wurde ein MRT gemacht. Da das Einzige, was sich geändert hatte, die Einnahme von Lipitor war, hörte ich damit auf. Auch jetzt, 5 Wochen später, habe ich noch Probleme mit dem Schreiben und vergesse oft etwas.«

Nachdem Hunderte von Berichten ähnlichen Inhalts eingegangen waren und er Studien entdeckt hatte, die kognitive Probleme mit der Verwendung von Statinen in Zusammenhang brachten, schrieb Dr. Graveline ein Buch mit dem Titel *Lipitor – Thief of Memory*. Außerdem legte er auf *spacedoc.com* eine Website an, auf der er die mit den Statinen verbundenen Gefahren noch eingehender erklärte.

Jeder, der einen Cholesterinsenker nimmt, sollte sich ernsthaft mit den Folgen dieser Medikamente befassen. Falls Sie noch nicht ganz überzeugt sind, sollten Sie Dr. Gravelines Buch lesen, das schon vielen geholfen hat. Eine Frau schrieb beispielsweise: »Nachdem meine Schwiegermutter jahrelang Statine genommen hatte, wurde sie plötzlich sehr vergesslich. Sie stellte in nicht einmal 15 Minuten viermal die gleiche Frage, vergaß, dass sie am Morgen einkaufen oder zum Arzt gegangen war, und so weiter. Das war für uns alle sehr erschreckend. Wir mussten dann monatelang kämpfen, um meine Schwiegereltern davon zu überzeugen, dass sie mit den Statinen aufhören sollte. Dabei halfen uns Dr. Gravelines Buch und *The Great Cholesterol Con* von Dr. Malcolm Kendrick. Schließlich stimmten sie zu, dass sie aufhören sollte – natürlich nur für ein paar Tage! –, dieses sogenannte Medikament (das ja eindeutig ein Gift ist, das nur anders bezeichnet wird) zu nehmen. Nachdem sie das Simvastatin (Zocor) abgesetzt hatte, ging es ihr innerhalb von 10 Tagen deutlich besser, aber wir sind immer noch nicht sicher, dass sie sich völlig erholen wird. Ich bin überzeugt, dass diese beiden Bücher uns geholfen haben, ihr das Leben – oder zumindest ihre Lebensqualität – zu retten.«

Degeneration der Motoneuronen

Seit 2006, als sein Buch erschien, hat Dr. Graveline Tausende von Briefen bekommen, in denen die Statine mit einer Vielzahl neurodegenerativer Erkrankungen in Zusammenhang gebracht wurden, auch mit ALS und Parkinsonismus. Daraufhin schrieb er noch ein Buch: *The Statin Damage Crisis.*

Joe und Teresa Graedon, die Verfasser der Kolumne *The People's Pharmacy*, haben mehr als einhundert Berichte über ALS bei den Benutzern von Statinen erhalten. Eine Leserin schrieb: »Mein Mann fing an, Lovastatin zu nehmen, weil er seinen Cholesterinwert senken sollte. Bald darauf bemerkte er eine Schwäche in seinem rechten Arm. Als diese Schwäche sich ausbreitete, ging er zum Arzt. Er dachte, er hätte einen eingeklemmten Nerv. Der Arzt überwies ihn an einen Neurologen, dessen Diagnose »Verdacht auf ALS« lautete. An seinem 60. Geburtstag bestätigte ein anderer Arzt, dass ALS vorlag. Seit damals hat sich der Zustand meines Mannes so verschlimmert, dass er die Funktionen beider Arme völlig verloren hat; seine Beinmuskeln sind sehr schwach und er hat Atemprobleme. Die Ärzte raten uns jetzt, ihn in ein Hospiz zu geben. Dabei ist die erste Diagnose gerade mal 10 Monate her! Wir befinden uns immer noch im Schockzustand. Sein Cholesterinwert war gar nicht so hoch – 239. Seitdem haben wir gehört, dass man ihn durch Niacin und eine entsprechende Ernährung vielleicht auch ohne ein Statin hätte drücken können. Der ALS-Spezialist hat zu unserer Tochter gesagt, sie solle unter keinen Umständen ein Statin nehmen.«

Eine andere Frau schrieb: »Meine Mutter nimmt jetzt seit 15 Jahren Cholesterinsenker. In den letzten Monaten sind bei ihr Anzeichen von ALS aufgetreten – unter anderem Muskelschwäche in den Armen, Kribbeln, Zuckungen, verschwommene Sprache, Ermüdung, Nackenschmerzen und eine Veränderung ihrer Stimmungslage. Sie ist zu mehreren Ärzten gegangen, die ihr gesagt haben, sie solle das Medikament absetzen. Einer hat gesagt, sie hätte ALS. Dabei ist sie erst 48!«

Wieder eine andere Frau berichtete: »Am 1. Juni 2006 ist mein Vater mit 65 nach 6-jährigem Kampf gegen ALS gestorben. Ich habe eine Million Mal zu meiner Mutter gesagt, dass er ALS bekommen hat, weil er Lipitor nahm. Damals wachte er mitten in der Nacht auf, weil er starke Muskelschmerzen und Krämpfe hatte. Als er das seinem Arzt erzählte, sagte der: ›Ach, ich habe auch Schmerzen, aber das ist nun mal der Lauf des Lebens.‹ Dann verdoppelte er die Dosis meines Vaters.«

Sie schrieb weiter: »Schließlich wurde bei meinem Vater ALS diagnostiziert, und er nahm das Lipitor weiter, weil ihm niemand von einem Zusammenhang zwischen seinen Schmerzen und dem Lipitor erzählte. Es ging dann stetig mit ihm bergab: Erst stolperte er, dann stürzte er, dann ging er an Krücken und später an einem Rollator. Schließlich saß er im Rollstuhl und war abgesehen von seinen Händen völlig gelähmt. Ich musste zusehen, wie er an einer Krankheit starb, die ihm all seinen Stolz und seine Würde nahm, weil er Hilfe beim Essen und beim Gang zur Toilette brauchte und schließlich völlig gelähmt und hilflos war. Er war einmal ein stolzer, hart arbeitender Zimmermann gewesen, doch diese Krankheit hatte aus ihm einen schluchzenden, völlig versteinerten, gelähmten Menschen gemacht.«

»Mein Vater arbeitete für einen extrem reichen Mann, der ihn nach der niederschmetternden Diagnose zu einem der führenden Neurologen im Land schickte und auch die Behandlung für ihn bezahlte. Als er eine Zeit lang zu diesem Arzt gegangen war, sagte ich zu dem Neurologen, dass mein Vater meiner Ansicht nach ALS bekommen hatte, weil er Lipitor nahm. Da sagte der Arzt: ›Sehen Sie die ganzen Ordner hinter mir?‹ Es waren Hunderte! ›Das sind alles Fälle, die mir Pharmakonzerne geschickt haben. Alle diese Leute haben sie verklagt, weil sie glauben, dass sie ALS durch ihren Cholesterinsenker bekommen haben! Die Konzerne wollen, dass ich das alles durchlese und mir eine Meinung dazu bilde, ob das stimmt. Bei Ihrem Vater bin ich mir da wirklich nicht sicher.‹ Ich weiß aber, dass das Lipitor an der Krankheit meines Vaters schuld ist. Hätte irgendjemand meinen Vater von Anfang an darauf hingewiesen, hätte er beschlossen, seinen Cholesterinwert auf andere Weise zu senken.«

Bei der Food and Drug Administration (FDA) sind im Rahmen ihres Adverse Event Reporting System zahlreiche Berichte über einen Zusammenhang zwischen ALS und der Benutzung von Statinen eingegangen. Daraufhin waren die Leute dort besorgt und verlangten von allen Statinherstellern Kopien ihrer Studien im Hinblick auf die Nebenwirkungen dieser Medikamente. Die Pharmakonzerne schickten der FDA dann 41 placebokontrollierte Studien. Diese Studien zeigten keinen statistischen Unterschied zwischen dem Auftreten von ALS bei den Personen, die Statine nahmen, und denen, die Placebos bekommen hatten. Die FDA war mit den Daten zufrieden und verkündete öffentlich: »Statine stehen nicht mit einem höheren ALS-Risiko im Zusammenhang.« Das freute die Pharmakonzerne natürlich. Da diese Aussage von der FDA stammte, betrachteten die meisten Leute sie als Tatsache und bezogen sich darauf, um ihre Position zu untermauern. Das Problem ist, dass die Studien, die der FDA zur Verfügung gestellt wurden, von einer Gruppe kamen, die alles tun würde, um die Auswirkungen der Statine auf die geistige Gesundheit zu verbergen, und die sehr hart daran gearbeitet hat, jeden Zusammenhang zwischen den Statinen und der Neurodegeneration zu widerlegen.

Daten von der Weltgesundheitsorganisation (WHO) stehen im Widerspruch zu denen im Bericht der FDA. Nachdem Dr. Ralph Edwards von Dr. Gravelines Erkenntnissen im Hinblick auf den Zusammenhang zwischen ALS und den Statinen gehört hatte, suchte er in der Datenbank in seinem Computer nach einer eventuellen Verbindung. Als Leiter des Zentrums der WHO für die Überwachung von Medikamenten verfügte er über rund 4 Millionen Berichte über gesundheitliche Probleme von Menschen, die rezeptpflichtige Medikamente nahmen. Er hat die Aufgabe, solche Berichte durchzusehen und nach nicht erkannten negativen Nebenwirkungen zu suchen – und er entdeckte etwas, was ihn beunruhigte: 40 der 172 Menschen, bei denen sich ALS entwickelt hatte, während sie rezeptpflichtige Medikamente nahmen, hatten Statine verwendet! Das waren fünf- bis zehnmal so viele, wie er erwartet hatte. Angesichts der geringen Häufigkeit, mit der andere Medikamente in der Datenbank mit ALS in Verbindung gebracht wurden, hatte er mit einer einstelligen Zahl gerechnet.[43]

Die Datenbank von Dr. Edwards enthielt insgesamt 5534 Fälle von peripherer Neuropathie (Nervenschäden, die vom Rückgrat aus in die Arme und Beine ausstrahlen). 547 von ihnen standen mit Statinen in Verbindung – ein weiterer enger Zusammenhang! Wenn Statine die peripheren Nerven zerstören können, ist ja davon auszugehen, dass sie auch die Nerven in Gehirn und Rückenmark zerstören können.

Auch Parkinson ist ein Problem. Nach Ansicht von Dr. Xuemei Huang, Assistenzprofessorin für Neurologie an der School of Medicine der University of North Carolina, könnte die Gefahr, dass sich diese Krankheit entwickelt, bei den Benutzern von Cholesterinsenkern viel größer sein. Ihre Studien haben gezeigt, dass zwischen Cholesterin und Parkinson ein beunruhigender Zusammenhang besteht.[44] Die Forscher sind sich nicht sicher, ob die Krankheit durch die niedrigeren Cholesterinwerte gefördert wird oder eine Folge der Medikamente ist, die zur Senkung des Cholesterins eingesetzt werden. Die Statine werden jetzt seit über einem Jahrzehnt in großem Umfang angewendet. Sollten sie tatsächlich zu Parkinson beitragen, werden wir uns nach Ansicht der Forscher in den kommenden Jahren einem enormen Anstieg der Fälle gegenübersehen. Tatsächlich erleben wir diesen Anstieg schon jetzt.

Diabetes

Eine der gefährlichen Nebenwirkungen, die jetzt mit den Statinen in Zusammenhang gebracht werden, ist die Beeinträchtigung der Fähigkeit des Körpers, Glukose und Insulin angemessen zu regulieren. Es gibt Beweise dafür, dass die Statine das Risiko für Typ-2-Diabetes erhöhen. Für Patienten mit Alzheimer oder einer anderen neurodegenerativen Erkrankung ist das eine schlechte Nachricht, denn Diabetes kann den Ausbruch und das Fortschreiten der Neurodegeneration beschleunigen.

Der Bericht beruhte auf einer Analyse der großen klinischen Studien zu den Statinen und umfasste auch bis dahin nicht veröffentlichte Daten. Es wurden dreizehn Studien mit insgesamt 91 140 Teilnehmern analysiert. Diesen Daten zufolge ist die Einnahme von Statinen mit einem höheren Diabetes-Risiko verbunden.[45]

Schlaganfälle

Schlaganfälle – insbesondere kleine, die die kognitiven und motorischen Fähigkeiten beeinträchtigen können – werden häufig mit Demenz und anderen Formen der Neurodegeneration in Verbindung gebracht. Aus Beobachtungen und randomisierten Versuchen gewonnene Daten zeigen, dass ein niedriger Cholesterinwert mit einem höheren Risiko hämorrhagischer Schlaganfälle zusammenhängt.[46] Bei einer als *Stroke Prevention with Aggressive Reduction in Cholesterol Levels* (SPARCL) bezeichneten Untersuchung wurden Patienten mit hohen Cholesterinwerten aggressiv mit Lipitor behandelt und mit Kontrollpersonen verglichen, die Placebos erhielten. Bei der Lipitor-Gruppe kam es im Vergleich zur Kontrollgruppe zu einem 66-prozentigen Anstieg der hämorrhagischen Schlaganfälle.[47]

Bei der Heart Protection Study erfolgte während der Verlaufskontrolle eine vergleichbare Zunahme der hämorrhagischen Schlaganfälle.[48] Die Beweise scheinen darauf hinzudeuten, dass mit Statinen ein höheres Risiko für hämorrhagische Schlaganfälle verbunden ist.

Auch wenn man die Statine nicht für alle Fälle von Schlaganfällen, Alzheimer, ALS, Parkinson und Demenz verantwortlich machen kann, ist klar, dass sie erheblich dazu beitragen können.

Bei älteren Menschen können die Symptome ausgeprägter werden, insbesondere, wenn sie bereits Hirntraumata oder Schäden durch andere Medikamente, Toxine oder Infektionen erlitten haben. Bei denjenigen, bei denen keine erkennbaren neurologischen Symptome auftreten, könnte es im Laufe der Jahre schlicht zu weniger Angriffen auf die Hirnzellen gekommen sein, sodass sie in der Lage sind, besser mit den schädlichen Auswirkungen der Statine fertigzuwerden. Eines der Probleme bei den Statinen besteht darin, dass die Patienten sie lebenslang nehmen sollen, sobald sie ihnen von einem Arzt verschrieben wurden. Werden Statine über viele Jahre genommen, werden sie aber unabhängig von der Gesundheit des Gehirns Auswirkungen haben, wenn das Gehirn altert.

Für die Gesundheit des Gehirns ist Cholesterin unentbehrlich

Cholesterin ist für Ihr Gehirn gut! In den letzten Jahren hat eine ganze Reihe von Studien gezeigt, dass das Risiko, neurodegenerative Erkrankungen wie Alzheimer, ALS, Parkinson und MS zu entwickeln, bei Menschen mit höheren Cholesterinwerten geringer ist.

Wenn wir älter werden, nimmt der Cholesteringehalt in unserem Gehirn ab,[49] und damit steigt das Risiko der Neurodegeneration. Schon 1991 brachten Forscher die Ansicht vor, dass eine verstärkte Cholesterinzufuhr zum Gehirn Alzheimer-Patienten helfen könnte, und empfahlen einen höheren Verzehr von Fett.[50]

Forscher von der Boston University lieferten Unterstützung für diese Ansicht. Sie untersuchten den Zusammenhang zwischen dem Gesamtcholesterin und der kognitiven Leistung.[51] Bei ihrer Studie wurden 1894 Männer und Frauen, die frei von Demenz waren, kognitiven Tests und Cholesterinuntersuchungen unterzogen. Die Forscher fanden einen signifikanten Zusammenhang zwischen den Cholesterinwerten und den kognitiven Fähigkeiten. Die Teilnehmer mit sogenannten »wünschenswerten« Cholesterinwerten unter 200 mg/dl (5,2 mmol/l) schnitten deutlich schlechter ab als Patienten mit Cholesterinwerten über 240 mg/dl (6,2 mmol/l), dem Wert, bei dem häufig Cholesterinsenker verschrieben werden.

Mehrere Studien haben ergeben, dass die Werte für das Gesamtcholesterin im Blut, das LDL-Cholesterin und die Triglyceride bei Alzheimer-Patienten niedriger sind als bei Kontrollpersonen der gleichen Altersgruppe mit normalen geistigen Funktionen.[52]

Bei der Analyse des Hirngewebes verstorbener Alzheimer-Patienten stellten die Forscher fest, dass in den erkrankten Hirnbereichen Cholesterinmangel herrschte.[53] Dieses Ergebnis steht mit der Beobachtung im Einklang, dass im Hippocampus (dem Gedächtniszentrum im Gehirn) bei manchen Alzheimer-Patienten eine mäßige, aber signifikante Verringerung des Membrancholesterins besteht.[54]

Außerdem fördert eine Reduzierung des Cholesterins im Gehirn durch Medikamente die Produktion der Amyloidproteine, die die Gehirne von Alzheimer-Patienten verstopfen.[55] Die Forscher schrieben: »Unsere Daten … deuten darauf hin, dass eine Verringerung des Cholesterins im Zentralnervensystem für die neuronalen Funktionen schädlich wäre.«

Ein höherer Cholesteringehalt im Blut scheint vor Alzheimer zu schützen. Er könnte auch ALS und andere neurodegenerative Erkrankungen verhindern. Neuere Forschungen haben gezeigt, dass Hyperlipidämie (ein hoher Cholesteringehalt im Blut) die Überlebenszeit von ALS-Patienten verbessert. Die Forscher fanden heraus, dass ALS-Patienten mit Cholesterinwerten (über 240 mg/dl), die an sich als hoch betrachtet werden, viel länger überleben als ALS-Patienten mit niedrigen Cholesterinwerten (unter 200 mg/dl).

Diese Studie, die am Hôpital Universitaire Pitié Salpêtrière in Paris durchgeführt wurde, umfasste 369 ALS-Patienten. Bei den Patienten mit relativ niedrigen Cholesterinwerten war das Sterberisiko um 35 Prozent erhöht. Die mittlere Überlebenszeit lag bei den Teilnehmern mit höheren Cholesterinwerten bei 49,2 Monaten, bei denen mit niedrigeren Cholesterinwerten hingegen nur bei 36,7 Monaten. Der Studie waren Tierstudien mit ähnlichen Ergebnissen vorausgegangen. Dr. Vincent Meininger, einer der an der Studie beteiligten Forscher, sagt: »Der Zusammenhang zwischen der Überlebenszeit und den Lipiden wurde vorher an einem ALS-Mausmodell gezeigt. Die Mäuse lebten länger, wenn sie fettreiches Futter bekamen.« Die Forscher zogen den Schluss, dass eine fettreiche Ernährung vor der Krankheit schützt, und warnten vor der Einnahme von Cholesterinsenkern.[56]

Wissenschaftler untersuchen jetzt auch, weshalb sich Parkinson bei Patienten mit niedrigen Cholesterinwerten mit größerer Wahrscheinlichkeit entwickelt. Dass zwischen niedrigen Cholesterinwerten und der Parkinson-Krankheit ein Zusammenhang besteht, ist nichts Neues.[57] Die Daten neuer Studien liefern dafür aber die bisher stärksten Beweise.

Das Interesse an diesem Thema wurde durch Befürchtungen geweckt, dass die Statine die Zahl der Parkinson-Kranken erhöhen könnten. Dr. Xuemei Huang, Assistenzprofessorin für Neurologie an der School of Medicine der University of North Carolina, schlug Alarm, nachdem sie entdeckt hatte, dass Patienten mit niedrigen Cholesterinwerten (insbesondere beim LDL, dem »schlechten« Cholesterin) mit um den Faktor 3,5 höherer Wahrscheinlichkeit Parkinson haben als Patienten mit hohen Cholesterinwerten.

Dr. Huangs ursprüngliche Studie umfasste 124 Parkinson-Patienten und 112 Kontrollpersonen. Diese Studie löste einen Alarm im Hinblick auf die Folgen des Einsatzes von Statinen zur Senkung des Cholesterinwerts bei Parkinson-Kranken aus.[58] Im folgenden Jahr wiederholte Huang die Studie mit 3233 Personen – mit den gleichen Ergebnissen.[59]

Depressionen, Reizbarkeit, Stimmungsschwankungen, Aggressionen, Wut, Gedächtnisverlust, Verwirrtheit, Desorientiertheit und Bewegungsstörungen – all das sind dokumentierte Auswirkungen, die mit einer Reduzierung des Cholesterinwerts verbunden sind. Es ist offensichtlich, dass eine zu starke Senkung des Cholesterins unter den genetisch bestimmten normalen Punkt dramatische Folgen für die Gesundheit des Gehirns haben kann. Cholesterinsenker können das Gehirn zwar auch direkt beeinflussen, doch es ist wahrscheinlicher, dass die mit der Gesundheit des Gehirns verbundenen Nebenwirkungen durch den Eingriff in die Cholesterinsynthese verursacht werden.

Die Aufrechterhaltung der natürlichen Cholesterinwerte könnte dazu beitragen, uns vor neurodegenerativen Erkrankungen zu schützen. Sie wissen ja, dass jeder von uns einen anderen von der Natur festgesetzten Cholesterinwert hat. Manche haben einen Cholesterinwert, der generell als zu niedrig betrachtet wird, andere hingegen einen höheren. Ein höherer Cholesterinwert ist nichts Schlechtes, sofern dieser Wert in unserem genetischen Bauplan festgelegt wurde und nicht auf irgendeinen seltenen ererbten Defekt oder eine Krankheit zurückzuführen ist. Wer seinen Cholesterinwert mit Medikamenten nach unten drückt, handelt sich damit nur Probleme ein.

Bessere Hirnzellen

Wer ein Haus aus Ziegelsteinen bauen will, braucht natürlich reichlich Ziegel und Mörtel. Wenn der Lieferant Ihnen nur die Hälfte der benötigten Steine liefert, können Sie Ihr Haus nicht fertig bauen und es nicht wie geplant nutzen. Mit Ihrem Gehirn ist es genauso. Wenn Sie Ihren Cholesterinwert durch extremes Fasten oder Medikamente drücken, fehlt es Ihrem Gehirn an den Bausteinen, die es braucht, um richtig funktionieren zu können.

Forscher von der Johns Hopkins University haben entdeckt, dass ein hoher Cholesterinspiegel dazu beiträgt, uns vor neurodegenerativen Erkrankungen zu schützen. Die Wissenschaftler maßen bei 392 älteren Personen den Cholesterinwert und führten mit ihnen kognitive Tests durch. Sie stellten fest, dass die Teilnehmer mit den höchsten Cholesterinwerten bei den kognitiven Tests am besten abschnitten.[60]

Diese Ergebnisse wurden durch eine Studie an der Mount Sinai School of Medicine in New York untermauert. Dabei wurden 185 Personen über 84 beurteilt, die keine Demenz hatten. Höhere Werte des Gesamt- und des LDL-Cholesterins (des »schlechten« Cholesterins) standen mit besseren Ergebnissen bei den Gedächtnistests in Zusammenhang. Die Forscher kamen zu folgendem Schluss: »Hohe Cholesterinwerte gehen mit einer besseren Gedächtnisfunktion einher.«[61]

Forscher der staatlichen Universität von Seoul in Südkorea kamen zu ähnlichen Schlussfolgerungen. Sie beobachteten 3 Jahre lang 106 ältere Menschen, bei denen der Verdacht auf Demenz bestand. Wie bei den anderen Studien erzielten die Teilnehmer mit den höchsten Cholesterinwerten auch hier die besten Ergebnisse bei neuropsychologischen Tests. Diejenigen, bei denen sich Alzheimer entwickelte, hatten niedrigere Cholesterinwerte.[62]

Im *Journal of Biological Chemistry* erschien eine Studie, laut der diätetisches Cholesterin – der Typ, der in Nahrungsmitteln wie Eiern und Fleisch zu finden ist – das Gehirn vor den physiologischen Veränderungen schützen kann, die mit der Alzheimer-Krankheit verbunden sind. Die Studie lieferte Beweise dafür, dass dieser Fetttyp den Cholesterinstatus im Gehirn verbessert und am Schutz vor der Bildung von β-Amyloidproteinen beteiligt ist.[63] Sie zeigte, dass wir durch unsere Ernährung dazu beitragen kön-

Piloten erbringen bei einer fettreichen Ernährung bessere Leistungen

Wenn das, was wir essen, unsere geistigen Fähigkeiten beeinflussen kann, muss die Ernährung von Menschen, von deren beruflichen Leistungen das Leben und die Sicherheit anderer abhängen, von bester Qualität sein. Das stand im Mittelpunkt einer Studie, die das Militär der Vereinigten Staaten in Auftrag gab.

Im Gegensatz zu den zahlreichen Studien, die von der Lebensmittelindustrie und den Pharmakonzernen finanziert wurden, bestanden in diesem Fall keine vorgefassten Ansichten. Die Regierung verlangte die Fakten, ohne Beeinträchtigungen durch Political Correctness oder finanzielle Einflüsse – davon hingen ja Menschenleben ab.

Bei der Studie wurden 45 zukünftige Piloten beobachtet, um herauszufinden, wie ihre Ernährung sich auf ihre geistigen Leistungen auswirkte. Jeder bekam alle 3 Wochen 1 Woche lang eine der folgenden Nahrungsarten: fettreich, kohlenhydratreich, proteinreich sowie eine Kontrollnahrung. Die Mahlzeiten sahen alle gleich aus, sodass die Flugschüler nicht erkennen konnten, was sie gerade aßen.

Bei der Studie wurde ein Flugsimulator benutzt. Die zukünftigen Piloten mussten bei starker Bewölkung navigieren und einen Sinkflug durchführen, ohne dass sie die Landebahn sehen konnten, mussten sich also ganz auf die Bordcomputer verlassen. Außerdem mussten sie Tests absolvieren, bei denen sie sich Zahlen einprägen und sie wiederholen und verschiedene Formen miteinander vergleichen mussten. Obwohl die Flugschüler nicht wussten, was sie jeweils aßen, fielen ihnen die Unterschiede bei ihren eigenen Leistungen auf. Jeremy Ternes, der an der Studie teilnahm, sagte: »Ich habe gemerkt, wie gut meine Leistungen bei den unterschiedlichen Nahrungsarten waren. Manchmal dachte ich: ›Toll, heute war ich viel besser drauf als letzte Woche.‹«

Anhand der Testergebnisse der zukünftigen Piloten stellten die Forscher fest, dass diejenigen, die sich besonders fettreich – beispielsweise mit Butter und Bratensoße – ernährten, bei den mentalen Tests die kürzesten Reaktionszeiten hatten und beim Fliegen unter schwierigen Bedingungen die wenigsten Fehler machten. Ihre geistigen Leistungen waren bei der fettreichen Ernährung signifikant besser als bei den anderen Ernährungsformen. Das war ein sehr wichtiges Ergebnis, das dazu beitragen könnte, die Zahl der durch Pilotenfehler bedingten Flugunfälle zu verringern, was für Kampfpiloten besonders wichtig ist.

Dieses Ergebnis ist auch für Menschen wichtig, die keine Piloten sind. Es bedeutet ja, dass unser Gehirn nur dann gut funktionieren kann, wenn wir mit der Nahrung ausreichend Fett aufnehmen.

Quelle: Dave Kolpack: Study shows high-fat diet might help pilots. Associated Press, 7. Oktober 2009.

nen, uns vor neurodegenerativen Erkrankungen zu schützen. Und sie deutet darauf hin, dass eine falsche (das heißt, fett- und cholesterinarme) Ernährung die Neurodegeneration fördern kann.

Wenn Sie möchten, dass Ihr Gehirn gesund ist, sollten Sie unter anderem dafür sorgen, dass Sie genug Fleisch, Eier, Molkereiprodukte und gute Fette essen. Diese Nahrungsmittel bilden die Grundbausteine, die Ihr Körper benötigt, um die richtigen Cholesterinwerte herzustellen und aufrechtzuerhalten. Sie wissen ja, dass Ihr Cholesterinwert durch eine cholesterin- und fettreiche Ernährung nicht über seinen genetisch bestimmten normalen Punkt steigen wird. Wegen hoher Cholesterinwerte brauchen Sie sich also keine Sorgen zu machen. Die Propaganda für eine Senkung des Cholesterins, die die Pharmakonzerne und die von ihr beeinflussten Ärzte verbreiten, dürfen Sie getrost ignorieren. In diesem Kapitel haben Sie ja gesehen, dass hohe Cholesterinwerte nicht schädlich sind.

Dagegen sind fett- und proteinarme Ernährungsformen gefährlich. Sie können die Cholesterinwerte so stark verringern, dass es zu erheblichen Auswirkungen auf Ihre Hirnfunktionen und Ihre Gesundheit insgesamt kommt. Auf solche Ernährungsformen sollten Sie sich nicht einlassen. Sie müssen Ihrem Körper und Ihrem Gehirn die Nährstoffe liefern, die sie brauchen.

Gesunde Fette sind gesättigte und einfach ungesättigte tierische und pflanzliche Fette. Gute Quellen dieser beiden Fetttypen sind Fleisch, Eier und Molkereiprodukte. Lieferanten aus dem pflanzlichen Bereich sind Oliven-, Kokos- und Palmöl. Zudem müssen Sie cholesterinreiche Nahrungsmittel wie Fleisch, Eier und Molkereiprodukte verzehren – pflanzliche Nahrungsmittel und Pflanzenöle enthalten kein Cholesterin.

Den Cholesterinwert durch Statine senken zu wollen ist gefährlich. Die Ärzte empfehlen Statine sogar häufig Patienten, die gar keinen hohen Cholesterinspiegel haben, einfach zur Vorbeugung. Falls Sie im Augenblick Statine nehmen, sollten Sie ernsthaft darüber nachdenken, sie abzusetzen. Sie nützen überhaupt nichts, können aber große Schäden verursachen. Falls Sie noch nicht ganz davon überzeugt sind, dass die Statine gefährlich sind und dass es gar keinen Sinn hat, zur Vorbeugung gegen Herzkrankheiten den Cholesterinwert zu drücken, empfehle ich Ihnen die beiden folgenden Bücher: *Fat and Cholesterol Are Good for You* von Dr. Uffe Ravnskov und *Good Calories, Bad Calories* von Gary Taubes.

13 · Ketone – wahre Wundermittel

Heilung von Epilepsie durch eine ketogene Ernährung

Die Erinnerung daran nimmt Jim Abrahams noch immer sichtlich mit. Er erzählt: »Am 11. März 1993 schob ich meinen Sohn Charlie an, der in einer Schaukel saß. Plötzlich zuckte er mit dem Kopf und warf seinen rechten Arm in die Luft. Das ging so unauffällig vor sich, dass ich zunächst gar nicht daran dachte, es meiner Frau Nancy zu erzählen. Bis es 2 Tage später erneut passierte. Nancy sagte, sie hätte so etwas auch schon einmal beobachtet. Das war der Beginn von Qualen, für die ich kaum Worte finden kann.«

Charlie, der bis dahin ein normaler, aktiver Einjähriger gewesen war, wurde plötzlich ein Kleinkind, das immer wieder von heftigen Anfällen geschüttelt wurde. Die Ärzte stellten die Diagnose: Lennox-Gastaut-Syndrom – Charlie litt an einer schweren Form von Epilepsie. Die Anfälle des Jungen wurden so extrem, dass seine Eltern sein ganzes Zimmer auspolsterten und ihm einen Footballhelm aufsetzten, damit er sich nicht verletzte.

In den nächsten 9 Monaten erlitt Charlie Tausende von epileptischen Anfällen. Er musste eine unglaubliche Vielzahl von Medikamenten nehmen und Dutzende von Blutentnahmen, acht Krankenhausaufenthalte und eine Unmenge von EKGs, MRTs, CAT-Scans und PET-Scans sowie eine Hirnoperation, die sich als nutzlos erwies, über sich ergehen lassen. Er wurde von fünf Kinderneurologen in drei Städten, zwei Homöopathen und sogar einem Gesundbeter behandelt. Seine Anfälle blieben trotzdem so heftig wie zuvor und seine geistige Entwicklung verzögerte sich. Man prognostizierte andauernde Anfälle und fortschreitende Retardation.

Mit 20 Monaten wog Charlie nur 17 Pfund. Er musste vier Medikamente einnehmen, erlitt aber trotzdem Hunderte von Anfällen am Tag. Die Nebenwirkungen der Medikamente waren beinahe so schlimm wie seine Krankheit – es war eine einzige Quälerei!

Jim wollte einfach nicht glauben, dass man nicht mehr tun konnte. Er ging in die Bücherei, um sich über die Krankheit kundig zu machen, und entdeckte ein Buch von Dr. John Freeman, einem Neurologieprofessor von der Johns Hopkins University. Der Arzt berichtete von der Behandlung von Epilepsie durch eine bestimmte Ernährung, die als ketogen bezeichnet wurde. Jim erfuhr, dass die ketogene Ernährung schon seit über 70 Jahren mit Erfolg für die Behandlung schwerer Fälle von Epilepsie angewandt wurde.

Jim brachte Charlie dann zu Dr. Freeman ins Johns Hopkins Hospital in Baltimore (Maryland). Zu jener Zeit war das der einzige Ort im ganzen Land, an dem die ketogene Ernährung verordnet wurde – eine kohlenhydratarme Ernährung mit einem hohen Fettgehalt, einer ausreichenden Proteinmenge, wenig Kohlenhydraten und keinem Zucker. 2 Tage nachdem Charlie mit dieser »Wunderernährung« begonnen hatte, hörten seine heftigen Anfälle wie von Zauberhand auf!

Sie können sich sicher vorstellen, dass Charlies Eltern ungeheuer erleichtert waren. Jim erzählt: »Seitdem ist Charlie praktisch frei von Anfällen und muss keinerlei Medikamente mehr nehmen – und er ist ein großartiger Junge! Nach 2 Jahren mit einer rein ketogenen Ernährung muss er jetzt eine gemäßigte Form einhalten, doch er geht zur Schule und führt ein normales, glückliches Leben.« Als Charlie 7 Jahre alt war, wurde er erfolgreich von der ketogenen Ernährung entwöhnt. Trotz Befürchtungen im Hinblick auf Verzögerungen bei seiner Entwicklung hatte die ketogene Ernährung das Problem in seinem Gehirn beseitigt und es ihm ermöglicht, sich körperlich und geistig normal zu entwickeln.

Charlies Eltern waren von dem Erfolg seiner Behandlung so beeindruckt, dass sie eine Stiftung gründeten, die sie nach ihm benannten. Die Charlie Foundation to Help Cure Pediatric Epilepsy fördert die medizinische Forschung und die Aufklärung über die ketogene Ernährung. Jim Abrahams, Charlies Vater, war ein erfolgreicher Filmproduzent und Regisseur in Hollywood. 1997 schrieb er das Drehbuch zu einem Film, der auf den Erfahrungen seines Jungen basierte und bei dem er dann auch Regie führte. Die Stars in diesem Film, der den Titel *... First Do No Harm (Solange es noch Hoffnung gibt)* bekam, waren Meryl Streep und Fred Ward. In kleinen Rollen wirkten auch mehrere Personen mit, die im wirklichen Leben durch die ketogene Ernährung von Epilepsie geheilt worden waren. Die Ernährungsberaterin Millicent Kelly, die das Programm der ketogenen Ernährung am Johns Hopkins Hospital mit durchgeführt hatte, spielte sich selbst.

Die Anfälle von Epileptikern können ungeheuer dramatisch und heftig sein, mit unkontrollierbarem Umsichschlagen und dem Verlust des Bewusstseins, aber auch sehr schwach, zum Beispiel mit einem kurzen Verlust der Wahrnehmung der Umgebung. Die Ärzte sind sich im Hinblick darauf, weshalb sie auftreten und wie sie sie beenden können, nicht ganz sicher. Ihnen stehen zwar viele Antikonvulsiva zur Verfügung, mit denen sie die Symptome behandeln können, doch keines ist völlig wirksam, alle haben negative Nebenwirkungen und keines kann auch nur ansatzweise als Heilmittel bezeichnet werden. Die erfolgreichste Behandlungsmöglichkeit für Epilepsie ist die ketogene Ernährung. Durch sie lässt sich nicht nur die Häufigkeit der Anfälle reduzieren, sondern sie kann in vielen Fällen auch eine vollständige und dauerhafte Heilung bringen. Im Allgemeinen bleiben die Patienten 2 Jahre bei dieser Ernährung. Bei besonders schweren Fällen kann für längere Zeit mit einer modifizierten ketogenen Ernährung fortgefahren werden, damit das Gehirn genug Zeit bekommt, um zu heilen. Danach können die Patienten zu einem großen Prozentsatz wieder normal essen, ohne jemals einen neuen Anfall zu erleiden.

Bei Bryce kam es kurz nach seinem 4. Geburtstag zum ersten Anfall. Seine Mutter, Dr. Deborah Snyder, berichtet: »Die Leiterin seiner Vorschule rief mich bei der Arbeit an und erzählte mir davon. Ich rannte zu meinem Auto, obwohl in meiner Praxis viele Patienten warteten, und musste mich richtig dazu zwingen, an den Ampeln anzuhalten.«

Als sie eintraf, befand sich Bryce in einem Zustand geistiger Verwirrung, der typischerweise auf die Anfälle folgt. Im Krankenhaus wurden ein MRT von seinem Gehirn und zahlreiche Labortests gemacht, die alle normal zu sein schienen. Seine Mutter klammerte sich an die Hoffnung, dass es bei diesem einen Anfall bleiben würde. Doch es kam anders.

3 Wochen später erlitt Bryce in der Tagesstätte einen weiteren Anfall. Nun verordnete man ihm Medikamente, die aber viele unerwünschte Nebenwirkungen wie Abnormitäten bei seinem Blutbild und Verhaltensprobleme wie Beißen, Treten und Spucken hervorriefen. Seine kognitiven Fähigkeiten begannen sich zu verschlechtern. Er musste mühsam nach Worten suchen, seine Schrift und sein Zeichnen entwickelten sich zurück und er schlief sogar mitten in der Geburtstagsfeier seiner Cousine ein. Zudem hörten die Anfälle nicht auf.

»Als ich so einen Anfall zum ersten Mal selbst miterlebte, war das eines der schrecklichsten Ereignisse in meinem Leben«, sagt Dr. Snyder. »Mein Kleiner wand sich auf dem Fußboden, die Muskeln kontrahiert, die Augen unfokussiert! Er sabberte und reagierte gar nicht auf mich … Es war, als würde mir jemand das Herz aus der Brust reißen. Obwohl ich seine Mutter und noch dazu Ärztin war, war ich völlig hilflos.«

2 Monate nach dem Ausbruch der Krankheit ließen die Anfälle sich nicht mehr beherrschen. Fünf verschiedene Antikonvulsiva erwiesen sich als nutzlos, selbst als er drei auf einmal nahm. Die behandelnden Ärzte glaubten, er habe das Lennox-Gastaut-Syndrom. Bei den meisten Kindern, die davon betroffen sind, kommt es zu einer geistigen Retardation.

Die Snyders schöpften neue Hoffnung, als sie sich auf NBC eine Sendung ansahen, in der Charlie Abrahams und sein Erfolg mit der ketogenen Ernährung vorgestellt wurden. Dr. Snyder sagt: »Ich hatte bei meinem Studium zwar mal was von der ketogenen Ernährung gehört, wusste aber im Grunde gar nichts darüber. Deshalb habe ich mich dann in Büchern über sie informiert. Je mehr ich über diese Ernährung erfuhr, desto überzeugter war ich, dass sie unsere beste Möglichkeit war.« Sie ließ sich im Krankenhaus einen Aufnahmetermin für Bryce geben, damit er mit dem Keto-Programm beginnen konnte, musste aber 3 Wochen warten. In dieser Zeit begann sie, seine Ernährung kohlenhydratärmer zu machen und Lebensmittel einzubeziehen, die zu dieser Ernährung gehörten: Macadamianüsse, Vollfettsahne und Heidelbeeren. Daraufhin besserte sich sein Zustand. Während er vorher bis zu 25 Anfälle am Tag gehabt hatte, bekam er nach den 3 Wochen gar keine mehr. Er musste sich 1 Jahr lang weiter ketogen ernähren und zusätzlich ein Medikament nehmen, dann folgte 1 Jahr ohne das Medikament. Im Sommer 2005 konnte er die ketogene Ernährung beenden.

Seine Mutter sagt: »Die ketogene Ernährung hat mir mein Kind zurückgegeben! Bryce hat jetzt seit über 4 Jahren keinen Anfall mehr gehabt, kein einziges Medikament genommen und wird von mir ganz normal ernährt. Entgegen der Prognose, dass er geistig zurückbleiben würde, hat er gerade die dritte Klasse beendet, sogar mit sehr guten Noten. Er ist ein echtes Wunder!«

Dr. Snyder stellte dann alles zusammen, was sie in den 2 Jahren gelernt hatte, in denen sie mit der »Wunderernährung« (so wird sie heute oft bezeichnet) gearbeitet hatte, und schrieb ein Buch, um anderen Eltern zu helfen: *The Keto Kid – Helping Your Child Succeed on the Ketogenic Diet.*

Der 3 Jahre alte Tim Intermittee hatte im April 1971 seinen ersten Grand-Mal-Anfall. In den folgenden 4 Monaten war er in sechs Krankenhäusern, wurde von 21 Ärzten untersucht und musste 38 Kombinationen von Medikamenten einnehmen. Trotzdem hatte er immer noch 150–200 Anfälle am Tag.

Der Junge verbrachte dann zweieinhalb Monate auf der Intensivstation im Presbyterian St. Luke's Hospital in Chicago. Heute sagt seine Mutter, Connie: »Ich betete schon fast darum, dass Tim sterben würde, statt sein Leben als stark behinderter Junge und Mann mit diesem Problem fristen zu müssen.«

Connie vergrub sich dann wochenlang in der Bibliothek der University of Illinois. Eines Tages fiel ihr ein Buch in die Hände, in dem über die Forschung zur ketogenen Ernährung an der Johns Hopkins University in Baltimore berichtet wurde. »Ich rief in Baltimore an und sie sagten, ich solle sofort kommen. Die Ärzte am Presbyterian St. Luke's Hospital wollten mich Tim aber nicht mitnehmen lassen – er bekam intravenös Valium und noch acht andere Medikamente. Mithilfe einer Schwester und eines ehemaligen Arztes habe ich ihn dann quasi aus dem Krankenhaus entführt. Wir nahmen einen Linienflug nach Baltimore. Ich war mir nicht sicher, dass Tim dort noch lebend ankommen würde. Er hatte jede Stunde 30–45 Minuten lang Anfälle.«

Sie schafften es ins Krankenhaus und begannen mit der ketogenen Ernährung. Connie strahlt, wenn sie daran denkt. »Ein wahres Wunder!« Tims Anfälle hörten schnell auf. 2 Jahre lang blieb er bei der ketogenen Ernährung. Heute ist er 41 und hat seit jenem Aufenthalt in Baltimore keinen einzigen Anfall mehr gehabt. »Er ist ein intelligenter, gut aussehender, erfolgreicher Mann!«, sagt seine Mutter stolz.

Viele Tausend Kinder und auch zahlreiche Erwachsene betrachten die ketogene Ernährung als Gottesgeschenk. Sie wurde lange nur aus Verzweiflung genutzt, als letzter Ausweg, nachdem alle medikamentösen Behandlungen fehlgeschlagen waren. Selbst bei ganz schweren Fällen von Epilepsie hatte sie Erfolg. Deshalb wird die ketogene Ernährung heute immer mehr als Standard bei der Behandlung betrachtet, nicht mehr nur als Alternative zur medikamentösen Behandlung.

Die ketogene Ernährung

Die ketogene Ernährung gibt es schon seit den 1920er-Jahren. Sie geht auf das Heilfasten zurück, das im frühen 20. Jahrhundert eine verbreitete Behandlungsform für viele chronische Gesundheitsprobleme war. Die Patienten fasteten dabei bis zu 30 Tage und nahmen nur Wasser zu sich. Die Therapie wurde zur Behandlung eines großen Spektrums schwer zu behandelnder Gesundheitsprobleme benutzt, darunter Verdauungsstörungen, Arthritis, Krebs und Diabetes. Längeres Fasten erwies sich in vielen Fällen als vorteilhaft.

Manche Gesundheitsprobleme sprechen sehr gut auf die Fastentherapie an. Dazu gehört auch die Epilepsie. Einer der eifrigsten Verfechter dieser Therapie bei Epilepsie war Dr. Hugh Conklin. Er empfahl, 18–25 Tage lang zu fasten. Mit seiner »Wasserdiät« behandelte er Hunderte von Epileptikern; seine Erfolgsquote lag bei Kindern bei 90 Prozent, bei Erwachsenen bei 50 Prozent.

Dr. H. Rawle Geyelin, ein bekannter New Yorker Kinderarzt, erlebte Conklins Erfolg hautnah mit. Er testete die Therapie bei 36 seiner eigenen Patienten und erreichte ähnliche Ergebnisse. Nach 20-tägigem Fasten waren 87 Prozent seiner Patienten (Alter: 3,5–35 Jahre) frei von Anfällen. Geyelin präsentierte seine Ergebnisse dann 1921 bei der Jahresversammlung der American Medical Association in Boston und drängte darauf, die Fastentherapie als Mainstream-Behandlung für Epilepsie anzuerkennen.

Da in den 1920er-Jahren nur Phenobarbital und Bromide als Antikonvulsiva zur Verfügung standen, waren die Berichte darüber, dass Epilepsie sich durch bloßes Fasten heilen ließ, wirklich aufregend. Sie lösten eine Flut von klinischen Untersuchungen und Forschungsaktivitäten aus.

Dank der Fastentherapie blieben viele Epileptiker jahrelang anfallsfrei, manche sogar für ihr ganzes Leben. Bei anderen war die Heilung nur vorübergehend und hielt lediglich 1 oder 2 Jahre an. Bei den Kindern waren rund 18 Prozent langfristig frei von Anfällen. Neue Anfälle hörten auf, wenn die Patienten erneut fasteten, aber niemand konnte sagen, wie lange die Heilung anhalten würde. Längeres Fasten schien zu besseren Ergebnissen zu führen, doch für manche Patienten erwies sich das für eine dauerhafte Heilung erforderliche lange Fasten als sehr schwierig. Deshalb begannen die Forscher, nach Möglichkeiten zu suchen, die metabolischen und therapeutischen Effekte des Fastens nachzuahmen, während die Patienten genug Nahrung zu sich nehmen durften, um über längere Zeit weiterleben und sich ihre Gesundheit bewahren zu können. Man hoffte, so eine höhere Heilungsquote zu erreichen. Das Ergebnis war die Entwicklung der ketogenen Ernährung.

Im Normalzustand verbrennt unser Körper Glukose, um Energie zu gewinnen. Beim Fasten, bei dem ja keine glukosehaltigen Nahrungsmittel verzehrt werden, deckt er seinen Energiebedarf über Fette. Manche werden von der Leber in wasserlösliche Stoffe umgewandelt (β-Hydroxybutyrat, Acetoacetat und Aceton), die in ihrer Gesamtheit als Ketonkörper bezeichnet werden. Das Gehirn deckt seinen Energiebedarf normalerweise auch durch Glukose. Wenn keine Glukose zur Verfügung steht, kann es nur auf eine einzige andere Weise Energie gewinnen: aus Ketonkörpern oder Ketonen. Andere Organe und Gewebe im Körper können Fett zur Energiegewinnung benutzen, das Gehirn aber nicht – es braucht entweder Glukose oder Ketone. Ketone sind eine stärker konzentrierte und wirksamere Energiequelle als Glukose. Sie sind als »Superbenzin« des Körpers bezeichnet worden und liefern effizienter Energie als Glukose oder Fett.[1] Das ist so, als würden Sie hochwertiges Benzin in Ihr Auto füllen – der Motor läuft dann runder und sauberer und der Nutzungsgrad ist höher. Ketone haben eine ähnliche Wirkung auf das Gehirn, sie ermöglichen es ihm, effizienter zu arbeiten. Zudem schützen sie die Neuronen. Dadurch können die Kurzschlüsse, die durch Epilepsie verursacht werden, allmählich beseitigt werden, das Gehirn kann sich neu »verdrahten« und sich so selbst heilen.

Die höhere Ketonkonzentration, die der Körper beim Fasten im Blut produziert, lässt sich schlicht dadurch verdoppeln, dass man den Verzehr von Kohlenhydraten (Stärke und Zucker), den hauptsächlichen Glukosequellen in der Nahrung, reduziert. Stärke und Zucker sind in allen pflanzlichen Nahrungsmitteln enthalten, vor allem aber in Getreide, Obst und besonders stärkehaltigen Nahrungsmitteln. Fleisch und Eier hingegen enthalten Kohlenhydrate nur in sehr kleinen Mengen.

Bei der ketogenen Ernährung isst man einen hohen Anteil an Fett, genug Proteine, nur wenig Kohlenhydrate und überhaupt keinen Zucker. Kohlenhydrathaltige Nahrungsmittel mit hohem Ballaststoffanteil werden gegenüber stärke- und zuckerreichen bevorzugt. Diese Ernährung liefert gerade genug Proteine und Kalorien für die Aufrechterhaltung des Wachstums und der Reparaturen.

Die klassische ketogene Ernährung besteht aus Fett (auf das *Gewicht* bezogen), kombinierten Proteinen und Kohlenhydraten im Verhältnis 4:1 (bei Kleinkindern 3:1). Jede Mahlzeit enthält also viermal so viel Fett wie Proteine und Kohlenhydrate zusammen. Ein Gramm Fett enthält 9 Kalorien, 1 Gramm Proteine und 1 Gramm Kohlenhydrate enthalten jeweils vier

Kalorien. Eine uneingeschränkte, normale Ernährung besteht aus etwa 30 Prozent Fett, 15 Prozent Proteinen und 55 Prozent Kohlenhydraten. Das Gewichtsverhältnis von 4:1 bei der ketogenen Ernährung entspricht 90 Prozent der Kalorien aus Fett, 8 Prozent aus Proteinen und 2 Prozent aus Kohlenhydraten. Die ketogene Ernährung beruht also zu einem sehr hohen Anteil auf Fett.

Der Verzehr von Kohlenhydraten wird auf 10–15 Gramm am Tag beschränkt. Auf die meisten stark kohlenhydrathaltigen Getreide-, Obst- und Gemüsearten – wie Brot, Bananen, Mais, Erbsen und Kartoffeln – wird verzichtet. Die gesamte Kalorienaufnahme wird auf 80–90 Prozent der Schätzwerte für den Nahrungsbedarf begrenzt, da man annimmt, dass der Ketongehalt dadurch verbessert wird. Das ist kein großes Problem, da Ketone in der Regel den Hunger dämpfen, sodass die Patienten sich satt fühlen und keinen Hunger haben. Anfangs wurde die Flüssigkeitsaufnahme auf 80 Prozent des normalen täglichen Bedarfs beschränkt, da man glaubte, dadurch würde der Ketongehalt im Blut erhöht. Der Flüssigkeitsmangel führte jedoch zu einem größeren Risiko der Bildung von Nierensteinen. Später fand man heraus, dass die verringerte Flüssigkeitsaufnahme keine Vorteile bringt, und verzichtete darauf.

Da alle Kalorien aus Fett, Proteinen und Kohlenhydraten genau berechnet und gemessen werden, muss der Patient die ganze Mahlzeit essen, andererseits aber auf einen Nachschlag verzichten. Jede einzelne Mahlzeit muss das Verhältnis von 4:1 aufweisen. Snacks müssen für die erlaubte Kaloriengesamtmenge für den Tag angerechnet werden und ebenfalls das 4:1-Verhältnis aufweisen. Daher erfordert die Zubereitung der Mahlzeiten und der Snacks ziemlich viel Zeit und Mühe.

1921 prägte Dr. Russell Wilder von der Mayo Clinic den Begriff »ketogene Ernährung« für eine stark fetthaltige, aber kohlenhydratarme Ernährung, die einen hohen Ketongehalt im Blut erzeugte. Er benutzte diese Ernährung als Erster zur Behandlung von Epilepsie.

Wilders Kollege Dr. Mynie Peterman formulierte später die klassische ketogene Ernährung mit dem 4:1-Verhältnis. Er dokumentierte neben der Beherrschbarkeit der Anfälle auch positive Auswirkungen wie Verbesserungen bei der Wachheit, dem Verhalten und dem Schlaf. Die ketogene Ernährung erwies sich als sehr erfolgreich, besonders bei Kindern. 1925 berichtete Peterman, dass sich mit dieser Ernährung bei 95 Prozent der Patienten, die er untersucht hatte, die Kontrolle über die Anfälle verbessert hatte und dass 60 Prozent schließlich überhaupt keine Anfälle mehr hatten. Für eine Krankheit, die bis dahin als unheilbar gegolten hatte, waren das völlig ungewöhnliche Quoten.

Die ketogene Ernährung hatte allerdings auch Nachteile. Manche Patienten fanden die Mahlzeiten wenig reizvoll und ihre Zubereitung zu schwierig. Daher konnten viele sie nicht lange genug durchhalten, um zufriedenstellende Ergebnisse zu erzielen. Ganze 20 Prozent konnten diese Ernährungsform nicht ertragen und brachen sie ab. 1938 kam dann ein neues Antikonvulsivum, Phenytoin (Dilantin), auf den Markt. Eine Pille zu schlucken war natürlich viel einfacher, als sich mit der Zubereitung und der Einhaltung einer speziellen Ernährung abzumühen. Der Forschungsschwerpunkt verlagerte sich daraufhin schnell auf die Suche nach neuen Medikamenten. Die meisten Wissenschaftler ließen die ketogene Ernährung links liegen, und sie wurde vor allem als letzter Ausweg bei sehr schweren Fällen eingesetzt, die auf die medikamentöse Behandlung nicht ansprachen. Erst durch die Arbeit der Charlie Foundation wurde die Therapie in den 1990er-Jahren aus der Vergessenheit geholt und kam wieder ins Rampenlicht. Sie wurde dann erneut als wichtige Behandlungsmethode für Epilepsie betrachtet.

Ist eine stark fetthaltige Ernährung wirklich unbedenklich?

Bei der ketogenen Ernährung stammen ganze 90 Prozent der Kalorien aus Fett. Sie ist nicht einfach sehr, sondern sogar *extrem* fettreich! Die American Heart Association und andere Organisationen empfehlen aber seit Jahren, uns nicht mehr als 30 Prozent unserer Kalorien über Fette zuzuführen. Diese Empfehlung beruht vor allem auf der heute überholten Lipid-Hypothese, laut der der Verzehr von weit mehr als 30 Prozent an Fetten zu Herzkrankheiten führt. Die fettreiche ketogene Ernährung wird jetzt seit 90 Jahren verwendet. Im größten Teil dieser Zeit bestand sie überwiegend aus gesättigten Fetten – also gerade aus den Fetten, auf die wir den Ernährungsberatern zufolge verzichten sollten. Nach beinahe einem Jahrhundert, in dem Tausende von Patienten über längere Zeiträume (sogar Jahre!) eine Ernährung mit einem Fettanteil von 60 bis 90 Prozent zu sich nahmen, gibt es aber keine Herzinfarkte oder Schlaganfälle. Ganz im Gegenteil: Die ketogene Ernährung brachte die Heilung ansonsten unheilbarer Krankheiten und dazu noch viele andere gesundheitliche Vorteile.

Viele Menschen befürchten, dass ihr Cholesterinspiegel bei einer solchen Ernährung in schwindelerregende Höhen schießen würde. Deswegen brauchen Sie sich aber gar keine Sorgen zu machen. In Kapitel 12 haben wir ja darüber gesprochen, dass der Feind nicht das Cholesterin ist. Studien zu den Cholesterinwerten von Patienten nach einer ketogenen Ernährung zeigen zwar, dass die Cholesteringesamtwerte im Schnitt tatsächlich oft ansteigen, doch Sie haben ja gesehen, dass das in Wirklichkeit gut für eine optimale geistige Gesundheit ist. Sowohl die Lebensdauer als auch die geistigen Fähigkeiten verbessern sich mit steigenden Cholesterinwerten, insbesondere bei älteren Menschen. Wenn die fettreiche ketogene Ernährung wirklich schädlich wäre, müsste das nach fast einem Jahrhundert ihrer klinischen Anwendung doch deutlich zu erkennen sein!

Aus Kapitel 12 wissen Sie, dass der Cholesteringesamtwert kein zutreffender Faktor für die Vorhersage von Herzkrankheiten ist, da dieser Wert sowohl das »gute« (HDL-) als auch das »schlechte« (LDL-) Cholesterin umfasst. Seine Zunahme beruht größtenteils auf dem guten Cholesterin, in dem man einen Schutz vor Herzkrankheiten vermutet. Studien haben durchgängig gezeigt, dass eine ketogene Ernährung gewöhnlich höhere HDL- und niedrigere LDL-Cholesterinwerte bringt; beides bedeutet ein reduziertes Risiko für Herzkrankheiten.[2–4]

Trotz der höheren Werte für das Gesamtcholesterin gibt es keine Belege dafür, dass die stark fetthaltige ketogene Ernährung Schäden am Herzen oder an den Arterien verursacht. Bei der bis heute größten analytischen Studie zur Sicherheit und Effizienz dieser Ernährungsform fand man im Laufe der Zeit keine Schädigungen – alle Auswirkungen waren positiv.[5] »Wir haben schon immer vermutet, dass die ketogene Ernährung auf die

Zeit gesehen relativ sicher ist, und jetzt haben wir Beweise dafür«, sagt Dr. Eric Kossoff, Neurologe am Johns Hopkins Hospital, der an der Studie beteiligt war. »Unsere Studie sollte dazu beitragen, einen Teil der nagenden Zweifel hinsichtlich der langfristigen Unbedenklichkeit der ketogenen Ernährung abzubauen.«

Dass eine stark fettreiche Ernährung sicher ist, zeigt sich schon seit Jahrtausenden. Es gibt nämlich eine ganze Reihe von Populationen, die traditionell mit einer Ernährung, bei der 60–90 Prozent der Kalorien aus Fetten stammten, überlebt haben und denen es dabei sogar gut gegangen ist. Die bekannteste sind wohl die Eskimos. Sie lebten von Alaska bis Grönland in der Nähe des nördlichen Polarkreises und damit in einem Gebiet, in dem es kaum essbares Gemüse gab. Ihre traditionelle Nahrung bestand, nachdem die Kinder abgestillt worden waren (Milch enthält einen gewissen Anteil an Kohlenhydraten), in ihrem ganzen restlichen Leben ausschließlich aus Fleisch und Fett. Dennoch beschrieben die frühen Polarforscher die primitiven Eskimos als robust und gesund. Sie waren frei von Zivilisationskrankheiten wie Herzleiden, Diabetes, Demenz und Krebs und wurden ebenso alt wie die Amerikaner und Europäer ihrer Zeit. Für die Indianer der amerikanischen Ebenen, bevor sie von weißen Siedlern kolonisiert wurden, die einheimischen Sibirier (burjatische Mongolen, Jakuten, Tataren, Samojeden, Tungusen, Tschuktschen und andere) im Norden Russlands und die afrikanischen Massai gilt das Gleiche. Ihnen allen ging es mit einer extrem fettreichen Ernährung gesundheitlich gut. Ihre Ernährung war nicht einfach fettreich, sondern enthielt einen hohen Anteil an gesättigten Fetten und Cholesterin, und trotzdem gab es bei ihnen keine Herzkrankheiten. Selbst diejenigen, die bis heute an ihrer traditionellen fettreichen Ernährung festhalten, leiden auffallend wenig an den degenerativen Erkrankungen, die in der westlichen Gesellschaft so verbreitet sind. Ernährungsformen, die reich an Fetten sind, haben die Zeit überdauert und sich nicht nur als unbedenklich, sondern sogar als therapeutisch erwiesen.

Die MCT-Ernährung

In den 1960er-Jahren entdeckte man, dass bestimmte Gruppen von Fetten, die als MCTs, Triglyceride mit mittlerer Kettenlänge (*medium chain triglycerides*), bezeichnet werden, mehr Ketone produzieren als die normalen in der Nahrung enthaltenen Fette, die aus Triglyceriden mit langen Ketten (LCTs, *long chain triglycerides*) bestehen. Die MCTs werden besser absorbiert und von der Leber bei der Energieproduktion den häufigeren LCTs vorgezogen. In der Natur bestehen die Fette und Öle aus Fettmolekülen, die Triglyceride genannt werden. Die meisten dieser Triglyceride werden als langkettig bezeichnet, da sie aus langen Kohlenstoffketten aufgebaut sind. Kleinere Triglyceride werden als MCTs klassifiziert, weil die Kohlenstoffketten bei ihnen eine mittlere Länge haben. Man entwickelte ein Produkt, das zu 100 Prozent aus MCTs bestand, und gab ihm den treffenden Namen MCT-Öl.

Da die Kohlenhydrate bei der klassischen ketogenen Ernährung so stark beschränkt wurden, war es für die Eltern schwierig, schmackhafte Mahlzeiten für ihre Kinder zuzubereiten. 1971 entwickelte der Arzt Peter Huttenlocher dann eine ketogene Ernährung, bei der rund 60 Prozent der Kalorien von MCTs geliefert wurden. Nun waren mehr Proteine und bis zu dreimal so viele Kohlenhydrate wie bei der klassischen ketogenen Ernährung erlaubt. Die Gesamtfettmenge durfte von 90 Prozent der Kalorien auf rund 70 Prozent (60 Prozent MCTs, 10 Prozent LCTs) gesenkt werden. Die Ernährung wurde durch etwa 20 Prozent Proteine und 10 Prozent Kohlenhydrate abgerundet.

Das MCT-Öl wird mit mindestens dem doppelten Volumen entrahmter Milch vermischt, abgekühlt und während der Mahlzeiten in kleinen Schlucken getrunken oder in die Nahrung eingebaut. Huttenlocher erprobte es an zwölf Kindern und Jugendlichen, die an schwerer Epilepsie mit schlecht zu behandelnden Anfällen litten. Bei den meisten Kindern verbesserte sich sowohl die Beherrschbarkeit der Anfälle als auch die Wachheit. Die Ergebnisse waren mit denen der klassischen ketogenen Ernährung vergleichbar. Die ketogene MCT-Ernährung gilt aber als nahrhafter als die klassische Form. Sie gibt den Patienten zudem die Möglichkeit, mehr Proteine und

Kohlenhydrate zu essen, was ihren Speiseplan und die Zubereitung der Mahlzeiten vielseitiger macht.

Trotz aller positiven Aspekte hat die MCT-Ernährung auch Nachteile. Der Verzehr von zu viel MCT-Öl kann zu Übelkeit, Erbrechen und Durchfall führen. Viele Patienten mussten die MCT-Ernährung aufgeben, weil sie diese Nebenwirkungen nicht ertragen konnten. Eine modifizierte MCT-Ernährung, bei der diese Form mit der klassischen ketogenen Ernährung kombiniert wird, ist gewöhnlich besser verträglich und wird derzeit in vielen Krankenhäusern benutzt.

Die modifizierte Atkins-Diät

Dr. Robert Atkins ist als Vorreiter einer kohlenhydratarmen Diät bekannt, die zum Abnehmen und zum Erreichen eines besseren gesundheitlichen Allgemeinzustands benutzt wird. In seinem Bestseller *Die neue Atkins-Diät* umreißt er die vier Phasen seiner kohlenhydratarmen Ernährung: die Induktionsphase (auch Einleitungsdiät), die Dauergewichtsabnahme (auch grundlegende Reduktionsdiät), die Vor-Erhaltungsdiät und die Erhaltungsdiät. In der ersten Phase wird der Kohlenhydratgesamtverzehr am stärksten begrenzt, auf 20 Gramm am Tag. Bei der klassischen ketogenen Ernährung wird er auf 10–15 Gramm beschränkt. In der Induktionsphase der Atkins-Diät sind zwar etwas mehr Kohlenhydrate erlaubt, doch sie führt trotzdem zur Ketose (messbaren Konzentrationen von Ketonen im Blut). Eine Ketose kann man sogar schon dann herbeiführen, wenn man die Kohlenhydratmenge auf 40–50 Gramm am Tag begrenzt, je nachdem, wie empfindlich der Betreffende auf Kohlenhydrate reagiert.

Atkins riet den Menschen, die seine Diät machten, eine Ketose herbeizuführen. Bei einer Ernährung mit einer mäßigen Menge Fett und wenig Kohlenhydraten zeigt eine Ketose – im Gegensatz zur stark fettreichen ketogenen Ernährung –, dass Körperfett aufgelöst und zur Deckung des täglichen Energiebedarfs des Körpers benutzt wird. Wenn Körperfett zur Energiegewinnung verbrannt wird, nimmt man ab. In diesem Fall ist die

Ketose ein Zeichen dafür, dass der Körper sein überschüssiges Fett und Gewicht verliert.

Obwohl die Atkins-Diät in der Induktionsphase keine so starke Ketose wie die ketogene Ernährung erzeugt, berichteten Patienten, sie habe ihre Anfälle beherrschbar gemacht. Daraufhin versetzten die Forscher am Johns Hopkins Hospital Patienten für längere Zeit in die Induktionsphase der Atkins-Diät und bezeichneten das als modifizierte Atkins-Diät. Bei der modifizierten Atkins-Diät werden weder die Kalorien noch die Proteine beschränkt und das niedrigere Ketongesamtverhältnis (annähernd 1:1) muss nicht bei jeder einzelnen Mahlzeit eingehalten werden. Die Kohlenhydrate wurden ursprünglich bei Kindern auf 10 Gramm am Tag begrenzt, bei Erwachsenen auf 15 Gramm, und nach etwa 1 Monat (das hing von der Beherrschbarkeit der Anfälle ab) auf 20–30 Gramm am Tag gesteigert. Den Wissenschaftlern zufolge reduzierte die modifizierte Atkins-Diät die Häufigkeit der Anfälle bei 43 Prozent der Patienten um über 50 Prozent und bei 27 Prozent der Patienten um über 90 Prozent.[6] Andere Studien haben ebenfalls gezeigt, dass die Beherrschbarkeit der Anfälle bei der modifizierten Atkins-Diät besser ist als bei der klassischen ketogenen Ernährung. Auch wenn eine höhere Ketose einen etwas besseren Schutz vor Anfällen liefern könnte, ist die niedrigere ebenfalls noch sehr effektiv.

Schutz der Neuronen durch Ketone

Bei der Behandlung von Epileptikern ist Wissenschaftlern aufgefallen, dass es bei Patienten mit ketogener Ernährung nicht nur zu einer Abnahme der Zahl und Schwere der Anfälle kommt, sondern auch zu Verbesserungen bei der Kognition, Wachheit, Aufmerksamkeit und sozialen Interaktion.[7–9] Offenbar erfolgt in vielen Bereichen eine Verbesserung der Hirnfunktionen.

Ketone haben sehr wirksame neuronenschützende Eigenschaften, durch die sie Entzündungen, oxidativen Stress, Störungen beim Glukosestoffwechsel und Excitotoxizität lindern können, die bei vielen neurologischen Störungen auftreten. Da Ketone Schutz vor Anfällen und gestörten Mentalfunktionen bieten, vermuten die Wissenschaftler, dass sie auch vor anderen neurologischen Störungen schützen können.

Fallberichte haben gezeigt, dass die ketogene Ernährung tatsächlich bei der Behandlung von Narkolepsie (einer Schlafstörung, für die ein plötzlicher, nicht beherrschbarer Drang nach Schlaf typisch ist), Krebs, Autismus, Depressionen, Migräne und Störungen beim Glukosestoffwechsel wie Typ-2-Diabetes, dem polyzystischen Ovarialsyndrom und einigen seltenen Stoffwechselstörungen hilft.[10–20] Tierstudien zufolge könnten Ketonkörper bei der Behandlung mancher Kreislaufkrankheiten und der Unfruchtbarkeit von Männern positive Wirkung haben.[21–22]

Es konnte auch gezeigt werden, dass Ketone starke Anti-Krebs-Eigenschaften haben. Das liegt zum Teil daran, dass Krebs in einer sauerstoffreichen Umgebung nicht überleben kann, Ketone aber die Sauerstoffversorgung der Zellen im ganzen Körper verbessern. Zudem können Krebszellen Ketone nicht zur Erzeugung von Energie nutzen. Sie verbrennen zwar Glukose, doch wenn die Glukose im Blut durch Ketone ersetzt wird, verhungern sie. In einer Umgebung, in der Ketone vorherrschen, können Krebszellen daher nur schlecht überleben. Studien haben ergeben, dass Ketone bei Tieren die Größe von Tumoren und den mit Krebs verbundenen Muskelschwund eindämmen.[23] Von menschlichen Krebspatienten wurden ähnliche Ergebnisse berichtet.[24–25] Die Anti-Krebs-Wirkung der Ketone ist im Gehirn am stärksten ausgeprägt.[26] Wenn Glukose fehlt, können Krebszellen nämlich mithilfe von Fettsäuren überleben, die während des Fastens oder bei eingeschränkter Kalorienaufnahme aus den Fettspeichern freigesetzt werden. Nicht veresterte Fettsäuren können die Blut-Hirn-Schranke jedoch nicht überwinden. Wer sich sehr kohlenhydratarm oder ketogen ernährt, muss den Energiebedarf seines Gehirns ganz überwiegend über Ketone decken. Daher bekommt das Gehirn nur sehr wenig Glukose und die Krebszellen verhungern. Genau das wurde bei Tierstudien und mindestens einer Studie an Menschen beobachtet.[27–28]

Den größten Vorteil könnte die Ketontherapie bei der Behandlung von Störungen bringen, die das Gehirn betreffen. Das Gehirn benötigt so viel Sauerstoff, dass es mindestens 20 Prozent des Sauerstoffs verbraucht, den der Körper aufnimmt. Daher sind die Hirnzellen gegenüber Sauerstoffmangel extrem empfindlich. Ohne Sauerstoff beginnen manche von ihnen schon nach nicht einmal 5 Minuten abzusterben, was zu Hirnschäden und schließlich sogar zum Tod führt. Ketone blockieren die zerstörerische Wirkung des Sauerstoffmangels (Hypoxie), indem sie die Sauerstoffzufuhr verbessern. Sie erhöhen den Blutfluss zum Gehirn um 39 Prozent und verbessern so die Zirkulation und die Verfügbarkeit von Sauerstoff.[29] Mehrere Studien haben gezeigt, dass Ketone das Gehirn vor den Schäden schützen, die durch eine Unterbrechung der Sauerstoffzufuhr entstehen.[30–32]

Krankenhauspatienten, die aus irgendeinem Grund nicht essen können, erhalten oft intravenös Präparate mit hohem Nährwert. Wenn Patienten mit schweren Schädel-Hirn-Traumata intravenös Nährstofflösungen bekommen, die Fett größtenteils in Form von MCTs enthalten, wird die Erholung erheblich verbessert.[33–34] Die MCTs werden im Körper in Ketone umgewandelt, die das Gehirn mit Nahrung versorgen und die Heilung beschleunigen.

Tierstudien und klinische Experimente mit Menschen deuten darauf hin, dass die ketogene Ernährung bei einem breiten Spektrum neurodegenerativer Erkrankungen – wie Alzheimer, Parkinson, Huntington, ALS, traumatischen Hirnverletzungen und Schlaganfällen – Linderung bringen kann.[35–38]

Ein Grundproblem bei vielen neurodegenerativen Erkrankungen sind Störungen des Glukosestoffwechsels. Ketone sind eine alternative – und wirkungsvollere – Energiequelle, die die Bahnen des Glukosestoffwechsels umgeht und die Neuronen mit der Energie versorgt, die sie benötigen, um richtig funktionieren und eine Umgebung erzeugen zu können, in der die Heilung stattfinden kann. Ketonkörper sind sogar das bevorzugte Substrat für die Synthese neuraler Lipide. Anders ausgedrückt: Ketone fördern die Reparatur der Zellen und die Bildung neuer Hirnzellen.

An Gewebekulturen konnte gezeigt werden, dass Ketonkörper die Lebensdauer der Motoneuronen – die die Bewegungen steuern –verlängern. Das ist für Patienten mit ALS wichtig. Bei einem Mausmodell von ALS ernährten Wissenschaftler Mäuse ketogen, die genetisch so modifiziert worden waren, dass sich bei ihnen ALS entwickeln würde. Bei ihnen blieben die körperliche Kraft und die Leistungen erhalten, im Gegensatz zu Mäusen, die normales Futter bekamen. Bei Autopsien stellte man dann fest, dass die Zahl der überlebenden Motoneuronen bei den Mäusen, die ketogenes Futter bekommen hatten, erheblich höher war als bei den Kontrollmäusen.

Mäuse, die für Studien zu Chorea Huntington vorgesehen sind, werden so gezüchtet, dass sie ein modifiziertes Huntingtin-Gen haben. Eine Ernährung, die erhöhte Ketonkonzentrationen erzeugt, verzögert den Ausbruch der Krankheit und verlängert das Leben der Mäuse um bis zu 15 Prozent. Beim Menschen würde das zusätzlichen 10–12 Jahren entsprechen.

Auch Gewebekulturen aus den dopaminergen Bereichen des Gehirns und des Hippocampus (die von Parkinson und Alzheimer beeinflusst werden) werden durch Ketone geschützt.[39] Um die Parkinson-Krankheit nachzuahmen, wurde Tieren MPTP zugeführt, eine neurotoxische Substanz, die die Zerstörung der Dopaminneuronen verursacht. Ketone schützen die Dopaminneuronen bei diesen Tieren jedoch vor der schädlichen Wirkung von MPTP, sodass die Erzeugung von Energie und die Funktionen erhalten bleiben.[40]

Ketone halten nicht nur die Neurodegeneration auf, sondern können auch verlorene Funktionen wiederherstellen. Das zeigte eine klinische Studie an Patienten mit Parkinson, die Dr. Theodore VanItallie und seine Kollegen am College of Physicians and Surgeons der Columbia University durchführten. Dr. VanItallie sagt: »Ketone sind ein sehr energiereicher Brennstoff, der das Gehirn ernährt. Bei unserer Studie hatte diese Behandlung großen Erfolg.« An der Studie hatten fünf Parkinson-Patienten teilgenommen, die 28 Tage lang ketogen ernährt wurden. Das Zittern der Patienten, ihre Steifheit, ihr Gleichgewicht und ihre Gehfähigkeit verbesserten sich um durchschnittlich 43 Prozent.[41]

Die Teilnehmer hielten eine klassische ketogene 4:1-Ernährung ein, die zu etwa 90 Prozent aus Fett bestand. Ursprünglich hatten sich sieben Personen für die Studie gemeldet, doch eine schied schon in der ersten Woche aus, weil sie fand, diese Ernährung lasse sich zu schwer aufrechterhalten, und eine andere hörte aus persönlichen Gründen auf. Drei der fünf verbliebenen Teilnehmer hielten sich getreulich an die vorgeschriebenen Speisepläne; die beiden anderen taten das zwar nicht zu strikt, erreichten aber eine Ketose und hielten sie auch während der ganzen Studie aufrecht. Alle

Teilnehmer wurden vor und nach der Studie anhand der Unified Parkinson's Disease Rating Scale beurteilt. Danach wurden die Ergebnisse verglichen. Bei allen Teilnehmern war es zu merklichen Verbesserungen gekommen. Interessanterweise besserte sich der Zustand der beiden Teilnehmer, die sich nicht streng an die ketogene Ernährung gehalten hatten und etwas niedrigere Ketonkonzentrationen im Blut aufwiesen, am meisten – um 46 beziehungsweise sogar 81 Prozent. Das heißt, dass eine klassische ketogene Ernährung vielleicht gar nicht nötig ist und eine nicht so stark eingeschränkte Ernährung wie bei der modifizierten Atkins-Diät durchaus wirkungsvoller sein könnte.

Die Wissenschaftler überwachten die Cholesterinwerte der Teilnehmer engmaschig, da sie befürchteten, dass die stark fetthaltige Ernährung die Lipide im Blut zu negativ beeinflussen könnte. Bei vier der fünf Teilnehmer wiesen die Cholesterinwerte am Ende der Studie keine nennenswerten Unterschiede auf. Beim fünften, einer Frau, stieg das Gesamtcholesterin jedoch um 30 Prozent. Gerade bei ihr zeigten sich aber die größten (81 Prozent) Verbesserungen bei den Symptomen. Der höhere Cholesterinspiegel schädigte ihr Gehirn also keineswegs, sondern war vermutlich einer der Gründe dafür, dass bei ihr eine so viel größere Besserung eintrat als bei den anderen.

Bei Tierstudien reduzieren Ketone die Menge der Amyloidplaques, die sich bei Maus- und Hundmodellen für Alzheimer entwickeln, signifikant.[42–43] Bei den Hundmodellen verbessern Ketone die tägliche Aktivität sowie die Leistungen bei Aufgaben zum visuell-räumlichen Gedächtnis und zum Lernen. Bei den Aufgaben zum motorischen Lernen kam es sogar zu hervorragenden Leistungen, beim Kurzzeitgedächtnis zu besseren.[44] Mehrere Studien haben ergeben, dass Ketone das Gehirn vor Schäden durch Verletzungen schützen und nach dem Eintreten einer Verletzung eine schnelle Heilung fördern.[45–47]

Ketone verbessern die Aktivität der *neurotrophen Faktoren* – kleiner Proteine, die bei den Neuronen Aktionen auslösen, die ihr Überleben fördern und sie stärken.[48] Diese Faktoren spielen beim Überleben der Neuronen eine ganz wichtige Rolle. Sie regulieren deren Wachstum, ihre Funktionen und ihre Fähigkeit, die Neurotransmitter (beispielsweise Dopamin und Glutamin) zu bilden, die die chemischen Signale transportieren, über die die Neuronen miteinander kommunizieren können. Sie spielen während der gesamten Lebenszeit des Menschen eine erhebliche Rolle bei der Aufrechterhaltung der Funktion der Hirnzellen.

Zudem liefern Ketone die Lipidbausteine für die Neuronen.[49] Sie tragen also zur Reparatur beschädigter und zur Synthese neuer Hirnzellen bei. Das ist vielversprechend, denn es bedeutet, dass die Ketone ein Mittel zur Umkehrung eines Teils der durch Neurodegeneration verursachten Schäden liefern könnten.

Zu den gesundheitsschädlichen Folgen der Umwandlung von Glukose in Energie gehört die Entstehung gefährlicher freier Radikale. Das ist mit den Abgasen vergleichbar, die ein Auto ausstößt, wenn sein Motor Benzin verbrennt – dabei entsteht nicht nur die erforderliche Energie, sondern es kommt eben auch zur Bildung gefährlicher Abgase. Gesunde, gut genährte Zellen sind darauf jedoch vorbereitet und haben einen Vorrat an schützenden Antioxidantien, die die freien Radikale neutralisieren und so den durch sie verursachten Schaden mindern können. Wenn zur Produktion von Energie statt Glukose Ketone benutzt werden, wird viel weniger Sauerstoff benötigt, sodass die Entstehung der freien Radikale stark reduziert wird und wertvolle Antioxidantien erhalten bleiben. Die Ketone sind wie ein qualitativ hochwertiger, sauber verbrennender Treibstoff, der kaum Abgase erzeugt und mehr Energie liefert. Bei neurodegenerativen Erkrankungen sind die Speicher mit den Antioxidantien so leer, dass freie Radikale, die aus verschiedenen Quellen stammen, sich austoben und Entzündungen und die Degeneration fördern können.

Mit Ketonen verbundene gesundheitliche Vorteile

In der folgenden Liste werden einige der dokumentierten positiven Gesundheitseffekte aufgeführt, die mit Ketonen und einer ketogenen, kohlenhydratarmen Ernährung verbunden sind.

- Liefern eine alternative Quelle starker Energie, die mit Ausnahme der Leber von allen Organen im Körper genutzt werden kann.[50]

- Schützen vor Schäden im Gehirn, die durch Hypoxie verursacht wurden, und verbessern das Überleben.[51–52]
- Verringern die Bildung der gefährlichen freien Radikale.[21, 50, 53]
- Beruhigen Entzündungen im Gehirn und im ganzen Körper.[21]
- Schützen die Hirnzellen vor chemischen Giften.[54]
- Schützen vor epileptischen Anfällen, auch wenn sie schwer zu behandeln und gegen Medikamente resistent sind.[55]
- Schützen Kleinkinder vor Anfällen.[56]
- Schützen vor Narkolepsie.[57]
- Lindern die Symptome von Autismus.[58]
- Verhindern Migräneanfälle.[59]
- Wirken als Antidepressiva.[60]
- Schützen das Gehirn vor Schäden durch körperliche Traumata.[61]
- Schützen vor neurodegenerativen Erkrankungen wie Alzheimer, Parkinson, Huntington und ALS.[62–65]
- Schützen vor den Symptomen der Hypoglykämie.[66]
- Liefern das Substrat, aus dem dann neue Neuronen synthetisiert werden können.[67]
- Schützen vor Diabetes. Reduzieren den Glukoseausstoß der Leber, steigern die Insulinproduktion und verbessern so die Kontrolle über den Blutzucker und die Kohlenhydrattoleranz.[68–69]
- Mindern die Auswirkungen der Insulinresistenz, indem sie die akuten Stoffwechseleffekte des Insulins nachahmen.[70]
- Schützen vor Krebs, insbesondere im Gehirn.[71–72]
- Steigern die Funktion des Herzens, indem sie dessen Leistungsfähigkeit und Stärke verbessern und gleichzeitig weniger Sauerstoff verbrauchen. Ketone erhöhen die Pumpleistung des Herzens im Vergleich zu Glukose um 25 Prozent.[21, 73]
- Schützen vor Hirnschäden, die durch Schlaganfälle verursacht wurden.[74]
- Vergrößern die Resistenz der Zellen gegen Stress und verbessern die Erholung nach Operationen.[75–76]
- Schützen vor dem polyzystischen Ovarialsyndrom.[77]
- Erhöhen die Vitalität und Beweglichkeit der Spermien, was für eine erfolgreiche Befruchtung wichtig ist.[78]

- Sind eine nützliche Hilfe beim Abnehmen und bei der Behandlung von Fettleibigkeit.[79]
- Können aufgrund ihrer Fähigkeit, Entzündungen zu beruhigen und die Ausnutzung des Sauerstoffs zu steigern, gegen die schädlichen Auswirkungen fast aller Erkrankungen helfen.[80–81]
- Verbessern die Gesundheit generell und verlängern die Lebenszeit.[82]

Abgesehen von der Leber, die sie herstellt, können Ketone von allen Zellen und Organen im Körper genutzt werden.[83] Fast alle Erkrankungen, sowohl im Gehirn als auch anderswo, gehen mit galoppierenden Entzündungen und einer schlechten Nutzung des Sauerstoffs und der Glukose einher. Ketone verbessern die Nutzung des Sauerstoffs, beruhigen Entzündungen und können daher vor einer großen Zahl von Krankheiten schützen.

Sie sehen also, dass die mit Ketonen verbundenen gesundheitlichen Vorteile zahlreich und vielfältig sind. Dr. Richard Veech, ein hochrangiger Wissenschaftler am Gesundheitsministerium der USA (United States National Institutes of Health, NIH), bezeichnet die Ketone mit gutem Grund als Superbenzin für den Körper. Sie steigern die Energieproduktion nämlich um 25 Prozent und senken andererseits den Sauerstoffverbrauch. Diese Energiespritze wirkt auf die Zellen und den ganzen Körper anregend und macht aus normalen Zellen Superzellen. Der Zellstoffwechsel wird gesteigert, die Leistungsfähigkeit wächst, neurotrophe Faktoren werden aktiviert. Zellen, die dem sanftmütigen Clark Kent gleichen, werden in Superzellen verwandelt. Bei den Mechanismen der Zellen für die Selbsterhaltung und die Heilung wird ein höherer Gang eingelegt. Die Fähigkeit der Superzellen, schädliche Einflüsse wie Gifte und Stress abzuwehren, wird verstärkt; ihre Fähigkeit, unter schwierigen Bedingungen zu überleben, wächst, ihre Produktivität auch. Stellen Sie sich mal zwei Teams von Arbeitern vor, denen die Aufgabe übertragen wird, etwas zu bauen. Das eine Team besteht aus energiegeladenen Arbeitern (Superzellen), das andere aus faulen. Welches Team wird wohl zuerst fertig werden? Bei den energiegeladenen Zellen in Ihrem Körper ist es genauso. Kein Wunder, dass die Ketonkörper mit so vielen positiven gesundheitlichen Auswirkungen verbunden zu sein scheinen!

Ketone und Kokosöl

»Mein Mann Steve ist 58 und leidet seit mindestens 5 Jahren an fortschreitender Demenz«, erzählt Dr. Mary Newport, die Leiterin der Abteilung für Neonatologie am Spring Hill Regional Hospital in Florida. Im Mai 2008 zeigte ein MRT, dass Steves Gehirn erheblich geschrumpft war – ein klassisches Zeichen von Alzheimer. Er war oft wie benebelt. Dann konnte er keinen Löffel finden oder konnte sich nicht daran erinnern, wie man das Wasser aus dem Kühlschrank holt. Manche Tage waren gar nicht so schlecht, dann schien er fast der Alte zu sein, fröhlich, mit einem charakteristischen Humor, kreativ, voller Ideen. Seine Frau sagt: »Mein Bauchgefühl verriet mir, dass seine Ernährung etwas mit diesen Schwankungen zu tun hatte. Ich wusste, dass er irgendwo eingeschlossen war, doch ich konnte die Hirnbereiche, zu denen er keinen Zugang mehr hatte, nicht für ihn aufschließen.«

Noch wenige Jahre zuvor hatte Steve Newport als Buchhalter gearbeitet. Er konnte schnell tippen und liebte Computer, konnte sie auseinandernehmen und reparieren. Überhaupt konnte er fast alles reparieren, ohne dass ihm das jemand beigebracht hätte. Wenn er kein Werkzeug dafür hatte, »erfand« er eins und baute selbst einen benutzbaren Prototyp. Dieser Mann war sehr intelligent.

2003, als er 53 Jahre alt war, bekam Steve plötzlich Schwierigkeiten bei der Organisation seiner beruflichen Arbeit. Er konnte sich nicht mehr daran erinnern, ob er Dinge erledigt hatte, die Bestandteil seiner täglichen Aufgaben waren, und konnte seine Arbeit nicht immer genau und pünktlich erledigen. So verpasste er öfters Termine und verlegte oder verlor häufig wichtige Dinge wie seine Brieftasche, seine Schlüssel und seine Schuhe.

Er merkte selbst, dass mit ihm etwas nicht stimmte, und bekam Depressionen. Nach einem Jahr ging er zu einem Neurologen, der ihn einen Test machen ließ, den Mini-Mental-Status-Test (MMST/MMSE) – ein Fragebogen, bei dem es um kognitive Beeinträchtigungen ging. Der Test umfasste 30 Fragen; je niedriger das Ergebnis war, desto schwerer war die Demenz. Steve erreichte 23 von 30 Punkten, was bedeutete, dass er an schwacher Demenz litt.

Steves Gedächtnis und seine kognitiven Fähigkeiten verschlechterten sich weiter. Ab dem Sommer 2005 nahm er ein Medikament für Alzheimer-Patienten, Aricept, welches das Fortschreiten der Krankheit verlangsamen sollte. Da es nicht viel zu helfen schien, wurde ihm zusätzlich ein weiteres Medikament verschrieben, Namenda. Schließlich ersetzte er das Aricept durch Exelon, das aber auch keine erkennbare Besserung brachte.

Im Herbst 2006 konnte er seinen Beruf als Buchhalter nicht mehr ausüben. Ab September 2007 konnte er sich auch keine einfachen Mahlzeiten mehr zubereiten, hörte mit dem Autofahren auf und brauchte bei vielen anderen Dingen Anleitung oder Unterstützung – um ein Loch zu graben, eine Glühbirne auszuwechseln, Staub zu saugen, das Geschirr abzuwaschen und sich richtig anzuziehen. Wenn er versuchte, solche Aufgaben durchzuführen, ließ er sich leicht ablenken. Er konnte auch keine Computertastatur und keinen Taschenrechner mehr benutzen, nicht einmal für ganz einfache Rechenaufgaben. Oft trug er nur einen Socken oder Schuh und verlegte den anderen. An den Türen und in seinem Schrank standen Berge von Schuhen für denselben Fuß, aber der jeweils andere fehlte. Er sagte, er könne auch nicht mehr lesen, da die Wörter auf der Seite herumzutanzen schienen. Ebenso hatte er Schwierigkeiten damit, einfache Wörter wie »oben« und »Bad« zu buchstabieren, und beim Sprechen fielen ihm oft ganz gängige Wörter nicht mehr ein.

Steve hatte außerdem körperliche Probleme, die denen glichen, die bei der Parkinson-Krankheit auftreten. Dies äußerte sich in einem mäßigen Handzittern, das ihm das Essen erschwerte, und ein Zittern im Kiefer, das vor allem beim Sprechen erkennbar war. Sein Gang war nicht mehr normal, er ging langsam und hob die Füße bei jedem Schritt höher als üblich.

Seine Frau Mary sagt: »Es war ein Albtraum für mich, dabei zusehen zu müssen, wie er immer mehr verfiel, ohne etwas dagegen tun zu können.« Sie war ja selbst Ärztin und suchte ständig nach neuen Behandlungen und Medikamenten, die dazu beitragen könnten, das Fortschreiten der Krankheit zu verlangsamen. In ihrer Verzweiflung suchte sie sogar nach Tests für neue experimentelle Medikamente, weil sie dachte, Steve könnte vielleicht an einer dieser Pilotstudien teilnehmen.

Anfang Mai 2008 entdeckte sie, dass ein Konzern Freiwillige für Tests eines neuen Impfstoffs suchte, doch die Teilnehmer mussten zunächst eine Untersuchung über sich ergehen lassen. Steve machte den MMST erneut und kam nur noch auf 12 Punkte. Das war ein sehr schlechtes Ergebnis, das darauf hindeutete, dass er jetzt an mittelschwerer Demenz litt. Dadurch kam er für die Studie nicht infrage, denn von den Teilnehmern wurden mindestens 16 Punkte verlangt. Die Wissenschaftler testen Medikamente generell lieber an schwachen bis mäßigen Fällen, da bei ihnen am ehesten ein Vorteil durch die Medikamente zu erwarten ist. Ist die Krankheit schon zu weit fortgeschritten, besteht kaum noch Hoffnung, dass irgendein Medikament viel helfen kann. Steves Krankheit war schon zu schwer. Mary war am Boden zerstört.

Sie hoffte aber immer noch, Steve könne an einer anderen experimentellen Studie teilnehmen und suchte weiter nach entsprechenden Tests. Dabei stieß sie auf ein Unternehmen mit einem neuen Medikament namens AC-1202, das Patienten suchte, um die Verträglichkeit von drei verschiedenen Präparaten mit diesem Medikament zu testen. Das neue Medikament schien viel wirksamer zu sein als alle anderen Alzheimer-Medikamente auf dem Markt. Selbst mit den stärksten verfügbaren Medikamenten konnte bestenfalls eine mäßige Verlangsamung der Verschlechterung erreicht werden. Das neue Medikament hingegen hielt nicht nur das Fortschreiten der Krankheit auf, sondern verbesserte sogar das Gedächtnis – und das hatte bis dahin kein einziges anderes Medikament geschafft. Mary sagt: »Bei den meisten Medikamenten ist nur davon die Rede, dass sie das Fortschreiten der Krankheit verlangsamen. Das Wort ›Besserung‹ hört man nie! Ich wusste, dass ich mehr über dieses neue Medikament herausfinden musste.«

Sie suchte dann im Internet nach allem, was sie über dieses Medikament finden konnte. Dabei stieß sie auf eine Kopie seiner Patentanmeldung. Diese umfasste 75 Seiten und enthielt eine detaillierte Beschreibung des Medikaments, der Wissenschaft, die hinter ihm steckte, und vorhergegangener klinischer Studien. Sie las das Material, sah sich viele der zahlreichen Studien an, die in dem Dokument angeführt wurden – und war sehr erstaunt!

Vorstudien mit 172 älteren Männern und Frauen mit Demenz zeigten nach nur 90 Tagen eine merkliche Besserung. Bei einigen Teilnehmern kam es sogar schon zu einer messbaren Verbesserung der kognitiven Fähigkeiten, nachdem sie das Medikament nur ein einziges Mal genommen hatten!

Bei einer ähnlichen Studie mit 159 älteren Menschen mit einer normalen Beeinträchtigung des Gedächtnisses, die nicht auf eine Krankheit zurückzuführen war, sondern schlicht auf den Alterungsprozess, erzielten diejenigen, die das Medikament bekamen, bei mehreren Gedächtnistests signifikant bessere Ergebnisse als die Teilnehmer, die ein Placebo bekamen. Die Ergebnisse dieser Studie wurden in der Zeitschrift *BMC Neuroscience* veröffentlicht.[84]

Das Medikament sollte zwar als Behandlungsmöglichkeit für Alzheimer auf den Markt gebracht werden, doch der Bericht wies darauf hin, dass es sich auch bei der Behandlung anderer Krankheiten wie Parkinson, ALS, Chorea Huntington, multipler Sklerose, Epilepsie und Diabetes als nützlich erweisen könnte.

Als Mary Newport den Bericht genau studierte, fiel ihr auf, dass dieses neue Medikament nur einen einzigen aktiven Inhaltsstoff hatte: Caprylsäure, ein Triglycerid mit mittlerer Kettenlänge. Bei der Studie wurde zwar speziell dieses MCT benutzt, doch dem Bericht zufolge würden alle MCTs im Grunde die gleichen Ergebnisse erzielen. Mary wusste, dass MCT-Öl bei der Behandlung von Epilepsie eingesetzt wurde. MCTs werden seit Jahrzehnten ohne negative Nebenwirkungen bei der Behandlung von Epilepsie und bei Präparaten benutzt, die in Krankenhäusern in Nährlösungen verwendet werden.

Das waren natürlich aufregende Neuigkeiten. Mary vereinbarte für Mitte Mai 2008 einen Untersuchungstermin für Steve, damit er an der Studie teilnehmen konnte. Um Steve zu helfen, erinnerte sie ihn unterwegs immer wieder an den Namen der Stadt und des Landes, die Jahreszeit, den Monat, den Wochentag und andere Dinge, nach denen oft gefragt wird. Steves Ergebnis beim MMST war aber leider erneut so niedrig, dass er nicht an der Studie teilnehmen durfte. Der Arzt hatte Steve außerdem aus dem Gedächtnis das Zifferblatt einer Uhr zeichnen lassen; das ist ein Standardtest auf Alzheimer. Steve konnte sich nicht daran erinnern, wie eine Uhr aussah, geschweige denn eine zeichnen. Er schaffte es nur, ein paar Zahlen hinzukritzeln (Abbildung 1). Nachdem der Arzt sich Steves Zeichnung angesehen hatte, sagte er, Steve habe jetzt schon eher das *schwere* Alzheimer-Stadium erreicht.

Mary sagt: »Wir waren natürlich am Boden zerstört! Doch dann hatte ich eine Eingebung.« In der Patentanmeldung hatte gestanden, dass die MCTs aus Kokosöl extrahiert würden. Dieses Öl ist die reichhaltigste natürliche Quelle von MCTs, sie bilden bis zu 63 Prozent des Öls. Kokosöl konnte man in den meisten Reformhäusern und in den Märkten einiger großer Ketten kaufen. Mary dachte: »Jetzt probieren wir Kokosöl als Ergänzungsstoff für seine Nahrung aus. Wir haben ja schließlich nichts mehr zu verlieren! Wenn das Kokosöl bei ihnen gewirkt hat, könnte es doch auch bei Steve funktionieren.«

Auf dem Heimweg hielten sie an einem Reformhaus und kauften 1 Liter »virgines« Kokosöl. Mary rechnete aus, welche Menge des Öls den 20 Gramm MCTs entsprach, die bei den Studien benutzt worden waren: rund 35 Gramm oder etwas über 2 Esslöffel (7 Teelöffel). »Am nächsten Morgen machte ich gegen 9 Uhr Haferschleim zum Frühstück und rührte 2 Esslöffel von dem Öl (und ein bisschen mehr, als Glücksbringer) in seine Portion«, erzählt

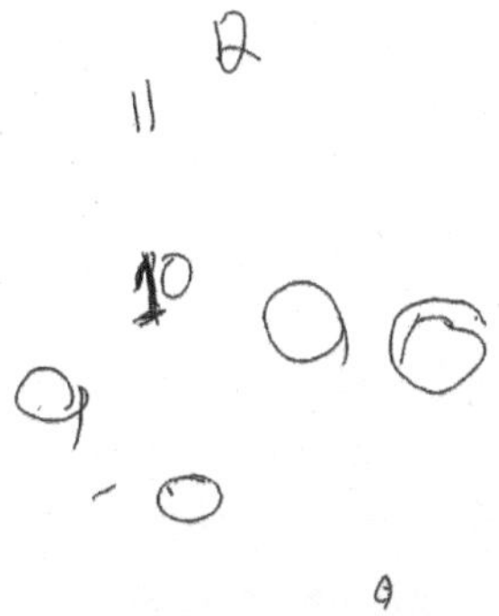

Zifferblatt, das Steve Newport zeichnete, bevor er mit dem Kokosöl begann

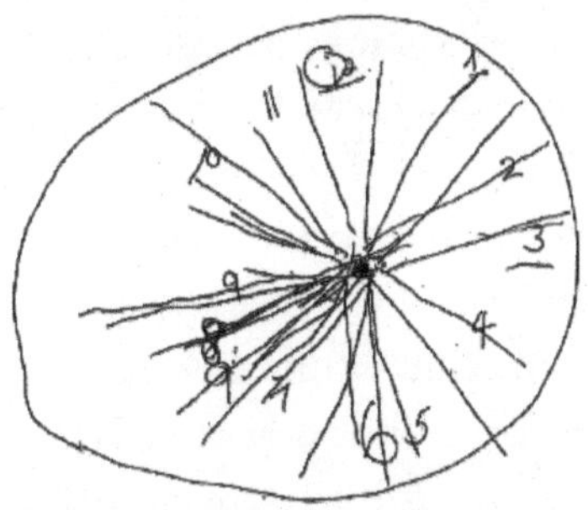

Zifferblatt, das Steve 14 Tage nach dem Beginn der Einnahme von Kokosöl zeichnete

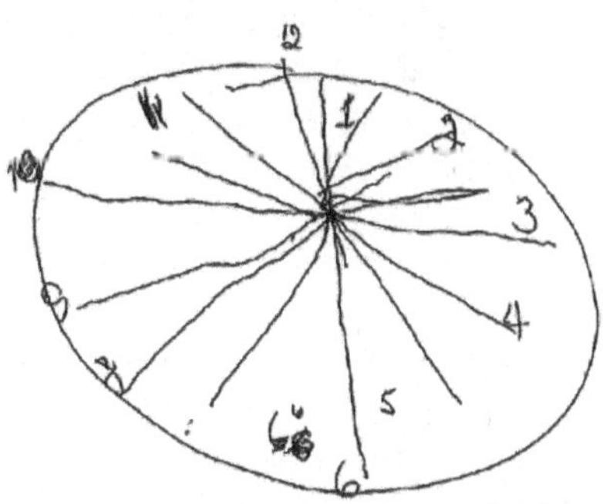

Zifferblatt, das Steve 37 Tage nach dem Beginn der Einnahme von Kokosöl zeichnete

sie. »Ich nahm mir auch etwas davon, denn ich kann ja nicht erwarten, dass er etwas isst, was ich nicht essen möchte.«

An diesem Tag wurde Steve um 13 Uhr erneut untersucht, in Tampa. Kurz nach ihrer Ankunft, rund viereinhalb Stunden nach dem Verzehr des Kokosöls, holte man Steve zu den Tests. Als er zurückkam, war er mit seiner Leistung nicht zufrieden. Mary erkundigte sich bei dem zuständigen Arzt nach seinem MMST-Ergebnis: 18! Er hatte sich an die Jahreszeit erinnert, an den Monat, den Wochentag, die Stadt und das Land, in denen er war – lauter Dinge, an die er sich bei den vorhergehenden Tests nicht erinnern konnte! Nur 2 Wochen zuvor hatte er lediglich 12 Punkte erreicht. Nach einer einzigen Portion Kokosöl hatte sein Gedächtnis sich also enorm verbessert. »Wir waren hellauf begeistert!«

Von diesem Tag an wurde Kokosöl zu einem ständigen Begleiter ihres Lebens. 2 Wochen nach der ersten Einnahme zeichnete Steve erneut ein Zifferblatt (siehe Abbildung 2). Dieses Mal konnte er sich die Uhr – im Gegensatz zu dem vorhergehenden Test – vorstellen. Um die Ziffern besser anordnen zu können, fügte er die »Speichen« hinzu. 23 Tage später zeichnete er die Uhr noch einmal (Abbildung 3). Die Unterschiede zwischen der ersten Zeichnung und den beiden späteren lassen bemerkenswerte Fortschritte erkennen. Im Juni 2008 machte Steve den MMST erneut und kam auf ein Ergebnis von 20, sodass er nur noch in den Bereich von schwachem Alzheimer fiel.

Ende Juni besuchten die Newports Steves Familie in Cincinnati. Mary erzählt: »Sie bemerkten im Vergleich zu unserem Besuch vor 1 Jahr ganz beachtliche Unterschiede bei seiner sozialen Interaktion mit ihnen. Er sah nicht mehr verloren aus, sondern beteiligte sich und interessierte sich für das, was sie zu sagen hatten. Nun wusste er die Namen von An-

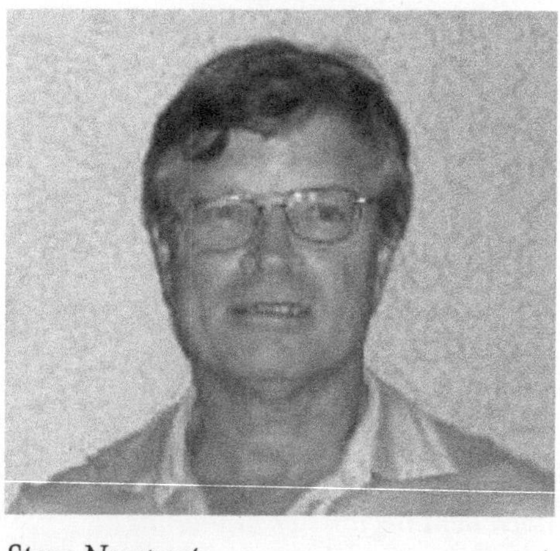

Steve Newport

gehörigen, an die er sich beim letzten Mal nicht erinnert hatte. Sein Gesichtsausdruck war lebhafter. Zudem beteiligte er sich aktiv an den Gesprächen, verstand die Witze sofort und lieferte selbst scherzhafte Bemerkungen. Es bereitete ihm immer noch Schwierigkeiten, manche Wörter zu finden, aber er sprach in Sätzen und konnte sogar Sätze zusammenfügen.«

Laut MRT, das vor dem Beginn der Kokosölzeit von Steve gemacht wurde, hatte sein Gehirn eine starke Schrumpfung (Atrophie) erlitten, die möglicherweise nie völlig heilen wird. Doch es geht ihm immer besser. Mary sagt: »Er ist heute ein ganz anderer Mensch als vor 1 Jahr, vielleicht sogar vor 2 oder 3 Jahren.«

Bevor er mit dem Kokosöl begann, konnte Steve sich nicht mehr daran erinnern, wie man einen Computer anschaltet und eine Maus benutzt oder was »Doppelklick links« beziehungsweise »Doppelklick rechts« bedeutet. Er konnte nicht mal mehr tippen. Im September 2008, rund 18 Wochen nach dem Beginn der Behandlung mit dem Kokosöl, konnte er den Computer anschalten und ein Buchhaltungsprogramm öffnen, dabei benutzte er die Maus richtig, ohne dass er Hilfe benötigte. Er rief überglücklich: »Ich habe mein Leben zurückbekommen!«

Nach 1 Jahr mit der Kokosölbehandlung waren bei Steve folgende Verbesserungen eingetreten: kein Zittern im Gesicht mehr und kaum noch Zittern in den Händen; sein Gang war wieder normal, er interessierte sich für Sport und konnte wieder laufen; zudem hatte er ein besseres Kurz- und Langzeitgedächtnis; nun konnte er wieder lesen, ohne dass die Wörter auf der Seite herumtanzten, und Aufgaben im Haushalt sowie im Garten fast ohne Anleitung und ohne sich ablenken zu lassen vollständig erledigen; seine Libido war stärker geworden; er zog sich die Socken und Schuhe paarweise an; außerdem konnte er die Zeit verfolgen und trug nach über 2 Jahren wieder eine Armbanduhr; zudem hatte er keine Depressionen mehr; seine Fähigkeit, Gespräche einzuleiten und fortzusetzen, hatte sich verbessert und er hatte seinen Humor wiedergewonnen.

»Ketone sind Superbenzin für das Gehirn.«
Dr. med. Richard Veech, *National Institutes of Health*

»Verwandte von Steve, die alle paar Monate mit ihm sprechen, sagen, dass sich seine Gesprächsfertigkeiten von Mal zu Mal verbessert haben«, erzählt Mary. »Sein Kurzzeitgedächtnis verbessert sich auch weiter. Oft verweist er auf Dinge, die sich Tage oder Wochen vorher ereignet haben, und gibt Telefongespräche mit zutreffenden Einzelheiten wieder. Er will jetzt aktiver sein, mehr Kontakt zu anderen haben und arbeitet zweimal in der Woche in dem Krankenhaus, in dem ich selbst arbeite; er hilft im Lager mit den Kartons und den Aufklebern und bringt zusammen mit jemand anderem Material auf die verschiedenen Stationen. Sein neuer Job gefällt ihm sehr gut und er mag die Leute, die er dort kennengelernt hat.«

Globale Verbreitung von Demenz

Bei einer von Wissenschaftlern von ADI (Alzheimer's Disease International, einem Non-Profit-Verband, zu dem sich über 70 Prozent der weltweiten Alzheimer-Organisationen zusammengeschlossen haben) durchgeführten Studie wurden die Prozentsätze der Menschen mit Demenz in verschiedenen Teilen der Welt ermittelt.

Nordamerika	6,4 %
Westeuropa	5,4 %
Lateinamerika	4,6 %
Australien/Neuseeland	4,3 %
Osteuropa	3,9 %
Nordafrika	3,6 %
Mittlerer Osten	3,6 %
Bevölkerungen, die Kokosnüsse essen:	
Indonesien, Thailand und Sri Lanka	2,7 %
Indien und Südasien	1,9 %

Die Länder in Südasien und Indien weisen die niedrigsten Demenzraten auf. Dort sind Kokosnüsse ein traditioneller Bestandteil der Ernährung, und viele Menschen essen sie noch immer häufig und verwenden beim Kochen Kokosöl. Könnte das einer der Gründe dafür sein, dass Demenz dort so selten vorkommt?

Quelle: Ferri, C. P., u. a., »Global prevalence of dementia: a Delphi consensus study.« *Lancet* 2005, 366:2112–2117.

Durch Steves frühen Erfolg inspiriert erhöhte Mary die Menge Kokosöl, die sie ihm gab, auf je 2 Esslöffel zum Frühstück und zum Abendessen. Später gab sie ihm sogar dreimal am Tag 2 Esslöffel. Sie hatte nämlich herausgefunden, dass die Ketone in Steves Blut, wenn sie ihm beim Frühstück 2 Esslöffel Kokosöl verabreichte, nach rund 3 Stunden einen Höchstwert erreichten und beim Abendessen fast verschwunden waren – dass ihre Wirkung also insgesamt etwa 8–10 Stunden anhielt.

Als Mary damit begann, Steve Kokosöl zu geben, wusste sie noch nicht, dass man auch reines MCT-Öl kaufen konnte. Später versuchte sie, das Kokosöl durch MCT-Öl zu ersetzen. Daraufhin erreichten die Ketone in Steves Blut bereits nach der Hälfte der Zeit (90 Minuten) ihren Höchstwert, waren aber schon nach 3 Stunden verschwunden. MCT-Öl erhöhte den Ketonspiegel also schneller als Kokosöl, doch Kokosöl hielt die Werte über viel längere Zeit aufrecht. Zudem verursachte zu viel MCT-Öl periodische Episoden von explosionsartigem Durchfall. Heute gibt Mary Steve bei jeder Mahlzeit 2 Esslöffel eines Gemischs aus Kokosöl und MCT-Öl. Auf diese Weise bleibt die Ketonkonzentration in seinem Blut den ganzen Tag über und auch im größten Teil der Nacht hoch.

Da diese Ernährungsform einen hohen Anteil an – insbesondere gesättigten – Fetten enthält, waren manche Menschen wegen der Auswirkungen auf ihren Cholesterinspiegel besorgt. Mary zufolge haben sich Steves Cholesterinwerte aber sogar verbessert. Sein HDL-Cholesterin (das »gute« Cholesterin) ist gestiegen, sein LDL-Cholesterin (das »schlechte«) hingegen gesunken.

Im März 2009 ließ die US-amerikanische Food and Drug Administration (FDA) das experimentelle Medikament AC-1202, das den Namen Axona bekommen hatte, als medizinischen Nährstoff für die Behandlung von Alzheimer zu. Mary sagt: »Wir benutzen Axona nicht. Schon bei nur einer Dosis am Tag kostet es 100 Dollar im Monat, und es ist rezeptpflichtig. Steve entwickelt sich ja mit dem, was wir jetzt machen, gut.« Die Hersteller von Axona sagen, sie würden nur eine Dosis pro Tag empfehlen, weil sie das bei ihren Studien so gemacht hätten. Es könnte aber auch daran liegen, dass Versuche mit der doppelten Dosis bei manchen Benutzern Verdauungsstörungen und Durchfall hervorriefen. Laut denjenigen, die Axona verwenden, hält die Wirkung nur ein paar Stunden an und sie müssen Kokosöl nehmen, um die Ketonkonzentration aufrechtzuerhalten. Wenn man über den Tag verteilt drei Dosen Axona nehmen würde, würde das im Monat 300 Dollar kosten, während man bei Kokosöl mit rund 10 Dollar im Monat hinkommt.

Kokosöl kann jedem Vorteile bringen, der an einer neurologischen Erkrankung leidet. Die von ihm erzeugten Ketone liefern dem Gehirn Energie und stimulieren dessen Heilung und Reparatur. Besonders wichtig ist Kokosöl für Patienten, die Medikamente nehmen. So werden die Symptome von Parkinson durch das Medikament L-Dopa zunächst abgeschwächt. Im Laufe der Zeit verliert L-Dopa jedoch an Wirkung, weil die dopaminergen Neuronen durch die ständigen Angriffe freier Radikale zerstört werden. Das Medikament führt sogar selbst zu einer Zunahme der freien Radikale, die das Fortschreiten der Krankheit letztlich beschleunigt. Ketone verringern die Entstehung freier Radikale.[21] Daher sollte jeder, der L-Dopa nimmt, auch Kokosöl konsumieren, um die starke Erzeugung freier Radikale, die die dopaminergen Neuronen schädigen, zu blockieren.

Dr. Mary Newport reist heute durchs ganze Land, um Steves Geschichte zu erzählen und zu weiteren Forschungen zur Verwendung von MCTs als therapeutische Hilfe bei der Behandlung von Alzheimer sowie Parkinson, Huntington, ALS, multipler Sklerose und anderen neurodegenerativen Erkrankungen anzuregen. Man kann ihre Website unter *www.coconutketones.com* besuchen. Inzwischen folgen viele Menschen mit neurodegenerativen Erkrankungen ihrem Beispiel und bauen Kokosöl in ihre Ernährung ein – mit guten Ergebnissen. Viele andere, die keine feststellbaren neurologischen Probleme haben, nehmen das Öl zur Vorbeugung.

14 · Die Wahrheit über die Fette

Fett ist gut für Sie!

Dem Volksglauben zufolge ist Fett ein hässliches Monster, das in unserer Nahrung nur darauf lauert, uns Schaden zuzufügen. Das stimmt aber nicht! Fett ist im Gegenteil ein wertvoller, sogar essenzieller Nährstoff. Einfach gesagt: Fett ist gut für uns! Es ernährt unseren Körper und kann dabei helfen, uns vor Krankheiten zu schützen.

Alle natürlichen Fette sind gut. Gute Fette können aber zu schlechten werden, wenn sie durch Oxidation verfälscht oder chemisch verändert werden. Manche Fette sind besonders gut für uns. Einige können wir in größeren Mengen konsumieren und gewisse nur im Gleichgewicht mit anderen. Diverse Fette, nämlich die verfälschten oder künstlich hergestellten, sollten wir überhaupt nicht essen. Aber wer kennt sich schon mit all den verschiedenen Fetten aus?

Unsere Ansichten im Hinblick auf die Fette in unserer Ernährung werden stark durch die Werbung beeinflusst und verzerrt. Wir bekommen zu hören, wir sollten unsere Fettaufnahme auf das nackte Minimum reduzieren, um überschüssige Pfunde loszuwerden und gesund zu bleiben. Zudem wird behauptet, einige Fette seien gut für uns, während andere als schlecht hingestellt werden. Die gesättigten Fette sind die Hauptzielscheibe der Kritik – sie tragen angeblich zu fast allen gesundheitlichen Problemen bei, mit denen die Menschheit geschlagen ist. Mehrfach ungesättigte Pflanzenöle, Margarine und Backfett werden dagegen als »gute« Fette gepriesen. In Wirklichkeit gehören die meisten gesättigten Fette, insbesondere Kokosöl, zu den gesündesten überhaupt. Dagegen sind viele mehrfach ungesättigte Fette so weit von ihrem natürlichen Zustand entfernt, dass sie eine ernste Bedrohung unserer Gesundheit darstellen.

Natürliche Fette, die möglichst wenig verarbeitet und verfälscht wurden, sind die gesündesten. Im Laufe unserer gesamten Geschichte haben Menschen aus allen Schichten natürliche Fette gegessen, ohne an den gesundheitlichen Problemen zu leiden, denen wir uns heute gewöhnlich gegenübersehen. Diese Fette sind nicht die Übeltäter!

In Wahrheit sind Fette lebenswichtige Nährstoffe, die unser Körper braucht, um eine gute Gesundheit zu erreichen und aufrechtzuerhalten. Wir brauchen Fett in unserer Nahrung! Fast alle Nahrungsmittel aus der Natur enthalten in gewissem Umfang Fett. Für eine gute Verdauung und Nährstoffaufnahme ist eine angemessene Menge Fett erforderlich.

Fette verlangsamen die Bewegung der Nahrung durch den Magen und den Verdauungsapparat, sodass sie länger Kontakt zu den Magensäuren und Verdauungsenzymen hat. Dadurch werden mehr Nährstoffe, insbesondere Mineralien, die normalerweise fest an andere Substanzen gebunden sind, aus der Nahrung freigesetzt und vom Körper aufgenommen. Eine fettarme Ernährung ist sogar schädlich, weil sie die vollständige Verdauung der Nahrung verhindert und die Absorption der Nährstoffe einschränkt, was Mineralstoffmangel fördert. Daher kommt es bei fettarmer Ernährung eher zu Osteoporose. Viele Menschen vermeiden Fett so weit wie möglich und setzen auf fettarme Nahrung, einschließlich fettfreier und fettarmer Milch, über die sie ihren Calciumbedarf decken wollen – aber durch den Verzehr von Milch mit reduziertem Fettgehalt wird das Calcium nicht effektiv absorbiert. Das könnte einer der Gründe dafür sein, dass manche Menschen, die viel Milch trinken und bergeweise Calciumergänzungsstoffe nehmen, trotzdem Osteoporose bekommen. Auch viele Gemüsearten sind gute Calciumquellen, doch wenn dieses Calcium uns nutzen soll, müssen wir das Gemüse mit Butter und Sahne oder zusammen mit anderen fetthaltigen Nahrungsmitteln zu uns nehmen.

Fett verbessert die Verfügbarkeit und Absorption nahezu aller Vitamine und Mineralien und ist für eine ausreichende Aufnahme fettlöslicher Nährstoffe in den Körper unentbehrlich. Zu den fettlöslichen Vitaminen gehören A, D, E und K, andere fettlösliche Nährstoffe sind α-Karotin, β-Karotin, Lycopin, Lutein und andere Karotinoide. Ohne diese Nährstoffe können wir keine gute Gesundheit erreichen.

Viele fettlösliche Vitamine fungieren als Antioxidantien, die uns vor Schäden durch freie Radikale schützen. Wenn wir die Fettmenge in unserer Nahrung reduzieren, beschränken wir die Menge der verfügbaren schützenden Antioxidantien. Fettarme Ernährung beschleunigt den Prozess der Degeneration und des Alterns. Das könnte eine Erklärung dafür sein, dass Menschen, die sich über längere Zeit extrem fettarm ernähren, oft blass und kränklich aussehen.

Karotinoide sind fettlösliche Nährstoffe, die in Obst und Gemüse enthalten sind. Am bekanntesten ist β-Karotin. Alle Karotinoide besitzen antioxidative Wirksamkeit. Zahlreiche Studien haben gezeigt, dass sie und andere fettlösliche Antioxidantien wie die Vitamine A und E uns vor degenerativen Erkrankungen schützen und die Funktion unseres Immunsystems unterstützen.

Gemüsearten wie Brokkoli und Mohrrüben enthalten zwar β-Karotin, doch wenn wir sie nicht zusammen mit Öl essen, wird unser Körper die in ihnen enthaltenen fettlöslichen Vitamine nur zum Teil nutzen können. Auch wenn Sie noch so viel Obst und Gemüse essen, die reich an Antioxidantien und anderen Nährstoffen sind, wird Ihr Körper nur einen kleinen Teil dieser lebenswichtigen Nährstoffe aufnehmen, wenn Sie sie nicht zusammen mit Fett essen. Vitamintabletten helfen da nicht viel, weil sie zur Erleichterung einer guten Absorption ebenfalls Fett benötigen. Daher kann eine fettarme Ernährung sogar schädlich sein.

Wie stark wirkt sich Fett auf die Absorption der Nährstoffe aus? Offenbar sehr stark. Bei einer Studie untersuchten Forscher von der Ohio State

University die Absorption der drei Karotinoide β-Karotin, Lycopin und Lutein bei Mahlzeiten, denen Avocados als Lieferanten von zusätzlichem Fett zugesetzt worden waren.

Elf Testpersonen bekamen fettfreie Salsa und Brot. An einem anderen Tag erhielten sie das gleiche Essen, aber die Salsa war durch Avocados ergänzt worden, was den Fettgehalt der Mahlzeit auf rund 37 Prozent der Kalorien schießen ließ. Bluttests ergaben, dass das β-Karotin dadurch um den Faktor 2,6 zunahm, das Lycopin sogar um den Faktor 4,4. Wenn man einer Mahlzeit ein wenig Fett zusetzt, kann man die Nährstoffaufnahme also mehr als verdoppeln, verdreifachen oder sogar vervierfachen.

Bei einem anderen Test bekamen die Teilnehmer Salat. Der erste bestand aus Römersalat, jungem Spinat, geraspelten Karotten und einem fettfreien Dressing, was zu einem Fettgehalt von rund 2 Prozent führte. Nach Zugabe von Avocados sprang der Fettgehalt auf 42 Prozent. Der stärker fetthaltige Salat ließ den Luteinspiegel um den Faktor 7 steigen, den β-Karotin-Spiegel unglaublicherweise sogar um den Faktor 18!

Bei einer ähnlichen Studie bekamen die Teilnehmer Salate mit Dressings, die einen unterschiedlichen Fettgehalt aufwiesen. Der Salat mit dem fettfreien Dressing führte nur zu einer unwesentlichen Karotinoidabsorption. Ein fettarmes Dressing verbesserte die Absorption etwas, ein Vollfett-Dressing aber ganz erheblich. Die Forscher erlebten gleich eine doppelte Überraschung: Sie staunten einerseits darüber, wie stark die Zugabe von Fett die Nährstoffaufnahme verbessert, andererseits darüber, wie wenig aufgenommen wird, wenn kein Fett vorhanden ist.

Wenn Sie die Nährstoffe in Tomaten, grünen Bohnen, Spinat und anderem Gemüse oder fettarmen Lebensmitteln voll ausschöpfen wollen, müssen Sie also etwas Fett hinzufügen. Wer Gemüse ohne zusätzliches Fett verzehrt, isst praktisch eine nährstoffarme Mahlzeit – Sie müssen Ihre Nahrung durch eine gute Fettquelle ergänzen!

Nathan Pritikin, ein selbst ernannter Ernährungswissenschaftler, wurde in den 1970er- und 1980er-Jahren als einer der führenden amerikanischen Befürworter einer fettarmen Ernährung als Mittel zum Erreichen optimaler Gesundheit bekannt. Zur Verbreitung seines Programms gründete er das Pritikin Longevity Center (*longevity* = »Langlebigkeit, langes Leben«).

Er war ein Fanatiker und behauptete, Kopfsalat und andere Gemüsearten würden genug Fett enthalten, um den Bedarf unseres Körpers zu decken. Bei seiner Ernährung war der Verzehr von Fett auf lediglich 10 Prozent der Gesamtkalorien begrenzt. Seine Anhänger nahmen tatsächlich ab, doch aufgrund des Fettmangels entwickelten sich bei ihnen auch gesundheitliche Probleme. Dr. Charles T. McGee beschreibt in seinem Buch *Heart Frauds* Patienten, die Pritikins fettarme Ernährung ausprobiert hatten. »Nach etwa 2 Jahren mit Pritikins Programm litten die Patienten unter einem Mangel an essenziellen Fettsäuren. Wenn sie in meine Praxis kamen, sahen sie hager aus; ihre Haut war trocken, schlaff, blass, grau und schuppig. Zum Glück trat diese Komplikation nur selten auf, da die meisten Menschen es schwierig finden, ihre Fettaufnahme bei 10 Prozent zu halten, ohne zu schummeln.«

Pritikin behauptete, die von ihm propagierte fettarme Ernährung würde die Gesundheit verbessern, Übergewicht beseitigen und degenerative Erkrankungen verhindern. Bei ihm selbst funktionierte das allerdings nicht. Er bekam Leukämie, versank in tiefen Depressionen und nahm sich das Leben. Depressionen und Selbstmorde sind bekannte Nebenwirkungen einer fettarmen Ernährung.[1–2] Selbst Ernährungen, bei denen 25 Prozent der Kalorien aus Fett bestehen dürfen (was ja mehr als das Doppelte des von Pritikin empfohlenen Fettanteils ist), können die geistige Gesundheit stark beeinträchtigen.[3] Gerade die Ernährung, die Pritikin als Mittel zum Erreichen von optimaler Gesundheit, einem langen Leben und viel Glück befürwortete, machte ihn verrückt und trieb ihn in den frühen Tod.

Auch Dr. Roy L. Walford, Medizinprofessor an der Medical School der UCLA, trat für eine fettarme Ernährung ein. Er galt weltweit als einer der führenden Fachleute für die Beschränkung der Kalorienzufuhr und damit einhergehender Langlebigkeit. Seit den 1930er-Jahren haben Forscher beobachtet, dass sich die Lebensspanne von Tieren durch eine Beschränkung der Kalorien in ihrem Futter um bis zu 50 Prozent verlängern lässt. Walford war der Ansicht, die menschliche Lebensspanne könne durch eine Ernährung mit eingeschränkter Kalorienzahl auf 120 Jahre ausgedehnt werden. Er schrieb mehrere Bücher zu diesem Thema, darunter *The 120 Year Diet*, (deutscher Titel: *Leben über 100*), *Maximum Life Span* und *The Anti-Aging*

Plan. Sein Programm beruhte auf dem Konzept der »Kalorienbeschränkung bei optimaler Ernährung«, das er »CRON« (*calorie restriction with optimal nutrition*) nannte. Er behauptete, dadurch ließen sich »die fundamentale Geschwindigkeit des Alterns beim Menschen senken, die Perioden der Jugend und des mittleren Alters stark verlängern, der Ausbruch von Krankheiten des späten Lebens wie Herzproblemen, Diabetes und Krebs hinausschieben und sogar die Anfälligkeit für Erkrankungen insgesamt in jedem Alter reduzieren«.

Der zentrale Aspekt seines Programms war die Beschränkung der verzehrten Kalorien. Da Fett mehr als doppelt so viele Kalorien enthält wie Kohlenhydrate und Proteine, strich er es fast vollständig aus der von ihm propagierten Ernährung. Walford begann selbst mit dieser Ernährung, als er Anfang 60 war, und erwartete tatsächlich, dass er mindestens 100 Jahre alt werden würde. Leider machte ihm das Leben einen Strich durch die Rechnung – er bekam amyotrophe Lateralsklerose (ALS) und starb im Alter von 79. Die durchschnittliche Lebensspanne männlicher weißer Amerikaner beträgt 78 Jahre.[4] Nahezu 20 Jahre mit einer fettarmen Ernährung und eingeschränkter Kalorienmenge hatten ihm also nur ein einziges zusätzliches Lebensjahr eingebracht! In seinen letzten Jahren hatte er zudem an einer schweren neurodegenerativen Krankheit gelitten – seine fettarme Ernährung hatte ihn also keineswegs vor degenerativen Erkrankungen geschützt, sondern seinen Tod verursacht.

Bei optimaler Ernährung kann eine Beschränkung der Kalorienmenge die Lebensspanne tatsächlich verlängern und die Alterungsprozesse hinausschieben. Das Problem bei Walfords Programm war, dass er nicht verstanden hatte, dass Fett ungemein wichtig und ein unverzichtbarer Bestandteil einer optimalen Ernährung ist. Studien haben gezeigt, dass die Sterberate bei Menschen, die sich fettarm ernähren, aufgrund von degenerativen Erkrankungen höher ist als bei der Aufnahme von mehr Fett.[5] Es ist bekannt, dass bei einer Ernährung, die reich an Kohlenhydraten, aber arm an Fetten ist, das ALS-Risiko steigt.[6]

Zu den klassischen Symptomen neurodegenerativer Erkrankungen gehören chronische Entzündungen. Da solche Entzündungen schädlich sind, sucht man nun aktiv nach Möglichkeiten, neuronale Entzündungen zu reduzieren. Entzündungshemmende Medikamente haben sich leider größtenteils als unwirksam erwiesen – manche beschleunigen die Neurodegeneration sogar. Die Forscher suchen weiter nach neuen Medikamenten, doch es gibt bereits eine Lösung, die gar keine Medikamente erfordert: Entzündungen lassen sich durch eine geeignete Ernährung bekämpfen. Bei einer Studie an der University of Connecticut stellten Wissenschaftler fest, dass eine kohlenhydratarme, aber fettreiche Ernährung sich wunderbar dazu eignet, Entzündungen zu reduzieren, die aus dem Ruder gelaufen sind. Sie konnten zeigen, dass eine Ernährung mit hohem Fettgehalt (59 Prozent der Kalorien in Form von Fett) Entzündungen stark *reduziert* und viel wirkungsvoller ist als eine fettarme Ernährung (mit 24 Prozent Fett).[7]

In den verschiedenen Regionen der Welt werden ganz unterschiedliche Fettmengen konsumiert. Manche Menschen essen sehr viel Fett, andere relativ wenig. Historisch betrachtet entfielen bei vielen traditionellen Ernährungsformen 60–90 Prozent der Gesamtkalorien auf Fett (und dabei handelte es sich zu einem großen Teil um gesättigte Fette). Die Bewohner mancher Pazifikinseln bezogen bis zu 60 Prozent ihrer Kalorien aus Fetten, die zu 50 Prozent gesättigt waren und vor allem von der Kokosnuss stammten.[8] Obwohl diese Menschen große Mengen Fett zu sich nahmen, kannten sie Erkrankungen wie Herzkrankheiten, Diabetes und Alzheimer überhaupt nicht. Bei relativ isolierten Populationen, die immer noch natürliche Fette verzehren, treten Alzheimer und andere in der modernen Gesellschaft verbreitete degenerative Krankheiten nicht auf.[9–10]

Schnellkurs in Fetten und Ölen

Fettsäuren und Triglyceride

Zwischen den Begriffen »Fett« und »Öl« wird oft gar nicht unterschieden. Es gibt auch keinen wirklichen Unterschied, doch man geht in der Regel davon aus, dass Fette bei Zimmertemperatur fest sind, Öle hingegen flüssig. So würde man Schweineschmalz als Fett bezeichnen, flüssiges Maisöl hingegen als Öl.

Sowohl Fette als auch Öle bestehen aus Fettmolekülen, die als Fettsäuren bezeichnet werden. Dabei unterscheidet man drei Typen: gesättigte, einfach ungesättigte und mehrfach ungesättigte Fettsäuren. Diese Begriffe hört man ja ständig, aber wieso sind manche Fette ungesättigt? Und womit sind die gesättigten Fette gesättigt?

Fettsäuren bestehen fast ausschließlich aus zwei Elementen, nämlich Kohlenstoff (C) und Wasserstoff (H). Die Kohlenstoffatome sind wie die Glieder langer Ketten aneinandergereiht. An den Kohlenstoffatomen befinden sich fast immer je zwei Wasserstoffmoleküle. Bei gesättigten Fettsäuren ist *jedes* Kohlenstoffatom mit einem Paar von Wasserstoffatomen verbunden (siehe die Abbildung). Die Kohlenstoffatome sind also an so viele Wasserstoffatome wie möglich gebunden – anders ausgedrückt: Sie sind mit ihnen *gesättigt. Alle* Wasserstoffatome sind paarweise vorhanden. Wenn ein Paar von Wasserstoffatomen fehlt, liegt eine einfach ungesättigte Fettsäure vor; »einfach« bedeutet hier also, dass nur ein Paar von Wasserstoffatomen fehlt, »ungesättigt«, dass die betreffende Fettsäure nicht vollständig mit Wasserstoffatomen gesättigt ist. Wenn zwei, drei oder noch mehr Paare von Wasserstoffatomen fehlen, handelt es sich um eine mehrfach ungesättigte Fettsäure.

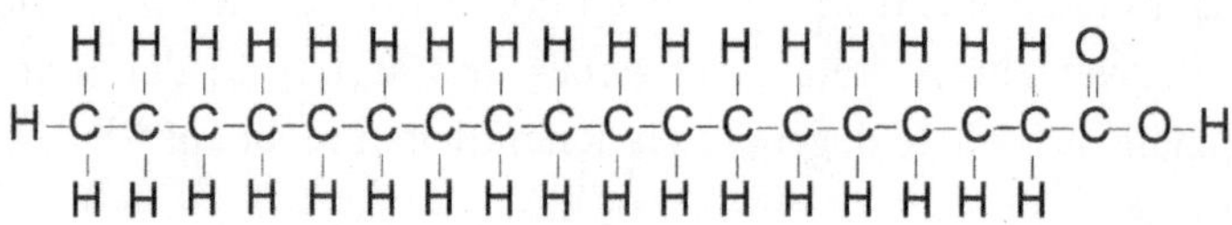

Gesättigte Fettsäure mit 18 Kohlenstoffatomen in der Kette.

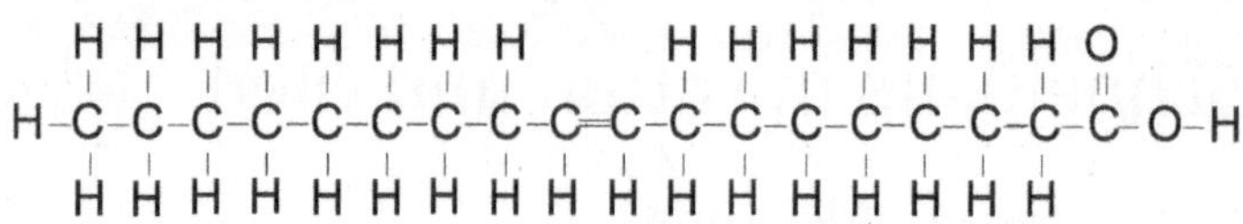

Einfach ungesättigte Fettsäure mit 18 Kohlenstoffatomen in der Kette.

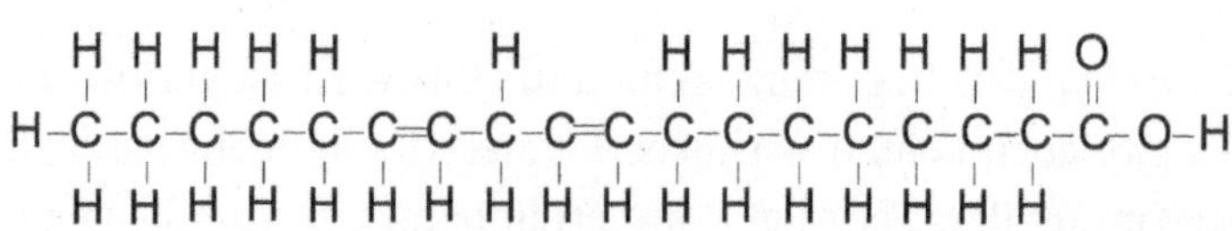

Mehrfach ungesättigte Fettsäure mit 18 Kohlenstoffatomen in der Kette.

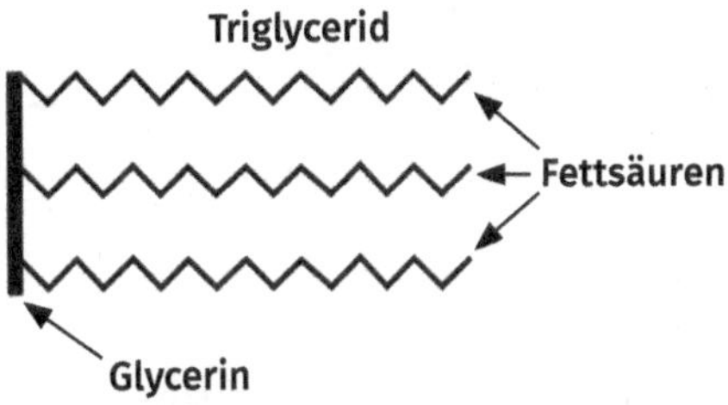

Die Fettsäuren in dem Öl, das Sie sich abends auf Ihren Salat gießen, und in dem Fleisch und Gemüse, das Sie essen – sogar das Fett in Ihrem Körper! –, haben die Form von *Triglyceriden.* Triglyceride sind nichts anderes als jeweils drei Fettsäuren, die über ein Glycerinmolekül miteinander verbunden sind. Es gibt also gesättigte, einfach ungesättigte und mehrfach ungesättigte Triglyceride.

Alle tierischen Fette und alle Pflanzenöle bestehen aus einem Gemisch von gesättigten, einfach ungesättigten und mehrfach ungesättigten Triglyceriden. Wer sagt, ein bestimmtes Öl sei gesättigt oder ungesättigt, vereinfacht also viel zu stark. Kein Öl ist rein gesättigt oder mehrfach ungesättigt. Olivenöl wird häufig als »einfach ungesättigtes« Öl bezeichnet, da es überwiegend einfach ungesättigt ist, doch es enthält wie alle Pflanzenöle auch mehrfach ungesättigte und gesättigte Fettsäuren.

Tierische Fette enthalten generell den höchsten Anteil an gesättigten Fettsäuren, Pflanzenöle hingegen den höchsten Anteil an mehrfach ungesättigten. Palmöl und Kokosöl sind Ausnahmen, denn obwohl sie Pflanzenöle sind, enthalten sie einen hohen Anteil an gesättigten Fetten.

Triglyceride mit mittlerer Kettenlänge

Bei den Fettsäuren kann man je nach Länge ihrer Kohlenstoffketten drei große Kategorien unterscheiden: langkettige (13–22 Kohlenstoffatome), mittelkettige (6–12 Kohlenstoffatome) und kurzkettige (3–5 Kohlenstoffatome). Wenn ein Triglycerid aus drei Fettsäuren mit mittlerer Kettenlänge besteht, wird es als *medium chain triglyceride* (MCT, Triglycerid mit mittlerer Kettenlänge) bezeichnet; Entsprechendes gilt für langkettige (LCTs) und kurzkettige (SCTs) Triglyceride.

In unserer Nahrung sind die LCTs mit weitem Abstand am häufigsten vertreten, auf sie entfallen 97 Prozent der Triglyceride. Die restlichen 3 Prozent bestehen überwiegend aus MCTs, während SCTs sehr selten sind. Fettsäuren mit bis zu 12 Kohlenstoffatomen werden anders verstoffwechselt als die mit 14 oder mehr. Viele der mittel- und kurzkettigen Triglyceride werden unabhängig von der Kohlenhydrat- oder Glukosemenge im Essen in Ketonkörper umgewandelt. LCTs hingegen werden nur in Phasen starker Glukosebeschränkung in Ketonkörper umgewandelt, beispielsweise, wenn wir fasten oder uns ketogen ernähren.

Langkettiges Triglycerid

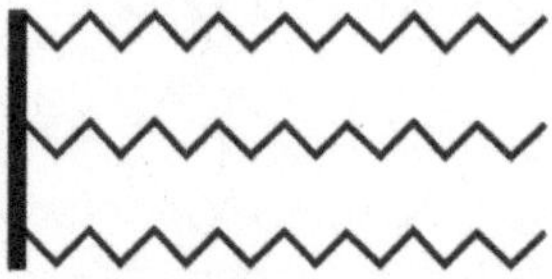

Mittelkettiges Triglycerid

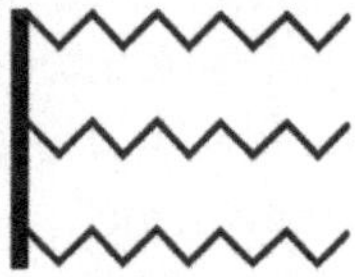

Die meisten Fette und Öle bestehen zu 100 Prozent aus LCTs. MCTs sind nur in sehr wenigen Nahrungsquellen enthalten. Die bei Weitem reichhaltigste natürliche Quelle von MCTs ist Kokosöl, das zu 63 Prozent aus mittelkettigen Triglyceriden besteht. Danach folgt Palmkernöl mit 53 Prozent MCTs. Butter kommt mit großem Abstand an dritter Stelle, sie enthält nur 12 Prozent mittel- und kurzkettige Fettsäuren. Auch die Milch aller Säugetiere enthält MCTs, menschliche Milch in größerer Menge als die Milch von Kühen, Ziegen und anderen Tieren. Die Ketone, die aus MCTs gebildet werden, sind für die Entwicklung des Gehirns bei Babys ganz wesentlich, sie decken seinen Energiebedarf zu 25 Prozent. Da das menschliche Gehirn im Verhältnis zum übrigen Körper größer ist als bei Tieren, ist der Bedarf an MCTs beim Menschen viel größer.

Mehrfach ungesättigte Fette

Die essenziellen Fettsäuren

Mehrfach ungesättigte Fette kommen vor allem in Pflanzen vor. Pflanzenöle wie Soja-, Saflor-, Baumwollsamen-, Mais- und Leinöl bestehen überwiegend aus mehrfach ungesättigten Fettsäuren und werden daher gemeinhin als mehrfach ungesättigte Öle bezeichnet.

Fettsäuren in unserer Nahrung, die für unsere Gesundheit wichtig sind

- **Gesättigt**
  - LCFAs
    - Myristinsäure (14)
    - Palmitinsäure (16)
    - Stearinsäure (18)
    - Arachinsäure (20)
  - MCFAs
    - Capronsäure (6)
    - Caprylsäure (8)
    - Caprinsäure (10)
    - Laurinsäure (12)
- **Einfach ungesättigt**
  - Palmitoleinsäure (16)
  - Ölsäure (18)
- **Mehrfach ungesättigt**
  - Omega-6
    - Linolsäure (18)
    - Arachidonsäure (20)
  - Omega-3
    - α-Linolensäure (18)
    - Eicosapentaensäure (20)
    - Docosahexaensäure (22)

Die in Klammern gesetzten Ziffern geben die Zahl der Kohlenstoffatome in der jeweiligen Fettsäure an. Alle mittelkettigen Fettsäuren, die für die menschliche Gesundheit wichtig sind, sind gesättigt. LCFAs = langkettige Fettsäuren; MCFAs = mittelkettige Fettsäuren.

Manche Fettsäuren werden als *essenziell* bezeichnet. Das bedeutet, dass unser Körper sie nicht aus anderen Nährstoffen herstellen kann und wir sie deshalb mit unserer Nahrung aufnehmen müssen, um eine gute Gesundheit zu erreichen und aufrechtzuerhalten. Gesättigte und einfach ungesättigte Fettsäuren kann unser Körper aus der Nahrung herstellen, mehrfach ungesättigte Fettsäuren aber nicht, sodass wir sie ihm mit der Nahrung zuführen müssen.

Die Bezeichnungen gesättigte, einfach ungesättigte und mehrfach ungesättigte Fettsäuren beziehen sich nicht einfach auf drei Typen von Fettsäuren, sondern auf drei Familien von jeweils vielen verschiedenen Fettsäuren. Zwei Familien der mehrfach ungesättigten Fettsäuren sind für die menschliche Gesundheit besonders wichtig: die mehrfach ungesättigten Omega-6- und Omega-3-Fettsäuren. Es gibt eine ganze Reihe dieser Fettsäuren, doch zwei werden als essenziell betrachtet, weil unser Körper sie benutzen kann, um alle anderen herzustellen: Linolsäure und α–Linolensäure. Diese beiden sind die essenziellen Fettsäuren (EFAs, *essential fatty acids*), von denen Ernährungswissenschaftler oft sprechen. Linolsäure gehört zur Omega-6-Familie, α-Linolensäure zur Omega-3-Familie.

Theoretisch sieht es so aus: Wenn wir genug Linolsäure zu uns nehmen, kann unser Körper daraus alle anderen Omega-6-Fettsäuren herstellen, die er braucht; wenn wir genug Nahrungsmittel zu uns nehmen, die viel α-Linolensäure beinhalten, kann unser Körper daraus alle anderen Omega-3-Fettsäuren herstellen, die er benötigt.

Ernährungswissenschaftliche Studien haben ergeben, dass rund 3 Prozent unserer Gesamtkalorien aus EFAs stammen müssen. Bei einer typischen Ernährung mit 2000 Kalorien entspricht das etwa 7 Gramm, was ja nicht besonders viel ist. Da ein Teelöffel 5 Gramm fasst, decken schon anderthalb Teelöffel oder ein halber Esslöffel EFAs unseren täglichen Mindestbedarf.

Da diese Fettsäuren als essenziell gelten, glauben die Leute oft, sie hätten besondere gesundheitsfördernde Eigenschaften und wir sollten möglichst viel davon essen. Das stimmt aber nicht unbedingt. Wir brauchen diese Fettsäuren zwar in unserer Ernährung, doch in zu großen Mengen können sie schädlich sein. Forscher haben festgestellt, dass der Verzehr mehrfach ungesättigter Öle – vor allem vom Typ Omega-6 – schon Blutkrankheiten, Krebs, Leberschäden und Vitaminmangel hervorrufen kann, wenn ihre Menge 10 Prozent der Gesamtkalorien übersteigt.[11]

Die Lipidperoxidation

Dass mehrfach ungesättigte Fettsäuren gesundheitliche Probleme verursachen können, liegt nicht zuletzt daran, dass sie sehr anfällig für die Oxidation sind. Wenn solche Fette oxidieren, werden sie aber toxisch. Oxidierte Fette sind ranzige Fette – und freie Radikale sind ein Oxidationsprodukt.

Wenn Sauerstoff auf die normale Weise mit einer Verbindung reagiert, »oxidiert« sie. Mehrfach ungesättigte Fette oxidieren leicht durch einen

Prozess, der als Lipidperoxidation bezeichnet wird. »Lipide« werden in der Biochemie Fette und Öle genannt, »Peroxidation« ist ein Oxidationsprozess, bei dem ungesättigte Fette freie Peroxidradikale erzeugen.

Werden mehrfach ungesättigte Öle Hitze, Licht oder Sauerstoff ausgesetzt, oxidieren sie spontan und es kommt zur Bildung schädlicher freier Radikale. Freie Radikale können ungesättigte Fette und Proteine angreifen, die dann ihrerseits oxidieren und mehr freie Radikale erzeugen. Es handelt sich also um eine Kettenreaktion.

Flüssige Pflanzenöle können trügerisch sein, weil sie selbst dann noch harmlos aussehen und schmecken, wenn sie ranzig geworden sind. Das Öl kann dann so frisch aussehen wie an dem Tag, an dem Sie es gekauft haben, und riecht vielleicht auch gar nicht schlecht, obwohl es in ihm von freien Radikalen wimmelt.

Wenn Öl aus Samen extrahiert wird, wird der Oxidationsprozess in Gang gesetzt. Je stärker das Öl Hitze, Licht oder Sauerstoff ausgesetzt ist, desto stärker oxidiert es. Nach seiner Verarbeitung und der Abfüllung in Flaschen ist es bereits in gewissem Ausmaß oxidiert. Und im Lager, auf dem Lastwagen, im Supermarkt und im Küchenschrank oxidiert es weiter. Wenn Sie Pflanzenöl im Geschäft kaufen, ist es schon ein Stück weit ranzig. Bei einer Studie wurden verschiedene Öle aus einem örtlichen Supermarkt auf den Oxidationsgrad der mehrfach ungesättigten Fettsäuren getestet.[12] Die Forscher stellten fest, dass alle untersuchten Proben bereits Oxidationsprodukte enthielten. Wenn Sie solche Öle zum Kochen verwenden, wird die Oxidation stark beschleunigt. Deshalb sollten Sie Lebensmittel nie mit mehrfach ungesättigten Ölen kochen oder braten.

Auch in unserem Körper kommt es zur Oxidation. Unsere einzige Verteidigung gegen freie Radikale sind Antioxidantien, da sie die Kettenreaktion stoppen, bei der neue freie Radikale entstehen. Wenn wir zu viel verarbeitetes Pflanzenöl verzehren, verbrauchen die von ihm erzeugten freien Radikale antioxidative Nährstoffe wie die Vitamine A, C und E sowie Zink und Selen und es kann zu Nährstoffmangel kommen.

In größeren oder kleineren Mengen finden sich mehrfach ungesättigte Fettsäuren in allen unseren Zellen. Eine mehrfach ungesättigte Fettsäure in einer Zellmembran, die von einem freien Radikal angegriffen wird, oxidiert und wird selbst zu einem freien Radikal, das dann ein benachbartes mehrfach ungesättigtes Molekül, wahrscheinlich in derselben Zelle, angreift. Die schädliche Kettenreaktion geht weiter, bis die Zelle stark beschädigt ist oder völlig zerstört wurde. In unserem Körper laufen Tag für Tag Reaktionen freier Radikale ab, und das fordert irgendwann seinen Tribut.

Mehrere Studien haben gezeigt, dass zwischen dem Verzehr verarbeiteter Pflanzenöle und Schäden am Zentralnervensystem ein Zusammenhang besteht. So wurden bei einer Studie die Auswirkungen von Ölen im Futter auf die geistigen Fähigkeiten von Ratten anhand einer Analyse ihrer Lernfähigkeit im Labyrinth ermittelt. Dabei wurden dem Futter der Ratten verschiedene Öle zugesetzt. Die Untersuchung begann erst, als die Ratten erheblich älter geworden waren, sodass genug Zeit vergangen war, um die Auswirkungen der Öle messbar zu machen. Die Ratten wurden darauf getestet, wie viele Fehler sie im Labyrinth machten. Dabei schnitten die Ratten am besten ab und behielten ihre geistigen Fähigkeiten am längsten, an die gesättigte Fette verfüttert worden waren. Die Ratten, die mehrfach ungesättigte Öle bekommen hatten, verloren ihre geistigen Fähigkeiten am schnellsten.[13]

Die altersbedingte Makuladegeneration ist in den USA, in Kanada, Australien und den meisten anderen Industriestaaten die häufigste Ursache von Erblindung. Die Zahl der Fälle ist in den letzten 30 Jahren in die Höhe geschossen. Mehrere Studien haben gezeigt, dass das vor allem auf den zunehmenden Verzehr ungesättigter Pflanzenöle zurückzuführen ist.[14–16]

Im Gegensatz dazu sind gesättigte Fette sehr widerstandsfähig gegen Oxidation. Sie bilden keine schädlichen freien Radikale, sondern wirken sogar eher wie schützende Antioxidantien, da sie die Oxidation und die Entstehung freier Radikale verhindern. Durch eine Ernährung, die reich an schützenden gesättigten Fetten ist, kann man also dazu beitragen, der Lipidperoxidation weitgehend vorzubeugen.

Mehrfach ungesättigte Fettsäuren oxidieren sehr leicht, während gesättigte Fettsäuren der Oxidation gegenüber sehr widerstandsfähig sind. Die einfach ungesättigten Fettsäuren liegen irgendwo dazwischen – sie sind stabiler als die mehrfach ungesättigten, aber nicht so stabil wie die gesättigten.

Wer die mehrfach ungesättigten Fette in seiner Nahrung durch gesättigte und einfach ungesättigte ersetzt, kann dazu beitragen, die mit freien Radikalen verbundenen Risiken zu senken. Durch eine Ernährung, die reich an antioxidativen Nährstoffen wie Vitamin E und β-Karotin ist, können Sie die mehrfach ungesättigten Fettsäuren in Ihrem Körper zudem besser vor der Oxidation schützen.

Durch Hitze beschädigte Pflanzenöle

Die meisten Köche empfehlen, zum Kochen und für die Zubereitung von Essen mehrfach ungesättigte Pflanzenöle zu verwenden – sie seien eine »gesunde« Alternative zu den gesättigten Fetten. In Wahrheit bilden gerade diese ungesättigten Pflanzenöle beim Erhitzen eine Vielzahl toxischer Verbindungen, die viel gesundheitsschädlicher sind, als gesättigtes Fett es je sein könnte. Mehrfach ungesättigte Pflanzenöle sind zum Kochen am wenigsten geeignet.[17]

Werden Pflanzenöle erhitzt, so werden die in ihnen enthaltenen instabilen mehrfach ungesättigten Fettsäuren leicht in schädliche Verbindungen umgewandelt; besonders heimtückisch ist 4-HNE, trans-4-Hydroxy-2-Nonenal. Wenn Sie mit mehrfach ungesättigten Ölen kochen oder braten, wimmelt es in Ihrer Nahrung von diesen toxischen Stoffen.

Bereits durch Erhitzen auf niedrige Temperaturen wird die empfindliche chemische Struktur mehrfach ungesättigter Fettsäuren beschädigt. Wenn man Nahrungsmittel bei hohen Temperaturen kocht, werden die Oxidation und die schädlichen chemischen Reaktionen noch beschleunigt. Zahlreiche Studien, die zum Teil bereits in den 1930er-Jahren veröffentlicht wurden, berichten von den toxischen Auswirkungen, die mit dem Verzehr erhitzter Pflanzenöle verbunden sind.[12]

In den letzten 30 Jahren wurde bei einer wachsenden Zahl von Studien festgestellt, dass zwischen 4-HNE und einem erhöhten Risiko für Herzkrankheiten, Schlaganfälle, Parkinson, Alzheimer, Chorea Huntington, Leberprobleme, Osteoarthritis und Krebs ein Zusammenhang besteht. Jedes

Mal, wenn Sie ungesättigte Pflanzenöle zum Kochen oder Backen verwenden, erzeugen Sie 4-HNE.

Eines der mit 4-HNE in erhitzten Pflanzenölen verbundenen gesundheitlichen Probleme ist die koronare Herzkrankheit. Das wird die meisten Leute überraschen, denn mehrfach ungesättigte Pflanzenöle gelten ja als herzfreundlich. Neuere Studien zeigen jedoch, dass zwischen 4-HNE und der koronaren Herzkrankheit ein eindeutiger Zusammenhang besteht.[18-20] Außerdem konnte nachgewiesen werden, dass der Gehalt an 4-HNE in den erkrankten Hirnregionen von Alzheimer-Patienten hoch ist.[21-22]

Studien haben auch gezeigt, dass eine Ernährung, die wärmebehandelte flüssige Pflanzenöle enthält, zu mehr Atherosklerose führt.[23] Alle ungesättigten Pflanzenöle können toxisch werden, wenn man sie erhitzt. Und schon eine kleine Menge – insbesondere, wenn sie im Laufe der Zeit häufig verzehrt wird – wird Ihre Gesundheit beeinträchtigen. Man hat festgestellt, dass oxidierte Öle bei Tieren zu Schäden an den Gefäßwänden führen und zahlreiche Organläsionen erzeugen.

Die für Schäden durch Erhitzen anfälligsten Öle sind die mit dem höchsten Gehalt an mehrfach ungesättigten Fettsäuren. Einfach ungesättigte Fettsäuren sind zwar chemisch stabiler und können höheren Temperaturen widerstehen, doch auch sie können oxidieren und toxische Nebenprodukte bilden, wenn sie auf hohe Temperaturen erhitzt werden. Dagegen sind gesättigte Fettsäuren sehr widerstandsfähig gegen Hitze und können relativ hohen Temperaturen standhalten, ohne dass es zur Oxidation kommt. Beim alltäglichen Kochen und Backen sollte man daher gesättigte Fette verwenden.

Ich habe ja gesagt, dass wir in unserer Nahrung eine gewisse Menge mehrfach ungesättigter Fettsäuren brauchen. Wenn nun aber alle kommerziellen mehrfach ungesättigten Pflanzenöle schon in einem gewissen Umfang ranzig sind, bevor wir sie überhaupt kaufen, und wenn sie für die Gesundheit noch schädlicher werden, wenn sie zum Kochen verwendet werden – wie können wir dann unseren täglichen Bedarf an essenziellen Fettsäuren decken? Die Antwort lautet schlicht: Wir können uns die essenziellen Fettsäuren, die wir brauchen, auf die gleiche Weise beschaffen wie unsere Vorfahren, nämlich über unsere Nahrung! Es ist nicht nötig, dass wir verarbeitete Pflanzenöle essen. Wir müssen nur zu frischen Produkten greifen, denn solange die essenziellen Fettsäuren sich noch in ihren ursprünglichen Zellen befinden, sind sie vor den schädlichen Auswirkungen von Sauerstoff geschützt und natürlich vorkommende Antioxidantien sorgen dafür, dass sie frisch bleiben.

Die essenziellen mehrfach ungesättigten Omega-6-Fettsäuren sind in fast allen pflanzlichen und tierischen Nahrungsmitteln enthalten – in Fleisch, Eiern, Nüssen, Getreide, Hülsenfrüchten und Gemüse. Unsere Nahrung ist so reich an ihnen, dass es kaum zu einem Mangel kommen kann. Die mehrfach ungesättigten Omega-3-Fettsäuren sind zwar nicht so stark vertreten, aber in Samen, grünem Blattgemüse, Algen, Eiern, Fisch und Schalentieren zu finden. Sie können sich alle Omega-3-Fettsäuren besorgen, die Sie brauchen, wenn Sie darauf achten, dass auf Ihrer wöchentlichen Speisekarte Fisch, Eier und grünes Blattgemüse stehen. Auch Rindfleisch aus Grasfütterung und Wild liefern Omega-3-Fettsäuren. Rinder, die Gras – das reich an Omega-3-Fettsäuren ist – zu fressen bekommen, bauen diese Fette in ihre Gewebe ein. Rindfleisch aus Getreidefütterung ist hingegen eine schlechte Quelle dieser Fettsäuren.

Gehärtete Pflanzenöle

Viele verpackte Lebensmittel werden unter Verwendung gehärteter oder teilgehärteter Pflanzenöle hergestellt. Diese Öle gehören zu den gesundheitsschädlichsten Fetten überhaupt – sie sind mindestens genauso schlecht wie oxidierte mehrfach ungesättigte Fette.

Gehärtete Öle werden hergestellt, indem flüssiges Pflanzenöl in Anwesenheit eines metallischen Katalysators mit Wasserstoffatomen bombardiert wird. Bei diesem Prozess werden die mehrfach ungesättigten Pflanzenöle mit Wasserstoff gesättigt und das flüssige Öl wird in ein härteres oder festes umgewandelt. Dabei entsteht jedoch ein neuer Typ von Fettsäuren: *Transfettsäuren*. Diese Substanzen, die unser Körper nicht kennt, können die verschiedensten Probleme verursachen.

Dr. Walter Willett, Professor für Epidemiologie und Ernährungswissenschaft an der Harvard School of Public Health, sagt: »Sie sind wahrscheinlich die toxischsten Fette, die wir kennen.«[24] Studien zeigen, dass Transfettsäuren zu Atherosklerose und Herzkrankheiten beitragen können. Sie erhöhen den Spiegel des »schlechten« Blutcholesterins (LDL) und senken den des »guten« (HDL) – und beides sind unerwünschte Veränderungen.[25] Heute gehen die Forscher davon aus, dass die Transfettsäuren das Risiko für kardiovaskuläre Krankheiten stärker beeinflussen als alle anderen Fette in unserer Nahrung.[26]

Transfettsäuren schädigen aber nicht nur unsere kardiovaskuläre Gesundheit. Sie sind mit einer ganzen Reihe von negativen Auswirkungen in Zusammenhang gebracht worden, beispielsweise mit Krebs, multipler Sklerose, Divertikulitis, Diabetes und anderen degenerativen Erkrankungen.[27] Die Transfettsäuren stören die Kommunikation im Gehirn. Studien zufolge werden die Transfettsäuren, die wir zu uns nehmen, in die Membranen der Hirnzellen eingebaut, ebenfalls in die Myelinscheiden, die die Neuronen isolieren. Sie verändern die elektrische Aktivität der Hirnzellen und führen so zur Degeneration der Zellen und zu schlechteren geistigen Leistungen.[28]

Unter dem Druck zahlreicher Gesundheitsorganisationen und der Öffentlichkeit sah das US-amerikanische Institute of Medicine 3 Jahre lang alle veröffentlichten Studien zu den Transfettsäuren durch. Dann gab es eine Erklärung heraus, in der es hieß, nicht einmal der Verzehr kleinster Mengen sei unschädlich. Es überraschte alle, dass das Institute of Medicine keine Empfehlung dazu abgab, bis zu welchem Prozentsatz Transfette ohne Gefahr konsumiert werden könnten (was es bei Nahrungsmittelzusatzstoffen oft macht), sondern schlicht sagte, Transfette seien in *keiner* Menge ungefährlich. Abgepackte Lebensmittel, die gehärtete Öle, Margarine oder Backfett enthalten, sollten Sie also gar nicht erst in die Hand nehmen. In Restaurants sollten Sie sich erkundigen, mit welchem Öltyp dort gekocht und gebraten wird. Falls die Antwort »mit Pflanzenöl« lautet, handelt es sich fast mit Sicherheit um gehärtete Pflanzenöle, denen Sie natürlich aus dem Weg gehen sollten. Es dürfte sich um gehärtete Pflanzenöle handeln, weil sich ungehärtete zu schnell zersetzen und ranzig werden. Restaurants wollen ihre Öle aus Kostengründen so lange wie möglich verwenden, und die Haltbarkeitsdauer von ungehärteten Pflanzenölen ist ihnen zu kurz.

Die Lebensmittel, die Sie in Restaurants oder Geschäften kaufen, werden zu einem großen Teil mit gehärtetem Öl zubereitet oder gekocht. Für Gebratenes, das dort angeboten wird, werden gewöhnlich gehärtete Öle verwendet, weil es dann knuspriger wird und sich länger hält. Auch viele verarbeitete Tiefkühlprodukte werden mit gehärteten Ölen zubereitet oder gekocht. Gehärtete Öle werden bei der Herstellung von Pommes frites, Keksen, Gebäck, Crackern, Chips, Tiefkühltorten, Pizzen, Erdnussbutter, Tortenguss und Speiseeis (insbesondere Softeis) verwendet.

Gesättigte Fettsäuren

Gesättigte Fette sind lebenswichtige Nährstoffe

In der ganzen Geschichte der Menschheit ist wohl kein Nahrungsbestandteil so falsch verstanden und so sehr verleumdet worden wie gesättigtes Fett. Man hat es für so ziemlich alle Probleme der modernen Zivilisation verantwortlich gemacht. Wenn es wirklich so gefährlich ist, wie behauptet wird, ist es ein wahres Wunder, dass unsere Vorfahren Tausende von Jahren überleben konnten, obwohl in ihrer Nahrung gesättigte Fette vorherrschten. In unserer gesamten Geschichte waren tierische Fette, Palm- und Kokosöl die am häufigsten verwendeten Fette. Diese Fette kann man nämlich mit ganz einfachen Werkzeugen herstellen. Da die Extraktion von Pflanzenölen aus Sojabohnen, Baumwoll-, Saflor- und anderen Samen sehr schwierig ist, wurden mehrfach ungesättigte Pflanzenöle bis zur Erfindung der hydraulischen Presse im 19. Jahrhundert nur wenig benutzt. Und solange die Menschen überwiegend gesättigte Fette aßen, waren die sogenannten modernen Zivilisationskrankheiten wie koronare Herzkrankheit und Diabetes interessanterweise selten. Erst seit wir die gesättigten Fette durch ungesättigte Öle ersetzt haben, sind diese Krankheiten wie eine biblische Plage über uns gekommen. Historisch betrachtet ist leicht zu erkennen, dass die gesättigten Fette nicht die Verursacher dieser Krankheiten sein können.

In Wirklichkeit sind die gesättigten Fette lebenswichtige Nährstoffe. Ja – gesättigtes Fett ist ein Nährstoff, *kein* Gift! Unser Körper braucht es, um eine gute Gesundheit zu erlangen und aufrechtzuerhalten. Die gesättigten Fettsäuren dienen ihm als wichtige Energiequelle und unterstützen ihn bei der Aufnahme von Vitaminen und Mineralien. Als Bestandteil unserer Nahrung wird dieser durch Fett Geschmack, Konsistenz und Stabilität verliehen, und es hilft uns dabei, uns satt zu fühlen. Die Gewebe in unserem Körper brauchen gesättigte Fette, um richtig wachsen, Schäden reparieren und gesund bleiben zu können. Sie sind unverzichtbar für eine gute Lungenfunktion, sind die bevorzugte Energiequelle des Herzmuskels und helfen dabei, die ungesättigten Fettsäuren in unserem Körper vor den freien Radikalen zu schützen.

Wir hören viel darüber, wie wichtig die essenziellen Fettsäuren für uns sind. Da man sie als essenziell bezeichnet, halten viele von uns sie für die wichtigsten Fette. Doch das ist ein Irrtum – in Wirklichkeit sind sie die *unwichtigsten*! Auch wenn Sie es vielleicht nicht glauben, sind die gesättigten Fette für unsere Gesundheit viel wichtiger als die EFAs. Das möchte ich Ihnen jetzt erklären.

Die gesättigten Fette sind für unsere Gesundheit so wichtig, dass unser Körper dazu programmiert worden ist, sie aus anderen Nährstoffen herzustellen. Dass wir sie in ausreichenden Mengen bekommen, wird nicht dem Zufall überlassen. Die Folgen eines Mangels an gesättigten Fetten sind so schwerwiegend, dass unser Körper sie selbst produzieren kann.

Die mehrfach ungesättigten Fettsäuren (EFAs) hingegen sind für unsere Gesundheit längst nicht so wichtig. Daher hat unser Körper keine Möglichkeit entwickelt, sie selbst herzustellen, und wir müssen sie über unsere Nahrung aufnehmen.

Die Nahrung, die wir essen, liefert die Bausteine für unsere Zellen und Gewebe, und das gilt auch für die Fette. Das Fett in unserem Körper besteht zu 45 Prozent aus gesättigten, zu 50 Prozent aus einfach ungesättigten und nur zu 5 Prozent aus mehrfach ungesättigten Fettsäuren. Ja, Sie haben richtig gelesen – das Fett in unserem Körper ist nur zu 5 Prozent mehrfach ungesättigt! Das heißt, dass unser Körper mehrfach ungesättigte Fettsäuren (EFAs) nur in sehr geringen Mengen benötigt – er braucht fast zehnmal mehr gesättigte und einfach ungesättigte Fettsäuren als EFAs. Daraus ist ja wohl klar ersichtlich, welcher Typ von Fett der wichtigste ist!

Gesättigte und einfach ungesättigte Fette kann unser Körper zwar selbst herstellen, aber nicht in den für eine optimale Gesundheit erforderlichen Mengen. Um Nährstoffmangel zu vermeiden, müssen wir sie also auch über unsere Nahrung aufnehmen.[29–30]

Gesättigte Fette verursachen keine Herzkrankheiten

Lange Zeit herrschte allgemein die Meinung, eine Reduzierung der gesättigten Fette in unserer Ernährung würde unsere kardiovaskuläre Gesundheit verbessern und uns vor Herzinfarkten und Schlaganfällen schützen. Diese Ansicht beruhte auf dem Glauben, dass gesättigte Fette in unserem Essen den Cholesteringehalt im Blut in die Höhe treiben und dadurch kardiovaskuläre Krankheiten verursachen. Aus Kapitel 12 wissen Sie aber, dass der Cholesteringehalt im Blut nur wenig mit Herzkrankheiten zu tun hat. Selbst wenn gesättigte Fette das Gesamtcholesterin erhöhen würden, würde das also nicht zu einem größeren Risiko für Herzkrankheiten führen. Über diesen Punkt wird in der medizinischen Gemeinschaft seit Jahrzehnten gestritten. Jetzt hat eine Metaanalyse, die vor Kurzem im *American Journal of Clinical Nutrition* veröffentlicht wurde, schlüssig bewiesen, dass gesättigte Fette nicht schädlich sind und keine Herzkrankheiten verursachen.[31]

Im Laufe der Zeit haben die Forscher sich mit zahlreichen Studien bemüht, die Lipid-Hypothese der Herzkrankheiten – laut der eine Ernährung, die viel gesättigtes Fett und Cholesterin enthält, Herzkrankheiten fördert – zu beweisen. Die Ergebnisse waren gemischt. Manche Studien schienen diese Hypothese zu bestätigen, andere nicht. Sie wird aber von der Mehrheit der Ärzte und der pharmazeutischen Industrie (die sehr davon profitiert, dass die gesättigten Fette mit Herzkrankheiten in Zusammenhang gebracht werden) vertreten. Über Studien, die die Lipid-Hypothese untermauern, wird landesweit in der Presse berichtet, und sie werden als Rechtfertigung für die staatliche Gesundheitspolitik herangezogen. Studien, die die Lipid-Hypothese nicht stützen, werden dagegen generell ignoriert.

Für die Richtigkeit der Lipid-Hypothese gibt es nicht mehr Beweise als gegen sie. Eine erhebliche Menge von Beweisen stellt sie sogar infrage. Dabei spielt die Zahl der Studien, die für oder gegen sie sprechen, keine große Rolle. Entscheidend ist vielmehr, dass die Teilnehmerzahlen stark schwanken. Die Ergebnisse einer Studie mit 50000 Teilnehmern haben natürlich mehr Gewicht als die einer Studie mit nur 1000. Eine einzige große Studie mit 50000 Teilnehmern bringt verlässlichere Ergebnisse als zehn kleine Studien mit insgesamt nur 10000 Teilnehmern. Mit anderen Worten: Die Gesamtzahl der Studien ist nicht so wichtig wie die jeweilige Zahl der Teilnehmer. Wie würde das Endergebnis aussehen, wenn man alle Teilnehmer an diesen vielen verschiedenen Studien kombinieren und auf die gleiche Weise beurteilen würde? Würde es die Lipid-Hypothese beweisen oder widerlegen?

Forscher vom kalifornischen Children's Hospital Oakland Research Institute und von der Harvard School of Public Health haben sich zusammengetan, um das herauszufinden. Sie analysierten alle vorhandenen Studien mit Daten zur Aufnahme gesättigter Fette über die Ernährung und zum Risiko für kardiovaskuläre Krankheiten. Zudem mussten die Studien von hoher Qualität und reliabel sein. Die Forscher fanden 21 Studien, die diese Kriterien erfüllten. Ihre metaanalytische Studie umfasste dann Daten von fast 350000 Personen. Bei einer so großen Datenbank mussten die Ergebnisse viel reliabler sein als bei einer Studie mit nur 10000 oder auch 100000 Personen. Die Forscher legten den Schwerpunkt auf die Frage, ob es ausreichende Beweise dafür gab, dass zwischen dem Verzehr gesättigter Fette und kardiovaskulären Krankheiten ein Zusammenhang bestand. Und ihr Ergebnis lautete: »Nein!« Der Konsum gesättigter Fette stand nicht im Zusammenhang mit einem erhöhten Risiko für kardiovaskuläre Krankheiten. Bei den Menschen, die die größten Mengen an gesättigten Fetten aßen, bestand keine größere Wahrscheinlichkeit, dass sie einen Herzinfarkt oder Schlaganfall erleiden würden, als bei denen, die die kleinsten Mengen aßen. Das Auftreten von Herzkrankheiten hing nicht davon ab, wie viel gesättigtes Fett jemand aß.[31] Diese Studie zeigte, dass die kombinierten Daten aus allen in der medizinischen Literatur verfügbaren Studien die Lipid-Hypothese widerlegen.

Es ist nicht davon auszugehen, dass diese neue Studie die Verfahrensweisen und Empfehlungen im Hinblick auf den Verzehr gesättigter Fette bald verändern wird. Die Ärzte warnen jetzt schon seit so vielen Jahren vor den angeblich mit dem Verzehr gesättigter Fette verbundenen Gefahren, dass dies tief in ihren Köpfen verwurzelt ist und sie uns trotz der Fakten, die dagegen sprechen, weiter davon abraten werden. Anders ausgedrückt: Viele Ärzte und Gesundheitspolitiker werden diese Studien auch weiterhin ignorieren und versuchen, uns ihre Ansichten aufzuzwingen, obwohl sie lediglich auf einem alten Vorurteil gegenüber den gesättigten Fetten beruhen. Das Fazit kann also nur lauten: Vor gesättigten Fetten und Cholesterin brauchen Sie keine Angst zu haben – selbst wenn Sie in den Medien oder von Ihrem eigenen Arzt etwas anderes zu hören bekommen!

Zum Schluss noch ein wichtiger Hinweis

In der Welt der wissenschaftlichen Forschung gibt es oft Meinungsverschiedenheiten. Daher werden häufig Studien veröffentlicht, die sich widersprechen. Das sehen wir ständig in der Presse – die Medien berichten immer wieder über neue Studien, deren Ergebnisse im Gegensatz zu denen früherer Studien stehen.

Bei vielen Studien werden die Ergebnisse durch persönliche Vorurteile der Forscher oder durch das Unternehmen, das die Studie finanziert, beeinflusst. Das zeigt sich bei der Untersuchung der Fette und Öle ganz deutlich. Zahlreiche Forscher und die Institutionen, die ihre Geldgeber sind (Unternehmen, die Pharmazeutika, Nahrungsergänzungsmittel und Mittel zur Gewichtsreduzierung herstellen, aber auch andere), sind Fetten – insbesondere gesättigten – gegenüber negativ eingestellt. Diese Vorurteile spiegeln sich oft in ihren Studien, die zudem populäre Märchen weitertragen. Eines dieser Märchen besagt, dass gesättigte Fette und Cholesterin Herzkrankheiten verursachen.

Eine ganze Reihe veröffentlichter Tierstudien lässt darauf schließen, dass gesättigte Fette zu verschiedenen gesundheitlichen Problemen wie Herzkrankheiten und Demenz beitragen. Sobald eine dieser Studien veröffentlicht wird, stürzen sich die Reporter und Fettgegner sofort auf sie und schreiben flammende Artikel über die angeblich mit dem Verzehr von gesättigten Fetten und Cholesterin verbundenen Gefahren. Dadurch stützen sie natürlich das Märchen vom Zusammenhang zwischen Fetten und Herzkrankheiten.

Die meisten Leute begreifen genauso wenig wie die Reporter und Fettgegner, dass diese Studien vom wissenschaftlichen Standpunkt aus gesehen bedeutungslos sind. Sie wurden nämlich bewusst so gestaltet, dass sie diese Ergebnisse erbrachten.

Bei vielen dieser Studien werden relativ große Mengen gesättigter Fette mit Cholesterin kombiniert und Ratten ins Futter gemischt. Nach einer gewissen Zeit werden diese Ratten mit einer Gruppe verglichen, die normales Futter bekam. Die Forscher stellen dann fest, dass sich bei den Ratten, deren Futter Fett und Cholesterin enthält, innerhalb von ein paar Wochen die arteriellen Läsionen zu entwickeln beginnen, die gemeinhin mit Herzkrankheiten in Verbindung gebracht werden. Die verstopften Arterien erhöhen natürlich das Risiko für Schlaganfälle und Demenz. Daher erwecken derartige Studien den Eindruck, dass die gesättigten Fette die Ursache dieser Probleme sind.

Das stimmt aber nicht. Wenn Menschen die für das Herz schädlichsten Nahrungsmittel essen, die es gibt, kommt es bei ihnen im Gegensatz zu den Tieren bei diesen Experimenten keineswegs innerhalb weniger Wochen zur Verstopfung von Arterien. Atherosklerose ist nämlich ein lebenslanger Prozess, der sich erst im Laufe von Jahrzehnten entwickelt. Daraus müssen wir doch schließen, dass mit dem Futter, das die Ratten bekommen, irgendetwas nicht stimmt und dass es nicht dem entspricht, was im wirklichen Leben passiert.

Der Faktor, der bei diesen Studien nicht stimmt, ist das Cholesterin. Es wird nämlich als Pulver verwendet, das in Fett gelöst und dann dem Rattenfutter zugesetzt wird. Das Problem liegt darin, dass Cholesterinpulver kein normales Cholesterin ist – es ist nicht das gleiche Cholesterin, das in unseren meisten Nahrungsmitteln und in unserem Körper vorhanden ist. Wenn Cholesterin »getrocknet« wird, oxidiert es nämlich vollständig. Oxidiertes Cholesterin ist aber wie oxidierte mehrfach ungesättigte Fette stark toxisch, schädigt die Arterienwände und fördert Atherosklerose. In verstopften Arterien findet man nur oxidiertes Cholesterin, kein normales.

Die Schäden in den Arterien der Ratten werden durch das oxidierte Cholesterin verursacht, das bei diesen Studien benutzt wird. Wird oxidiertes Cholesterin Fetten zugesetzt, verursacht es immer arterielle Läsionen – unabhängig davon, ob es sich um gesättigte oder ungesättigte Fette handelt. Wenn die Forscher oxidiertes Cholesterin mit Soja- oder Maisöl kombinieren würden, wäre das Ergebnis das gleiche: Bei allen Ratten würden sich Läsionen entwickeln. Die Autoren dieser Studien kommen jedoch zu dem Schluss, dass die Läsionen durch gesättigte Fette verursacht werden.

Bei anderen Studien werden gesättigte Fette dem Rattenfutter in Kombination mit großen Zuckermengen zugesetzt. Wenn sich dann bei den Ratten Insulinresistenz oder andere Probleme entwickeln, machen die Forscher dafür die gesättigten Fette verantwortlich und ignorieren den zugesetzten Zucker einfach!

Schon mit ein bisschen gesundem Menschenverstand kann man erkennen, dass diese Studien irreführend sind. Formen der ketogenen Ernährung, die zu 90 Prozent aus – meist gesättigten – Fetten bestehen, werden seit fast einem ganzen Jahrhundert mit Erfolg benutzt, ohne Herzkrankheiten, Schlaganfälle oder Demenz zu verursachen. Im Gegensatz zu dem, was die Autoren der Studien mit Ratten behaupten, verbessern sie das Gedächtnis sogar. Und auf der ganzen Welt nehmen viele Populationen traditionell Nahrung zu sich, die zu 60–90 Prozent aus – wieder meist gesättigten – Fetten besteht, ohne dass es bei ihnen zu einem erhöhten Auftreten von Herzkrankheiten oder Alzheimer kommt. Sie sind sogar bemerkenswert frei von diesen Krankheiten.

Die Ratten in den Studien bekamen dagegen viel weniger Fett als bei der ketogenen Ernährung, nämlich nur rund 20 Prozent. Trotzdem entwickelten sich bei ihnen schon nach wenigen Wochen atherosklerotische Läsionen und Verschlechterungen des Gedächtnisses. Mit dem Fett, das an die

Ratten verfüttert wurde, stimmte offensichtlich etwas nicht – nämlich das oxidierte Cholesterin.

Wenn Sie in den Nachrichten von Studien hören oder wenn andere Ihnen von Studien erzählen, laut denen eine fettreiche Ernährung oder gesättigte Fette Herzkrankheiten oder Alzheimer fördern, dürfen Sie das also nicht glauben!

Jetzt wissen Sie ja, welche Schäden oxidiertes Cholesterin anrichtet. Da fragen Sie sich vielleicht, ob auch Ihre eigene Ernährung oxidiertes Cholesterin enthält. Die Antwort lautet: Ja! Da Cholesterin in Pflanzen nicht vorkommt, brauchen Sie sich wegen pflanzlicher Lebensmittel keine Sorgen zu machen. Nur tierische Nahrungsmittel wie Fleisch, Molkereiprodukte und Eier enthalten Cholesterin. Wenn tierische Produkte getrocknet oder gepulvert werden, oxidiert das in ihnen enthaltene Cholesterin. Zu diesen Produkten gehören Vollmilchpulver, getrockneter geriebener Käse sowie Ei- und Butterpulver. Sind Sie jetzt beruhigt, weil Sie ja keine pulverisierten Nahrungsmittel essen? Dann muss ich Sie leider enttäuschen, denn viele verarbeitete Produkte, die Sie im Supermarkt kaufen können – wie Backmischungen für Kuchen, Pfannkuchen und Muffins –, werden unter Verwendung pulverförmiger Substanzen hergestellt. Wenn bei den Inhaltsstoffen solcher Produkte Eier, Milch oder Butter aufgeführt werden, wird es sich mit Sicherheit um Ei-, Milch- oder Butter*pulver* handeln, denn sonst wären sie nicht in einer *trockenen* Mischung enthalten. Manchmal geben die Hersteller an, dass ein Inhaltsstoff pulverförmig ist, aber nicht immer. Selbst Produkte wie Tiefkühlpizzen, Fertigmahlzeiten, Kekse, Brot und Ähnliches können pulverförmige Inhaltsstoffe aufweisen. Deshalb sollten Sie Ihre Mahlzeiten selbst mit frischen Produkten zubereiten und nicht zu vorbehandelten verpackten Nahrungsmitteln greifen.

Pflanzenöle enthalten zwar kein Cholesterin, werden aber durch Oxidation toxisch. Wenn ein Öl pulverisiert oder getrocknet wurde, ist es oxidiert und sollte auf keinen Fall verzehrt werden. Das gilt beispielsweise für gepulvertes Backfett, Fischöl, Kokosöl und MCT-Öl. Nahrungsergänzungsmittel und Mischungen für Proteinshakes enthalten oft pulverförmige Öle.

15 • Kokosöl: Das A und O einer gesunden Ernährung

Die ultimative Nahrung fürs Gehirn

Falls es überhaupt ein Nahrungsmittel verdient, als »Nahrung fürs Gehirn« bezeichnet zu werden, dann ist das Kokosöl. Die in Kokosöl enthaltenen Triglyceride mit mittlerer Kettenlänge (MCTs) werden in Ketone umgewandelt, die dem Gehirn als Superbrennstoff dienen. Dieser kann den Glukosestoffwechsel umgehen und so Fehler bei ihm überwinden. Dadurch erzeugt er einen Energieschub, normalisiert die Hirnfunktion, stoppt die Übertragung erratischer Signale, die zu Krämpfen führen, verbessert die kognitiven Fähigkeiten, das Gedächtnis und die motorischen Funktionen, zudem liefert er Bausteine für die Reparatur, die Aufrechterhaltung und das Wachstum von neuem Hirngewebe. Ketone senken den Sauerstoffbedarf des Gehirns und schützen es vor Schäden durch Schlaganfälle, Ersticken, körperliche Traumata oder einen Mangel an Sauerstoff und Blut. Ferner können sie das Fortschreiten neurodegenerativer Erkrankungen stoppen und deren Symptome sogar rückgängig machen.

Außerdem werden die in Kokosöl enthaltenen MCTs in MCFAs (*medium chain fatty acids*, mittelkettige Fettsäuren) umgewandelt, die für das Gehirn ebenfalls nützlich sind. Im Gegensatz zu langkettigen Fettsäuren können MCFAs die Blut-Hirn-Schranke überwinden und dem Gehirn eine dritte Energiequelle liefern. Sie sind zwar nicht so stark wie Ketone, liefern aber mehr Energie als Glukose; von den Hirnzellen werden sie als Brennstoff gegenüber der Glukose bevorzugt. Dank ihrer energieerzeugenden, antioxidativen, entzündungshemmenden, keimtötenden und antitoxischen Eigenschaften schützen MCFAs das Gehirn vor Angriffen ganz unterschiedlicher Art.

Insulinresistenz ist das Hauptcharakteristikum von Diabetes Typ 2 und gilt als eines der Grundprobleme bei Alzheimer. Zudem erhöht sie das Risiko für Parkinson und verschiedene Formen der Demenz. Studien haben gezeigt, dass sich die kognitiven Fähigkeiten von Alzheimer-Patienten erheblich verbessern, wenn man ihrem Gehirn Insulin direkt zuführt. Kokosöl hat sich auch bei der Behandlung von Insulinresistenz und damit zusammenhängenden Krankheiten als nützlich erwiesen, da es die Insulinausschüttung und die Empfindlichkeit gegenüber Insulin erhöht.[1] Kokosöl kann also dazu beitragen, Insulinresistenz im Gehirn rückgängig zu machen und die kognitiven Fähigkeiten zu verbessern.

Wird Kokosöl Nahrungsmitteln zugesetzt, verlangsamt es die Verdauung der Kohlenhydrate, sodass die Glukose stetig und gleichmäßig ans Blut abgegeben und der Blutzucker reguliert wird. All das verbessert die Insulin- und Blutzuckerkontrolle, die sowohl für den Körper als auch für das Gehirn wichtig ist.

MCTs sind für das Wachstum und die Entwicklung des Gehirns von Feten und Neugeborenen *absolut essenziell*. In den letzten Jahren haben Forscher zudem herausgefunden, dass sie auch einen großen Beitrag zur Bewahrung gesunder Hirnfunktionen und zum Schutz vor neurodegenerativen Erkrankungen leisten.

In diesem Kapitel werde ich mich damit beschäftigen, auf welche Weise Kokosöl vor Infektionen und Toxinen schützen kann, die die Neurodegeneration fördern.

Natürlicher Schutz vor Infektionen

In der Gebärmutter sind Ketone eine wichtige Energiequelle und wesentliche Lieferanten des Rohmaterials für den Aufbau von Hirngewebe beim Ungeborenen. Nach der Geburt sind Ketone immer noch eine Zeit lang nötig, um diese Bedürfnisse zu erfüllen. Säuglinge bekommen ihre Nahrung ja aus der Muttermilch. Sie liefert zwar keine Ketone, aber die MCTs, die ihre Vorläufer sind. Bei der Verdauung der Milch werden die MCTs in die einzelnen MCFAs aufgebrochen, die dann – zum Teil in Ketone umgewandelt, zum Teil in freier Form – ans Blut abgegeben werden.

Wenn der Glukosespiegel niedrig ist, weil man beispielsweise fastet oder eine Diät mit kalorienreduzierter Nahrung macht, oder auch einfach nur in der Zeit zwischen den Mahlzeiten, wird Körperfett in Fettsäuren zerlegt und als Energiequelle für unsere Zellen verwendet. Die Fettsäuren aus gespeichertem Körperfett sind fast ausschließlich LCFAs (Fettsäuren mit langen Ketten) und können die Blut-Hirn-Schranke nicht überwinden. Wenn LCFAs ins Gehirn gelangen könnten, würde es sie wie andere Zellen im Körper zur Energieproduktion nutzen. Da das Gehirn aber keinen Zugang zu LCFAs hat, braucht es Ketone, die die Blut-Hirn-Schranke leicht überqueren können. Auch MCFAs können die Blut-Hirn-Schranke passieren und bilden daher eine dritte Energiequelle für das Gehirn.

Dass MCFAs das Gehirn erreichen können, ist sehr wichtig – vor allem für Menschen mit neurodegenerativen Erkrankungen. Sie liefern nämlich nicht nur, wie die Ketone, Energie und Bausteine, sondern können auch noch etwas, was die Ketone nicht können: das Gehirn vor Infektionen schützen. Diese einzigartigen Fettsäuren besitzen eine starke keimtötende Kraft, sie können Krankheitserreger wie Bakterien, Viren und Pilze abtöten.[2] Das dürfte ein weiterer Grund dafür sein, dass die Natur die Muttermilch mit MCTs versieht. In den ersten Monaten nach der Geburt, wenn das Immunsystem sich erst noch entwickeln muss, sind die MCFAs in der Muttermilch der Hauptschutz der Säuglinge vor Infektionen.[3]

Abgesehen von der Muttermilch gibt es nur wenige gute Nahrungsquellen für MCTs. Die bei Weitem reichhaltigste natürliche Quelle ist Kokosöl – es enthält sogar mehr MCTs als Muttermilch, viel mehr. Daher kann Kokosöl profunde Auswirkungen auf unsere Gesundheit haben, wie die Muttermilch bei Neugeborenen. Die in Kokosöl enthaltenen MCTs sind mit denen in der Muttermilch identisch und genauso keimtötend. Die Hersteller von Lebensmitteln versetzen Babynahrung seit Jahren mit Kokosöl oder aus Kokosöl gewonnenen MCTs, um ihr die gleichen Eigenschaften zu verleihen, die natürliche Muttermilch besitzt.[4]

Aus Kokosöl gewonnene MCFAs werden seit Jahren als mögliche keimtötende Stoffe erforscht, die in Lebensmitteln, Kosmetika und Medikamenten verwendet werden können. Studien haben gezeigt, dass diese MCFAs effektiv Bakterien abtöten, die gesundheitliche Probleme wie Magengeschwüre, Nebenhöhleninfektionen, Blasenentzündungen, Zahnfleischerkrankungen und Zahnverfall, Lungenentzündung, Gonorrhö und zahlreiche andere Krankheiten verursachen können.[5–10] Sie töten auch Pilze und Hefepilze ab, die Tinea, Fußpilz, Juckreiz und Candidiasis hervorrufen,[11–13] und Viren, die Grippe, Masern, Herpes, Mononukleose und Hepatitis C verursachen.[14–18] Ihre Wirkung ist so stark, dass sie sogar HIV – das Aids-Virus – abtöten können.[19–21] Die keimtötende Wirkung der aus Kokosöl gewonnenen MCFAs wird in unzähligen Artikeln und sogar ganzen Büchern beschrieben.[22]

Da Studien veröffentlicht wurden, die zeigten, dass MCFAs das Aids-Virus abtöten können, haben viele HIV-Infizierte die Kokosnuss in der einen oder anderen Form mit Erfolg in ihre Behandlungsprogramme eingebaut. So wurde bei Tony V. voll entwickeltes Aids diagnostiziert, doch es gelang ihm, die Krankheit durch eine Therapie mit Kokosöl zu besiegen. Aids greift das Immunsystem der Kranken an und erhöht so ihre Anfälligkeit für andere Infektionen. Die meisten Aids-Kranken sterben sogar an Sekundärinfektionen, nicht am Aids-Virus selbst.

Tony war anfangs in ganz kläglicher Verfassung. Sein Immunsystem war so schwach, dass sich zahlreiche Sekundärinfektionen entwickelt hatten. Er hatte ganz erheblich an Gewicht verloren, war an einer chronischen Lungenentzündung erkrankt, musste sich mit chronischer Müdigkeit herumschlagen, hatte immer wieder Anfälle von Übelkeit und Durchfall, litt an oraler Candidiasis und war vom Kopf bis zu den Füßen mit Hautinfektionen übersät. Seine Haut war feuerrot, hatte Risse, schuppte und nässte; sie war in einem so schlechten Zustand, dass sein Kopfhaar büschelweise ausfiel. Er trug eine Perücke, um die kahlen Stellen und nässenden Geschwüre zu verbergen. Es ging ihm so schlecht, dass die Ärzte ihm mitteilten, er habe nur noch ein paar Monate zu leben.

Tony, der wegen seiner Krankheit nicht mehr arbeiten konnte, hatte kaum Geld und konnte es sich nicht leisten, weiter teure Medikamente zu kaufen. Er bat die staatlichen Stellen um Hilfe und wurde auf einen Arzt verwiesen, der Studien über die therapeutische Wirkung von Kokosöl veröffentlicht hatte. Dieser Arzt empfahl Tony, jeden Tag 6 Esslöffel Kokosöl zu verzehren und zudem alle Läsionen an seinem Körper mit Kokosöl einzureiben – ein Rat, den er befolgte. Zur großen Überraschung seiner anderen Ärzte war er 9 Monate später noch am Leben und es ging ihm sogar gut! Das Kokosöl hatte alle seine Sekundärinfektionen geheilt und das HIV beherrschbar gemacht. Er gewann sein verlorenes Gewicht zurück, seine Haare wuchsen nach, seine Haut war glatt und unversehrt und zeigte keinerlei Anzeichen einer Infektion.[23] Vielleicht wird er das HI-Virus nie ganz loswerden, doch das Kokosöl hat ihm ein besseres Leben beschert.

Studien von Dr. Gilda Erguiza und ihren Kollegen haben gezeigt, dass sich die Genesung von nicht im Krankenhaus erworbenen Lungenentzündungen verbessert, wenn die Therapie mit Standardantibiotika durch Kokosöl ergänzt wird. Diese Krankheit ist bei Kindern eine schwere Infektion. Dr. Erguiza beschrieb ihre Ergebnisse bei einer Präsentation vor dem American College of Chest Physicians in Philadelphia.[24] Die Studie hatte vierzig Kinder im Alter von 3 Monaten bis zu 5 Jahren umfasst, die alle eine Lungenentzündung hatten und intravenös mit dem Antibiotikum Ampicillin behandelt wurden. Die Hälfte der Kinder bekam außerdem an 3 Tagen hintereinander jeweils eine Dosis von 2 Millilitern Kokosöl pro Kilogramm Körpergewicht. Die Forscher stellten fest, dass sich die Atemfrequenz dieser Kinder innerhalb von 32,6 Stunden normalisierte, die der Kinder in der Kontrollgruppe hingegen erst nach 48,2 Stunden. Nach den 3 Tagen trat bei den Kindern der Kontrollgruppe noch mit größerer Wahrscheinlichkeit ein Pfeifen in der Lunge auf, nämlich bei 60 Prozent, gegenüber nur 25 Prozent bei den Kindern, die Kokosöl bekommen hatten. Außerdem erholten sich die Kinder der Kokosölgruppe schneller von ihrem Fieber, hatten früher wieder eine normale Sauerstoffsättigung und konnten eher aus dem Krankenhaus entlassen werden.

Dass Kokosöl zur Bekämpfung von Infektionen eingesetzt werden kann, hat wichtige Folgen für Menschen mit neurodegenerativen Erkrankungen. Bei mindestens 90 Prozent der untersuchten Alzheimer-Fälle wurden im Gehirn Anzeichen für Infektionen gefunden. Auch viele Fälle von Parkinson und anderen neurodegenerativen Erkrankungen scheinen mit Infektionen im Zusammenhang zu stehen. Im Gegensatz zu den meisten Medikamenten, auch den Antibiotika, können MCFAs die Blut-Hirn-Schranke passieren und Infektionen aktiv abtöten. Alle häufig auftretenden Mikroorganismen, die mit der Neurodegeneration im Zusammenhang stehen – wie Treponema-Spirochäten, das Herpes-Virus, *Chlamydia pneumoniae*, *Helicobacter pylori* und das Zytomegalievirus –, sowie viele andere Mikroorganismen, die systemische Infektionen verursachen und Nervenentzündungen auslösen können, wie Candida, Streptokokken und Staphylokokken, werden durch MCFAs abgetötet.

MCFAs sind zwar für viele Mikroorganismen tödlich, für uns aber völlig unschädlich. Sie sind so sicher, dass die Natur sie sogar in die Muttermilch für Neugeborene steckt.

So sicher und wirkungsvoll sie auch sind – MCFAs töten nicht alle Mikroorganismen. Gegen manche Krankheitserreger – beispielsweise das Rhinovirus, den Erzeuger des Schnupfens, und das Hepatitis-A-Virus – können sie nichts ausrichten. Andererseits ist es durchaus von Vorteil, dass die MCFAs nicht alle Mikroorganismen abtöten. Unser Verdauungstrakt ist nämlich voll von hilfreichen Organismen, die die Verdauung und die Aufnahme der Nährstoffe unterstützen. Die MCFAs töten die schädlichen Organismen ab, lassen die guten Darmbakterien aber in Ruhe.

MCFAs werden in einem breiten Spektrum von Medikamenten und Nahrungsergänzungsmitteln verwendet. Caprylsäure, eine der MCFAs in Kokosöl, ist häufig in Mitteln gegen Candida enthalten. Monolaurin, ein anderer aus Kokosöl gewonnener Ergänzungsstoff, wird als Breitbandantibiotikum benutzt. Fraktioniertes Kokosöl, das auch als MCT-Öl bekannt ist, ist in vielen Gesundheits- und Fitnessprodukten zu finden. Man hat Kokosöl sogar in Gelkapseln gefüllt, die als Nahrungsergänzungsmittel verwendet werden. Natürlich erhält man auch in so gut wie allen Naturkostläden reines Kokosöl.

Rund 85 Prozent der in Kokosöl enthaltenen Fettsäuren haben keimtötende Wirkung. Die wichtigsten sind Laurin-, Myristin-, Capryl- und Caprinsäure. Sie sind alle gesättigt und bis auf die Myristinsäure auch MCFAs. Andere Öle enthalten diese Fettsäuren nicht.

Alle diese Fettsäuren haben keimtötende Eigenschaften, doch Laurinsäure hat die größte antibakterielle, antivirale und antimykotische Gesamtwirkung. Sie ist zudem die Fettsäure, die in Kokosöl am stärksten vertreten ist – sie macht rund 50 Prozent des Öls aus. Jede dieser Fettsäuren hat aber andere Auswirkungen auf verschiedene Mikroorganismen. Eine kann beispielsweise besonders wirksam gegen *Chlamydia pneumoniae* sein, aber nicht sehr wirksam gegen Herpes. Sie alle arbeiten synergetisch zusammen, um den umfassendsten und stärksten Schutz gegen Keime zu bieten.

Begeisterte Erfahrungsberichte

Derzeit benutzen Tausende von Menschen Kokosöl mit gutem Erfolg als Hausmittel gegen Infektionen. Manche ziehen *kalt gepresstes* oder *natives* Kokosöl dem normalen vor; »kalt gepresst« bedeutet hier, dass das Öl nur einer minimalen Verarbeitung unterzogen wurde, sodass noch alle seine natürlichen Nährstoffe und sein Aroma vorhanden sind. Beide Formen wurden mit Erfolg eingesetzt.

Cindy erzählt: »Ich leide seit 20 Jahren unter chronischer Blasenentzündung. Deswegen bin ich bei vielen Ärzten gewesen, doch das brachte keine positiven Ergebnisse und mir ging es danach meistens noch schlechter. Nach dem letzten Arztbesuch habe ich mir geschworen, nie wieder zu einem zu gehen – außer wenn ich sterbenskrank wäre und mir nichts anderes übrig bliebe. Daraufhin begann ich, mich über Naturpräparate zu informieren, und probierte so viele aus, dass ich sie kaum alle aufzählen könnte. Sie halfen zwar ein bisschen, befreiten mich aber nicht von den Infektionen. Dann habe ich Ihre Website entdeckt und es mit Kokosöl versucht. Jetzt habe ich seit einem Monat keine einzige Blasenentzündung mehr! Ich nehme dreimal am Tag einen Esslöffel voll, bei den Mahlzeiten. Außerdem habe ich das Öl auf Schnitte aufgetragen, die so schnell verheilt sind, dass ich es gar nicht glauben konnte. Mein Mann isst jeden Abend Popcorn, und ich habe angefangen, Kokosöl statt Canolaöl zu verwenden. Er liebt das Aroma dieses Popcorns!«

Mike sagt: »Ich möchte Ihnen dafür danken, dass Sie mich über die Vorteile von Kokosöl aufgeklärt haben. Ich bin 29 und habe seit 14 Jahren Colitis ulcerosa. Mein Vater hatte diese Krankheit auch; sie wurde nicht behandelt und führte zu Krebs und seinem Tod mit 46. Daher war mir immer bewusst, wie ernst diese Krankheit ist. Kokosöl habe ich erst ausprobiert, nachdem meine Frau Ihre Kochbücher entdeckt hatte. Ich bin dann auf Ihre Website gegangen und habe mir Ihr Buch *Die Heilkraft der Kokosnuss* bestellt – und es Seite um Seite verschlungen! Außer der Colitis habe ich noch andere gesundheitliche Probleme, die mit Kokosöl behandelt wurden – da musste ich es einfach ausprobieren!«

»Ich habe dann eine Erhaltungsdosis von 1–2 Esslöffeln aufgebaut, die ich jeden Morgen in meinen Kaffee gegeben habe. Nach ungefähr einem Monat begann ich, mich besser zu fühlen. 9 Monate später ging ich zu meiner jährlichen Darmspiegelung (die Colitispatienten jeden Alters machen lassen müssen) – und mein Arzt war schockiert! Die Krankheit ist nicht nur rückläufig, sondern keine der Biopsien ergab Anzeichen von Colitis ulcerosa! Im Wesentlichen habe ich jetzt einen Dickdarm wie jeder normale Mensch! Ich habe dem Arzt dann von dem Kokosöl erzählt, aber natürlich hielt er die Medikamente für die Ursache meiner Besserung. Er sagte jedoch, ich solle auf jeden Fall mit dem weitermachen, was ich gemacht hatte. Ich wünschte mir nur, dass mein Vater das gewusst hätte, als er jung war – dann hätte er seine Kinder aufwachsen sehen können.«

»Ich habe mich seit einem Monat nicht mehr gekratzt!«, sagt Elizabeth begeistert. »Und das ist eine ungeheure Erleichterung! Zuerst hatte ich einen hartnäckigen Juckreiz oben auf meinem Oberschenkel. Nach ungefähr einer Woche bekam ich einen leichten Ausschlag, der sich schnell auf meine Hüfte ausbreitete und dann auch meine andere Hüfte erfasste. Bald verspürte ich auch einen Juckreiz auf der Rückseite meiner Knie, der Innenseite meiner Ellbogen, beiden Handrücken und beiden Hüften. Ich ging zu einem konventionellen Arzt, der die Ursache nicht feststellen konnte, mir aber Antihistaminika und einen »Schuss« Prednison verschrieb. Nach einer Woche auf Prednison hatte der Juckreiz kein bisschen nachgelassen und meine Haut war noch stärker gerötet und geschwollen. Ich probierte es mit jedem äußerlich anwendbaren Mittel, das mir einfiel, doch keines brachte mir Linderung. Da ging ich zu einem Naturheilpraktiker, der zwar auch keine Diagnose stellen konnte, mir aber riet, es mit einem Eliminierungsprozess zu versuchen – erst mit einem Antimykotikum, und wenn das nicht funktionierte, mit einem antibakteriellen Mittel. Einige Tage mit dem Antimykotikum brachten mir keinerlei Linderung – der Ausschlag breitete sich jetzt sogar auch auf meinen Rücken, meinen Bauch und meine Unterarme aus. Da fiel mir ein, dass ich mal irgendwo gelesen hatte, dass Kokosöl gegen Pilze, Bakterien und Viren wirkt. Inzwischen war ich ziemlich verzweifelt, und was hatte ich schon zu verlieren? Also nahm ich meine Flasche mit dem kalt gepressten Kokosöl aus dem Küchenschrank und trug das Öl auf alle Stellen an meinem Körper auf, die juckten. Das wirkte wahre Wunder! Das Jucken hörte fast sofort auf. Meine Haut begann innerhalb von Stunden, sich zu beruhigen, und die Rötung ließ nach. Es ist einfach ein wunderbares Gefühl, dass es mich jetzt nirgendwo mehr juckt! Ich bin wirklich dankbar. Jetzt glaube ich an Kokosöl!«

»In der Umgebung von New York City ging ein ganz gemeines Magenvirus um!«, erzählt Vince. »Mich erwischte es mitten am Sonntagnachmittag. Ich hatte zweimal starken Durchfall und wusste daher, dass ich das Virus hatte, wie mein Bruder, unsere Mutter und unser Vater auch. Später an diesem Tag nahm ich dann 2 Esslöffel kalt gepresstes Kokosöl und etwas Apfelessig mit Wasser. Abends aß ich eine Süßkartoffel, die ich mit Kokosöl getränkt hatte. Ich hatte dann keinen Durchfall mehr. Meine Freunde und meine Familie hatten mir erzählt, wie lange es gedauert hatte, bis sie das Virus los waren – bei manchen 7 Tage oder sogar noch länger. Bei mir hatte es nur einen Nachmittag gedauert! An jenem Abend war ich wieder ich selbst. Ich bin sehr froh, dass ich herausgefunden habe, was Kokosnuss und Kokosöl für wundervolle Dinge machen können.«

Holistisch eingestellte Ärzte, Krankenschwestern und Ernährungswissenschaftler benutzen Kokosöl ebenfalls und empfehlen es auch ihren Patienten. Dr. med. Eliza Perez Francisco sagt: »In meiner klinischen Praxis im St. Luke's Medical Center benutze ich kalt gepresstes Kokosöl bei den Senioren im Zusammenhang mit den physiologischen Veränderungen, die mit dem Alter eintreten. Es hilft gegen das Nachlassen der Sinne, bei Zahn- und Zahnfleischproblemen, Veränderungen beim Verdauungsapparat, beim Immunsystem, bei der körperlichen Verfassung und bei den Veränderungen, die bei Männern und Frauen mit den Wechseljahren auftreten. Kommen beim Menschen ein hohes Alter und Fehlernährung zusammen, sind sie anfällig für Lungenentzündungen, Harnwegsinfektionen und Dekubitus. Kalt gepresstes Kokosöl kann dazu beitragen, Infektionen schon im Frühstadium zu bekämpfen. Ich gebe Ihnen ein Beispiel: Ein 76-jähriger Mann bekam am ganzen Rumpf schmerzhaften Herpes zoster. Das Antibiotikum, das ihm als Salbe verschrieben worden war, reichte nur für eine einzige Anwendung, weil der befallene Bereich so groß war. Nachdem 1 Woche lang auf seiner ganzen Haut kalt gepresstes Kokosöl angewendet worden war, verspürte er aber kein Jucken mehr und die offenen Stellen trockneten ab.«

Dr. S. Kumar berichtet: »Ich bin Allgemeinmediziner und lege den Schwerpunkt auf die nutritionelle Medizin als Bestandteil der Heilung. Die Bücher von Dr. Fife, Dr. Dayrit und Professor Mary G. Enig habe ich gelesen und verwende beim Kochen nur kalt gepresstes Kokosöl (VCO, *virgin coconut oil*); wenn ich eine Grippe oder etwas Ähnliches habe, nehme ich es auch ein. Ich rate meinen Patienten nachdrücklich, mehr VCO zu verzehren, wenn sie krank sind, und empfehle das für Menschen aller Altersstufen, vom Neugeborenen bis zu den Alten und Kranken, auch für Diabetiker, Hypertoniker und sogar Krebskranke. In den letzten beiden Jahren habe ich gesehen, dass es den Patienten besser ging. Für manche ist es am Anfang schwierig, VCO zu akzeptieren. Sie glauben, dass ich verrückt werde! Aber jetzt kommt die Wahrheit ans Licht, und die allopathische Medizin muss zugeben, dass sie die ganze Zeit über unrecht hatte – aber es ist noch nicht zu spät, sie kann diesen Fehler noch korrigieren. Ich werde immer noch von vielen kritisiert, aber ich denke, dass die Kritiker im Laufe der Zeit verstummen werden.«

Die meisten Ärzte wissen immer noch nicht, dass Kokosöl bei neurodegenerativen Krankheiten so unglaublich viel bewirken kann. Donna sagt: »Zurzeit kümmere ich mich um meinen Vater. Er ist 85 und hat eine ganze Reihe von Problemen, auch Demenz, Parkinson-Symptome und Lymphdrüsenkrebs. Er hatte gezittert, sein Gang war schlurfend und sein Gesicht ›flach‹ gewesen, zudem hatte er sich beim Gehen vorgebeugt. Als ich dem Arzt erzählte, dass sich all das durch kalt gepresstes Kokosöl hatte beheben lassen, sah er mich nur an und sagte, dann könne es kein Parkinson gewesen sein, denn der lasse sich nicht so umkehren. Was soll ich da noch sagen?«

Grace erzählt: »Mein Mann, der Demenz hat, leidet seit vielen Jahren fast ununterbrochen an Fieberbläschen (Herpes labialis). Seit ich vor 4 Monaten angefangen habe, ihm Kokosöl zu geben, hat er nur einen kleinen Schub gehabt, und der hat nur ein paar Tage gedauert. Ich weiß nicht, ob der Herpes auch sein Gehirn beeinflusst hat, aber ich weiß ganz sicher, dass er jetzt keine Schübe mehr hat, dass sein Gedächtnis sich verbessert hat und dass er wieder viel geselliger ist.«

Auch Loretta hat Positives zu berichten: »Ich kann Ihnen aus persönlicher Erfahrung bestätigen, dass es wirkt! Mein Mann wurde fast sofort wacher und sein bis dahin leerer Blick ist wieder verschwunden. Seine Fähigkeit, Gespräche zu führen, ist zurückgekehrt. Als er im letzten Herbst bei einem Test im Rehazentrum ein Zifferblatt zeichnen sollte, fing er zögernd mit der Eins an, machte dann weiter und landete oben schließlich bei der Fünfzehn. Nach 2 Monaten mit Kokosöl zeichnete er den Kreis mit allen Zahlen an den richtigen Stellen. Was für eine wundervolle Verbesserung!« Es lässt sich nicht sagen, welchen Anteil die Ketone daran hatten und wie viel darauf zurückzuführen ist, dass die MCFAs eine mögliche Infektion behoben, doch eins wird ganz deutlich: Kokosöl hilft wirklich!

Carlos Diaz sagt: »Ich bin in Puerto Rico aufgewachsen, wo Kokosöl reichlich vorhanden war und als Mittel gegen eine Unzahl von Krankheiten benutzt wurde. Ich erinnere mich daran, dass meine Mutter uns statt mit der Milch von Tieren mit Kokosöl fütterte. Meine Familie ist sehr groß, doch meine Geschwister und ich hatten in der Kindheit alle keine ernsthaften gesundheitlichen Probleme. Wenn man bedenkt, dass wir damals kein fließendes Wasser hatten und kaum medizinische Betreuung bekamen, ist das doch wirklich erstaunlich! Kokosöl wurde als Mittel gegen alle Verdauungsprobleme verwendet (Verstopfung, Durchfall, Geschwüre ...). Und als Abführmittel und als Salbe, um zu verhindern, dass Wunden oder Insektenstiche sich infizierten ... Ich muss Ihnen noch etwas Interessantes erzählen: Wenn ein Puerto Ricaner zum Ausdruck bringen will, dass es ihm gesundheitlich ausgezeichnet geht, sagt er: ›Estoy como coco‹, und das bedeutet: ›Ich fühle mich so gut wie eine Kokosnuss.‹«

Orale Infektionen

»Mann stirbt an Zahnschmerzen« – so hätte die Schlagzeile in der Zeitung lauten können. So unglaublich das auch klingt, es ist wahr! Boyd war ein gesunder 54-Jähriger. Sein einziges Problem waren plötzliche Zahnschmerzen. Der Zahnarzt sagte, er habe einen Abszess, eine Infektion in der Nähe der Zahnbasis. Da der Zahn zu retten war, wurde er nicht gezogen. Die Infektion wurde aus dem Zahnfleisch gekratzt und der Eiter abgeführt.

An jenem Abend wurde Boyd von Schüttelfrost erfasst und hatte Fieber. Er nahm ein Aspirin und fühlte sich am nächsten Tag besser. 14 Tage später bekam er jedoch starke Kopfschmerzen, die mit unwillkürlichen Zuckungen der Muskeln in seiner linken Gesichtshälfte und am Hals einhergingen. Er wurde ins Krankenhaus gebracht, wo ein CAT-Scan ergab, dass sich in seinem Stirnhirn eine Masse befand. Die Diagnose lautete: Hirnabszess. Nun bekam er große Dosen von Antibiotika und musste sich operieren lassen, damit die Infektion ausgetrocknet werden konnte.

Danach schien es Boyd sofort besser zu gehen. 6 Tage später wurde er jedoch merklich desorientiert und auf seinem Kopf entwickelte sich eine Schwellung. Ein zweiter CAT-Scan zeigte, dass es erneut zu einem Hirnabszess gekommen war. Er bekam weitere Antibiotika und wurde noch einmal operiert, um den Eiter und infiziertes Gewebe einschließlich von Teilen seines Schädels zu entfernen.

Nach dieser Operation schien er sich zu erholen, doch die Infektion kam zurück. Er wurde noch zweimal operiert, wobei man sein Stirnhirn vollständig entfernte. Nach der letzten Operation verschlechterte sich sein Zustand trotz massiver Antibiotikagaben. Nach einem über 1-monatigen Kampf im Krankenhaus starb er.

Bei den verschiedenen Operationen entnommene Proben zeigten, dass die Infektion durch drei Bakterienarten verursacht worden war, deren Ursprung auf seinen Zahnabszess zurückgeführt werden konnte. Bakterien aus seinem infizierten Zahnfleisch waren über das Blut ins Gehirn gelangt. Als Todesursache wurde ein Hirnabszess angegeben, doch der wahre Schuldige war letztlich der infizierte Zahn.

Da der Mund so nahe am Gehirn liegt, können orale Bakterien die neurologischen Funktionen und die geistige Gesundheit stark beeinflussen. Bei jeder Verletzung, Infektion oder Entzündung des Zahnfleischs können Bakterien ins Blut vordringen. Größere Zahninfektionen wie ein Abszess können dazu führen, dass gewaltige Mengen von Bakterien ins Blut gelangen und einen Hirnabszess oder irgendwo anders im Körper eine Sekundärinfektion hervorrufen.

Auch kleine orale Infektionen, die oft gar nicht bemerkt werden und eventuell jahrelang aktiv bleiben, können sich auf das Gehirn auswirken. Sie setzen langsam Bakterien ins Blut frei oder infizieren die Gesichtsnerven und wandern ins Gehirn hinauf. Wenn das Immunsystem richtig arbeitet, kommt es nicht zu einer Sekundärinfektion. Der ständige Bakterienstrom ins umliegende Gewebe verursacht jedoch eine chronische Entzündung. Liegt sie in der Nähe des Kiefers, führt sie dazu, dass der Knochen zerfällt und schließlich ebenso wie die Zähne verloren geht. Chronische Entzündungen im Nerven- und Hirngewebe können zu einer neurologischen Degeneration führen. Zunächst sind vielleicht gar keine Symptome zu erkennen, doch im Laufe der Zeit, wenn die Entzündung Nervengewebe zerstört, lassen die geistigen oder körperlichen Funktionen nach. Der Ursprung der meisten Viren und Bakterien, die im Gehirn von Alzheimer- und Parkinson-Patienten gefunden werden, liegt im Mund.

Über 90 Prozent der US-Amerikaner haben Zahnverfall oder Zahnfleischerkrankungen. Ein strahlend weißes Lächeln und das Fehlen offensichtlicher Probleme sind keine Garantie dafür, dass man frei von Infektionen ist. So sauber Ihr Mund auch scheinen mag, Sie könnten in diesem Augenblick eine aktive Infektion haben und sich dessen überhaupt nicht bewusst sein. Durch mehr Zähneputzen, Mundspülungen oder Verwendung von Zahnseide werden Sie sie nicht aufhalten können. Und durch Antibiotika auch nicht.

Es gibt jedoch etwas, was funktionieren wird. Ob Sie es glauben oder nicht – ein Löffel Kokosöl kann Ihre Zähne besser reinigen als Zähneputzen, Zahnseide oder das Gurgeln mit einer antiseptischen Mundspülung! Das Öl wird dabei nicht zum Zähneputzen benutzt, auch wenn man das machen kann. Nein, es wird auf eine ganz andere Weise verwendet. Die Methode wird als Ölziehen bezeichnet.

Dabei handelt es sich um eine modifizierte Form des Ölgurgelns, das aus der ayurvedischen Medizin kommt und schon seit Jahrtausenden angewendet wird. Für das Ölgurgeln sind verschiedene Öle benutzt worden, doch beim Ölziehen funktioniert Kokosöl am besten.

Das Verfahren beim Ölziehen ist sehr einfach: Man nimmt einen Esslöffel Kokosöl in den Mund und schiebt es 15–20 Minuten lang hin und her, ohne damit zu gurgeln. Das Kokosöl wird im Mund »bearbeitet«, indem man es durch die Zähne schiebt, zieht und saugt. Dabei nimmt es Bakterien, Gifte, Eiter und Schleim auf. Sie dürfen es nicht hinunterschlucken! Wenn Sie fertig sind, sollten Sie es in den Abfalleimer spucken. Es empfiehlt sich nicht, es im Waschbecken zu entsorgen oder in der Toilette wegzuspülen, denn dort könnte es sich im Laufe der Zeit ansammeln und schließlich zu einer Verstopfung des Rohrs führen. Nachdem Sie das Öl ausgespuckt haben, sollten Sie sich den Mund mit Wasser ausspülen. 20 Minuten könnten Ihnen zwar lang vorkommen, aber die Zeit wird schneller vergehen, wenn Sie während des Ölziehens auch noch andere Dinge erledigen – Sie könnten sich in dieser Zeit ja anziehen, das Frühstück vorbereiten, die Zeitung lesen …

Am besten führt man das Ölziehen morgens als Allererstes durch, noch vor dem Frühstück. Wenn Sie dann etwas gegessen haben, sollten Sie sich die Zähne so putzen, wie Sie das immer machen. Das Ölziehen können Sie ein- bis dreimal am Tag durchführen, immer unmittelbar vor dem Essen, mit leerem Magen.

Kokosöl wirkt wie ein Reinigungsmittel. Wenn man es in den Mund nimmt und um die Zähne und das Zahnfleisch schiebt, zieht und drückt,

»zieht« es Bakterien und Schmutz heraus. Es wirkt etwa so wie Motoröl beim Auto, das ja Schmutz und Abrieb aufnimmt. Wenn man das Öl dann wechselt, nimmt es den Schmutz und den Abrieb mit und der Motor bleibt relativ sauber zurück. Dann läuft er runder und hält länger. Und wenn wir schädliche Stoffe aus unserem Mund entfernen, arbeiten unsere Zähne und unser Zahnfleisch besser und halten länger.

Laut einer Studie, die im *Journal of Oral Health and Community Dentistry* veröffentlicht wurde, ist Ölziehen im Vergleich zu anderen Formen der Mundpflege wirkungsvoller.[25] Die Teilnehmer hatten schwach bis mäßig erkranktes Zahnfleisch und die Ansammlungen von Zahnbelag, die für die US-amerikanische Gesamtbevölkerung typisch sind. Sie wurden angewiesen, ihre normale Mundpflege fortzusetzen, aber zusätzlich Ölziehen anzuwenden. Das Ölziehen wurde über einen Zeitraum von 45 Tagen an jedem Morgen durchgeführt. Das Ausmaß des Zahnbelags und der Schweregrad der Zahnfleischerkrankungen wurden während der Studie in regelmäßigen Zeitabständen untersucht. Die Teilnehmer sollten das Öl jeweils 8–10 Minuten lang durch ihre Zähne saugen und ziehen.

Nach den 45 Tagen konnten weder bei den Zähnen noch beim weichen Gewebe im Mund negative Reaktionen festgestellt werden. Das Ölziehen hatte also offensichtlich keine physischen Schäden hervorgerufen. Das hätten die meisten Leute zwar ohnehin vermutet, doch die Studie bestätigte es. Die Bildung von Zahnbelag hatte stark abgenommen, vor allem in der zweiten Hälfte der Studie. Je länger man die Behandlung durchführt, desto besser sind die Ergebnisse offenbar. Auch die Gingivitis (Zahnfleischentzündung) hatte bei allen Teilnehmern erheblich abgenommen, um über 50 Prozent. Die Forscher bewerteten die Veränderungen als »sehr« signifikant.

Es konnte gezeigt werden, dass Mundspülungen Zahnbelag um 20–26 Prozent reduzieren, Gingivitis um etwa 13 Prozent. Zähneputzen verringert den Belag um 11–27 Prozent, die Gingivitis um 8–23 Prozent.[26] Das Ölziehen schlägt also beide Verfahren. Die Daten aus dieser Studie zeigen, dass Ölziehen Zahnbelag um 18–30 Prozent reduziert, Gingivitis um erstaunliche 52–60 Prozent. Die Verringerung des Zahnbelags ist beim Ölziehen zwar nur geringfügig stärker als bei antiseptischen Mundspülungen und beim Zähneputzen, doch die Verringerung der Gingivitis ist zwei- bis siebenmal besser. Mit anderen Worten: Das Ölziehen wirkt bei der Mundreinigung erheblich besser als Zähneputzen und Mundspülungen. Hätten die Teilnehmer das Ölziehen 15–20 Minuten am Tag (was normalerweise empfohlen wird) und über einen längeren Zeitraum durchgeführt, wären die Ergebnisse zweifellos noch besser gewesen.

Ölziehen kann zwar sowohl Zahnbelag als auch Gingivitis erheblich verringern, sollte das Zähneputzen aber nicht ersetzen. Es kann eine wirkungsvolle zusätzliche Hilfe bei der täglichen Mundpflege sein.

Durch Ölziehen kann man nicht nur Infektionen im Mund verhindern, sondern auch vorhandene Infektionen bekämpfen. Das Öl zieht die Infektion aus dem Gewebe und ermöglicht es dem Körper, sich selbst zu heilen. Die Entzündung wird dann beruhigt, das Zahnfleisch blutet nicht mehr, lockere Zähne werden wieder fester und die Schmerzen und die Überempfindlichkeit verschwinden. Die Zähne werden weißer, das Zahnfleisch wird rosiger und sieht gesünder aus. Die Infektion gelangt nicht mehr ins Blut. Möchten Sie mehr über das Ölziehen und darüber, wie es Infektionen bekämpft und die Gesundheit der Zähne und des Körpers verbessert, erfahren? Dann sollten Sie mein Buch *Ölziehkur* lesen.

Schutz vor Umweltgiften

Aus den vorhergehenden Kapiteln wissen Sie, dass Umweltgifte tief greifende Auswirkungen auf die Entstehung und das Fortschreiten neurodegenerativer Erkrankungen haben können. Jeder von uns ist in gewissem Maß chemischen Giften ausgesetzt. Laut einer Studie der US Centers for Disease Control and Prevention (CDC) befinden sich in den Körpern der US-Amerikaner Dutzende von Pestiziden und toxischen Verbindungen aus Verbraucherprodukten, die zu einem großen Teil mit möglichen Gesundheitsproblemen im Zusammenhang stehen. Zu diesen Chemikalien gehören Pyrethroide, die in so gut wie allen im Haushalt verwendeten Pestiziden enthalten sind, und Phthalate, die in Nagellack und anderen kosmetischen Produkten sowie in Weichplastik zu finden sind.

Bei der Studie wurden der Urin und das Blut von rund 2400 Menschen auf 148 toxische Verbindungen untersucht. Dass dabei mehr als einhundert Chemikalien entdeckt wurden, gibt Anlass zu großer Sorge, denn wir wissen nicht, wie sie sich auf unseren Körper auswirken können. Es gibt Beweise dafür, dass die Zunahme von Alzheimer, Krebs und anderen chronischen Krankheiten in den letzten Jahrzehnten zum Teil auf die Anhäufung dieser Chemikalien in unseren Körpern zurückzuführen sein könnte.

Wir werden aber noch lange mit Pestiziden, Abflussreinigern, Plastikflaschen und anderen Dingen dieser Art leben müssen. Daher besteht die beste Lösung darin, die Toxine aus unserem Körper zu entfernen. Manche Nahrungsmittel wirken entgiftend – sie können die Umweltgifte, die sich in unserem Körper ansammeln, absorbieren oder neutralisieren. Schon dadurch, dass wir diese Nahrungsmittel in unsere Nahrung aufnehmen, können wir viele der Toxine beseitigen, denen wir Tag für Tag ausgesetzt sind. Kokosöl ist hier besonders interessant, da gezeigt werden konnte, dass es die giftigen Auswirkungen einer ganzen Reihe von Chemikalien sehr effektiv ausschaltet.

In der Zeitschrift *Human and Experimental Toxicology* wurde ein interessanter Fallbericht veröffentlicht, der die Effektivität von Kokosöl bei der Neutralisierung von Aluminiumphosphid (das in Mitteln zur Bekämpfung von Nagern enthalten ist) beweist.[27] Darin wurde ein Selbstmordversuch beschrieben: Ein 28-jähriger Mann hatte eine tödliche Menge der Chemikalie geschluckt. Da kein Gegengift für Aluminiumphosphid bekannt ist, hatten die Ärzte kaum Hoffnung, ihn retten zu können. Er bekam die Standardbehandlung für akute Vergiftungen sowie oral Kokosöl. Zur Überraschung des Krankenhauspersonals überlebte der Mann! Aufgrund des Erfolgs bei diesem Fall empfehlen die Verfasser des Berichts, die Behandlung bei allen Fällen von Aluminiumphosphidvergiftung standardmäßig durch Kokosöl zu ergänzen.

Kokosöl zu verwenden, um die Wirkung eines Gifts zu neutralisieren, ist nicht so merkwürdig, wie es auf den ersten Blick aussieht. Die Wissenschaftler wissen schon seit einiger Zeit, dass Kokosöl entgiftend wirkt. Unzählige Tierstudien haben gezeigt, dass Kokosöl die schädliche Wirkung einer Reihe chemischer Toxine blockiert. Die genauen Mechanismen verstehen wir noch nicht ganz, doch die Schutzwirkung von Kokosöl kann zumindest zum Teil der Tatsache zugeschrieben werden, dass es als Antioxidans und Entzündungshemmer wirkt und das Immunsystem stärkt und zudem die Sauerstoffzirkulation im ganzen Körper verbessert. Deshalb erforscht man heute, ob man die MCTs aus Kokosöl verwenden kann, um Krebspatienten zu helfen und die schädlichen Nebenwirkungen der bei Chemotherapien eingesetzten Medikamente auszuschalten.[28–29]

Studien haben ergeben, dass Kokosöl und MCTs Tiere vor einer Vielzahl krebserregender Chemikalien schützen können.[30–32] Dr. C. Lim-Sylianco und ihre Kollegen zeigten die antimutagene Wirkung von Kokosöl gegenüber sechs starken Karzinogenen, die das Erbgut verändern: Benzpyren, Azaserin, Dimethylhydrazin, Dimethylnitrosamin, Methylmethansulfonat und Tetracyclin. Die Anwendung von Kokosöl in Form einer Pille oder als Bestandteil der Nahrung schützte die Tiere vor den toxischen Auswirkungen aller sechs Mutagene. Durch Fruchtbarkeitstests konnte gezeigt werden, dass Kokosöl befruchtete weibliche Mäuse vor den sterilisierenden und Fehlgeburten hervorrufenden Auswirkungen dieser Karzinogene schützte. Laut Dr. Lim-Sylianco bot Kokosöl »einen starken Schutz« gegenüber allen sechs Chemikalien.[33–34]

Aflatoxin ist ein sehr starkes Karzinogen, das durch einen Pilz erzeugt wird, der häufig Getreide befällt, insbesondere Mais. In Asien und Afrika ist diese Substanz ein ernstes Problem. Man hat festgestellt, dass Mais auf den Philippinen das am stärksten mit Aflatoxin vergiftete Nahrungsmittel ist – und in manchen Bereichen des Landes wird viel Mais gegessen. Zwischen dem Auftreten von durch Aflatoxin verursachtem Leberkrebs und der verzehrten Maismenge besteht eine Korrelation. Bei den Menschen, die am meisten Mais essen, ist auch die Leberkrebsrate am höchsten. Der Verzehr von Kokosöl scheint die Leber vor dem krebsauslösenden Einfluss des Aflatoxins zu schützen. Obwohl die Bevölkerung der philippinischen Region Bicol ungewöhnlich viel mit Aflatoxin vergifteten Mais isst, ist die Leberkrebsrate dort niedrig. Man nimmt an, dass das der Tatsache zu verdanken ist, dass die dortige Bevölkerung viel Kokosöl zu sich nimmt.[35]

Studien haben gezeigt, dass die schädlichen Auswirkungen von Exotoxinen und Endotoxinen – den krank machenden Giften, die von Bakterien produziert werden – ebenfalls durch Kokosöl und seine Monoglyceride neutralisiert oder zumindest abgeschwächt werden können. Die Monoglyceride in Kokosöl sind verschiedene MCFAs, die jeweils an ein Glycerinmolekül gebunden sind. Sie funktionieren ganz ähnlich wie die MCFAs und besitzen die gleichen antimikrobiellen und antitoxischen Eigenschaften. Monoglyceride werden von der Lebensmittel- und Kosmetikindustrie häufig benutzt, um die Entstehung von Toxinen zu verhindern, die von Streptokokken und Staphylokokken erzeugt werden.[36–37]

Sowohl die Monoglyceride als auch die MCFAs schwächen die Schäden ab, die durch diese Gifte im Körper angerichtet werden. Bei einer Studie wurden beispielsweise Meerschweinchen in zwei Gruppen eingeteilt. Die eine Gruppe bekam mit ihrem Futter eine Mischung aus MCTs und Fischöl, die andere bekam Safloröl. Nach 6 Wochen mit dieser Ernährung spritzte man den Tieren ein Endotoxin. Bei denen, die Safloröl bekommen hatten, kam es zu schweren metabolischen und respiratorischen Schocks, während sich bei der MCT-Gruppe nur schwache Symptome entwickelten.[38]

Bei einer anderen Studie wurde die Schutzwirkung von Kokosöl gegenüber E.-coli-Endotoxinschocks bei Ratten getestet.[39] Dabei wurden 180 Ratten in drei gleich starke Gruppen eingeteilt. Die erste Gruppe bekam Kokosöl in einer Menge, die 5 Prozent ihrer täglichen Kalorienaufnahme entsprach, bei der zweiten waren es 20 Prozent. Die dritte Gruppe diente zur Kontrolle und bekam gar kein Kokosöl. Nach einem Monat mit dieser Ernährung verabreichte man den Ratten über einen Orotubus eine Dosis E.-coli-Endotoxin. Die Zahl der überlebenden Ratten wurde in regelmäßigen Abständen von bis zu 96 Stunden ermittelt. Die Ergebnisse zeigten, dass die Überlebensrate der Ratten aus der Kontrollgruppe bei nur 48 Prozent lag. Bei den Ratten aus der ersten (5 Prozent Kokosöl) und zweiten (20 Prozent Kokosöl) Gruppe lagen die Überlebensraten bei 77 beziehungsweise 72 Prozent, waren also ungefähr gleich hoch. Das zeigte, dass schon kleine Mengen Kokosöl (5 Prozent der Gesamtkalorien) den gleichen Schutz vor dem E.-coli-Endotoxin bieten wie größere (20 Prozent der Gesamtkalorien). Bei Menschen mit der typischen Ernährung von 2000 Kalorien würden 5 Prozent der Kalorien etwa einem Esslöffel Kokosöl entsprechen.

Toxine, die durch Kokosöl/MCFAs abgeschwächt werden

Es ist bekannt, dass Kokosöl und MCFAs die toxischen Auswirkungen vieler Chemikalien abschwächen oder blockieren können. Zu diesen Chemikalien gehören

Aflatoxin
Aluminiumphosphid
Azaserin
Azofarben
Azoxymethan
Benzpyren
Dimethylbenzanthracen
Dimethylhydrazin
Dimethylnitrosamin
E.-coli-Endotoxin
Ethanol
Glutaminsäure/MNG
Methylmethansulfonat
N-Nitroso-N-Methylharnstoff
Staphylokokken-Endotoxin/-Exotoxin
Streptokokken-Endotoxin/-Exotoxin
Tetracyclin.

Die schädliche Wirkung von Glutaminsäure, einem potenziellen Neurotoxin, das die Funktionen des Gehirns und der Nerven beeinträchtigt, wird durch Monoglyceride aus Kokosöl ebenfalls abgeschwächt.[40] Diese Säure ist der Hauptbestandteil von Mononatriumglutamat (MNG), einem häufig verwendeten Lebensmittelzusatz. Bei Tieren verursacht sie Hirnläsionen und neuroendokrine Störungen – und bei Menschen ebenfalls. Zu den damit verbundenen Symptomen gehören unter anderem Krämpfe, Schlaganfälle und Herzrhythmusstörungen.

Viele Umweltgifte können schädliche Auswirkungen auf das Gehirn haben. Die antitoxischen Effekte der MCFAs liefern einen weiteren Grund dafür, die Nahrung durch Kokosöl zu ergänzen.

Wenn man sich ansieht, was Kokosöl alles zu leisten vermag, kann man es definitiv als ultimative Nahrung fürs Gehirn bezeichnen. Damit enden die Vorteile von Kokosöl und MCFAs aber noch nicht. Sie bieten auch einen gewissen Schutz vor einer Reihe von Erkrankungen, die den gesamten Körper betreffen können, wie Krebs, Diabetes, Leber-, Nieren- und Herzkrankheiten, Colitis ulcerosa und verschiedene Infektionskrankheiten. Eine vollständige Beschreibung der unglaublichen gesundheitlichen Vorteile von Kokosöl finden Sie in meinem Buch *Die Heilkraft der Kokosnuss.*

Kokosöl und Diabetes

Da Diabetes ein großer Risikofaktor für Neurodegeneration ist, ist es wichtig, den Blutzucker unter Kontrolle zu bringen. Kokosöl kann im Hinblick auf die mit Diabetes und Insulinresistenz im Zusammenhang stehenden Symptome wahre Wunder vollbringen. Studien haben gezeigt, dass MCFAs die Insulinausschüttung und die Insulinresistenz verbessern. Wenn man sie den Mahlzeiten zusetzt, verlangsamen das Fett in der Nahrung und insbesondere das Kokosöl die Aufnahme des Zuckers ins Blut und regulieren so den Blutzucker. Nimmt man Kokosöl zusammen mit den Mahlzeiten zu sich, kann es den Blutzucker sehr wirksam unter Kontrolle halten. Selbst wenn man es sich nach oder zwischen den Mahlzeiten zuführt, kann es einen hohen Blutzucker senken.

Die Blutzuckerwerte schwanken im Laufe des Tages, je nachdem, wie oft man etwas isst und was für Nahrungsmittel man dabei verzehrt. Bei Nichtdiabetikern sollte der Blutzucker den ganzen Tag über unter 140 mg/dl bleiben, auch nach den Mahlzeiten. Bei Menschen mit Diabetes im Frühstadium liegen die Werte über 140 mg/dl, und Werte über 200 mg/dl bedeuten einen voll entwickelten Diabetes. Kokosöl kann erhöhte Blutzuckerwerte in geradezu dramatischem Ausmaß senken.

Ein Beispiel: Der Blutzucker von Michele lag, wenn sie nicht nüchtern war, bei 290 mg/dl, also definitiv im diabetischen Bereich. Man wies sie an, 2 Esslöffel Kokosöl zu nehmen – und ihr Blutzucker fiel fast sofort um 130 mg/dl, nämlich auf den viel ungefährlicheren Wert von 160 mg/dl. Bei Diabetikern, die Kokosöl verwenden, tritt dieser Effekt sehr oft auf. Jetzt benutzt Michele Kokosöl täglich, um ihren Blutzucker besser in den Griff zu bekommen.

Dieser Effekt führt dazu, dass weniger Insulin gespritzt werden muss. Manche Leute haben festgestellt, dass sie gar kein zusätzliches Insulin brauchen, wenn sie Kokosöl nehmen. Ed sagt: »Kalt gepresstes Kokosöl hat einen ganz erheblichen Einfluss auf den Blutzucker! Meine Frau und meine Tochter (beide haben Diabetes Typ 2) messen ihren Blutzucker mindestens dreimal am Tag. Wenn sie mal etwas Falsches gegessen haben und ihr Blutzucker um 80–100 Punkte über den Normalwert steigt, brauchen sie keine zusätzlichen Medikamente – sie nehmen einfach 2–3 Esslöffel Kokosöl direkt aus der Flasche. Dann normalisiert sich ihr Blutzucker innerhalb von ½ Stunde wieder.«

Sharon erzählt: »Bei mir wurde im Juli 2001 Diabetes Typ 2 festgestellt und ich wurde sofort auf Amaryl RX gesetzt. Seit ich die Diagnose bekommen habe, suche ich nach einer anderen Möglichkeit. Ich habe ganze Berge von Informationen über verschiedene Ergänzungsstoffe und eine geeignete Ernährung gefunden. Aber nicht etwa durch meinen Arzt – der sagte nur: ›Willkommen im Klub!‹, und wies mich an, meine Medikamente zu nehmen. (Ich weinte, und darüber schien er sich zu freuen!) Um es kurz zu machen: Ich habe es geschafft, mich langsam von Amaryl zu entwöhnen, und kontrolliere meinen Blutzucker jetzt über meine Ernährung, Ergänzungsstoffe und Kokosöl. Ist das nicht toll? Ich messe meinen Blutzucker noch ein- oder zweimal am Tag, und er ist genauso gut wie in der Zeit, als ich Amaryl genommen habe – meistens sogar *besser.* Seit Ende März 2003 nehme ich Amaryl nicht mehr.«

Kokosöl bringt den Blutzucker nicht nur ins Gleichgewicht, sondern kann die durch Insulinresistenz verursachten Schäden sogar rückgängig machen. Bei der diabetischen Neuropathie degenerieren die Nerven im ganzen Körper, was sich oft durch Schmerzen oder Taubheit in den Füßen und Beinen zeigt. Zu den weiteren Symptomen gehören Verdauungsprobleme, Muskelschwäche und -krämpfe, Verlust der Kontrolle über die Blase, Benommenheit, Beeinträchtigungen beim Sprechen, Veränderungen beim Sehen und der Verlust des Gefühls für Wärme oder Kälte. Bei etwa 50 Prozent der Diabetiker entwickeln sich irgendwann Nervenschäden.

Neuropathie geht oft mit einer schlechten Durchblutung einher, die die Heilung verzögert. Eine mangelhafte Blutversorgung der Extremitäten ist eine häufige Ursache diabetischer Fußgeschwüre, die zu Gangrän und Amputation führen können. Wegen der schlechten Durchblutung können schon relativ kleine Schnitte oder Verletzungen an den Füßen oder Beinen von Diabetikern monatelang bestehen bleiben und gangränös werden. Wenn das betroffene Glied taub ist, können die Verletzung und die Schäden, die damit einhergehen, schmerzlos sein.

Kokosöl kann das rückgängig machen. Bei vielen Diabetikern erwachten schon fast tote Glieder wieder zum Leben, als sie anfingen, ihre Ernährung durch Kokosöl zu ergänzen. »Ich hatte an meinem rechten Unterschenkel einen kleinen Kratzer, der monatelang nicht heilen wollte«, sagt Edward K. »Meine Frau nannte es eine hässliche Wunde. Vor 6 Jahren begannen meine Füße taub zu werden; das ging mit dem großen Zeh los und erfasste im Laufe der Jahre beide Füße. Dann begann ich, jeden Tag 3–4 Esslöffel Kokosöl zu nehmen. Die Verletzung an meinem Bein heilte daraufhin innerhalb von 10 Tagen völlig aus. Ich bin so froh, denn jetzt spüre ich, dass das Gefühl zurückkommt. Die Taubheit lässt nach – ich habe wieder mehr Gefühl.« Bei Edwards Wunde hätte es leicht zu einer Infektion kommen können; dann hätte eine Operation oder vielleicht sogar eine Amputation seines Unterschenkels erforderlich werden können. Das Kokosöl verbesserte die Durchblutung innerhalb von 10 Tagen, sodass der Kratzer völlig ausheilte und das Leben in seine Beine und das Gefühl in seine Füße, die seit 6 Jahren taub gewesen waren, zurückkehrten. Edward ist kein Einzelfall! Viele Diabetiker erleben solche »Wunder«, wenn sie anfangen, regelmäßig Kokosöl zu nehmen.

Kokosöl verbessert die Durchblutung und macht Nervenschäden in den Extremitäten rückgängig. Da liegt die Vermutung nahe, dass es das auch im Gehirn schafft. Alle, die an Diabetes oder Insulinresistenz leiden, sollten regelmäßig Kokosöl verwenden.

Nehmen Sie Kokosöl in Ihr Leben auf!

Sie haben jetzt so viel über die unzähligen Vorteile von Kokosöl erfahren, dass Ihnen klar sein dürfte, dass dieses außergewöhnliche Naturprodukt beim Kampf gegen Alzheimer und andere neurodegenerative Erkrankungen eine enorm wichtige Rolle spielt. Deshalb müssen Sie lernen, es in Ihr tägliches Leben einzubauen. Das geht am leichtesten, wenn Sie Ihr Essen damit zubereiten. Da Kokosöl sehr hitzebeständig ist, eignet es sich hervorragend für den Gebrauch in der Küche. Sie können es stets zum Backen oder Braten benutzen. Wenn in Rezepten Margarine, Butter, Backfett oder

Pflanzenöl angegeben werden, sollten Sie stattdessen immer Kokosöl nehmen, und zwar mindestens in der gleichen Menge, damit Sie sicher sein können, dass Ihre Nahrung die empfohlene Menge enthält (Einzelheiten zur empfohlenen Tagesdosis finden Sie in Kapitel 19).

Natürlich werden nicht alle Nahrungsmittel mit Öl zubereitet, doch Sie können das Öl trotzdem in Ihre Nahrung einbauen. Sie können es nämlich auch Nahrungsmitteln zusetzen, die normalerweise nicht mit Öl zubereitet werden. Sie können beispielsweise heiße Getränke, warme Müslis, Suppen, Soßen und Schmorgerichte mit einem Löffel Kokosöl anreichern oder es auf gekochtes Gemüse träufeln.

Ich empfehle zwar, Kokosöl mit dem Essen zu verzehren, doch das heißt nicht, dass Sie Ihre Nahrung damit zubereiten oder es ihr zusetzen müssen. Sie können es auch löffelweise einnehmen, wie ein Nahrungsergänzungsmittel. Viele Menschen führen sich ihre tägliche Dosis Kokosöl am liebsten auf diese Weise zu. Wenn Sie Kokosöl von guter Qualität verwenden, schmeckt es auch gut. Vielen gefällt allerdings der Gedanke nicht, sich einen Löffel mit Kokosöl oder überhaupt mit Öl in den Mund zu schieben. Bei ihnen kann es eine Weile dauern, bis sie sich daran gewöhnt haben.

Zwei Haupttypen von Kokosöl sind im Handel erhältlich: kalt gepresstes (»jungfräuliches«, virgines) Kokosöl und raffiniertes, gebleichtes und desodoriertes RBD-Öl. Kalt gepresstes Kokosöl wird unter nur minimaler Verarbeitung aus frischen Kokosnüssen hergestellt – es kommt im Wesentlichen direkt von der Kokosnuss, sodass ein angenehmer Kokosgeschmack und -duft erhalten geblieben sind. Es schmeckt köstlich!

RBD-Kokosöl wird aus Kopra (an der Luft getrockneten Kokosnüssen) hergestellt und intensiver verarbeitet. Bei der Verarbeitung werden der Geschmack und der Duft vollständig entfernt. Menschen, die den Kokosgeschmack in ihrer Nahrung nicht mögen, kommt das natürlich sehr entgegen. RBD-Öl wird mechanisch und bei hohen Temperaturen verarbeitet; gewöhnlich werden dabei keine Chemikalien benutzt. Wenn Sie in ein Geschäft gehen, können Sie am Etikett erkennen, um was für ein Kokosöl es sich handelt. Bei allen kalt gepressten Kokosölen wird dort »kalt gepresst« oder »virgin« stehen, bei RBD-Ölen natürlich nicht. Dass es sich um ein RBD-Öl handelt, wird allerdings nicht ausdrücklich angegeben. Manchmal werden diese Öle als »expellergepresst« bezeichnet; das bedeutet, dass das ursprüngliche Pressen der Kokosnüsse mechanisch erfolgte, ohne Einsatz von Hitze. In einem späteren Stadium des Verarbeitungsprozesses wird aber in der Regel Hitze verwendet.

Viele Menschen ziehen das kalt gepresste Kokosöl vor, weil es nicht so stark verarbeitet wurde und daher mehr Nährstoffe und das Aroma enthält, mit dem die Natur es versehen hat. Daher schmeckt und riecht es noch nach Kokosnuss. Da die Herstellung von kalt gepresstem Kokosöl mehr Aufwand erfordert, ist es teurer als RBD-Öle.

Die meisten RBD-Öle sind geschmack- und geruchlos und unterscheiden sich kaum voneinander. Bei den kalt gepressten Kokosölen verschiedener Marken können jedoch große Qualitätsunterschiede bestehen. Es gibt nämlich viele verschiedene Verarbeitungsverfahren, die nicht alle gleich gut sind. Auch die Sorgfalt bei der Herstellung beeinflusst die Qualität. Manche Unternehmen produzieren Kokosöl von ausgezeichneter Qualität, das so gut schmeckt, dass man es problemlos vom Löffel essen kann. Andere Marken haben jedoch einen so aufdringlichen Geschmack, dass man sie kaum hinunterbringt. Leider kann man den Unterschied meist nicht einfach durch einen Blick auf die Flasche oder das Glas erkennen – Sie müssen das Öl probieren! Wenn es einen milden Kokosgeschmack und -duft hat und Ihnen gut schmeckt, sollten Sie diese Marke benutzen. Wenn der Geschmack Sie schier überwältigt oder das Öl nach Rauch riecht und schmeckt, sollten Sie es lieber mit einer anderen Marke versuchen.

Kokosöl bekommen Sie in den Naturkostgeschäften, vielen Lebensmittelmärkten und im Internet. Sie haben die Wahl zwischen vielen verschiedenen Marken. Die teureren Öle haben normalerweise, aber nicht immer, die beste Qualität. Die billigeren kalt gepressten Kokosöle sind fast alle von minderer Qualität. Im Wesentlichen haben aber alle Marken die gleichen kulinarischen und therapeutischen Effekte und sind nützlich.

Wenn Sie Kokosöl in einem Geschäft kaufen, könnte es wie Backfett aussehen, also fest und schneeweiß sein. Wenn Sie es dann zu Hause in ein Küchenregal stellen, könnte es sich nach ein paar Tagen in einem wärmeren Umfeld in eine farblose Flüssigkeit verwandeln. Das ist kein Alarmzeichen, sondern ganz natürlich. Zu den typischen Eigenschaften von Kokosöl gehört nämlich sein hoher Schmelzpunkt. Bei Temperaturen ab 24° ist es wie alle anderen Pflanzenöle flüssig, bei niedrigeren Temperaturen wird es jedoch fest. Das ist wie bei Butter: Wenn Sie ein Stück Butter in den Kühlschrank legen, ist es fest, aber wenn Sie es an einem heißen Tag auf der Anrichte stehen lassen, wird es weich und schmilzt. Kokosöl kann je nach der Temperatur, bei der es aufbewahrt wird, flüssig oder fest sein. Man kann es in beiden Formen verwenden.

Da Kokosöl sehr stabil ist, braucht man es nicht in den Kühlschrank zu stellen. Kokosöl von guter Qualität hält sich 1–3 Jahre – und bis dahin werden Sie Ihres hoffentlich längst verbraucht haben!

MCT-Öl

Die meisten gesundheitlichen Vorteile von Kokosöl beruhen auf den in ihm enthaltenen mittelkettigen Triglyceriden (MCTs). Da MCTs gut für uns sind, müsste eine Substanz, die mehr MCTs enthält als Kokosöl, ja eigentlich noch besser für uns sein. Kokosöl ist zwar die reichhaltigste »natürliche« MCT-Quelle (es besteht zu 63 Prozent aus MCTs), doch MCT-Öl enthält sogar noch mehr MCTs, nämlich 100 Prozent! Das manchmal auch als fraktioniertes Kokosöl bezeichnete MCT-Öl wird aus Kokosöl hergestellt. Dabei werden die zehn Fettsäuren, aus denen Kokosöl besteht, voneinander getrennt; dann gibt man zwei der Fettsäuren mit mittlerer Kettenlänge (Capryl- und Caprinsäure) wieder zusammen.

Der Vorteil von MCT-Öl ist natürlich, dass es pro Volumeneinheit mehr MCTs enthält als Kokosöl. Es ist geruchlos und bei Zimmertemperatur flüssig, sodass es zum Kochen, aber auch als Salatdressing verwendet werden kann. MCT-Öl hat allerdings auch einen Nachteil: Es ruft eher Übelkeit und Durchfall hervor als Kokosöl. Wenn man diesen Nebenwirkungen entgehen will, kann man daher nur eine begrenzte Menge MCT-Öl zu sich nehmen. Zudem enthält es keine Laurinsäure, und gerade sie ist die wichtigste mittelkettige Fettsäure.

Kokosöl besteht hingegen zu rund 50 Prozent aus Laurinsäure. Diese Säure besitzt die stärkste antimikrobielle Kraft, und in Kombination mit den anderen Fettsäuren aus dem Öl ist ihre antimikrobielle Wirkung noch größer. Daher kann Kokosöl Keime viel stärker bekämpfen als MCT-Öl.

Die in MCT-Öl enthaltenen MCFAs werden schnell in Ketone umgewandelt. Der Ketongehalt im Blut erreicht eineinhalb Stunden nach dem Verzehr seine Spitze und ist nach 3 Stunden verschwunden. Die Umwandlung von Laurinsäure in Ketone verläuft langsamer. Der Ketongehalt im Blut erreicht erst 3 Stunden nach dem Verzehr seine Spitze, bleibt aber rund 8 Stunden lang bestehen. MCT-Öl erzeugt also einen schnelleren und höheren Spitzenwert bei der Ketose, verpufft aber viel schneller. Das ist wichtig, denn Patienten mit Neurodegeneration brauchen eine konstante Versorgung mit Ketonen – sonst haben ihre Hirnzellen zu kämpfen und sterben ab.

Um die erforderliche Ketonkonzentration im Blut aufrechtzuerhalten, müsste man den Patienten also Tag und Nacht etwa alle 2 Stunden MCT-Öl verabreichen. Das Gehirn bleibt nämlich auch im Schlaf voll aktiv und braucht daher genau wie im Wachzustand Energie. Der Patient müsste nachts daher alle 2 Stunden geweckt werden, um eine neue Dosis MCT-Öl zu bekommen. In so großen Mengen kann MCT-Öl wegen der mit ihm verbundenen Verdauungsstörungen aber gar nicht verabreicht werden.

Kokosöl hingegen muss nur drei- oder viermal am Tag eingenommen werden und seine Wirkung hält die ganze Nacht über an. Manche Ärzte, die Alzheimer-Patienten zunächst mit Kokosöl behandelten und dann zu MCT-Öl wechselten, berichten von einer Verringerung der Fortschritte bei diesen Patienten. Man muss daher zu dem Schluss kommen, dass MCT-Öl bei der Behandlung neurodegenerativer Erkrankungen kein geeigneter Ersatz für Kokosöl ist. Man kann es aber zusätzlich einsetzen, um einen schnelleren Anstieg der Ketose zu erreichen. Nötig ist das allerdings nicht, denn Kokosöl hält länger an, hat weniger Nebenwirkungen und ist bei der Behandlung chronischer Infektionen wirksamer.

16 • Fehlernährung und Neurodegeneration

Zucker und Stärke

Zucker, Zucker überall!

Bis vor 200 Jahren war Zucker in der gesamten Menschheitsgeschichte immer nur ein sehr kleiner Bestandteil der Ernährung. 1815 verzehrten die Menschen im Jahr durchschnittlich etwa 6,8 Kilo. In der zweiten Hälfte des 19. Jahrhunderts, als die Technologie für die Raffination von Zucker besser wurde und daher mehr Zucker zur Verfügung stand, schnellte der Zuckerverzehr dann enorm in die Höhe. 1900 lag der jährliche Konsum in den USA schon bei 38,5 Kilo, und heute konsumieren die US-Amerikaner sogar durchschnittlich 72,6 Kilo im Jahr – im Vergleich zu 1815 mehr als die zehnfache Menge!

Im Durchschnitt verzehren wir etwa 200 Gramm Zucker am Tag. Der gesamte Konsum von Kohlenhydraten aus allen Nahrungsmitteln (Obst, Gemüse, Getreide, Getränke und so weiter) beläuft sich bei Erwachsenen durchschnittlicher Größe auf rund 300 Gramm am Tag. Wenn 200 Gramm davon die Form von Zucker haben, stammt unsere tägliche Kohlenhydrataufnahme zu zwei Dritteln aus leeren Kalorien mit keinerlei Nährwert! Das sind Kalorien, die unserem Körper Nährstoffe entziehen, ohne sie zu ersetzen, und in ihm einen metabolischen Schock auslösen, der zu Insulinresistenz und schlechter Gesundheit führt.

Falls Sie Ihre Nahrung nicht mit Zucker versetzen und keine Süßigkeiten essen, bedeutet das leider nicht, dass Sie nicht große Mengen des süßen Gifts verzehren. Zucker ist in Tausenden von Produkten enthalten, von Brot über Nüsse bis zu Limonade und Fruchtsäften. Heutzutage hat er die verschiedensten Formen: Sukrose (weiße Zuckerraffinade), Fruktose, Maissirup mit hohem Fruktosegehalt – und damit ist die Liste noch lange nicht zu Ende. Auf den Produkten werden ja die Inhaltsstoffe aufgeführt, vom am stärksten vertretenen bis zu dem mit dem geringsten Anteil, doch Zucker wird oft mehrfach angegeben. Bei vielen verpackten Produkten ist Zucker, auch wenn er vielleicht nicht an erster Stelle genannt wird, in der Kombination aller enthaltenen Zuckerformen der Inhaltsstoff mit dem größten Anteil.

Als wäre das noch nicht genug, bekommen wir auch aus Naturprodukten Zucker. Obst und insbesondere Fruchtsäfte sind wahre Zuckerbomben. Wenn wir diese Quellen berücksichtigen, liegt unsere tägliche Zuckeraufnahme sogar über 200 Gramm.

Durch den steigenden Zuckeranteil in unserer Ernährung wurden im Laufe der Jahre andere, nahrhaftere Nährstoffe verdrängt. Obwohl uns heute ein so riesiges Spektrum von Nahrungsmitteln zur Verfügung steht, ist deren Nährwert so gering, dass wir essen und essen und uns sogar richtig vollstopfen können, aber trotzdem an Mangelernährung leiden. Wir können leicht viel zu viele Kalorien verzehren, ohne die Nährstoffe zu bekommen, die wir für eine optimale Gesundheit brauchen. Man muss es einfach so sagen: Unsere Nahrung bringt uns um!

Zucker macht unsere Erinnerungen nicht süßer

Zu den großen Vorteilen, die uns eine Beschränkung unseres Zuckerkonsums bringt, gehört ein besseres Gedächtnis. Durch übermäßigen Zuckerverzehr können Sie vergessen, welchen Tag wir haben, wo Sie leben oder wie Ihr Partner oder Ihre Partnerin heißt. Es gibt überzeugende Beweise dafür, dass der übermäßige Verzehr zuckerreicher Nahrungsmittel in fester wie in flüssiger Form Alzheimer verursachen kann. Lesen Sie das bitte noch einmal: Zucker kann Alzheimer hervorrufen!

Zucker gehört zu den Hauptbestandteilen der modernen menschlichen Ernährung. Studien haben gezeigt, dass der übermäßige Verzehr zuckerreicher Lebensmittel, insbesondere mit Zucker gesüßter Getränke, bei der heutigen Epidemie von Fettleibigkeit und Diabetes eine wichtige Rolle spielt.[1] Diabetes steht in engem Zusammenhang mit einem erhöhten Alzheimer-Risiko. Zudem gibt es Belege dafür, dass er auch zur Entstehung von Parkinson und anderen neurodegenerativen Erkrankungen beitragen kann. Und es kristallisiert sich immer mehr heraus, dass zwischen einem hohen Zuckerkonsum und geistigem Verfall, Lernproblemen und Gedächtnisverlust ein Zusammenhang besteht.[2]

Forscher von der University of Alabama in Birmingham haben gezeigt, dass sich bei Mäusen, die zuckerreiches Futter bekamen, die gleichen Ablagerungen von Amyloidplaque und die Gedächtnisstörungen entwickeln, die für Alzheimer typisch sind. Eine Gruppe von Mäusen bekam 25 Wochen lang Mäusefutter und normales Wasser, eine andere erhielt das gleiche Futter, dazu aber eine Lösung von Zuckerwasser. Die Mäuse, die den Zucker bekommen hatten, legten im Laufe der Studie beim Gewicht etwa 17 Prozent zu. Außerdem entwickelte sich bei ihnen häufiger Insulinresistenz – eines der Hauptkennzeichen von Diabetes. Bei Tests, mit denen die Lernfähigkeit und das Gedächtnis gemessen wurden, schnitten sie schlechter ab, und in ihren Gehirnen fanden sich erheblich mehr Plaqueablagerungen, was für Alzheimer typisch ist.[3]

Beim Menschen würde die Menge des Zuckerwassers, die die Mäuse konsumierten, fünf 0,3-Liter-Dosen normaler Limonade am Tag entsprechen. Fünf Dosen Limonade enthalten rund 210 Gramm Zucker. Natürlich trinken die meisten Menschen keine fünf Dosen Limonade am Tag, aber sie nehmen auch aus anderen Quellen Zucker auf – aus Fruchtsäften, Süßigkeiten, Gebäck, Kaffee, Kuchen, Eis und sogar ganz alltäglichen Nahrungsmitteln wie Spaghetti, Ketchup, Barbecuesauce, Brot und Obst –, sodass dessen Gesamtmenge 210 Gramm am Tag leicht übersteigen kann. Im Durchschnitt konsumiert jeder Mann, jede Frau und jedes Kind etwa so viel Zucker am Tag. Da Kinder weniger Zucker und manche Menschen fast gar keinen verzehren, essen die anderen Erwachsenen deutlich mehr als 210 Gramm am Tag. Es ist interessant, dass die Gedächtnisstörungen und Plaqueablagerungen bei den Mäusen, die Zucker bekamen, schon nach 25 Wochen auftraten. Was wird denn dann mit unserem Gehirn passieren, wenn wir uns jahrelang zuckerreich ernähren?

Aus Kapitel 4 wissen Sie ja, dass hohe Blutzuckerwerte die Bildung von AGEs fördern, die das Gehirn zerstören. Zucker im Blut neigt dazu, zu glykieren oder an Proteinen und Fetten »festzukleben«, wodurch er dauerhafte Gewebeschäden verursacht und gefährliche freie Radikale erzeugt. Die Ansammlung von AGEs im Körper korreliert mit dem Alterungsprozess. Je mehr sich ansammeln, desto schneller altern Sie und Ihr Gehirn. Die Ansammlung von AGEs steht mit neurodegenerativen Erkrankungen im Zusammenhang. AGEs entwickeln sich immer im Körper, wenn Zucker oder Stärke konsumiert wird, unabhängig von deren Menge. Es entstehen allerdings umso mehr AGEs, je mehr Zucker und Stärke wir konsumieren.

Der übermäßige Verzehr von Zucker führt zu chronisch hohem Blutzucker und Insulinresistenz. Insulinresistenz kann sich aber auch entwickeln, wenn man kein Diabetiker ist. Bei jedem, dessen Nüchternzucker über 90 mg/dl (5,0 mmol/l) liegt, besteht eine gewisse Insulinresistenz. Das betrifft die meisten Menschen, die sich typisch westlich ernähren, also viel Zucker und raffiniertes Getreide essen.

Die Schäden, die glykierte Proteine und Fette verursachen, können unser ganzes Leben lang bestehen bleiben. Sie tragen dazu bei, dass unsere Haut erschlafft, unsere Blutgefäße sich verhärten und wir den grauen Star an den Augen bekommen. Wir sind den AGEs aber nicht schutzlos ausgeliefert – die weißen Blutkörperchen unseres Immunsystems können die kleinen Biester zum Teil entfernen, indem sie sie fressen! Diesen Prozess bezeichnen die Biologen als *Phagozytose*. Die AGEs werden von den weißen Blutkörperchen geschluckt, zerlegt oder verdaut und dadurch unschädlich gemacht. Eindringende Bakterien werden auf die gleiche Weise vernichtet.

Die Fähigkeit der weißen Blutkörperchen, toxische Partikel und Bakterien unschädlich zu machen, wird aber stark durch den Zuckerkonsum beeinflusst – ihr Bestand wird durch Zucker verringert. Studien haben gezeigt, dass die Phagozytose schon nach einer einzigen Portion Zucker um fast 50 Prozent abnimmt und mindestens 5 Stunden lang so niedrig bleibt.[4] Wenn Sie eine zuckerreiche Mahlzeit zu sich nehmen, wird Ihr Immunsystem also mindestens bis zu Ihrer nächsten Mahlzeit stark geschwächt bleiben. Mit anderen Worten: Falls Sie zum Frühstück Pfannkuchen oder ein zuckerhaltiges Müsli essen, zum Mittagessen zuckerhaltige Limonade trinken und Ihr Abendessen mit einer Portion Eis abschließen, wird Ihr Immunsystem den ganzen Tag über erheblich geschwächt sein. Es wird die AGEs nicht mehr so gut beseitigen können und Sie werden anfälliger für Infektionen und Entzündungen sein, was sich negativ auf Ihr Gehirn auswirken kann. Da Zucker die Immunfunktion unterdrückt, erhöht er das Risiko für alle Infektionstypen, einschließlich von oralen Infektionen, die sich auf das Gehirn ausbreiten können. Er verringert die Fähigkeit des Körpers, Umweltgifte zu neutralisieren und zu entsorgen, und erhöht das Krebsrisiko. Krebszellen ernähren sich von Zucker – je mehr Zucker sie bekommen, desto stärker wachsen sie.[5]

Es gibt verschiedene Zuckerformen. Sukrose (Saccharose), der weiße Haushaltszucker, ist die häufigste. Daneben gibt es unter anderem braunen Zucker, Honig, Mais- und Ahornsirup, Sukanat (nicht raffinierten dehydrierten Zuckerrohrsaft), Melasse, Dattelzucker, Fruchtsaftkonzentrate, Gerstenmalz, Agavennektar und Sirup aus braunem Reis. Auf den Etiketten mit den Inhaltsstoffen findet man außerdem Dextrin, Dextrose, Fruktose, Maissirup mit hohem Fruktosegehalt, Glukose und Maltodextrin. Die sogenannten natürlichen Zucker wie Fruchtsaftkonzentrate oder Agavennektar sind auch nicht besser als raffinierte Sukrose, denn das Endergebnis ist das gleiche. Ob Sie Haushaltszucker, Honig oder Melasse benutzen, macht keinen Unterschied – Zucker bleibt Zucker, egal, wie er heißt.

Stärke ist auch eine Form von Zucker!

Raffinierter Zucker ist nicht das einzige Problem – Stärke kann fast genauso schlimm sein! Stärke ist das Kohlenhydrat, das in Getreide, Knollen, Bohnen und anderen stärkereichen Gemüsearten enthalten ist. Sie besteht aus reiner Glukose und ist damit nichts anderes als Zucker. Der Unterschied liegt nur darin, dass die Glukosemoleküle bei der Stärke über lange Ketten miteinander verbunden sind. Sobald wir sie essen, spalten Verdauungsenzyme die Ketten aber in die einzelnen Zuckermoleküle auf. Wie alle anderen Zuckerlieferanten erhöht auch Stärke den Blutzucker sehr schnell, steigert die AGE-Bildung, schwächt die Immunfunktion und hat auch sonst alle schädlichen Auswirkungen, die bei Zucker auftreten. Wer eine Scheibe Weißbrot isst, nimmt damit praktisch 3 Teelöffel Zucker zu sich. Weißbrot beginnt sich in unserem Mund in Zucker zu verwandeln, sobald wir mit dem Kauen anfangen. Unser Speichel enthält nämlich Verdauungsenzyme, die sofort damit anfangen, die Stärke in Zucker umzuwandeln.

Menschen, die nicht viel Süßes essen und kaum Zucker verwenden, glauben oft, sie seien vor den schädlichen Auswirkungen von Zucker sicher. Falls sie Weißbrot, weißen Reis, weiße Kartoffeln und aus Weißmehl hergestellte Produkte essen, führen sie sich damit aber genauso viel Zucker zu wie jeder andere, manchmal sogar mehr. Weißbrot kann zu Insulinresistenz und Diabetes führen, die Widerstandsfähigkeit gegenüber Krebs vermindern und Alzheimer oder Parkinson den Weg bereiten.

Weißmehl wird durch Raffinierung von Weizenvollmehl hergestellt. Bei diesem Prozess werden viele Nährstoffe und der größte Teil der Ballaststoffe entfernt. Danach setzen die Hersteller einige der Nährstoffe wieder zu, die Ballaststoffe aber nicht. Die Ballaststoffe spielen jedoch bei der Verdauung von Stärke eine entscheidende Rolle; sie verlangsamen nämlich die Freisetzung von Glukose ins Blut. Das ist sehr wichtig, denn dadurch wird die Absorption des Zuckers verlangsamt, sodass unser Körper besser mit ihm umgehen kann.

Stärke an sich ist nicht unbedingt schlecht. Die aus ihr entstehende Glukose wird ja schließlich als Nährstoff für unsere Zellen genutzt. Das Problem ist ein übermäßiger Verzehr von Stärke oder ein schlechtes Verhältnis der Stärke in der Ernährung zu Fetten, Proteinen und Ballaststoffen. Mit vernünftigen Mengen Stärke und sogar Zucker kann unser Körper durchaus umgehen, sofern wir auch angemessene Mengen Fett, Proteine und Ballaststoffe verzehren.

Eine typische Ernährung, die 2000 Kalorien am Tag liefert, enthält durchschnittlich rund 300 Gramm Kohlenhydrate. Dabei kommen 200 Gramm aus zugesetztem Zucker und 15 Gramm aus Ballaststoffen. Die restlichen 85 Gramm stammen größtenteils aus Stärke. 285 Gramm Zucker und Stärke enthalten aber 1140 Kalorien – also *fast 60 Prozent* unserer täglichen Kalorienaufnahme! Da ist es kein Wunder, dass Diabetes, Alzheimer und andere degenerative Krankheiten auf dem Vormarsch sind!

Künstliche Süßstoffe

Als wäre »richtiger« Zucker nicht schon schlimm genug, können wir uns jetzt auch noch über künstliche Zucker wie Aspartam, Saccharin und Ähnliches »freuen«. Diese vom Menschen hergestellten kristallinen Zusatzstoffe sind so süß wie Zucker, haben aber weniger Kalorien. Wie Zucker machen auch sie süchtig, doch sie sind sogar noch gesundheitsschädlicher. Ja, sie enthalten weniger Kalorien als Zucker – sie haben aber wie alle Drogen unerwünschte Nebenwirkungen, die von Kopfschmerzen bis zum Tod reichen.

Künstliche Süßstoffe sehen wie Zucker aus, schmecken wie Zucker und können wie Zucker zum Süßen von Speisen verwendet werden, aber ohne die Kalorien und Kohlenhydrate von Zucker. Für Menschen, die ihren Verzehr von Kohlenhydraten drosseln wollen, hören sich künstliche Süßstoffe wie die ideale Lösung an. Sie haben jedoch eine Schattenseite, die viel gravierender ist als die von Zucker.

So stark Zucker auch raffiniert worden sein mag, ist er doch immer noch ein Produkt, das unser Körper erkennen und verarbeiten kann, auch wenn die Verarbeitung ihm viel Stress zufügt und ihm Nährstoffe entzieht. Künstliche Süßstoffe sind hingegen seltsame neue Wesen, die unser Körper noch nie gesehen hat. Er ist nicht darauf programmiert worden, sicher und effizient mit ihnen umzugehen, und das führt zu Problemen. Die Substanzen, aus denen Wissenschaftler künstliche Süßstoffe herstellen, können zwar durchaus aus »natürlichen« Quellen stammen, doch sie werden so miteinander kombiniert, dass einzigartige Chemikalien entstehen, die schädlich sind und die verschiedensten Probleme verursachen können.

Einer der am häufigsten verwendeten künstlichen Süßstoffe ist Aspartam, das unter verschiedenen Markennamen verkauft wird (in den USA: AminoSweet, NutraSweet, Equal, Spoonful und Equal-Measure). Es wurde 1965 entdeckt und in den USA zu Beginn der 1980er-Jahre als Nahrungsergänzungsmittel zugelassen. Die US-amerikanische Food and Drug Administration ließ es damals trotz heftiger Kritik vonseiten mehrerer Wissenschaftler zu, die vor den von ihm ausgehenden Gefahren warnten. Die Erteilung der Zulassung basierte auf Forschungen, die von den Aspartam-Herstellern (Monsanto und seiner Tochter The NutraSweet Company) finanziert worden waren.

Seit seiner Zulassung entfielen über 75 Prozent der negativen Reaktionen auf Nahrungsmittelzusatzstoffe, die der FDA gemeldet wurden, auf Aspartam. Es wurden mindestens neunzig verschiedene Symptome dokumentiert, die Aspartam zugeschrieben wurden, unter anderem Migräne, Kopfschmerzen, Benommenheit, Krampfanfälle, Übelkeit, Taubheit, Ausschläge, Muskelkrämpfe, Depressionen, Erschöpfung, Reizbarkeit, Tachykardie, Sehprobleme, Schlaflosigkeit, Hörverlust, Herzklopfen, Atemprobleme, Angstattacken, verwaschene Sprache, Verlust des Geschmackssinns, Tinnitus, Schwindel, Gedächtnisverlust, Gelenkschmerzen und, so unglaublich das auch klingt, Gewichtszunahme. Und das ist noch nicht alles: Aspartam hat auch Hirntumore, multiple Sklerose, Epilepsie, das Ermüdungssyndrom, Parkinson, Alzheimer, Geburtsschäden, Fibromyalgie und Diabetes ausgelöst oder verschlimmert. Würde auch nur ein vernünftiger Mensch wissentlich eine Substanz essen, die solche Probleme verursacht oder zumindest zu ihnen beiträgt?

Im Vergleich zu Saccharin ist Aspartam relativ neu. Saccharin wurde bereits 1879 entdeckt und war der erste künstliche Süßstoff. 1937 betrat dann Cyclamat die Bühne. In den 1960er-Jahren folgte Aspartam, später kamen noch Acesulfam K und Sucralose hinzu. Die Süßkraft dieser künstlichen

Stoffe übersteigt die von Zucker um ein Vielfaches – bei Saccharin ist sie 300-mal so groß wie bei Kristallzucker, bei Cyclamat etwa 30-mal und bei Aspartam 200-mal. Diese Süßstoffe enthalten Gramm für Gramm etwa die gleiche Kalorienmenge wie Zucker; da sie so viel süßer sind, werden für die gleiche Wirkung allerdings viel geringere Mengen benötigt.

Saccharin und Cyclamat sind seit den späten 1960er-Jahren in Verruf geraten, da man entdeckt hatte, dass sie bei Labortieren tumoröse Gewächse hervorriefen. In den USA wurde Cyclamat 1970 verboten, doch in Großbritannien und Kanada wurde seine Verwendung nur eingeschränkt. In Kanada ist es nur noch als Süßstoff im Spender auf ärztlichen Rat und als Zusatz in Medikamenten erlaubt.

1977 wurde auch ein Verbot für Saccharin gefordert. Da es zu jener Zeit der einzige verbliebene künstliche Süßstoff war, wendeten sich aber viele Menschen dagegen – das wäre den Diabetikern und Übergewichtigen gegenüber ungerecht. Aufgrund des öffentlichen Aufschreis wurde das Verbot dann ausgesetzt. Produkte, die Saccharin enthalten, müssen in den USA jetzt aber mit folgender Warnung versehen werden: »Die Benutzung dieses Produkts kann Ihre Gesundheit gefährden. Es enthält Saccharin, das bei Labortieren Krebs hervorgerufen hat.« In Kanada ist Saccharin jedoch ganz verboten.

Acesulfam K gehört zur selben chemischen Familie wie Saccharin und hat im Hinblick auf Krebs die gleichen möglichen Nachteile. Wie Saccharin fördert es zudem die Insulinausschüttung, sodass es für Diabetiker nur eingeschränkt geeignet ist.

Der neueste künstliche Süßstoff, Sucralose, ist besser unter dem Handelsnamen Splenda bekannt. Er ist 600-mal süßer als Zucker, unserem Körper aber so fremd, dass er nicht weiß, was er damit machen soll. Sucralose durchquert unseren Verdauungstrakt, ohne absorbiert zu werden. Daher liefert sie keine Kalorien und beeinflusst weder die Insulinkonzentration noch den Blutzucker. Deshalb soll sie für Diabetiker ungefährlich sein. Das klingt zu gut, um wahr zu sein? Nach der Zahl der Beschwerden zu urteilen, die bei der FDA eingehen, ist Sucralose in Wirklichkeit keineswegs unbedenklich.

Falls Sie immer noch nicht davon überzeugt sind, dass künstliche Süßstoffe schädlich sind, sollten Sie das Buch *Excitotoxins: The Taste That Kills* von Dr. Russell L. Blaylock lesen. Dort finden Sie Details zur medizinischen Forschung, die dokumentieren, welche Gefahren von Aspartam und anderen Nahrungsmittelzusätzen ausgehen

Subklinische Fehlernährung

Die meisten Nahrungsmittel, die wir heute essen, enthalten nicht genug Nährstoffe, da bei der Verarbeitung und Raffinierung viele Nährstoffe entfernt oder zerstört werden. So enthält Zucker keinerlei Vitamine und Mineralien, aber Kalorien, die dick machen. Auch Weißmehl wurde seiner vitamin- und mineralreichen Kleie und Keime beraubt, sodass nur noch nahezu reine Stärke übrig geblieben ist. Wer Produkte aus Weißmehl zu sich nimmt, isst vor allem Zucker, der so gut wie keinen Nährwert hat. Mit weißem Reis ist es genauso: Die vitaminreiche Kleie wurde ihm entzogen, sodass nur der weiße, stärkehaltige Teil erhalten geblieben ist. Kartoffeln sind nahezu reiner Zucker; die meisten Nährstoffe stecken in der Schale, doch wer isst seine Kartoffeln schon mit der Schale?

Die Nahrungsmittel, die wir im typischen Fall essen, werden zu einem großen Teil aus Zucker, Weißmehl, weißem Reis und geschälten Kartoffeln hergestellt. Diese Nahrungsmittel liefern den meisten Menschen rund 60 Prozent ihrer täglichen Kalorien. Weitere 20–30 Prozent stammen aus Fetten und Ölen. Die beliebtesten Öle sind Margarine, Backfett und verarbeitete Pflanzenöle wie Sojaöl und Getreideöle. In unseren Nahrungsmitteln sind oft Öle versteckt. Alle verpackten und in Restaurants servierten Speisen sowie Fertigprodukte enthalten eine Unmenge von – zu einem hohen Prozentsatz gehärteten – Fetten. Wie Zucker auch, liefern uns solche Öle weder Vitamine noch Mineralstoffe, sondern lediglich Kalorien.

Im typischen Fall besteht unsere Ernährung aus Nahrungsmitteln, die vor allem leere Kalorien enthalten – aus Stärke, Zucker und verarbeiteten Ölen. Nur wenige von uns essen Obst und Gemüse. Und wenn doch, verzehren wir sie in der Regel als Gewürze – Mixed Pickles und Kopfsalat auf einem Sandwich, Tomatensoße auf der Pizza … Unsere Nahrung ist mit Kalorien vollgestopft, doch es fehlt ihr an Nährstoffen. Wir verzehren Berge von Kalorien, aber kaum Nährstoffe. Daher können wir essen und essen und uns sogar so vollstopfen, dass wir übergewichtig werden, aber trotzdem an Fehlernährung leiden.

Laut dem US-Landwirtschaftsministerium bekommen die meisten Amerikaner von mindestens zehn essenziellen Nährstoffen nicht genug (100 Prozent der empfohlenen Tagesmenge). Nur 12 Prozent der Bevölkerung bekommen sieben essenzielle Nährstoffe zu 100 Prozent. Nicht einmal 10 Prozent führen sich die empfohlenen täglichen Portionen Obst und Gemüse zu. 40 Prozent essen kein Obst, 20 Prozent kein Gemüse. Und das Gemüse, das sie doch verzehren, besteht größtenteils aus in gehärtetem Pflanzenöl gebratenen Kartoffeln.

Als wäre es nicht schon schlimm genug, dass die Nahrungsmittel, die wir zu uns nehmen, nur einen geringen Nährwert haben, es gibt noch ein weiteres Problem: Eben diese Nahrungsmittel zerstören die Nährstoffe, die wir aus anderen bekommen. So enthält Zucker keine Nährstoffe, verbraucht bei seinem Stoffwechsel aber welche. Durch zucker- und stärkereiche Nahrungsmittel kann unserem Körper Chrom entzogen werden, das für die Potenzierung von Insulin ungemein wichtig ist. Ohne Insulin entwickeln sich dieselben Probleme mit dem Blutzucker wie bei Diabetikern. Je stärker unsere Nahrung verarbeitet wurde, desto mehr Insulin brauchen wir, um sie zu verstoffwechseln. Mehrfach ungesättigte Öle, eine weitere Quelle leerer Kalorien, verbrauchen die Vitamine E und A und leeren die Zinkspeicher. Andere Zusatzstoffe, darunter auch Eisen, verbrauchen die Vitamine A, C und E. Eine Ernährung mit großen Mengen von Produkten aus Weißmehl, Zucker und verarbeiteten Pflanzenölen raubt unserem Körper schnell seine Nährstoffreserven und schiebt uns weiter in Richtung der Fehlernährung.

In den fortgeschrittenen Stadien der Fehlernährung können typische Mangelkrankheiten wie Skorbut (Vitamin-C-Mangel), Beriberi (Thiaminmangel) und Pellagra (Niacinmangel) auftreten. Sie führen zur Unterdrückung des Immunsystems, sodass unser Körper anfällig für Infektionen wird, Heilungsprozesse sich verlangsamen, der normale Verlauf des Wachstums und der Entwicklung gestört wird und die Degeneration von Geweben und Organen gefördert wird.

Laut der Weltgesundheitsorganisation (WHO) sterben in den Industrieländern 70–80 Prozent der Bevölkerung an Krankheiten, deren Ursache in ihrer Lebensweise oder Ernährung liegt. Die Mehrzahl der Krebsfälle wird durch das hervorgerufen, was wir unserem Körper zuführen. Herzinfarkte, Schlaganfälle und Atherosklerose, die größten Killer in den Industriestaaten, sind ebenso wie Diabetes Ernährungskrankheiten, Alzheimer und Parkinson überwiegend auch. Unzählige Studien haben gezeigt, dass uns Vitamine, Mineralien und andere Nährstoffe in unserer Nahrung vor diesen Krankheiten schützen.

Wenn wir an Mangelernährung denken, kommen uns gewöhnlich ausgemergelte Dürreopfer in Afrika oder hungernde Menschen in Indien in den Sinn. In den reicheren Ländern ist das Problem heimtückischer, da die Symptome einer Mangelernährung dort nicht so ins Auge fallen. Die Menschen sehen nicht unterernährt aus und die Fehlernährung kann erst im fortgeschrittenen Stadium diagnostiziert werden.

Wenn ein breites Spektrum von Nahrungsmitteln zur Verfügung steht, entwickeln nur wenige Menschen offensichtliche Symptome der Fehlernährung, selbst wenn ihre Nahrung arm an Nährstoffen ist. Die meisten leiden vielmehr an subklinischer Fehlernährung. Dabei handelt es sich um einen Zustand, in dem die Betroffenen gerade noch genug essenzielle Nährstoffe bekommen, um das Auftreten der Symptome einer schweren Mangelernährung zu vermeiden, in ihrem Körper aber dennoch ein Nährstoffdefizit besteht und er zu einer langsamen vorzeitigen Alterung neigt. Dieser Zustand kann unbegrenzt weiterbestehen, ohne erkannt zu werden. In den westlichen Ländern hat sich die subklinische Mangelernährung zu einer wahren Epidemie ausgewachsen. Bei unserer Nahrung herrscht ein höchst bedauerliches Nährstoffdefizit. Wie bereits erwähnt, können wir unterernährt sein, selbst wenn wir uns mit Essen vollstopfen, da unsere Nahrung nicht alle essenziellen Nährstoffe enthält, die unser Körper braucht, um optimal funktionieren zu können. Das führt dazu, dass das Immunsystem ständig geschwächt ist, der Körper Infektionen nicht mehr gut abwehren kann und Zellen langsam degenerieren und verhungern, weil sie nicht ausreichend Nährstoffe bekommen.

Die heute für unsere Gesellschaft typische, mit Zucker und raffinierten Kohlenhydraten überfrachtete Ernährung enthält nicht genug Nährstoffe. Am besten können wir unsere Ernährung verbessern, indem wir die Gesamtmenge der verzehrten Kohlenhydrate reduzieren. Wir müssen raffinierte Kohlenhydrate durch mehr Fett, Proteine und komplexe Kohlenhydrate (die, die von Ballaststoffen begleitet werden) ersetzen. Es wird zwar oft angenommen, dass Gemüse reich an Kohlenhydraten ist, doch tatsächlich sind Gemüsearten wie Zucchini, Tomaten und Brokkoli kohlenhydratarm, da sie zu etwa 90 Prozent aus Wasser bestehen. Zudem sind sie gute Quellen von Ballaststoffen, Vitaminen, Mineralien, Antioxidantien und anderen Phytonährstoffen.

Nährstoffdefizite und Neurodegeneration

Wie unser übriger Körper, so braucht auch unser Gehirn gute Nährstoffe, um sich richtig entwickeln und funktionieren zu können. Schon ein Mangel an einem einzigen Nährstoff kann gravierende Folgen haben.

Dass Folsäure, eines der B-Vitamine, für die Entwicklung des Gehirns und Rückenmarks bei Feten wichtig ist, wissen wir schon lange. Babys, deren Mütter nicht genug Folsäure im Körper haben, kommen oft mit einer schweren Fehlbildung der Wirbelsäule und des Rückenmarks zur Welt, die als Spina bifida bezeichnet wird. Auch für die Gehirn- und Nervenfunktionen von Erwachsenen ist Folsäure wichtig; ein Mangel an diesem Vitamin wurde mit neurodegenerativen Erkrankungen in Zusammenhang gebracht. Bei einer Studie mit 575 Personen im Alter von über 50 Jahren stellten die Forscher fest, dass das Alzheimer-Risiko bei den Teilnehmern, die am Tag 400 oder mehr Mikrogramm Folsäure bekamen (das ist die empfohlene Tagesdosis), um 55 Prozent niedriger war als bei denen, die eine geringere Menge erhielten.[6]

Zu den charakteristischen Merkmalen von Alzheimer gehört ein durch Schrumpfung bedingter Verlust an Hirnmasse. Es ist ganz normal, dass unser Gehirn mit zunehmendem Alter ein bisschen schrumpft, doch bei Alzheimer-Kranken läuft der Schrumpfungsprozess schneller ab. Ein Mangel an Folsäure und anderen B-Vitaminen wie B_6 und B_{12} scheint das Altern des Gehirns und sein Schrumpfen zu beschleunigen. Forscher von der University of Oxford haben herausgefunden, dass die Gabe großer Dosen dieser Vitamine bei älteren Menschen mit kognitiven Beeinträchtigungen (bei denen aber noch nicht die Diagnose »Alzheimer« gestellt worden war) die Rate der Hirnschrumpfung nahezu halbierte, sodass das Auftreten von Demenz verlangsamt oder ganz verhindert wurde.[7]

Auch Parkinson kann durch Folsäuremangel beeinflusst werden. In einer Studie erhielten Labormäuse das Medikament MPTP, um die Parkinson-Krankheit zu induzieren. Dann unterteilte man die Mäuse in zwei Gruppen; die eine erhielt Futter ohne genug Folsäure. Bei denjenigen Mäusen, die angemessene Mengen Folsäure bekamen, konnten die dopaminproduzierenden Nervenzellen die geschädigte DNA reparieren und so die negativen Auswirkungen des Neurotoxins ausgleichen. Die dopaminproduzierenden Zellen der anderen Mäuse konnten die Schäden nicht reparieren, sodass die betroffenen Zellen abstarben.[8]

Folsäure ist zwar kein Heilmittel für Alzheimer und Parkinson, doch ein Mangel scheint die Anfälligkeit für diese Krankheiten signifikant zu erhöhen. Sich genug Folsäure zuzuführen ist also wichtig, um das Risiko zu reduzieren. Gute Nahrungsquellen für Folsäure sind Spinat, Chinakohl, Brokkoli, Hühnerfleisch und Fisch. Eine Ernährung, zu der reichlich Gemüse und Frischfleisch gehören, liefert die nötige Menge an Folsäure.

Es hat sich herausgestellt, dass das Mineral Magnesium Cofaktor bei über 300 enzymatischen Reaktionen im Zusammenhang mit dem Energiestoffwechsel und der Synthese von Proteinen und DNA ist. Magnesiummangel führt zu Muskelschwäche, Tremor, Krämpfen und Herz-Kreislauf-Störungen. Möglicherweise erhöht er auch das Alzheimer-, Parkinson-, MS- und Glaukomrisiko. Die Mehrheit der erwachsenen US-Amerikaner (68 Prozent) verzehrt nicht einmal die für Magnesium empfohlene minimale Tagesdosis, die nach Ansicht vieler Mediziner ohnehin zu niedrig ist. Zudem entziehen einige verbreitete Nahrungsmittel unserem Körper das bisschen Magnesium, das wir essen. Die Magnesiumkonzentration im Blut wird durch den übermäßigen Genuss von Alkohol, Koffein und Phosphorsäure (die in Limonaden verwendet wird) verringert. Gute Nahrungsquellen sind Spinat, Rote Bete, Mangold, Spargel, Sesamsamen, Sonnenblumenkerne und Garnelen.

Es gibt Dutzende von Spurenmineralien, die die Hirngesundheit fördern. Lithium, das ist schon lange bekannt, ist bei bipolaren (früher: manisch-depressiven) Störungen eine wirkungsvolle Therapie. Es regt die Freisetzung von Proteinen an, die die Hirnzellen vor Schäden schützen, ihre Lebenszeit verlängern und das Wachstum und die Reparatur von Neuronen fördern. So zeigte die dreidimensionale Magnetresonanztomografie bei Patienten mit bipolaren Störungen nach 4 Wochen mit einer Nahrungsergänzung durch Lithium, dass die graue Substanz zugenommen hatte.[9] Tierstudien zufolge kann Lithium außerdem die Bereiche des Zelltods nach einem Schlaganfall um 56 Prozent reduzieren. Da Lithium die Regeneration der Hirnzellen fördert, kann es dem Gehirn als Anti-Aging-Nährstoff dienen.

Es konnte auch gezeigt werden, dass Lithium die schädliche Wirkung von Neurotoxinen wie MNG, Koffein und Antikonvulsiva blockiert.[10] Mit manchen toxischen Metallen, beispielsweise Aluminium, bildet Lithium Chelate und entfernt sie aus dem Körper.[11] Nahrungsquellen für Lithium sind unter anderem Eier, Molkereiprodukte, Vollgetreide und Gemüse.

Ein anderes wichtiges Spurenmineral ist Zink. Ein Viertel der älteren Frauen nimmt nicht einmal die Hälfte der RDA (Recommended Dietary Allowance) zu sich. Eine englische Studie hat gezeigt, dass die Zinkkonzentration bei Menschen mit Altersdemenz viel niedriger ist als bei Menschen ohne Demenz.[12] Gute Zinklieferanten sind Schalentiere, Fisch, Fleisch, Milch, Vollweizen und grünes Blattgemüse.

Die höchsten Vitamin-C-Konzentrationen im Körper finden sich im Gehirn und in neuroendokrinem Gewebe wie den Nebennieren.[13] Vitamin C wirkt als schützendes Antioxidans, ist als Cofaktor an verschiedenen Enzymreaktionen beteiligt und fungiert als Neuromodulator mehrerer Neurotransmitter wie Glutamat, Dopamin und Cholin. Es wird durch oxidativen Stress, Verletzungen und Infektionen verbraucht – also bei Prozessen, die zur Neurodegeneration führen. Vitamin-C-reiche Nahrungsmittel sind dunkles Blattgemüse, Brokkoli, Blumenkohl, Paprika, Tomaten, Zitrusfrüchte, Mangos und Papayas.

Eine Forschergruppe untersuchte bei 260 gesunden, nicht pflegebedürftigen Männern und Frauen über 60 die Beziehung zwischen dem Ernährungszustand und den kognitiven Funktionen.[14] Die Nährstoffaufnahme beurteilten die Wissenschaftler über Ernährungsprotokolle, den Ernährungsstatus anhand von biochemischen Tests. Die Teilnehmer mussten zwei Tests auf die kognitiven Funktionen absolvieren. Bei einem ging es um das Kurzzeitgedächtnis, bei dem anderen um die Problemlösungsfähigkeit. Die Teilnehmer mit niedrigen Konzentrationen von Vitamin C oder Vitamin B_{12} im Blut schnitten bei beiden Tests schlechter ab als die besser ernährten. Bei den Tests zur Problemlösungsfähigkeit erzielten die Teilnehmer mit niedrigen Riboflavin- oder Folsäurespiegeln schlechtere Ergebnisse. Die Forscher kamen zu dem Schluss, dass subklinische Fehlernährung bei der Abnahme der kognitiven Funktionen, die bei manchen älteren Menschen auftritt, eine Rolle spielen könnte.

Durch Vitamin-B_{12}-Mangel bedingte Beeinträchtigungen beim Gedächtnis können schon Jahre zuvor auftreten, bevor der Mangel im Blut sichtbar wird. Eine Studie hat gezeigt, dass Vitamin-B_{12}-Mangel bei älteren Menschen für manche kognitiven Defizite verantwortlich ist. Bei zwei Dritteln der Patienten mit Perniziosa (einer Form der Anämie) wurden Abnormitäten beim Kurzzeitgedächtnis festgestellt.[15] Eine Behandlung mit Vitamin B_{12} führte bei drei Vierteln innerhalb eines Monats zur Wiederherstellung des Gedächtnisses. Gute Nahrungsquellen für Vitamin B_{12} sind unter anderem Fleisch, Fisch, Geflügel, Molkereiprodukte und Eier. Gemüse, Obst und Getreide liefern dieses wichtige Vitamin nicht. Daher ist Vitamin-B_{12}-Mangel bei strengen Vegetariern ein ernstes Problem.

Zu den typischen Charakteristika neurodegenerativer Erkrankungen gehören heftiger oxidativer Stress und große Schäden durch freie Radikale. Das Gehirn reagiert auf die Lipidperoxidation mehrfach ungesättigter Fettsäuren besonders empfindlich, da es einen relativ hohen Anteil dieser Säuren enthält.[16] Chronischer oxidativer Stress reduziert die schützenden Antioxidantien stark. Die Menge der Antioxidantien im Gehirn lässt sich nur erhöhen, indem man Nahrung zu sich nimmt, die reich an Antioxidantien ist. Zu den häufigsten in der Nahrung enthaltenen Antioxidantien gehören die Vitamine A, C, D, E und K, die Mineralien Zink und Selen, α-Liponsäure, Coenzym Q10 und Flavonoide wie β-Karotin, α-Karotin, Lutein und Lycopin. Im Blut von Alzheimer-Patienten sind viele dieser Stoffe im Vergleich zu normalen Menschen in geringerer Menge vorhanden, was auf einen Mangel an vielen wichtigen Antioxidantien in der Nahrung hindeutet.[17–18]

Bei Menschen, die regelmäßig Gemüse und Obst essen, entwickeln sich Studien zufolge seltener mit dem Alter zusammenhängender geistiger Verfall und neurodegenerative Erkrankungen als bei denen, die nur wenig Gemüse und Obst essen.[19–20]

Durch den Verzehr von Gemüse lässt sich der Alterungsprozess offenbar hinauszögern. Am Rush Institute for Healthy Aging analysierten Forscher die Essgewohnheiten und kognitiven Funktionen von fast 2000 Menschen über 65. Bei denen, die täglich die meisten Gemüseportionen aßen, verlangsamte sich der mit dem Alter zusammenhängende geistige Verfall um etwa 40 Prozent. Die größten Erfolge traten bei Personen ein, die täglich mindestens drei Portionen Gemüse aßen. Interessanterweise schien der Verzehr von Obst nicht vor dem geistigen Abbau zu schützen.

Die Verlangsamung des geistigen Verfalls »entsprach einem um rund 5 Jahre niedrigeren Alter«. Grünes Blattgemüse, das reich an Antioxidantien und Folsäure ist, bot den besten Schutz.[21]

Blutuntersuchungen haben gezeigt, dass Menschen jeden Alters, bei denen der Gehalt an Antioxidantien wie β-Karotin, Lycopin und Vitamin E im Blut hoch ist, bei kognitiven Tests besser abschneiden als Menschen mit einem niedrigen Antioxidantienspiegel.[22] Hohe Konzentrationen von Antioxidantien im Blut standen mit dem täglichen Verzehr von viel Obst und Gemüse im Zusammenhang.

Manche der in der Nahrung fehlenden Nährstoffe lassen sich durch die Einnahme von Multivitamin- und Mineralstoffergänzungsmitteln ausgleichen, doch diese Mittel sind allein keine Lösung. Studien haben nämlich immer wieder gezeigt, dass Nahrungsergänzungsmittel nicht den gleichen Schutz liefern wie Vollwertkost.[23] Vollwertprodukte bieten offenbar Vorteile, die über ihren Vitamin- und Mineraliengehalt hinausgehen.

Ist Ihnen aufgefallen, dass Pizza, Kuchen, Weißbrot, Limonade und andere verpackte und verarbeitete Nahrungsmittel weiter oben nicht als gute Lieferanten der für eine gute Gesundheit erforderlichen Vitamine und Mineralstoffe aufgeführt wurden? Eine gute Ernährung muss auf frischen, unverarbeiteten Lebensmitteln beruhen!

17 • »Kraftfutter« für unser Gehirn

Essen Sie viel Gemüse!

»Iss dein Gemüse auf!« Das hat Ihre Mutter in Ihrer Kindheit sicher oft zu Ihnen gesagt. Sie wusste, dass Gemüse für unsere Gesundheit wichtig ist. Diese fast instinktive Erkenntnis wurde inzwischen wissenschaftlich bestätigt. Eine Studie nach der anderen hat gezeigt, dass eine Ernährung, die reich an Gemüse und Obst ist, uns vor Krankheiten schützt und eine gute Gesundheit fördert. Ich habe das Gemüse hier vor dem Obst genannt, weil es für unsere Gesundheit viel wichtiger ist. Wenn wir genug Gemüse und Obst verzehren, kann das dazu beitragen, dass wir vor der koronaren Herzkrankheit und Schlaganfällen geschützt sind, dass unser Blutdruck in einem gesunden Bereich bleibt und dass wir manche Krebsarten und schmerzhafte Verdauungsstörungen nicht bekommen. Außerdem schützt es unsere Augen vor dem grauen Star und der Makuladegeneration und unser Gehirn vor neurodegenerativen Prozessen.

Vielleicht haben Sie schon einmal gehört, dass wir jeden Tag fünf Portionen Gemüse und Obst von der Größe ½ Tasse zu uns nehmen sollten.

[Eine Portion entspricht in den USA ½ Tasse voll. In Deutschland sind bei fünf Portionen fünf Handvoll gemeint. Anm. d. Red.]. Den neuesten ernährungswissenschaftlichen Richtlinien zufolge sollten wir aber mindestens fünf bis dreizehn Portionen (also 2½–6½ Tassen) am Tag verzehren. Die Menge hängt von Ihrem Bedarf im Hinblick auf die Gesamtkalorien ab.[1] Ein Erwachsener von durchschnittlicher Größe benötigt am Tag etwa 2000 Kalorien, um sein Gewicht und seine Gesundheit zu halten. Das entspricht neun Portionen oder 4½ Tassen am Tag.

Was zählt als eine Tasse Gemüse oder Obst? Bei den meisten frischen oder gekochten Gemüse- und Obstarten ist eine Tasse schlicht das, was man in einen großen Kaffeebecher (etwa 240 ml) füllen könnte. [Das in den USA übliche Maß einer Tasse *(cup)* entspricht also der Lebensmittelmenge, die in einen großen Kaffeebecher passt (240 ml). Anm. d. Red.] Bei dieser Regel gibt es vor allem drei Ausnahmen: Salat, Trockenobst und Kartoffeln. Um das Äquivalent zu einer Tasse Gemüse zu bekommen, braucht man 2 Tassen Kopfsalat oder anderes rohes grünes Blattgemüse, aber Trockenobst zählt doppelt. Da Kartoffeln überwiegend aus Stärke bestehen, zählen sie gar nicht als Gemüse und sollten nur sparsam verzehrt werden.

An sich könnte man auch Gemüse- und Obstsäfte als Bestandteil der nötigen Tagesportionen zählen, doch sie haben einen großen Haken: Sie enthalten einerseits viel Zucker, andererseits aber keine Ballaststoffe, die die Zuckeraufnahme normalerweise regulieren. Reiner Fruchtsaft enthält ebenso viel Zucker wie die gleiche Menge Cola – etwa 10 Teelöffel in 340 Millilitern! Die Säfte mögen zwar auch Vitamine und Mineralstoffe liefern, sind aber im Grunde nicht viel mehr als Zuckerwasser mit Fruchtgeschmack.

Insulinresistenz ist einer der großen Risikofaktoren für Neurodegeneration. Studien haben gezeigt, dass man das Risiko, Insulinresistenz und damit Diabetes zu bekommen, erheblich senken kann, wenn man seine Nahrung täglich durch eine einzige zusätzliche Portion vitaminreiches grünes Blattgemüse oder durch drei zusätzliche Portionen frisches Obst ergänzt. Schon durch eine zusätzliche halbe Tasse Gemüse sinkt das Risiko um fast 10 Prozent; durch anderthalb zusätzliche Tassen (drei Portionen) Obst lässt sich ungefähr das gleiche Ergebnis erzielen. Aber Achtung! Das Risiko verringert sich nur, wenn man frisches, *nicht verarbeitetes* Obst verwendet! Fügt man nur eine einzige Portion Fruchtsaft am Tag hinzu, *steigt* das Diabetesrisiko um 18 Prozent. Der hohe Zuckergehalt von Fruchtsäften und der Mangel an Ballaststoffen heben die positive Wirkung der Vitamine und Mineralien offenbar auf.[2] Daher zählen Gemüse- und Fruchtsäfte nicht als Bestandteile des täglichen Bedarfs.

Der Durchschnittsamerikaner nimmt am Tag nur insgesamt drei Portionen Gemüse und Obst zu sich. Was essen die Leute denn, wenn sie kein Gemüse und Obst verzehren? Wahrscheinlich Berge von verarbeiteten, verpackten Lebensmitteln, die Zucker und raffinierte Kohlenhydrate in rauen Mengen enthalten, aber keine Nährstoffe mehr.

Die Empfehlung lautet, dass wir *mindestens* fünf bis dreizehn Portionen Gemüse und Obst am Tag zu uns nehmen sollten. Mindestens – mehr wäre noch besser! Diese Portionen dürfen Sie aber nicht zusätzlich zu dem, was Sie bereits essen, verzehren, sondern sie sollten ungesündere Nahrungsmittel wie Kartoffeln, Weißbrot und Nudeln ersetzen. Das würde den Nährstoffgehalt verbessern und die Menge der leeren Kohlenhydrate senken. Das Prinzip lautet nicht, mehr Kalorien zu sich zu nehmen, sondern leere Kalorien durch nahrhaftere zu ersetzen.

Immer wieder haben Studien gezeigt, dass Ernährungsformen, die viel Gemüse, Obst und Vollkorn enthalten, Schutz vor degenerativen Krankheiten bieten. Wer seinen Verzehr von Kohlenhydraten reduziert, indem er sie durch Gemüse sowie Fett und Proteine ersetzt, verbessert seine Gesundheit und schützt sich vor degenerativen Erkrankungen.[3]

Vollwertkost

Weshalb sind Gemüse, Obst und Vollkorn so gut für uns? Weil sie zum einen die wichtigsten Vitamine und Mineralien enthalten, zum anderen unzählige Phytonährstoffe, die unseren Körper ernähren, uns vor Krankheiten schützen und uns gesund erhalten.

Phytonährstoffe sind Substanzen, die in Pflanzen hergestellt werden und vitaminartige Eigenschaften besitzen. β-Karotin fungiert als Antioxidans und trägt dazu bei, uns vor Krebs und der koronaren Herzkrankheit zu schützen. Zudem kann es in Vitamin A umgewandelt werden, wenn der Körper welches braucht. β-Karotin verleiht Mohrrüben, Kürbissen und anderen Gemüsearten ihre charakteristische gelbe oder orange Farbe. Der Phytonährstoff Lycopin ist in letzter Zeit ins Rampenlicht gerückt, weil er das Risiko für Prostatakrebs senken kann. Er erzeugt den roten Farbstoff in Tomaten, Wassermelonen und rosa Grapefruits. In pflanzlichen Nahrungsmitteln wurden bereits mehr als 20 000 Phytonährstoffe identifiziert.

Früher glaubte man, einzelne Vitamine und Mineralstoffe würden zur Behebung gesundheitlicher Probleme ausreichen. Heute wissen wir aber, dass ein einzelner Nährstoff zwar durchaus hilfreich sein kann, dass der größte Nutzen aber zu gewinnen ist, wenn verschiedene Nährstoffe zusammenarbeiten. Die Nährstoffe wirken dann so zusammen wie die verschiedenen Instrumente in einem Sinfonieorchester, die gemeinsam Musik erzeugen. Wenn der beste Klang erreicht werden soll, darf keines der Instrumente fehlen. Bei den Nährstoffen ist es genauso: Die gesundheitlichen Vorteile, die die Ernährungswissenschaftler bei ihren Studien sehen, liefert uns nur eine breite Palette von Nährstoffen in den richtigen Verhältnissen.

Deshalb ist es besser, Nahrungsmittel mit Hunderten von Phytonährstoffen zu essen, als eine Vitamintablette zu nehmen, die nur etwa ein Dutzend enthält. Deshalb ist es besser, Brot aus Vollweizenmehl zu essen als Weißbrot, dem bei der Raffinierung etwa zwanzig Nährstoffe entzogen wurden. Und deshalb sind frisches Gemüse und Obst besser als verarbeitete und verpackte Lebensmittel, die raffinierte Kohlenhydrate enthalten.

Viele Leute werden einräumen, dass sie mehr Gemüse essen müssten. Manche mögen aber einfach kein Gemüse. Sie sind mit weißem Brot, Nudeln und anderem Junkfood aufgewachsen und haben nie Geschmack an Gemüse gefunden. Gemüse wird viel zu oft ohne jeden Anreiz serviert – vielleicht gerade noch mit einem Spritzer Zitrone und einer Prise Salz, aber ohne Butter oder Soße, weil Fette vermieden werden sollen. Die Zugabe von Fettquellen wie Butter, Sahne, Käse, Nüssen, Samen, Bratensaft, Speckwürfeln, Schinkenstreifen und reichhaltigen Cremesoßen verbessert nicht nur den Nährwert des Gemüses, sondern auch seinen Geschmack. Gemüse, das auf diese Weise serviert wird, werden auch die eingefleischten Gemüsehasser mögen. Wenn Sie Ihre Nahrung mit mehr Gemüse anreichern, wird es Ihnen besser schmecken, insbesondere, wenn Sie es auf die eben beschriebene Weise zubereiten.

Fleisch ist wichtig …

… aber es muss von guter Qualität sein! Gemüse und andere pflanzenbasierte Nahrungsmittel sind zwar wichtig, liefern aber nicht alle Nährstoffe, die unser Körper braucht. Fleisch, Fisch, Eier und Molkereiprodukte sind die besten Quellen der Vitamine A, B_6 und B_{12}. Allein aus pflanzlichen Nahrungsmitteln kann man diese Vitamine nicht in ausreichender Menge bekommen. Fleisch und Molkereiprodukte liefern zum einen die Fette, die für eine angemessene Aufnahme und Nutzung fettlöslicher Vitamine erforderlich sind, zum anderen auch Proteine von hoher Qualität, die der Körper für die Erhaltung und das Wachstum seiner Organe und Gewebe (einschließlich des Gehirns) braucht.

Phosphatidylcholin, eine fettige Substanz, ist ein Hauptbestandteil der Zellmembranen und spielt auch bei der Signalübertragung der Zellen über die Membranen eine Rolle. Es ist eine Quelle von Cholin, einem der B-Vitamine, die für die menschliche Gesundheit (insbesondere die Gesundheit des Gehirns) von Bedeutung sind. Der Gehalt an Phosphatidylcholin in den Hirnmembranen nimmt mit zunehmendem Alter ab, was zu Gedächtnisverlust beitragen könnte. Cholin gehört zu den wenigen Substanzen, die die Blut-Hirn-Schranke überwinden können. Es geht direkt ins Gehirn, wo es für die Produktion des Neurotransmitters Acetylcholin benutzt wird, der für die Gedächtnisfunktion wichtig ist. Mehrere Studien haben gezeigt, dass Phosphatidylcholin zur Verhinderung von Demenz und zur Verbesserung der kognitiven Funktionen beiträgt. Es gibt Beweise dafür, dass es möglicherweise auch dabei hilft, die Verschlechterung des Myelins – die bei MS-Kranken zu finden ist – zu verlangsamen. Deshalb wird es heute zunehmend als wertvolles Nahrungsergänzungsmittel anerkannt, das die Hirngesundheit verbessert. Die reichhaltigste natürliche Phosphatidylcholinquelle ist Eigelb. Wenn Sie jeden Tag ein bis zwei Eier essen, sind Sie gut mit dieser wichtigen Substanz versorgt.

Auch Phosphatidylserin, eine ähnliche Verbindung, spielt bei der Funktion der Zellmembranen eine große Rolle. Es versetzt die Hirnzellen in die Lage, Glukose zu verstoffwechseln sowie Neurotransmitter freizusetzen und zu binden. Phosphatidylserin reguliert die Fluidität der Zellmembranen, was für die Fähigkeit der Hirnzellen zur chemischen Kommunikation – die für das Lernen, das Gedächtnis und andere kognitive Funktionen sehr wichtig ist – von großer Bedeutung ist. Es füllt die Acetylcholinspeicher des Gehirns wieder auf und regt das Gehirn zur Produktion von Dopamin an.

Gute Quellen von Phosphatidylserin sind Fleisch und Fisch, Pflanzen hingegen nicht. Die typische Ernährung eines Nordamerikaners liefert etwa 130 Milligramm Phosphatidylserin am Tag. Ein optimaler Fleisch- und Fischverzehr liefert 180 Milligramm, eine fettarme Ernährung nur 100 Milligramm und eine vegetarische Ernährung nicht einmal 50 Milligramm. Viele Leute, insbesondere die älteren, könnten profitieren, wenn sie mehr Fleisch von guter Qualität essen würden.

Vitamin D – das Sonnenscheinvitamin

Wir wissen schon lange, dass Vitamin D für eine gute Entwicklung der Knochen wichtig ist. Ein Mangel an diesem Vitamin kann zu Osteomalazie (bei Kindern: Rachitis) und bei Erwachsenen zu Osteoporose führen. Außerdem schützt Vitamin D vor vielen Krebsarten, bakteriellen und viralen Infektionen (einschließlich von Karies und Parodontitis), Arthritis, der chronisch-entzündlichen Darmerkrankung, Diabetes, kardiovaskulären Erkrankungen, Makuladegeneration, Bluthochdruck und Depressionen. Jetzt haben Studien gezeigt, dass es auch für die Hirnfunktion wichtig ist. Die Forscher begannen, nach einem möglichen Zusammenhang zwischen Neurodegeneration und Vitamin D zu suchen, nachdem Patienten mit Alzheimer und multipler Sklerose berichtet hatten, dass ihre Symptome sich durch große Dosen von Vitamin D gebessert hätten.

Laut Forschern von der Cambridge University steht ein niedriger Vitamin-D-Gehalt im Blut mit einem erhöhten Demenzrisiko im Zusammenhang. Die Wissenschaftler maßen den Gehalt an Vitamin D im Blut von 1766 Menschen über 65 und beurteilten ihre Mentalfunktionen. Bei den Personen mit den niedrigsten Vitamin-D-Werten traten mit 2,3-mal höherer Wahrscheinlichkeit kognitive Beeinträchtigungen auf.[4]

Forscher von der School of Medicine der Emory University in Atlanta (Georgia) fanden einen ähnlichen Zusammenhang. An ihrer Studie nahmen 97 Alzheimer- und 100 Parkinson-Patienten sowie 99 gesunde Erwachsene als Kontrollgruppe teil. Der Vitamin-D-Spiegel war bei 41 Prozent der Alzheimer- und 55 Prozent der Parkinson-Kranken niedrig, aber nur bei 36 Prozent der Kontrollpersonen. Ein *schwerer* Vitamin-D-Mangel lag bei 10 Prozent der gesunden Teilnehmer vor, aber bei 16 Prozent der Alzheimer- und 23 Prozent der Parkinson-Patienten.[5] Mehrere andere Studien haben ähnliche Ergebnisse erbracht.[6–7]

Zwischen Vitamin-D-Mangel aufgrund von zu wenig Sonnenschein und multipler Sklerose besteht eine interessante Korrelation. In den Äquatorialgebieten, in denen die Sonneneinstrahlung am stärksten ist, kommt MS kaum vor, doch sie nimmt in beiden Hemisphären mit höheren Breitengraden, wo die UV-Strahlung schwächer ist, enorm zu. Das deutet darauf hin, dass Sonnenlicht zum Schutz vor MS beiträgt. Studien haben gezeigt, dass MS dort am häufigsten auftritt, wo die Umgebung am wenigsten Vitamin D liefert.[8] Das erklärt zwei auffallende geografische Abnormitäten: In der Schweiz tritt MS in niedrigen Höhen häufig auf, in großen Höhen aber selten; in Norwegen kommt MS im Inland häufig vor, an der Küste jedoch seltener. Das UV-Licht ist in großen Höhen intensiver, sodass dort mehr Vitamin D produziert wird und MS selten ist. An der norwegischen Küste wird viel Fisch verzehrt – und Fischöl ist reich an Vitamin D.

Bei den meisten MS-Patienten liegt ein Vitamin-D-Mangel vor, was sich an ihrer niedrigen Knochenmasse und ihrer Anfälligkeit für Knochenbrüche zeigt. Die eindeutigsten Beweise für einen Zusammenhang zwischen Vitamin-D-Mangel und MS haben Experimente erbracht, bei denen Encephalomyelitis (EAE) – ein Tiermodell für MS – hervorgerufen wurde.

Eine Behandlung mit Vitamin D verhindert die Entstehung und das Fortschreiten von EAE völlig.[9]

Vitamin-D-Mangel ist nicht die Ursache von Alzheimer, Parkinson und MS, kann das Risiko für diese Krankheiten aber erhöhen. Da die Neuronen im Gehirn Vitamin-D-Rezeptoren haben, könnte dieses Vitamin bei der Entwicklung und dem Schutz des Gehirns eine Rolle spielen. Es fungiert als molekularer Schalter, der über 200 Gene aktiviert. Das könnte einer der Gründe dafür sein, dass es so großen Einfluss auf unsere Gesundheit hat.

Die Abwehr von Infektionen und die Geschwindigkeit, mit der unser Körper Infektionen überwinden kann, stehen in direktem Zusammenhang mit dem Vitamin-D-Spiegel. Die Aktivierung der weißen Blutkörperchen für die Bekämpfung von Infektionen erfordert Vitamin D. Ohne ausreichende Mengen von Vitamin D ist unser Immunsystem schwerfällig und kann nicht mehr richtig arbeiten. Es kann häufiger zu Infektionen kommen, die zudem länger dauern oder gar nicht mehr weggehen. Das gilt auch für Infektionen im Gehirn. Entzündungen durch Infektionen, die irgendwo im Körper auftreten, können Entzündungen im Gehirn auslösen. Vitamin-D-Mangel kann also starke Auswirkungen auf die Gesundheit unseres Gehirns haben.

Da Vitamin D durch das Sonnenlicht produziert wird, nennt man es auch Sonnenscheinvitamin. Die UV-Strahlen der Sonne dringen durch die Haut und lösen chemische Reaktionen aus, durch die Cholesterin in Vitamin D umgewandelt wird. Schätzungen zufolge haben 85 Prozent der nordamerikanischen Bevölkerung keinen optimalen Vitamin-D-Spiegel. Vitamin-D-Mangel entsteht, wenn wir nicht genug Sonnenlicht bekommen. Man kann ihn daher am besten beheben, indem man öfter in die Sonne geht.

Die Haut direkt der Sonne auszusetzen, also ohne Sonnenschutz, ist die beste und natürlichste Möglichkeit, sich Vitamin D zu verschaffen. Auf einen Sonnenschutz sollten Sie verzichten, weil er die UV-Strahlung blockieren würde, die die Vitamin-D-Synthese auslöst. Ungeachtet der übervorsichtigen Empfehlungen, nie ungeschützt in die Sonne zu gehen, müssen wir uns der Sonne aussetzen, wenn unser Körper Vitamin D bilden soll. Für hellhäutige Menschen reichen gewöhnlich rund 15 Minuten am Tag.

Wenn die Sonne nicht direkt über Ihnen steht, wie am frühen Morgen oder am Nachmittag, oder bei Bewölkung brauchen Sie mehr Zeit in der Sonne, weil ihre Intensität dann geringer ist. Dunkelhäutige Menschen müssen eventuell zwei- oder dreimal so lange in der Sonne bleiben, damit sich bei ihnen genug Vitamin D bildet.

Es reicht nicht, Ihr Gesicht und Ihre Arme der Sonne auszusetzen – Sie müssen ihr möglichst viel Haut zeigen! Um optimale Ergebnisse zu erzielen, sollten Sie gerade so lange in der Sonne bleiben, bis Ihre Haut sich leicht rosa färbt. Falls Sie befürchten, einen Sonnenbrand zu bekommen, können Sie aber auf Ihre gesamte nackte Haut eine dünne Schicht Kokosöl aufbringen. Das Öl schützt Ihre Haut dann vor Schäden, ohne die Vitamin-D-Synthese zu beeinträchtigen, sodass Sie ohne Angst länger in der Sonne bleiben können. Andere Öle haben diese Schutzwirkung nicht, sind also nicht zu empfehlen. Mit Kokosöl werden Sie mindestens doppelt so lange in der Sonne bleiben können, bevor Ihre Haut sich zu röten beginnt – und sich doppelt so viel Vitamin D verschaffen können.

In den Regionen nördlich des 35. Breitengrades – und das beinhaltet alle europäischen Länder sowie alle US-Staaten nördlich von Alabama! – ist das Sonnenlicht im Winter längst nicht so intensiv. Dann ist es dort unmöglich, genug Sonnenschein zu bekommen, um Vitamin D in ausreichenden Mengen zu bilden. Im Winter besteht bei praktisch jedem, der nördlich des 35. Breitengrades lebt, chronischer Vitamin-D-Mangel, auch wenn er sich wirklich viel in der Sonne aufhält. Wir müssen uns unser Vitamin D dann auf andere Weise beschaffen, beispielsweise durch die Benutzung einer sicheren Sonnenbank. Eine andere Möglichkeit ist der Verzehr von Nahrungsmitteln, die Vitamin D enthalten. Allerdings reichen selbst die Nahrungsmittel mit dem höchsten Vitamin-D-Gehalt im Allgemeinen nicht aus. Die reichhaltigsten Quellen sind Milch, Fisch, Eier, Shiitakepilze und Leber. Schmalz von Schweinen, die dem Sonnenlicht stark ausgesetzt waren, liefert mäßige Mengen an Vitamin D. Schweine bekommen Vitamin D auf die gleiche Weise wie wir Menschen: durch die Sonne. Da sie kein dickes Fell haben, erzeugt die Sonne bei ihnen das Vitamin, das dann in ihrem Fett gespeichert wird. Das Nahrungsmittel, das als beste Vitamin-D-Quelle dient, ist jedoch Lebertran. Ein Löffel am Tag wird Ihren Mindestbedarf decken.

Auch Nahrungsergänzungsmittel können Vitamin D liefern. Falls Sie eines nehmen möchten, sollten Sie darauf achten, dass es Vitamin D_3 (Cholecalciferol) enthält – das ist nämlich das menschliche Vitamin D. Das synthetische, minderwertige Vitamin D_2 sollten Sie dagegen nicht benutzen. Die empfohlene Tagesdosis für Vitamin D liegt bei 5 Mikrogramm (200 IU). Den neuesten Forschungsergebnissen zufolge scheinen aber 2000–5000 IU am Tag den besten gesundheitlichen Nutzen zu liefern.[10]

Die Synthese von Vitamin D aus Cholesterin durch Sonnenlicht ist viel ergiebiger als entsprechende Nahrungsquellen. Wer seinen ganzen Körper beispielsweise 30 Minuten lang der Sommersonne aussetzt, kann rund 20 000 IU Vitamin D bilden – dafür müssten wir 200 Gläser Milch (100 IU pro Glas mit 250 Millilitern) trinken oder 50 Standardmultivitamintabletten (400 IU pro Tablette) einnehmen! Wir können unsere Vitamin-D-Speicher also am besten füllen, indem wir in die Sonne gehen.

Natürliche Entzündungshemmer

Ein gemeinsames Merkmal aller neurodegenerativen Erkrankungen sind chronische Entzündungen, die einen Großteil der Zerstörungen fördern, die im Gehirn stattfinden. Daher müssten sich der Stress und die Symptome erheblich abschwächen lassen, wenn es gelingen würde, solche Entzündungen zu beruhigen. Auf diese Weise konnten tatsächlich gewisse Erfolge erzielt werden. Forscher, die Mäusen MPTP verabreichten, um Parkinson auszulösen, aber gleichzeitig auch Rosiglitazon, das die Empfindlichkeit von Gewebe gegenüber Insulin erhöht und Entzündungsreaktionen abschwächt, konnten motorische und olfaktorische Dysfunktionen völlig verhindern. Entzündungshemmende Medikamente sind jedoch immer mit der Gefahr negativer Nebenwirkungen verbunden, die zum Teil sogar die Neurodegeneration fördern können.

Eine Alternative zu den Medikamenten sind entzündungshemmende Phytonährstoffe, die in Gemüse, Obst, Kräutern und Gewürzen enthalten sind. Wer Nahrungsmittel isst, die reich an solchen Substanzen sind, kann zur Bekämpfung der schädlichen freien Radikale und zur Abschwächung der Entzündungen beitragen, die mit der Neurodegeneration im Zusammenhang stehen. Im Gegensatz zu den Medikamenten sind diese Verbindungen Bestandteile alltäglicher Nahrungsmittel, die keine unerwünschten Nebenwirkungen hervorrufen.

Das Pflanzenflavonoid Luteolin, das in verschiedenen Gemüse- und Obstarten (insbesondere Sellerie und Paprika) enthalten ist, hat erwiesenermaßen eine starke entzündungshemmende Wirkung im Zentralnervensystem.[11]

Viele entzündungshemmende Verbindungen sind nur in bestimmten Pflanzen zu finden. Manche der Kräuter und Gewürze, die wir Tag für Tag verwenden, enthalten diese einzigartigen Substanzen. Eine von ihnen ist Thymol, das Öl aus dem Thymian. Eine andere ist Gingerol, aus der Ingwerwurzel. Es hat starke chemische Ähnlichkeit mit Capsicum, dem Gewürz, dem Chili seine Schärfe verdankt.

Eine der stärksten natürlichen entzündungshemmenden Verbindungen ist Kurkumin, das Pigment, das dem Gewürz Kurkuma seine charakteristische gelbe Farbe verleiht. Kurkuma wird in der asiatischen Küche häufig für Currygerichte verwendet, deren gelbe Farbe es verursacht. Da Kurkumin stark antioxidativ und entzündungshemmend wirkt, untersuchen Forscher jetzt seine Auswirkungen auf neurodegenerative Erkrankungen.

Das pilzliche Neurotoxin 3-Nitropropansäure verursacht motorische und kognitive Störungen, die der Huntington-Krankheit ähneln. Wenn man Ratten einige Tage vor und während der Verabreichung dieses Neurotoxins Kurkumin gibt, schützt es ihr Gehirn weitgehend vor den Schäden, die das Toxin normalerweise hervorruft.

Den Berichten von Wissenschaftlern zufolge werden die Hirnentzündungen bei Mäusen, die genetisch spezifisch so gezüchtet wurden, dass sich bei ihnen das Gegenstück zur Alzheimer-Krankheit hätte entwickeln müssen, stark abgemildert, wenn sie mit dem Futter Kurkuma bekommen. Bei ihnen bildet sich auch nur die Hälfte der Amyloidplaque, die ohne das Gewürz entstehen würde.[12]

Wenn Kurkumin tatsächlich vor Neurodegeneration schützt, sollte die Alzheimer-Krankheit bei Menschen, die viel Curry essen, ja seltener sein. Diese Überlegung bildete die Grundlage einer Studie, die in Singapur durchgeführt wurde. Dabei wurden mehr als tausend Einwohner im Alter von über 60 Jahren, bei denen keine Form von Demenz diagnostiziert worden war, nach ihrer Ernährung befragt. Außerdem verwendeten die Forscher das Mini Mental State Exam (MMSE) beziehungsweise den Mini-Mental-Status-Test (MMST), um sie auf Alzheimer zu testen. Bei den Teilnehmern, die sagten, sie würden »oft« Curry zu sich nehmen, war das Risiko kognitiver Probleme im Vergleich zu denen, die »nie oder selten« Curry aßen, um 49 Prozent niedriger; bei denen, die »gelegentlich« Curry konsumierten, waren es immerhin noch 38 Prozent.[13]

Wissenschaftler von der University of Pittsburgh führten eine ähnliche Studie durch. Currygerichte sind in ganz Indien enorm beliebt. Die Forscher sammelten Daten zum Auftreten der Alzheimer-Krankheit in einer Gemeinde in der Nähe von Neu-Delhi, in der Curry sehr häufig verzehrt wird, und verglichen sie mit einer Population in der Nähe von Pittsburgh (Pennsylvania), in der kaum Curry gegessen wird. Bei den Personen, die 65 oder älter waren, kamen dort 17,5 Alzheimer-Kranke auf 1000 Personen, in der indischen Gemeinde hingegen nur 4,7. Die Rate bei der indischen Bevölkerung gehört zu den niedrigsten auf der ganzen Welt, sie beträgt nur ein Viertel der US-amerikanischen Personen.[14] Das außerordentlich geringe Auftreten der Alzheimer-Krankheit in Indien könnte darauf zurückzuführen sein, dass Curry Kurkuma enthält. Curry wird aber häufig unter Verwendung von Kokosmilch zubereitet, die reich an mittelkettigen Triglyceriden ist, sodass die Ergebnisse der Studie der Kokosmilch, der Kurkuma oder beiden zu verdanken sein könnten.

Es gibt Hunderte von Phytostoffen, die entzündungshemmend und antioxidativ wirken. Die meisten sind noch gar nicht eingehend erforscht worden. Der Verzehr einer großen Palette pflanzlicher Nahrungsmittel kann jedenfalls viel Schutz vor neurodegenerativen Erkrankungen bieten.

Pflanzliche Nahrungsmittel sind nicht die einzigen Quellen von entzündungshemmenden Substanzen. Auch Fisch – vor allem Fischöl – kann zur Linderung starker Entzündungen beitragen. Fischöl ist eine reichhaltige

Quelle von Omega-3-Fettsäuren. Diese Fettsäuren werden im Körper in Prostaglandine umgewandelt, hormonähnliche Substanzen, die stark entzündungshemmend wirken. Die beste Fischölquelle ist natürlich frischer Fisch, aber auch Lebertran ist eine gute Quelle und hat gegenüber Nahrungsergänzungsmitteln mit Fischöl den Vorteil, dass er mehr Antioxidantien enthält – er ist die beste Quelle von Vitamin D aus der Nahrung.

Studien deuten darauf hin, dass der Verzehr von Fisch tatsächlich das Parkinson- und Alzheimer-Risiko senken kann.[15] Eine Studie hat gezeigt, dass mindestens eine Portion Fisch pro Woche das Alzheimer-Risiko im Vergleich zu Menschen, die kaum oder gar keinen Fisch essen, um 60 Prozent verringert.[16]

Manche Menschen befürchten, dass der Verzehr von Fisch oder Lebertran zu einer Kontamination mit Quecksilber und anderen Umweltgiften führen könnte. Das ist nicht von der Hand zu weisen – in Fisch können sich durch Biomagnifikation tatsächlich toxische Quecksilbermengen ansammeln. Je höher der Fisch in der Nahrungskette steht, desto größer ist das Kontaminationsrisiko (in Kapitel 9 finden Sie eine Liste der Fische, deren Verzehr am ungefährlichsten ist). Daher bevorzugen manche Leute Krillöl als Quelle für ihre Omega-3-Fettsäuren. Bei Krill handelt es sich um kleine krabbenähnliche Krebstiere, die in den arktischen Gewässern leben und sich von mikroskopisch kleinem Plankton ernähren. Da sie in der Nahrungskette sehr weit unten stehen, ist eine Quecksilbervergiftung nicht zu befürchten. Zudem enthält Krillöl verschiedene Antioxidantien, beispielsweise die Vitamine E, A und D sowie Astaxanthin, dessen antioxidative Wirkung 48-mal so groß ist wie die von gewöhnlichem Fischöl. Krillöl können Sie im Naturkostladen kaufen oder online bestellen.

Fischöle enthalten zwei wichtige Omega-3-Fettsäuren: Docosahexaensäure (DHA) und Eicosapentaensäure (EPA). Beide können in entzündungshemmende Prostaglandine umgewandelt werden und so heftige Entzündungen abschwächen. DHA ist die wichtigere dieser beiden Fettsäuren, denn sie ist auch ein struktureller Bestandteil mancher Hirngewebe.

Während Studien zeigen, dass das Essen von Fisch für Menschen mit Alzheimer von Vorteil sein kann, hat sich die Ergänzung mit Fischöl als Enttäuschung erwiesen. Während einige Studien einen möglichen Nutzen für die Verwendung von Fischöl als Nahrungsergänzungsmittel bei der Behandlung von Alzheimer gezeigt haben, war dies bei anderen nicht der Fall.

Eines der Probleme bei Fischöl-Präparaten besteht in dessen Qualität. Fischöl oxidiert sehr leicht. Wird es nicht richtig verarbeitet, behandelt oder gelagert, kann es leicht oxidieren, also ranzig werden, und dann nicht nur völlig nutzlos, sondern sogar schädlich sein. Viele Nahrungsergänzungsmittel mit Fischöl sind zum Teil schon ranzig, bevor man sie kauft, bei anderen geschieht das nach dem Öffnen sehr schnell. Fischöl sollte stets im Kühlschrank aufbewahrt und nach dem Kauf innerhalb weniger Wochen verbraucht werden, unabhängig vom Mindesthaltbarkeitsdatum. Ranzige Öle können Entzündungen fördern. Das könnte der Grund dafür sein, dass sich Ergänzungsstoffe mit Fischöl bei der Behandlung von Alzheimer als ineffektiv erwiesen haben. Krillöl ist anderen Fischölen vorzuziehen, weil es durch seinen viel höheren Gehalt an Antioxidantien vor der Oxidation schützt.

Eine andere beliebte Quelle von Omega-3-Fettsäuren ist Leinöl. Manche Menschen bevorzugen es, weil es aus einer pflanzlichen Quelle stammt. Die Omega-3-Fettsäure in Leinöl sowie in anderen pflanzlichen Quellen ist α-Linolensäure (ALA). Sie wird im Gegensatz zu DHA nicht im Hirngewebe benötigt und auch nicht direkt in Prostaglandine umgewandelt, doch über eine lange Reihe chemischer Schritte kann der Körper sie in EPA umwandeln. Dieser Prozess ist nicht sehr effizient – nur rund 10 Prozent der α-Linolensäure werden schließlich zu EPA. DHA entsteht dabei so gut wie gar nicht. Selbst bei einem sehr hohen Verzehr von ALA verändert sich der DHA-Gehalt im Gehirn nicht.[17] Deshalb müssen Sie sich Ihre Omega-3-Fettsäuren über Fisch oder andere tierische Quellen (wie Eier oder Rindfleisch aus Grasfütterung) zuführen und dürfen sich nicht auf Leinsamen oder andere pflanzliche Quellen verlassen.

Täglich Antioxidantien aus Speiseöl

In den letzten Jahren gab es viele spannende Studien zu einer relativ wenig bekannten Klasse von Nährstoffen: den Tocotrienolen, Superformen von

Vitamin E. Ihre antioxidative Kraft übersteigt die des normalen Vitamin E um das bis zu 60-Fache, und ihre Auswirkungen auf die Gesundheit übertreffen dessen Vorteile bei Weitem. Die Wissenschaftler konnten zeigen, dass Tocotrienole zu hohen Blutdruck senken, arterielle Plaque auflösen, das Leben von Schlaganfall- und Herzinfarktpatienten verlängern, starke Anti-Krebs-Mittel sind und das Gehirn vor degenerativen Erkrankungen wie Alzheimer und Parkinson schützen.

Während das normale Vitamin E in vielen Nahrungsmitteln zu finden ist, sind die Tocotrienole nicht so häufig. Kleine Mengen sind in manchen Nüssen, Samen und Körnern enthalten, doch die mit Abstand ergiebigste Quelle dieser Superantioxidantien ist Palmöl. Palmöl ist nicht nur eine der reichhaltigsten natürlichen Quellen von Vitamin E überhaupt, sondern auch die bei Weitem reichhaltigste Quelle von Tocotrienolen.

Da die Tocotrienole so starke Antioxidantien sind, werden sie derzeit im Zusammenhang mit der Behandlung der koronaren Herzkrankheit untersucht. Deren charakteristisches Merkmal ist Atherosklerose – die Bildung von Plaque in den Arterien. Mehrere Studien haben gezeigt, dass Antioxidantien die Oxidation von Fetten und Cholesterin verhindern und dadurch die Entwicklung von Atherosklerose aufhalten können. Das normale Vitamin E ist zwar auch ein starkes Antioxidans, bewirkt in dieser Hinsicht aber nicht allzu viel. Dagegen haben sich Tocotrienole aus Palmöl als sehr wirksam dabei erwiesen, Atherosklerose aufzuhalten und sogar rückgängig zu machen, also vor Herzinfarkten und Schlaganfällen zu schützen.

Studien mit Tieren und Menschen haben gezeigt, dass die Tocotrienole Plaqueablagerungen in den Arterien aktiv entfernen und das Fortschreiten von Atherosklerose rückgängig machen können. Bei einer der Studien wurden fünfzig Teilnehmer in zwei gleich starke Gruppen aufgeteilt. Bei allen war vorher Atherosklerose diagnostiziert worden und alle hatten mindestens einen Schlaganfall hinter sich. Zu Beginn der Studie hatte die Blockierung ihrer Halsschlagadern, die das Gehirn versorgen, bei 15–79 Prozent gelegen. Dann begann die Hälfte der Teilnehmer – ohne andere Veränderungen bei der Ernährung oder Medikation –, täglich ein Palmölpräparat mit Tocotrienolen einzunehmen. Die andere Hälfte bekam Placebos und diente als Kontrollgruppe. Der Grad der Atherosklerose wurde dann 18 Monate lang mithilfe von Ultraschallaufnahmen verfolgt. Bei 23 der 25 Personen in der Tocotrienolgruppe wurde die Atherosklerose aufgehalten, bei sieben von ihnen ging sie sogar zurück. Bei den Personen in der Kontrollgruppe zeigten sich hingegen keinerlei Verbesserungen, bei zehn verschlechterte sich der Gesundheitszustand sogar.[18] Diese Studie hat gezeigt, dass die Tocotrienole nicht nur das Fortschreiten von Atherosklerose aufhalten, sondern sie sogar rückgängig machen können.

Die Tocotrienole tragen auch noch auf andere Weise zum Schutz vor der koronaren Herzkrankheit und Schlaganfällen bei: Sie sorgen dafür, dass der Blutdruck in einem gesunden Bereich bleibt. Sie verhindern nämlich, dass die Thrombozyten miteinander verkleben, und »verdünnen« dadurch das Blut. Zudem reduzieren sie Entzündungen und sorgen mit dafür, dass die Blutgefäße nicht verengt werden, sodass die Durchblutung normal und der Blutdruck unter Kontrolle bleibt.

Bei einer Studie riefen die Forscher in den Arterien von Versuchstieren Entzündungen hervor. Da Entzündungen Schwellungen verursachen, verengen sie die Arterien und verringern die Blutzufuhr zu lebenswichtigen Organen wie dem Herzen. Die Hälfte der Tiere bekam über ihr Futter Tocotrienole, die andere diente als Kontrollgruppe. In der Kontrollgruppe waren die Arterien stark verengt; 42 Prozent der Tiere starben sogar. In der Tocotrienolgruppe kam es hingegen zu viel weniger Entzündungen und viel geringeren Verengungen – alle Tiere überlebten.

Die Tocotrienole stärken das Herz, sodass es Stress besser widerstehen kann. Die Wissenschaftler können bei Labortieren absichtlich Herzinfarkte herbeiführen, indem sie die Blutzufuhr zum Herzen unterbrechen. Das verursacht schwere Schäden und den Tod. Wenn man den Tieren aber vorher tocotrienolreiches Palmöl ins Futter mischt, steigt die Überlebensrate stark, es kommt kaum zu Schäden und die Genesungszeit verkürzt sich.[19]

Auch wenn die Tocotrienole eine große Hilfe bei der Vorbeugung gegen die koronare Herzkrankheit zu sein scheinen, wurde ihnen beim Kampf gegen den Krebs mehr Aufmerksamkeit zuteil. Es ist schon lange bekannt, dass Antioxidantien vor bestimmten Krebsarten schützen. Als enorm starke Antioxidantien haben auch die Tocotrienole eine bemerkenswerte Anti-Krebs-Wirkung gezeigt, mit der sie die meisten anderen Antioxidantien einschließlich von Vitamin E weit übertreffen.

Studien haben gezeigt, dass Tocotrienole das Wachstum von Haut-, Magen-, Bauchspeicheldrüsen-, Leber-, Lungen-, Dickdarm-, Prostata- und Brustkrebs sowie anderen Krebsarten hemmen. Ihre Wirkung bei Brustkrebs wurde bisher am besten erforscht – dort sind die Ergebnisse sehr vielversprechend. Erste Studien haben so beeindruckende Ergebnisse erbracht, dass die Krebsforscher die Tocotrienole als stärkstes natürliches Anti-Krebs-Mittel bezeichnen, das die Wissenschaft kennt.[20] Das ist zwar eine ziemlich kühne Aussage, doch sie verdeutlicht das enorme Potenzial der Tocotrienole bei der Vorbeugung gegen Krebs und seiner Behandlung.

Es konnte auch gezeigt werden, dass die antioxidative Kraft von Palmöl zum Schutz vor neurologischer Degeneration beiträgt. Zu den wichtigsten Faktoren, die die Hirnfunktion beeinträchtigen, gehören oxidativer Stress und schlechte Durchblutung. Oxidativer Stress erzeugt freie Radikale, die das Gehirn und das Nervengewebe schädigen. Schlechte Durchblutung hat negative Auswirkungen auf das Gehirn, weil sie die Zufuhr von Sauerstoff und Glukose verringert. Wissenschaftler haben festgestellt, dass zwischen oxidativem Stress und einer reduzierten Blutzufuhr zum Gehirn einerseits und seniler Demenz, Alzheimer, Parkinson, Chorea Huntington und sogar Schizophrenie andererseits Korrelationen bestehen. Bei allen diesen Krankheiten sterben Hirnzellen ab. Die Tocotrienole helfen dem Gehirn, indem sie den oxidativen Stress reduzieren und die Durchblutung verbessern.

Die Wissenschaftler können die Zerstörungen, zu denen es bei den oben aufgeführten neurologischen Erkrankungen kommt, zu einem großen Teil nachahmen, indem sie Glutamat – eine Aminosäure, die in großen Mengen Hirnzellen abtötet – an Versuchstiere verfüttern. Das Absterben von Hirnzellen wird vor allem durch freie Radikale verursacht. Normales Vitamin E ist nicht stark genug, um den durch Glutamat ausgelösten Zelltod zu verhindern, Palmöl mit seinen Tocotrienolen aber schon. Bei Laborstudien können mit Tocotrienolen behandelte Neuronen selbst beim Vorhandensein großer Glutamatmengen ein gesundes Wachstum und ihre normale Beweglichkeit aufrechterhalten.[21]

Studien haben gezeigt, dass die Tocotrienole auch bei einer Reihe anderer verbreiteter gesundheitlicher Probleme – wie Osteoporose, Asthma, grauem Star, Makuladegeneration, Arthritis und Leberkrankheiten – helfen sowie die Prozesse hemmen können, die zum vorzeitigen Altern führen.

Palmöl wird aus den Früchten der Ölpalme gewonnen, die etwa die Größe kleiner Pflaumen haben. Das Öl wird aus der Frucht oder aus dem Fruchtfleisch, das den Kern umgibt, extrahiert. Die Früchte sind dunkelrot, das Öl ist orangerot. Das rohe oder kalt gepresste Öl wird als *rotes Palmöl* bezeichnet. Da es nur minimal bearbeitet wurde, enthält es noch die meisten natürlich vorkommenden fettlöslichen Vitamine und sonstigen Nährstoffe. Die rote Farbe verdankt es seinem hohen Gehalt an β-Karotin und anderen Karotinen.

Rotes Palmöl bietet ein wahres Feuerwerk von Nährstoffen, es enthält viel mehr Nährstoffe als jedes andere Öl in unserer Nahrung. Es ist nicht nur die reichhaltigste natürliche Quelle von Tocotrienolen, sondern auch von β-Karotin, einer Vorstufe von Vitamin A. Es enthält fünfzehnmal so viel β-Karotin wie Mohrrüben und 300-mal so viel wie Tomaten sowie Lycopin, α-Karotin und mindestens zwanzig weitere Karotine, Vitamin E, Vitamin K, Coenzym Q10, Squalen, Phytosterine, Flavonoide, Phenolsäuren und Glycolipide. Rotes Palmöl enthält alle vier Tocotrienole, die es gibt. Die Kombination von Vitamin E, Tocotrienolen, Karotinen und anderen Antioxidantien macht es zu einem unglaublich starken Antioxidans. Es wird jetzt sogar in Kapseln gefüllt und als Vitaminergänzungsmittel verkauft. Wie andere pflanzliche Öle ist es auch für den Gebrauch in der Küche in Flaschen erhältlich.

Ein Esslöffel rotes Palmöl liefert mehr als genug Vitamin E und A zur Deckung des täglichen Bedarfs. Am besten ist es, das Öl in die Nahrung einzubauen und wie andere Speiseöle zu verwenden. Es ist sehr hitzebeständig und eignet sich hervorragend zum Kochen und Braten.

Dank seiner charakteristischen orangeroten Farbe kann man rotes Palmöl in den Geschäften leicht finden. Bei Zimmertemperatur ist es halbfest, etwa wie weiche Butter, im Kühlschrank wird es fest. An warmen Tagen wird es auf der Anrichte flüssig. Da es gegen Oxidation sehr widerstandsfähig ist, braucht man es nicht in den Kühlschrank zu stellen. Man kann es im festen oder weichen Zustand benutzen – im Hinblick auf seinen Nährwert macht das keinen Unterschied.

Rotes Palmöl hat einen charakteristischen Geschmack und ein typisches Aroma. In den Kulturen, in denen Palmöl hergestellt wird, ist es ein wichtiger Bestandteil bei der Zubereitung von Essen, dem es viel von seinem charakteristischen Geschmack verleiht. Es hat einen angenehmen, leicht pikanten Geschmack, der die natürlichen Aromen von Fleisch und Gemüse verstärkt, und eignet sich hervorragend für Suppen, Soßen, gedünstetes Gemüse, Eier und Fleisch. Wenn in Rezepten Pflanzenöl, Butter oder Margarine angegeben werden, kann man stattdessen auch rotes Palmöl verwenden.

Rotes Palmöl ist allerdings nicht dasselbe wie Kokosöl. Abgesehen von dem offensichtlichen farblichen Unterschied enthält es nämlich auch keine MCTs und erzeugt daher nicht die Ketone, die das Gehirn benötigt. Seine Vorteile sind seine hervorragenden Kocheigenschaften und sein hoher Gehalt an Vitaminen und Antioxidantien.

Aus Palmfrüchten kann man zwei unterschiedliche Öle gewinnen, und zwar aus der fleischigen Frucht und aus dem Kern. Das rote Palmöl stammt aus dem weichen Fruchtfleisch, *Palmkernöl* hingegen aus den Kernen. Die beiden Typen unterscheiden sich stark. Palmkernöl ist nahezu identisch mit Kokosöl, es enthält etwa 53 Prozent MCTs und ist wie Kokosöl farblos.

Rotes Palmöl bekommen sie in den meisten guten Naturkostläden und über das Internet. Wenn Sie mehr über die gesundheitlichen Vorteile von Palmöl und den Tocotrienolen erfahren möchten, empfehle ich Ihnen mein Buch *The Palm Oil Miracle*.

Die Anti-Aging-Ernährung

Die ketogene Ernährung wurde entwickelt, um die metabolischen und therapeutischen Wirkungen des Fastens nachzuahmen. Man kann die therapeutische Wirkung des Fastens aber auch auf andere Weise erreichen: durch eine Beschränkung der Kalorien. Bei der kalorienreduzierten Ernährung (*calorie restricted diet*, CR) wird die tägliche Kalorienaufnahme auf etwa 50–90 Prozent der normalen Menge beschränkt. Diese Ernährungsform wird häufig als Anti-Aging-Ernährung bezeichnet, weil sie den Alterungsprozess verlangsamt und die Lebenszeit verlängert. Ihre Grundlage entwickelte sich in den 1930er-Jahren, als Wissenschaftler herausfanden, dass unterernährte Nagetiere um bis zu 40 Prozent länger lebten als ihre wohlgenährten Artgenossen. Im Laufe der Jahre konnten diese Ergebnisse auch bei Fruchtfliegen, Würmern, Fischen und anderen Versuchstieren erzielt werden.

Bei den meisten neueren Studien wurde ein von Natur aus langlebiger Mäusestamm verwendet. Im Rahmen einer typischen Studie bekam die Hälfte der Mäuse normales Futter, die andere kalorienreduziertes, das aber sonst in jeder Hinsicht identisch war (das wird als *calorie restriction with adequate nutrition*, Kalorienreduzierung mit adäquatem Nährwert, bezeichnet). Die Mäuse, die das normale Futter bekamen, lebten maximal 41 Monate, die anderen jedoch maximal 56 Monate. Beim Menschen würde das einer Verlängerung der Lebenszeit auf 150 Jahre entsprechen!

Diese zusätzlichen Jahre sind keineswegs durch Krankheiten getrübt, sondern größtenteils jugendliche Jahre ohne Krankheiten. Tiere, die kalorienreduziert ernährt werden, leiden viel weniger unter altersbedingten Krankheiten. So zeigte eine veröffentlichte Studie, dass das Auftreten von Brustkrebs von 40 Prozent bei Tieren, die normales Futter bekamen, bei kalorienreduziertem Futter auf nur 2 Prozent zurückging; Lungenkrebs sank von 60 auf 30 Prozent, Leberkrebs von 64 auf 0 Prozent, Leukämie von 65 auf 10 Prozent, Nierenkrankheiten sanken von 100 auf 36 Prozent und kardiovaskuläre Erkrankungen von 63 auf 17 Prozent.[22] Zu den anderen Krankheiten, die sich durch eine kalorienreduzierte Ernährung verzögern oder ganz vermeiden lassen, gehören Arthritis, Diabetes, Atherosklerose, Alzheimer, Parkinson, Chorea Huntington und so gut wie alle mit dem Alterungsprozess im Zusammenhang stehenden degenerativen Erkrankungen.[23-24]

Wie es kommt, dass eine kalorienreduzierte Ernährung das Leben verlängert und Krankheiten mildert, wissen wir noch nicht genau. Wir wissen aber immerhin, dass sie die Reparatur der DNA steigert, die oxidativen Schäden verringert, das körpereigene Abwehrsystem durch die Antioxidantien verbessert, den Blutdruck senkt, Entzündungen verringert, den Glukosestoffwechsel und die Insulinempfindlichkeit verbessert, die altersbedingte immunologische Verschlechterung verzögert und zu weniger Glykierung führt – und alle diese Faktoren spielen bei der besseren Gesundheit und der längeren Lebenszeit zweifellos eine Rolle.

Zum Schutz des Gehirns vor Traumata und Krankheiten tragen alle diese Faktoren bei. Zudem erhöht eine kalorienreduzierte Ernährung den Wachstumsfaktor BDNF (*brain-derived neurotrophic factor*), der die Neuronen im Gehirn widerstandsfähiger gegen Funktionsstörungen und Degeneration macht und die Reparatur sowie das erneute Wachstum fördert. Außerdem verringert eine Kalorienreduzierung die schädlichen Auswirkungen verschiedener Neurotoxine, auch von MPTP, das die Parkinson-Krankheit verursacht, oder hebt sie sogar ganz auf.[25–26]

Es hat sich gezeigt, dass bereits eine geringe Beschränkung der Kalorien im Essen Vorteile bringt – schon eine Verminderung um 10 Prozent hat eine messbare positive Wirkung. Die positive Wirkung wächst jeweils bei einer Reduzierung auf 20, 30 und sogar 50 Prozent. Eine Beschränkung auf weit unter 50 Prozent führt allerdings zum Verhungern – dann beginnt die Sterberate zu steigen.

Bei Tierstudien wurde durch eine Reduzierung der Kalorien auf 40–50 Prozent die größte Verlängerung der Lebenszeit erreicht. Beim Menschen ist eine so starke Beschränkung allerdings zu schwer aufrechtzuerhalten. Eine Reduzierung um 25 Prozent lässt sich eher durchführen – dann würden die 2000 Kalorien der normalen Ernährung auf 1500 Kalorien reduziert. Das ganze Leben lang bei 1500 Kalorien zu bleiben erfordert aber immer noch einen eisernen Willen. Studien haben ergeben, dass diese Kalorienmenge beim Menschen zu Verbesserungen bei verschiedenen Maßen für den Gesundheitszustand führt, die denen entsprechen, die bei Tieren beobachtet wurden. Ob es zu einer Verlängerung der maximalen Lebenszeit kommt, konnte bisher nicht ermittelt werden, da die Studien noch nicht lange genug laufen.

Da bei der kalorienreduzierten Ernährung insgesamt weniger Nahrung verzehrt wird, muss das, was gegessen wird, nährstoffdicht sein und darf keine leeren Kalorien enthalten (wie Junkfood). Wer bei einer reduzierten

Ernährung leere Kalorien zu sich nimmt, wird an Mangelernährung leiden. Das ist der Grund dafür, dass die halb verhungerten Bevölkerungen in manchen Teilen der Welt nicht länger leben – sie verzehren weniger Kalorien und sind *gleichzeitig* unterernährt. Selbst Anhänger einer kalorienreduzierten Ernährung, die sich mit Bergen von Ergänzungsstoffen vollstopfen, um einen ausreichenden Nährwert zu erreichen, aber nicht genug Fett konsumieren, leiden an Mangelkrankheiten – wie der berühmteste CR-Befürworter, Dr. Roy L. Walford, der nach 20 Jahren mit einer kalorienreduzierten Ernährung unerwartet früh an ALS verstarb, die das Gehirn zerstört.

Auch wenn gezeigt werden konnte, dass sich durch eine kalorienreduzierte Ernährung viele gesundheitliche Aspekte verbessern lassen, ist sie nicht unproblematisch. Selbst bei einer ausreichenden Nährstoffzufuhr hemmt die Reduzierung der Kalorien das Wachstum und verzögert die Entwicklung. Auch die Körpermasse wird reduziert, und das bedeutet nicht nur weniger Körperfett, sondern auch den Verlust von Muskeln. Der Mangel an Nahrungsfetten und Kalorien beeinträchtigt die Hormonproduktion stark, sodass es zum Verlust der Libido, zu Menstruationsstörungen und zu einer geringeren Knochendichte kommt, was das spätere Osteoporoserisiko steigert. Außerdem wird der Körper durch weniger Kalorien in einen Überlebensmodus versetzt, in dem sich der Stoffwechsel verlangsamt und die Körpertemperatur sinkt, was zu einer erhöhten Empfindlichkeit gegenüber Kälte und Temperaturveränderungen führt. Das auffälligste Symptom ist zugleich das quälendste: ständig nagender Hunger.

In den letzten Jahren hat eine große Zahl von Studien mit Menschen gezeigt, dass eine kohlenhydratarme Ernährung die gleichen Vorteile beim Stoffwechsel bringt wie eine kalorienreduzierte.[27–32] Wenn man reichlich Fett mit einer kohlenhydratarmen Ernährung kombiniert, scheinen sich diese Vorteile sogar noch zu vergrößern. Mit einer kohlenhydratarmen, aber fettreichen Ernährung lassen sich alle Verbesserungen beim Stoffwechsel, die mit einer kalorienreduzierten Ernährung verbunden sind, auch ohne jede Einschränkung der Kalorienaufnahme erreichen.[33]

Der Alterungsprozess steht mit erhöhten Glukose-, Insulin- und Triglyceridspiegeln im Zusammenhang. Bei Menschen, die bei relativ guter Gesundheit über 100 Jahre alt werden, ist der Gehalt von Glukose, Insulin, Leptin (einem Hormon, das an der Regulierung des Körpergewichts und des Stoffwechsels beteiligt ist), freiem T3 (einem Schilddrüsenhormon) und Serumtriglyceriden niedriger als bei denen, die nicht so alt werden. Forscher von der Duke University und der University of Arizona haben die Hypothese aufgestellt, dass der grundlegende Mechanismus, durch den die Kalorienreduzierung die Lebenszeit verlängert, eine Veränderung dieser Stoffwechselparameter ist. Durch eine fettreiche, kohlenhydratarme Ernährung, die genug Proteine enthielt, gelang es den Wissenschaftlern, die metabolischen Auswirkungen der Kalorienreduzierung vollständig und unabhängig von der Kalorienaufnahme zu duplizieren. Diese Ernährung beruht auf der Annahme, dass viele der physiologischen Veränderungen, die bei Tieren zu beobachten sind, die kalorienreduziertes Futter bekommen, auch bei Menschen eintreten werden, die diese Ernährungsform einhalten, weil der Energiebedarf des Körpers dann weitgehend durch Fett gedeckt wird, nicht mehr durch Glukose.[34]

Bei dieser Studie sagte man den Teilnehmern, sie sollten etwas essen, wenn sie Hunger hätten. Die Kalorienmenge wurde also nicht explizit eingeschränkt, sondern hing allein vom Appetit ab. Die Proteinaufnahme wurde auf rund 1 Gramm pro Kilo Magermasse des Körpers am Tag begrenzt. Das bedeutete, dass die meisten Teilnehmer 50–80 Gramm Proteine am Tag konsumieren sollten. Nur nicht stärkehaltige, ballaststoffreiche Gemüsearten waren erlaubt. Obwohl das nicht ausdrücklich festgelegt wurde, setzte sich die gesamte Nahrungszufuhr bei den meisten Teilnehmern schließlich aus rund 20 Prozent Kohlenhydraten, 20 Prozent Proteinen und 60 Prozent Fett zusammen. Zum Vergleich: Die typische Ernährung der Amerikaner besteht normalerweise aus 50–60 Prozent Kohlenhydraten, 10–20 Prozent Proteinen und 25–35 Prozent Fett. Die entscheidende Veränderung war also, dass die Kohlenhydrate zu einem großen Teil durch Fett ersetzt wurden. Dadurch verbesserte sich die Gesundheit enorm.

Die Studie lief über 3 Monate. In dieser Zeit verloren die Teilnehmer durchschnittlich 3 Kilo überschüssiges Körpergewicht, obwohl sie ja keine Diät machten und so viel aßen, wie sie wollten. Bei ihnen kam es zu einer erheblichen Verringerung des Blutdrucks, durchschnittlich um mehr als

10 mmHg. Der Gehalt von Leptin, Insulin und freiem T3 in ihrem Blut sowie der Nüchternzucker sanken erheblich. Die Insulinempfindlichkeit verbesserte sich. Und trotz der Zufuhr von mehr Fett sanken ihre Triglyceridwerte beträchtlich. Das Verhältnis Triglyceride/HDL sank im Durchschnitt von 5,1 auf 2,6. Das ist sehr wichtig! Das Verhältnis der Triglyceride zum HDL gilt nämlich als einer der genauesten Indikatoren für das Herzinfarktrisiko.[35] Ein Verhältnis von 4,0 oder mehr bedeutet ein großes Risiko. Am Anfang lag der Durchschnittswert der Teilnehmer bei 5,1, war also viel zu hoch; am Ende der Studie war er auf den viel gesünderen Wert von 2,6 gefallen. Ein Verhältnis von 2,0 wird als ideal betrachtet. Nach nur 3 Monaten mit einer fettreichen, aber kohlenhydratarmen Ernährung war das anfangs sehr hohe Risiko für die koronare Herzkrankheit also auf ein geringes Risiko zurückgegangen. Außerdem war das Risiko für Diabetes und eine Vielzahl anderer gesundheitlicher Probleme gesunken, sodass die Teilnehmer Krankheiten entgehen oder sie zumindest hinauszögern konnten, die ihr Leben sonst verkürzt hätten.

Bei Studien zum Zusammenhang zwischen Langlebigkeit und Kalorienreduzierung werden die gleichen Stoffwechselparameter untersucht, die bei dieser Studie gemessen wurden. Sie hat wie auch andere gezeigt, dass eine fettreiche, kohlenhydratarme Ernährung die gleichen positiven physiologischen Auswirkungen hat wie eine kalorienreduzierte Ernährung, aber ohne die ganzen mit Letzterer verbundenen Nachteile wie ständigem Hunger und Hormonstörungen.

Die kohlenhydratarme, fettreiche Ernährung mit genug Proteinen ist leicht ketogen und vorteilhafter als eine kalorienreduzierte Diät und liefert Studien zufolge bessere Ergebnisse bei den Stoffwechselparametern. Bei einer Studie wurden die beiden Ernährungsformen direkt miteinander verglichen. Die Forscher verglichen über einen Zeitraum von 24 Wochen bei Patienten mit Adipositas und Diabetes Typ 2 eine kohlenhydratarme, fettreiche ketogene Ernährung mit einer kalorienreduzierten. Bei der kohlenhydratarmen Ernährung war die Menge der Kohlenhydrate auf höchstens 20 Gramm am Tag begrenzt; die Gesamtkalorienaufnahme wurde nicht explizit eingeschränkt. Die kalorienreduzierte Ernährung lag um 500

Kalorien am Tag unter der normalen. Beide Ernährungsformen führten zu Verbesserungen bei den Stoffwechselparametern.

Gemessen wurden unter anderem die folgenden Stoffwechselparameter: Nüchternblutzucker, Triglyceride im Blut, HDL- (gutes) Cholesterin, VLDL- (schlechtes) Cholesterin, Verhältnis des Gesamtcholesterins zum HDL-Cholesterin, Verhältnis Triglyceride/HDL, Blutdruck, Hüftumfang, Körpergewicht und Body-Mass-Index. Die Werte bei der kohlenhydratarmen Ernährung waren bei allen Teilnehmern besser als die bei der kalorienreduzierten Ernährung. Interessanterweise verlor die Gruppe mit der kohlenhydratarmen Ernährung trotz der höheren Kalorienzufuhr mehr Gewicht und mehr Hüftumfang als die andere, was offenbar auf die bessere Kontrolle über den Stoffwechsel und die höhere Insulinempfindlichkeit bei dieser Ernährungsform zurückzuführen ist. Bei Diabetikern, die Insulin nahmen, waren die Auswirkungen oft geradezu dramatisch. So konnten Teilnehmer, die vor der Studie 40–90 Einheiten Insulin benötigten, danach ganz auf Insulin verzichten und erreichten zudem eine bessere glykämische Kontrolle. Über 95 Prozent der Teilnehmer in der Gruppe mit der kohlenhydratarmen Ernährung konnten ihre Medikamente (Insulin, Metformin, Pioglitazon, Glimepirid) am Ende der Studie völlig absetzen oder zumindest reduzieren. Die Ergebnisse dieser Studie stehen mit denen mehrerer anderer Studien im Einklang, bei denen die Auswirkungen einer kohlenhydratarmen, aber fettreichen Ernährung auf den Stoffwechsel untersucht wurden.[36–40]

Dass eine Kalorienreduzierung vor degenerativen Erkrankungen schützt und das Leben verlängert, beruht nicht auf der Kalorienreduzierung selbst, sondern auf der Verringerung der Kohlenhydratzufuhr. Eine kohlenhydratarme Ernährung ohne Beschränkung der Kalorien erzeugt bessere Veränderungen bei den Stoffwechselparametern, ohne dass es zu den mit einer Kalorienreduzierung verbundenen negativen Nebenwirkungen kommt. Wirkliche Anti-Aging-Wirkung hat somit eine Ernährung, die genug Proteine liefert, um den Bedarf des Körpers zu decken, bei der die Kohlenhydrate aber zu einem großen Teil durch Fett ersetzt werden, sodass eine ausreichende Kalorienzufuhr gewährleistet ist – im Grunde eine kohlenhydratarme Ernährung ohne Begrenzung des Verzehrs von Fett. Es hat sich herausgestellt, dass eine derartige Ernährung die Insulinempfindlichkeit und den Glukosestoffwechsel verbessert, Entzündungen, die Glykierung und die Bildung freier Radikale reduziert und das Gehirn so vor degenerativen Erkrankungen schützt.[41]

Sport schärft den Geist!

»Wenn wir Sport in Pillen verpacken könnten, würden sie sofort das Anti-Aging-Mittel Nummer eins und die am häufigsten verschriebenen Pillen der Welt sein«, sagt Dr. Robert Butler vom International Longevity Center am Mount Sinai Hospital in Manhattan. Sport strafft die Muskeln, stärkt die Knochen, verbessert die Durchblutung, verleiht mehr Energie und schärft den Geist.

Durch Sport kann man nicht nur Muskeln aufbauen, sondern auch das Gehirn. Regelmäßiger Sport regt das Gehirn – wie die Muskeln – zu Wachstum und Reparatur an. Ob Sie nun Gewichte heben oder auf einem Laufband trainieren – Sport strafft das Gehirn und verlangsamt den Alterungsprozess.

Wenn die Neuronen altern und absterben, schrumpft das Gehirn und die kognitiven Fähigkeiten verschlechtern sich. Die meisten von uns würden annehmen, dass die Hirnschrumpfung erst ab dem mittleren Alter einsetzt – doch das ist leider ein Irrtum! Der Schrumpfungsprozess beginnt schon ab dem 30. Lebensjahr und schreitet dann gewöhnlich mit 0,5–1 Prozent im Jahr fort. Aufgrund von Traumata, der Einwirkung von Toxinen, Infektionen und anderen Faktoren kann seine Geschwindigkeit aber erheblich steigen.

Laut einer Studie von Dr. Arthur Kramer und seinen Kollegen von der University of Illinois-Urbana lässt sich das Ausmaß, in dem das Gehirn altert (das heißt, schrumpft), durch nur 3 Stunden aerobe Übungen in der Woche enorm verringern. Kramer teilte 59 Erwachsene im Alter von 60–79 Jahren in zwei Gruppen ein, die er dann 6 Monate lang beobachtete. Die eine Gruppe betrieb dreimal in der Woche jeweils 1 Stunde lang aeroben Sport, und zwar bei 60–70 Prozent ihrer maximalen Herzfrequenz (was ziemlich moderat ist). Die andere Gruppe machte dreimal in der Woche jeweils 1 Stunde lang Straffungs- und Dehnübungen. Am Anfang und am Ende der Studie wurden dreidimensionale MRTs von den Gehirnen der Teilnehmer gemacht. So konnten die Forscher die Entwicklung der Gehirne visuell verfolgen. Kramer stellte fest, dass die Hirnvolumina der Teilnehmer, die aerobe Übungen machten, nach nur 6 Monaten denen von Menschen entsprachen, die 3 Jahre jünger waren. Der Sport verhinderte also nicht nur die Schrumpfung des Gehirns, sondern *regte sogar zu neuem neuronalem Wachstum an* – die Teilnehmer konnten verlorene Hirnmasse zurückgewinnen. Das Wachstum erfolgte vor allem im Frontallappen des Gehirns, der am Gedächtnis und an der logischen Argumentation beteiligt ist. Bei den Teilnehmern, die nur die Dehn- und Straffungsübungen machten, kam es hingegen zu keinen Verbesserungen im Gehirn.[42]

Wie kommt es zu einer so bemerkenswerten Entwicklung? Sport fördert die Hirngesundheit teilweise durch eine Verbesserung der Durchblutung. So gelangt mehr Blut, das Sauerstoff und Nährstoffe transportiert, ins Gehirn. Sport reduziert die Insulinresistenz und verbessert den Glukosestoffwechsel, sodass das Gehirn besser funktionieren kann. Zudem stimuliert er die Aktivierung besonderer Proteine, die das Gehirn schützen, wie der Wachstumsfaktoren BDNF (*brain-derived neurotrophic factor*) und IGF-1 (*insulin-like growth factor* 1), die das Gehirn vor oxidativem Stress schützen und das Wachstum und die Reparatur der Neuronen fördern.

Sport verlangsamt nicht nur den normalen Alterungsprozess, sondern schützt auch vor neurodegenerativen Erkrankungen wie Alzheimer und Parkinson. Dr. E. B. Larson und seine Kollegen vom Center for Health Studies in Seattle (Washington) fanden heraus, dass es bei Menschen ab 65, die mindestens dreimal in der Woche Sport trieben, im Vergleich zu denen, die weniger oder gar keinen Sport machten, viel seltener zur Alzheimer-Krankheit kam.[43]

Bei einer anderen Studie verbesserte flottes Gehen das Gedächtnis älterer Menschen mit hohem Alzheimer-Risiko. An der Studie nahmen 138 Männer ab 50 teil, die von Gedächtnisproblemen berichtet hatten, die Kriterien für Demenz aber noch nicht erfüllten. Die Teilnehmer wurden in zwei Gruppen eingeteilt. Eine machte 24 Wochen lang an 3 Tagen in der

Woche jeweils 50 Minuten lang Walking, die andere blieb bei ihrem normalen Aktivitätsniveau. Nach Ablauf der 24 Wochen schnitten die Teilnehmer in der Walking-Gruppe bei kognitiven, Gedächtnis- und Demenztests besser ab als vorher. Bei der Kontrollgruppe war es jedoch zu einem Abbau gekommen, was ja im Rahmen des normalen Alterungsprozesses und der fortgesetzten Hirnschrumpfung auch zu erwarten gewesen war. Die positiven Auswirkungen des Sports waren auch 18 Monate später noch zu erkennen.[44] Die Forscher kamen zu dem Schluss, dass der Sport mindestens ebenso gut wirkte wie Medikamente, die zur Verbesserung der Mentalfunktionen bei Alzheimer-Patienten zugelassen sind, wenn nicht sogar besser.

Selbst bei Alzheimer-Kranken mit starker Hirnschrumpfung verbessert Sport das Hirnvolumen. Er schützt nämlich den Bereich des Gehirns, der am meisten mit dem Speichern und Abrufen von Erinnerungen zu tun hat, vor dem Schrumpfen: den Hippocampus.[45]

Forscher vom St. Jude Children's Research Hospital in Memphis (Tennessee) haben bewiesen, dass Sport die Fähigkeit des Gehirns zur Selbstreparatur steigert. Sie zeigten, dass neurotoxische Medikamente und Drogen, die bestimmte Hirnbereiche schädigen und dadurch Parkinson hervorrufen, durch regelmäßigen Sport völlig unschädlich gemacht werden können.[46]

Studien wie die oben beschriebenen deuten darauf hin, dass Sport nicht nur den normalen Alterungsprozess verlangsamen, sondern auch vor einer Vielzahl neurodegenerativer Erkrankungen schützen kann. Im Grunde wirkt Sport wie ein Gegenmittel für Neurodegeneration.

Viele Studien haben gezeigt, dass aerobe Übungen – Sportarten, die kontinuierliche, kraftvolle Bewegung beinhalten, wie Joggen, Bahnenschwimmen oder Wandern – eindeutig Vorteile bringen. Gewichtheben, ein nicht aerober Sport, kann aber auch von Nutzen sein.

Wissenschaftler von der University of British Columbia (Kanada) haben festgestellt, dass sich die kognitiven Fähigkeiten älterer Frauen, die 1–2 Stunden in der Woche Krafttraining betrieben, nach einem Jahr verbessert hatten.[47]

Die Forscher teilten 155 Frauen von 65 bis 75 Jahren nach dem Zufallsprinzip in zwei Gruppen auf. Die eine trainierte ein- oder zweimal in der Woche mit Hanteln und Gewichten, machte also Krafttraining, während die andere Balance- und Straffungsübungen durchführte. Die Kurse mit dem Krafttraining waren recht intensiv. Alle großen Muskeln von den Schultern und Armen bis zu den Unterschenkeln und Füßen wurden trainiert, die Teilnehmerinnen bekamen also ein starkes Workout. Die Kurse mit den Balance- und Straffungsübungen waren nicht so anstrengend – dort wurden Dehn-, Gleichgewichts- und Entspannungsübungen sowie Übungen zum Bewegungsradius und zur Stärkung der Beckenbodenmuskulatur durchgeführt.

1 Jahr später hatten sich die Leistungen der Frauen, die Krafttraining betrieben, bei Tests der sogenannten exekutiven Funktion um 10,9–12,6 Prozent verbessert, während es bei den anderen zu einer leichten Verschlechterung (um 0,5 Prozent) gekommen war. Zu den Verbesserungen, die bei den Frauen mit dem Krafttraining eingetreten waren, gehörten bessere Fähigkeiten, Entscheidungen zu treffen, Konflikte zu lösen und sich auf Themen zu konzentrieren, ohne sich durch andere Reize ablenken zu lassen.

Wie Krafttraining im Vergleich zu aeroben Übungen abschneidet, muss erst noch ermittelt werden. Ein Programm, bei dem aerobe Übungen mit Krafttraining kombiniert werden, scheint aber die größten Vorteile für das Gehirn zu bringen.

Bei einigen der oben angeführten Studien stellte man fest, dass leichter Sport, der nur aus Straffungs- und Dehnübungen besteht, wenig nützt. Damit Sport wirklich Vorteile bringt, muss er offenbar so anstrengend sein, dass der Puls steigt, die Durchblutung angeregt wird und die neuronenschützenden Proteine im Gehirn aktiviert werden. Zum Glück kann man das erreichen, ohne jeden Tag einen Marathon zu laufen – ein moderates Übungsprogramm reicht. Schon durch lediglich 1–3 Stunden Sport in der Woche lassen sich erhebliche Auswirkungen erzielen.

Bei einer Studie stellte sich heraus, dass man das Risiko für vaskuläre Demenz durch das Verbrennen von nur 209 zusätzlichen Kalorien pro Woche um 27 Prozent senken kann.[48] Das kann man schon durch eine einzige Stunde Gehen in mäßigem Tempo (4,8 Kilometer in der Stunde) erreichen!

Die Studie zeigte, dass es bereits Vorteile für das Gehirn bringt, wenn man *pro Woche* eine einzige zusätzliche Stunde Sport absolviert.

Für eine andere Studie füllten Teilnehmer in einem Alter von über 55 Jahren einen Fragebogen aus, durch den sie in drei Kategorien der körperlichen Aktivität fielen: keine, mäßige oder große. Mäßige Aktivität wurde als weniger als dreimal in der Woche definiert, große Aktivität als mindestens dreimal in der Woche. Zu den Sportarten gehörten Walking, Wandern, Radfahren, Schwimmen und Ähnliches.

Nach 2 Jahren stellten die Forscher fest, dass sich bei 13,9 Prozent der sportlich inaktiven Teilnehmer kognitive Beeinträchtigungen entwickelt hatten, aber nur bei 6,7 beziehungsweise 5,1 Prozent der Teilnehmer in den beiden anderen Gruppen.[49] Die Forscher staunten selbst über die Größenordnung ihrer Ergebnisse. Dr. med. Thorleif Etgen, der Hauptautor der Studie, sagt dazu: »Durch körperliche Betätigung konnte die Wahrscheinlichkeit des Auftretens kognitiver Beeinträchtigungen *halbiert* werden! Es überraschte uns auch, dass mäßige körperliche Aktivität nahezu den gleichen Effekt hatte wie große. Unsere Botschaft lautet also: ›Bleiben Sie in Bewegung!‹«

Körperliche Aktivitäten müssen nicht anstrengend sein und auch nicht lange dauern. Schon Gehen in moderatem Tempo reicht. Es müssen allerdings mindestens dreimal 30 Minuten in der Woche sein, dreimal in der Woche 60 Minuten sind besser, 5–6 Tage in der Woche am besten. Achten Sie aber darauf, es nicht zu übertreiben! Wenn Sie sich zu viel abverlangen, kann das zu Verletzungen führen.

> Sport hat sich als wirkungsvoller erwiesen als alle Medikamente, die derzeit zur Behandlung von Alzheimer eingesetzt werden.

18 • Die kohlenhydratarme Therapie

Die Ketontherapie

In Form der ketogenen Ernährung wird die Ketontherapie bereits seit 90 Jahren erfolgreich zur Behandlung von Epilepsie eingesetzt. Nun haben neue Forschungen gezeigt, dass sie auch bei der Behandlung von Alzheimer, Parkinson, Chorea Huntington, MS und einer Reihe anderer neurologischer Erkrankungen von Nutzen sein kann.

Bei neurodegenerativen Erkrankungen kommt es zu Störungen bei der Fähigkeit des Gehirns, Glukose zu verstoffwechseln und Energie zu produzieren. Die Ketone haben sich als Schlüssel dafür erwiesen, diesen Defekt zu umgehen, die Energieniveaus aufrechtzuerhalten und die Hirnfunktion zu normalisieren. Das Ziel der Ketontherapie, die durch ketogene Ernährung oder den Einsatz von mittelkettigen Triglyceriden oder ketonproduzierenden Medikamenten durchgeführt werden kann, besteht darin, das Gehirn mit dem Brennstoff zu versorgen, den es braucht, um eine normale, gesunde Funktionalität erreichen und aufrechterhalten zu können.

Manche Wissenschaftler nehmen an, die Situation sei umso besser, je höher der Ketonspiegel im Blut ist. Derzeit versuchen Forscher, Medikamente zu entwickeln, die den Ketonspiegel im Vergleich zu Kokosöl oder MCT-Ölen um den Faktor 10 erhöhen. Tatsächlich ist eine gewisse Ketose erforderlich, damit das Gehirn die Energie bekommt, die es braucht, doch es konnte nicht gezeigt werden, dass hohe Ketonspiegel wirksamer sind als viel niedrigere. Im Zusammenhang mit den Ketonen gilt nicht unbedingt: »je mehr, desto besser«. Das zeigt sich deutlich bei der Kontrolle der Anfälle von Epileptikern. Die Messungen für das Auftreten der Anfälle und den Schutz vor Anfällen korrelieren nicht mit den Ketonspiegeln.[1]

Unabhängig von unserer Ernährung haben wir alle messbare Ketonkonzentrationen im Blut und im Urin. Die Konzentration von β-Hydroxybutyrat (BHB), dem wichtigsten Keton, liegt im typischen Fall bei etwa 0,1 mmol/l. In Zeiten starker Unterernährung oder bei längerem Fasten steigt der BHB-Spiegel auf 2–7 mmol/l – den Wert, der bei der klassischen ketogenen Ernährung erzielt wird. Therapeutische Ketonkonzentrationen, die bei der Behandlung von Alzheimer wirken, lassen sich bereits erreichen, wenn der BHB-Spiegel im Blut unter 0,5 mmol/l liegt.[2] Dieser Wert lässt sich durch den Verzehr von 2 Esslöffeln Kokosöl leicht herstellen. Es hat sich gezeigt, dass diese Konzentrationen genauso wirksam sind wie um vieles höhere und dass sie im typischen Fall mit der ketogenen Ernährung im Zusammenhang stehen.[3] Hohe Ketonspiegel sind nicht erforderlich.

Um sich das besser vorstellen zu können, sollten Sie an den Tank in Ihrem Auto denken. Auch wenn er bis zum Rand mit Benzin gefüllt ist, kann der Motor immer nur eine kleine Menge verbrennen. Die Benzinmenge im Tank hat keinen Einfluss darauf, wie schnell der Motor das Benzin verbrennen kann. Solange genug Benzin vorhanden ist, um den Motor kontinuierlich in Gang zu halten, spielt es keine Rolle, wie voll der Tank ist. Bei den Ketonen ist es genauso. Wenn der Körper mit mehr Ketonen vollgepumpt wird, als er braucht, bringt das keinen zusätzlichen Nutzen. Im Gegensatz zum Benzin im Tank und zu Glukose (die als Glykogen oder Fett gespeichert wird) haben die Ketone im Blut nur eine kurze Lebenszeit. Werden sie nicht innerhalb von wenigen Minuten verbraucht, werden sie über den

Urin aus dem Körper gespült. Eine große Ketonmenge im Blut wird also einfach ausgeschieden, ohne irgendeinen Nutzen zu liefern.

Selbst wenn der Ketonspiegel im Blut hoch ist, kann die Ergänzung der Nahrung durch Kohlenhydrate bei Epileptikern Anfälle auslösen. Offensichtlich kann auch der Blutzuckerspiegel die Hirnfunktion beeinflussen. Die Ketontherapie allein ist nicht die ganze Antwort – auch die Kontrolle des Blutzuckers ist von enormer Bedeutung.

Übermäßig hohe Ketonspiegel sind also nicht erforderlich. Wichtig ist jedoch, dass rund um die Uhr therapeutische Konzentrationen aufrechterhalten werden. Die Wirkung von Medikamenten oder Ergänzungsstoffen, die die Ketonkonzentration schlagartig nach oben treiben, hält nur wenige Stunden an, sodass sie immer wieder eingenommen werden müssen. Tagsüber ist das natürlich kein großes Problem, doch in der Nacht sinkt die Ketose und am Morgen ist sie verschwunden. Die Ketontherapie schützt das Gehirn zwar davor, im Laufe des Tages abzusterben, doch wenn ihm die Ketone ausgehen, verhungert es und die Degeneration setzt sich fort.

Das ist so, als würden wir 16 Stunden am Tag atmen können, in der Nacht aber 8 Stunden lang keinen Sauerstoff bekommen. Solange wir Sauerstoff bekommen, sind wir am Leben und es geht uns gut, doch wenn uns jemand den Sauerstoff wegnimmt, beginnen wir zu ersticken und zu sterben. Wir brauchen 24 Stunden am Tag Sauerstoff, nicht nur 16. Für unser Gehirn gilt das Gleiche – es braucht 24 Stunden am Tag Ketone, Energie.

Eine Ketontherapie, die nur ein paar Stunden am Tag anhält, mag zwar das Fortschreiten der Krankheit verlangsamen und vielleicht sogar gewisse Verbesserungen bringen, doch wenn nicht Tag und Nacht Ketone da sind, wird das Gehirn allmählich degenerieren.

Kokosöl ist besser als die derzeitigen Ketonmedikamente und MCT-Öle, da es über viel längere Zeit Ketone produziert, nämlich bis zu 8 Stunden. Wenn Sie es kurz vor dem Zubettgehen nehmen, sorgt Kokosöl dafür, dass der Ketonspiegel die ganze Nacht hindurch erhöht ist. Kokosöl hat allerdings einen Nachteil: Da es auch den Stoffwechsel anregt, könnte es Ihnen so viel Energie liefern, dass Sie Schwierigkeiten mit dem Einschlafen haben könnten.

Die Lösung für dieses Problem liegt darin, die Ketontherapie mit einer kohlenhydratarmen ketogenen Ernährung zu kombinieren. Diese Ernährung wird es dem Körper ermöglichen, rund um die Uhr kontinuierlich Ketone zu produzieren. In Verbindung mit Kokosöl kann schon eine leicht ketogene Ernährung die Ketose auf einem therapeutischen Niveau halten. Da das Kokosöl nur bei den Mahlzeiten konsumiert wird, stört es den Schlaf nicht. Das Gehirn bekommt ständig die Energie, die es braucht, und die Heilung geht Tag und Nacht weiter.

Die kohlenhydratarme Ernährung

Insulinresistenz scheint bei allen Formen der Neurodegeneration ein Problem zu sein. Bei allen großen neurodegenerativen Erkrankungen kommt es zu Verbesserungen, wenn der Blutzucker unter Kontrolle gebracht wird. Daher ist eine gute Einstellung des Blutzuckers bei der Behandlung von Alzheimer und den verwandten Erkrankungen unbedingt erforderlich.

Der Kern dieses Problems ist der übermäßige Verzehr kohlenhydratreicher Nahrungsmittel. Kohlenhydrate erhöhen den Blutzuckerspiegel. Dann wird Insulin ins Blut gepumpt, damit die Glukose aus dem Blut in die Zellen transportiert werden kann. Bei übermäßigem Verzehr von Kohlenhydraten sind der Blutzucker und die Insulinkonzentration hoch. Zellen, die über längere Zeit hohen Insulinkonzentrationen ausgesetzt sind, werden Insulin gegenüber aber desensibilisiert – es entwickelt sich Insulinresistenz. Die Glukose kann nicht in ausreichendem Umfang in die Zellen gelangen und bleibt immer länger in erhöhten Konzentrationen im Blut. Dann wird mehr Insulin freigesetzt, um die Glukose aus dem Blut zu schaffen, und der Insulinspiegel steigt. Dadurch wird aber die Insulinresistenz der Zellen größer. So kommt es zu einem Teufelskreis, bei dem die Insulinresistenz ständig zunimmt.

Insulinresistenz im Blut beeinträchtigt die Fähigkeit des Gehirns, Glukose zu nutzen, und das kann zu Insulinresistenz im Gehirn führen. Dann bekommt das Gehirn nicht genug Energie und Hirnzellen degenerieren. Deshalb wird Alzheimer auch als Diabetes Typ 3 bezeichnet. Dieses Problem kann man leider nicht lösen, indem man das Gehirn einfach mit Ketonen versorgt. Die Ketontherapie reicht nicht aus, sie bringt nur vorübergehend Erleichterung. Das Grundproblem – die Insulinresistenz – lässt sich allein durch sie nicht beheben.

Die einzige Möglichkeit, Insulinresistenz auszugleichen, ist die richtige Einstellung des Blutzuckers. Um das zu erreichen, muss die Menge der verzehrten Kohlenhydrate reduziert werden. Vor der Entdeckung des Insulins in den 1920er-Jahren wurde zur Behandlung von Diabetes mit Erfolg eine kohlenhydratarme Ernährung eingesetzt, die zu 75 Prozent aus Fett, zu 17 Prozent aus Proteinen und zu 8 Prozent aus Kohlenhydraten bestand. Das Problem bei dieser Ernährung ist wie bei der klassischen ketogenen Ernährung (90 Prozent Fett, 8 Prozent Proteine und 2 Prozent Kohlenhydrate), dass es für die meisten Leute zu schwierig ist, sie über längere Zeit einzuhalten. Erfreulicherweise ist es aber auch ohne eine so strenge Diät möglich, den Verzehr von Kohlenhydraten einzuschränken und den Ketonspiegel zu erhöhen. Die Atkins-Diät, eine kohlenhydratarme Ernährung, bietet den gleichen Schutz, erlaubt aber eine viel größere Vielfalt von Nahrungsmitteln und sogar eine höhere – allerdings immer noch eingeschränkte – Aufnahme von Kohlenhydraten.

Bei der Ernährung, die ich hier befürworte, handelt es sich um eine modifizierte Form der Atkins-Diät in Kombination mit der Kraft von MCTs aus Kokosöl, die Ketone produzieren und das Gehirn schützen. Bei diesem Programm werden genug Ketone gebildet, um das Gehirn mit dem Brennstoff zu versorgen, den es braucht, um richtig funktionieren zu können. Zudem erhöht es die Empfindlichkeit gegenüber Insulin, normalisiert die Stoffwechselparameter, neutralisiert Neurotoxine, beruhigt Entzündungen, verhindert das Ausufern von oxidativem Stress sowie der schädlichen Glykierung und bekämpft schädliche Mikroorganismen. Es beseitigt also die Grundfaktoren, die zu Neurodegeneration führen, und liefert die Energie und das Baumaterial für eine Revitalisierung des Gehirns.

Allein reicht die Ketontherapie nicht aus – es ist außerdem notwendig, den Blutzucker durch einen Plan für eine kohlenhydratarme Ernährung unter Kontrolle zu halten. Sonst ist keine optimale Besserung möglich.

Dieses Programm besteht aus drei Ernährungsplänen, die davon abhängen, wie groß die über den Nüchternblutzucker ermittelte Insulinresistenz des Patienten ist.

1. Stufe: Kohlenhydratarme Ernährung mit 25 Gramm Kohlenhydraten. Wenn der Nüchternzucker bei 126 mg/dl (7 mmol/l) oder darüber liegt, ist der Verzehr von Kohlenhydraten auf höchstens 25 Gramm am Tag zu beschränken. Dabei sollte keine der Mahlzeiten mehr als die Hälfte dieser Menge (12,5 Gramm) enthalten.
2. Stufe: Kohlenhydratarme Ernährung mit 50 Gramm Kohlenhydraten. Wenn der Nüchternzucker bei 101–125 mg/dl (5,6–6,9 mmol/l) liegt, ist der Verzehr von Kohlenhydraten auf höchstens 50 Gramm am Tag zu beschränken. Dabei sollte keine der Mahlzeiten mehr als die Hälfte dieser Menge (25 Gramm) enthalten.
3. Stufe: Kohlenhydratarme Ernährung mit 100 Gramm Kohlenhydraten. Wenn der Nüchternzucker bei 91–100 mg/dl (5,0–5,5 mmol/l) liegt, ist der Verzehr von Kohlenhydraten auf höchstens 100 Gramm am Tag zu beschränken. Dabei sollte keine der Mahlzeiten mehr als die Hälfte dieser Menge (50 Gramm) enthalten.

Wenn Sie sich eine Zeit lang an die in diesem Buch beschriebenen Ernährungsleitlinien gehalten haben und Ihr Nüchternzucker in eine niedrigere Kategorie gefallen ist, dürfen Sie Ihren Kohlenhydratverzehr entsprechend erhöhen. Ein Beispiel: Wenn Sie mit 25 Gramm Kohlenhydraten am Tag angefangen haben und Ihr Nüchternzucker jetzt durchgehend unter 126 mg/dl liegt, dürfen Sie Ihren Verzehr von Kohlenhydraten auf 50 Gramm am Tag steigern. Sollte Ihr Nüchternblutzucker dann über 126 mg/dl steigen, müssen Sie auf die erste Stufe zurückkehren. Falls Ihr Nüchternzucker andererseits durchgehend unter 101 mg/dl liegen sollte, dürfen Sie zur dritten Stufe wechseln.

Bei einem Nüchternzucker unter 91 mg/dl (5,0 mmol/l) sind der Blutzucker und die Insulinkontrolle normal und funktionieren offenbar gut. In diesem Stadium wird es kaum zu neurodegenerativen Erkrankungen kommen. Wird der Verzehr von Kohlenhydraten – insbesondere von raffinierten Kohlenhydraten und ganz besonders von Süßigkeiten – aber nicht stark genug eingeschränkt, kann es im späteren Leben zu Problemen kommen. Wenn Ihr Nüchternzucker im normalen Bereich liegt, wird Ihnen die dritte Stufe der kohlenhydratarmen Ernährung mit 100 Gramm Kohlenhydraten am Tag oder sogar eine Ernährung mit großzügigeren 150 Gramm helfen, die Folgen von Insulinresistenz und Neurodegeneration zu verzögern oder sogar ganz zu vermeiden. Falls Ihre Mutter oder Ihr Vater oder auch nur Ihre Partnerin oder Ihr Partner an Insulinresistenz leidet, ist das Risiko aber größter, dass sich auch bei Ihnen Insulinresistenz entwickelt.

Dieses Buch richtet sich ebenso an Menschen, die wegen ihrer zukünftigen geistigen Gesundheit besorgt sind, wie an diejenigen, die bereits einen messbaren Verfall erleben. Wenn Sie jetzt gleich – bevor Symptome an die Oberfläche kommen – damit anfangen, sich um Ihr Gehirn zu kümmern, ist das die beste Garantie dafür, dass Sie bis weit ins hohe Alter hinein geistig fit bleiben werden.

Leitlinien für die hier vorgeschlagene kohlenhydratarme Ernährung

Alle drei Stufen der oben beschriebenen kohlenhydratarmen Ernährung sind ketogen, wenn sie mit Kokosöl kombiniert werden. Die ketogene Wirkung und die Kontrolle des Blutzuckers werden natürlich umso besser sein, je weniger Kohlenhydrate verzehrt werden. Daher benötigen diejenigen, die die größten Probleme mit der Insulinresistenz und der Kontrolle des Blutzuckers haben, eine Ernährung mit stärker eingeschränktem Verzehr von Kohlenhydraten. Die erste Stufe der hier vorgeschlagenen kohlenhydratarmen Ernährung ist die ketogenste; sie enthält Kohlenhydrate nur in so geringen Mengen, dass sie sogar zur Beherrschung von epileptischen Anfällen eingesetzt werden kann.

Durch die kohlenhydratarme Ernährung kann man viel erreichen. Neben den oben angeführten Vorteilen wird sie Ihren Körper dazu konditionieren, statt Zucker Fett zu verbrennen, sie wird schädliche Essmuster aufbrechen, die nicht beherrschbare Gier nach bestimmten Nahrungsmitteln beenden, die Sucht nach Zucker, Limonade, Koffein, Weißbrot, Alkohol und anderem Junkfood abstellen und es Ihnen ermöglichen, ohne Schuldgefühle vollfette Nahrungsmittel mit ihren natürlichen Aromen zu genießen. Sie werden dann erleben, wie köstlich natürliche Vollprodukte schmecken, und Ihre Einstellung gegenüber Nahrungsmitteln ändern. Ihr Blutzucker wird sich stabilisieren, Ihr Körper wird die Chance bekommen, zu heilen, Sie werden Ihre Abhängigkeit von Medikamenten loswerden und Ihr Leben mehr genießen können.

Je nach Ihrem Nüchternzucker werden Sie eine der drei Stufen einhalten. 25, 50 oder 100 Gramm sind dann die Höchstmenge an Kohlenhydraten, die Ihnen für den ganzen Tag erlaubt ist. Sie brauchen weder Kalorien zu zählen noch zu ermitteln, wie viel Fett oder Proteine Sie verzehren. Abgesehen von den Kohlenhydraten brauchen Sie sich in keinster Weise einzuschränken. Sie sollten essen, bis Sie satt sind, sich aber nicht vollstopfen, denn das würde die Wirksamkeit der Ernährung reduzieren. Da ganze 58 Prozent der Proteine, die Sie zu sich nehmen, in Glukose umgewandelt werden können, sollten Sie auch nicht zu viele stark proteinhaltige Nahrungsmittel verzehren. Da Fett nur sehr wenig Glukose produziert, dürfen Sie davon so viel essen, wie Sie möchten.

Man kann mit jeder der drei Stufen für unbegrenzte Zeit leben. Bei keiner kommt es zu einem Mangel an Nährstoffen, sie liefern alle Nährstoffe, die für eine gute Gesundheit erforderlich sind. Schließlich lebten die Eskimos traditionell mit einer Ernährung, die nur aus Fleisch und Fett bestand, und es ging ihnen dabei gut. Kohlenhydrate aus pflanzlichen Nahrungsmitteln bildeten weniger als 1 Prozent ihrer Gesamtkalorien. Sie waren gesund, bei ihnen gab es weder Diabetes noch Alzheimer, Parkinson, Krebs oder eine der anderen degenerativen Erkrankungen, die in unserer heutigen Gesellschaft mit ihrer kohlenhydratreichen Ernährung so verbreitet sind. Bei dieser neuen kohlenhydratarmen Ernährungsform sind viel mehr pflanzliche Nahrungsmittel, eine größere Vielfalt und mehr Nährstoffe erlaubt, als die traditionelle Nahrung der Eskimos enthielt. Sie dürfte viel gesünder sein als jede Nahrung, die Sie bisher gegessen haben.

Sie brauchen gar nicht jedes Gramm Kohlenhydrate zu berechnen, das Sie essen. Das ist wichtig! Wenn Sie mehr Erfahrung haben, werden Sie

Ihre Mahlzeiten ohne »Erbsenzählerei« zubereiten können. In den ersten Monaten werden Sie aber genau darauf achten müssen, dass Sie bei den Kohlenhydraten innerhalb der Grenzen bleiben, die Ihnen erlaubt sind.

Die meisten Fleisch-, Fisch- und Geflügelarten sowie alle Fette dürfen Sie ohne jede Einschränkung essen. Eier, Käse und Salat enthalten nur sehr wenige Kohlenhydrate. Mithilfe der Kohlenhydrattabellen in Anhang C können Sie berechnen, wie viele Nettokohlenhydrate in Ihrer Nahrung enthalten sind. Der Begriff »Nettokohlenhydrate« bezieht sich auf Kohlenhydrate, die verdaut werden können, Kalorien liefern und den Blutzucker erhöhen. Auch die in unserer Nahrung enthaltenen Ballaststoffe sind Kohlenhydrate, die aber weder den Blutzucker erhöhen noch Kalorien liefern und daher nicht berücksichtigt werden müssen. Die meisten pflanzlichen Nahrungsmittel enthalten sowohl verdauliche Kohlenhydrate als auch Ballaststoffe. Zur Berechnung des Gehalts an Nettokohlenhydraten zieht man die Ballaststoffe von der Gesamtmenge ab. In den Kohlenhydrattabellen in Anhang C finden Sie die Nettokohlenhydrate verschiedener Vollwertprodukte. Bei verpackten Nahrungsmitteln können Sie die Nettokohlenhydrate selbst ausrechnen, denn auf den Verpackungen werden die Kalorien, Fette, Kohlenhydrate, Proteine und anderen Nährstoffe pro Portion angegeben. Bei der

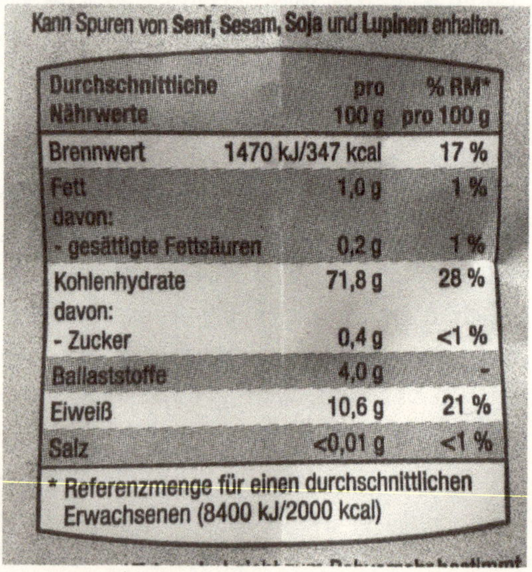

Kann Spuren von Senf, Sesam, Soja und Lupinen enthalten.

Durchschnittliche Nährwerte	pro 100 g	% RM* pro 100 g
Brennwert	1470 kJ/347 kcal	17 %
Fett	1,0 g	1 %
davon:		
- gesättigte Fettsäuren	0,2 g	1 %
Kohlenhydrate	71,8 g	28 %
davon:		
- Zucker	0,4 g	<1 %
Ballaststoffe	4,0 g	-
Eiweiß	10,6 g	21 %
Salz	<0,01 g	<1 %

* Referenzmenge für einen durchschnittlichen Erwachsenen (8400 kJ/2000 kcal)

Dieses Produkt enthält insgesamt 72 Gramm Kohlenhydrate; die Ballaststoffmenge beträgt 4 Gramm. Das Produkt enthält also 68 Gramm Nettokohlenhydrate.

Gesamtmenge der Kohlenhydrate werden auch die Ballaststoffe aufgeführt. Die Nettokohlenhydrate erhalten Sie, indem Sie die Menge der Ballaststoffe von der Gesamtmenge der Kohlenhydrate abziehen.

Die Kohlenhydrattabellen in Anhang C enthalten die gebräuchlichsten Gemüse- und Obstarten, Molkereiprodukte, Getreide, Nüsse und Samen. Nahrungsmittel, die dort nicht aufgeführt sind, einschließlich vieler verpackter Lebensmittel und Mahlzeiten in Restaurants, finden Sie im Internet. Wenn Sie dort das Nahrungsmittel eingeben, das Sie suchen, erhalten Sie eine Liste mit allen nötigen Angaben. Um den Gehalt an Nettokohlenhydraten zu ermitteln, müssen Sie wieder die Ballaststoffe von der Gesamtmenge der aufgeführten Kohlenhydrate abziehen.

Damit Sie bei den Kohlenhydraten unter Ihrem erlaubten täglichen Höchstwert bleiben können, müssen Sie die kohlenhydratreichen Nahrungsmittel drastisch reduzieren oder ganz auf sie verzichten. Eine Scheibe Weißbrot beispielsweise enthält 12 Gramm Kohlenhydrate. Wenn Sie eine kohlenhydratarme Ernährung mit 25 Gramm Kohlenhydraten einhalten müssen, werden Sie also bereits mit zwei Scheiben an Ihre Tagesgrenze gelangen. Da alle Gemüse- und Obstarten Kohlenhydrate enthalten, dürften Sie dann den ganzen Tag über nur noch Fleisch und Fett essen – und das ist keine gute Idee! Eine einzige mittelgroße gebackene Kartoffel enthält 33 Gramm Kohlenhydrate, also schon mehr als die erlaubte Tagesdosis. Ein Apfel enthält 18 Gramm Kohlenhydrate, eine Apfelsine 12 und eine mittelgroße Banane 24 Gramm. Brot und Getreide haben den höchsten Kohlenhydratgehalt: Ein einziger Pfannkuchen mit einem Durchmesser von 10 Zentimetern ohne Sirup oder Süßungsmittel enthält 13 Gramm, eine Tortilla von 25 Zentimetern 34 Gramm und ein Bagel von 11,5 Zentimetern 57 Gramm. Da Süßigkeiten und Desserts noch kohlenhydratreicher sind, aber fast gar keinen Nährwert liefern, sollten Sie darauf ganz verzichten. Auch alle Brotsorten und die meisten Obstarten müssen – insbesondere bei einer Obergrenze von 25 oder 50 Gramm Kohlenhydraten – sehr stark eingeschränkt werden; am besten streichen Sie sie ganz aus Ihrer Nahrung!

Der Kohlenhydratgehalt von Gemüse ist dagegen viel geringer. 1 Tasse [240 ml] Spargel enthält 2 Gramm, 1 Tasse roher Kohl ebenfalls und 1 Tasse Blumenkohl 3 Gramm. Alle Salate sind ausgesprochen kohlenhydratarm – 1 Tasse zerkleinerter Kopfsalat schlägt nur mit etwa 0,6 Gramm Kohlenhydraten zu Buche. Bei grünem Salat und anderen kohlenhydratarmen Gemüsearten können Sie also richtig zuschlagen, ohne dass Sie sich große Sorgen wegen einer eventuellen Überschreitung Ihrer Kohlenhydratgrenze machen müssten.

Selbst bei einer Ernährung mit nur 25 Gramm Kohlenhydraten am Tag können Sie kleine Mengen Obst essen. Die Obstarten mit dem niedrigsten Kohlenhydratgehalt sind Brombeeren (3,5 Gramm pro halbe Tasse), Boysenbeeren (4,5 Gramm pro halbe Tasse), Himbeeren (3 Gramm pro halbe Tasse) und Erdbeeren (4,8 Gramm pro halbe Tasse, geschnitten). Sie dürfen alle Obst- und Gemüsearten und sogar Getreideprodukte essen, solange die Portionen nicht so groß sind, dass Sie Ihre erlaubte Tagesgrenze überschreiten. Da die meisten Brot-, Obst- und stärkehaltigen Gemüsearten einen hohen Kohlenhydratgehalt aufweisen, ist es allerdings am besten, einfach ganz auf sie zu verzichten.

Wir wollen uns jetzt einen typischen Tagesplan für die kohlenhydratarme Ernährung mit 25 Gramm Kohlenhydraten ansehen. Der Kohlenhydratgehalt der einzelnen Nahrungsmittel wird in Klammern angegeben.

Frühstück

Schinkenomelette mit Pilzen. Die Zutaten: 2 Eier (1,2 g Kohlenhydrate), 30 g Cheddarkäse (0,4 g), ½ Tasse Pilze in Scheiben (1,2 g), 60 g gewürfelter zuckerfreier Schinken (0 g) und 1 Teelöffel gekochter und gehackter Schnittlauch (<0,1 g), der in 1 Esslöffel Kokosöl (0 g) gedünstet wurde. Nettokohlenhydrate: 2,8 Gramm.

Mittagessen

Gemischter Salat mit Hühnchen. Die Zutaten: 2 Tassen zerkleinerter Kopfsalat (1,2 g), ½ Tasse zerkleinerte Mohrrüben (4 g), ¼ Tasse gewürfelte süße Paprika (1,1 g), ½ mittelgroße Tomate (1,7 g), ¼ Avocado (0,9 g), ½ Tasse zerkleinerter Kohl (1,6 g), 90 g gewürfeltes Hühnchen (0 g), 1 Esslöffel geröstete Sonnenblumenkerne (1 g) mit 2 Esslöffeln eines ungezuckerten italienischen Dressings auf Basis von Olivenöl (1 g). Nettokohlenhydrate: 12,5 Gramm.

Abendessen

Schweinekoteletts mit Spargel und Blumenkohl. Die Zutaten: Ein oder mehr Schweinekoteletts (0 g), 1 Tasse gekochter Spargel (2,4 g) mit 1 Teelöffel Butter (0 g), 2 Tassen gekochter Blumenkohl (3,2 g) mit einem Dressing aus 30 g Colby-Käse beziehungsweise Cheddar (0,7 g) mit verschiedenen Kräutern und Gewürzen (<0,1 g), um den Geschmack abzurunden. Nettokohlenhydrate: 6,3 Gramm.

Der Kohlenhydratgehalt dieser drei Mahlzeiten liegt bei insgesamt 21,6 Gramm, also noch um 3,4 Gramm unter dem Maximum von 25 Gramm. Das Beispiel zeigt sehr gut, dass bei dieser Ernährungsform eine Vielzahl nutritiver Nahrungsmittel erlaubt ist. Bei einer kohlenhydratarmen Ernährung mit 50 Gramm Kohlenhydraten können noch 28,1 Gramm Nettokohlenhydrate zusätzlich verzehrt werden – beispielsweise in Form von Gemüse mit einem höheren Kohlenhydratgehalt, Obst oder sogar einer kleinen Menge Vollkorn.

Im Vergleich dazu ist eine kohlenhydratarme Ernährung mit einer Obergrenze von 100 Gramm Kohlenhydraten sehr großzügig. Im Grunde kann man dann alle Arten von Nahrungsmitteln essen – es reicht, einfach die Größe der Portionen zu verringern oder seltener stärkehaltige Gemüsearten, Obst und Getreideprodukte und nur hin und wieder etwas Süßes zu verzehren.

Zum Vergleich wollen wir uns jetzt den Kohlenhydratgehalt einiger typischer nicht reduzierter Mahlzeiten ansehen. Ein typisches Frühstück könnte aus 1 Tasse Cornflakes (35 g) und ½ Tasse Milch mit einem Fettgehalt von 2 Prozent (12,5 g) bestehen. Kohlenhydrate insgesamt: 47,5 Gramm. Somit überschreitet schon eine einzige Portion dieses kalten Müslis, das vom Kohlenhydratgehalt her sehr typisch ist, den Höchstwert von 25 Gramm und verschlingt fast die gesamte bei einer Grenze von 50 Gramm Kohlenhydraten erlaubte Tagesmenge. Kalte Müslis sind also offensichtlich völlig ungeeignet, wenn man sich kohlenhydratarm ernähren will oder muss.

Den meisten Menschen ist es durchaus klar, dass kalte Frühstücksmüslis nicht gerade gesund sind. Aber sie sind ja so bequem, lassen sich schnell zubereiten und sind einfach lecker. Wegen ihres Nährwerts sollte man jedenfalls nicht zu ihnen greifen. Ein warmes Vollkornmüsli ist viel günstiger! Eine Schüssel warmer Haferbrei ist nahrhafter als die gleiche Portion eines kalten Müslis, hat aber nur ungefähr den gleichen Kohlenhydratgehalt. 1 Tasse gekochter Haferbrei (21,3 g) mit 1 Esslöffel Zucker (12 g) und ½ Tasse Milch mit einem Fettgehalt von 2 Prozent (12,5 g) liefert insgesamt 45,8 Gramm Kohlenhydrate.

Ein auch in Deutschland nicht untypisches Mittagessen könnte aus einem Big Mac von McDonald's (42 g), einer mittleren Portion Pommes frites (43,5 g) und 360 Millilitern Limonade oder Cola (39,9 g) bestehen – und das ergibt erschreckende 125,4 Gramm Kohlenhydrate, also mehr als die bei einem Höchstwert von 100 Gramm Kohlenhydraten erlaubte Menge!

Zu einem typischen Abendessen könnten drei mittelgroße Stücke Peperonipizza (97,2 g) und 360 Milliliter Limonade (39,9 g) gehören – und das ergibt 137,1 Gramm Kohlenhydrate.

Die meisten typischen Mahlzeiten sind reich an Kohlenhydraten. Der durchschnittliche Europäer, Amerikaner oder Australier verzehrt Tag für Tag über 300 Gramm davon! Überschüssige Kohlenhydrate können Sie am besten vermeiden, wenn Sie sich Ihr Essen zu Hause zubereiten und dabei frische kohlenhydratarme Zutaten benutzen.

Heißt das, dass Sie sich nie mehr Pizza gönnen dürfen? Nun, Sie müssen einige schwierige Entscheidungen treffen. Wollen Sie Pizza oder wollen Sie keine Demenz? Sie haben die Wahl! Sie müssen sich überlegen, ob Pizza Ihnen wichtiger ist als Ihre Fähigkeit, klar zu denken, sich daran zu erinnern, wer Ihre Familie und Ihre Freunde sind, und sich selbst zu versorgen, ohne völlige Abhängigkeit von anderen. Falls Sie glauben, Pizza, Eis oder Limonade würden Ihnen schon nicht schaden, sind Sie süchtig nach diesen Nahrungsmitteln. Sie stecken den Kopf einfach in den Sand. Es ist ein untrügliches Anzeichen für eine Sucht, den gesunden Menschenverstand zu ignorieren, weil Sie Ihre Gelüste befriedigen wollen. Dann brauchen Sie die hier vorgestellte Ernährung, um diese Süchte besiegen zu können.

Bei der in diesem Buch beschriebenen kohlenhydratarmen Ernährung sind letztlich gar keine Nahrungsmittel verboten – sie schränkt nur die Menge ein, die Sie zu sich nehmen dürfen. Sie dürfen sich also durchaus auch mal eine Pizza gönnen, müssen sich dann aber mit kleinen Portionen begnügen und das, was Sie sonst noch essen, entsprechend anpassen. Wichtig ist, dass Ihr täglicher Kohlenhydratkonsum unter dem durch Ihr Ernährungsprogramm festgelegten Höchstwert bleibt.

Sie sollten erst gar nicht auf die Idee kommen, sich eine Mahlzeit mit hohem Kohlenhydratgehalt zu gönnen und sich vorzunehmen, dafür dann bei den beiden anderen Mahlzeiten alle Kohlenhydrate zu streichen. Nehmen wir mal an, Ihr Tageshöchstwert liegt bei 50 Gramm Kohlenhydraten. Wenn Sie nun schlemmen und ein Stück Pastete mit 46 Gramm Kohlenhydraten essen, dürfen Sie am ganzen restlichen Tag nur noch 4 Gramm von diesen zu sich nehmen. Sie dürften dann fast nur noch Fleisch essen, doch selbst wenn Sie das schaffen würden, ist es keine gute Idee, denn die geballten 46 Gramm Kohlenhydrate würden in Ihrem Körper eine metabolische Überschwemmung auslösen. Der Kohlenhydratkonsum wird ja vor allem deshalb eingeschränkt, damit keine großen Mengen Zucker auf einen Schlag in Ihr Blut gelangen – gerade das bringt den Körper aus dem Gleichgewicht. Es ist am besten, die Kohlenhydratzufuhr gleichmäßig auf alle drei Mahlzeiten zu verteilen, sodass keine mehr als die Hälfte der täglich erlaubten Höchstmenge enthält.

Natürlich dürfen Sie sich nicht mehr so mit Pizza oder Eis vollstopfen, wie Sie das vielleicht als Teenager gemacht haben. Der Körper ist Kohlenhydraten gegenüber sehr empfindlich. Ein einziger Schokoriegel kann sehr große Schäden anrichten. Er blockiert nämlich durch seinen hohen Zuckergehalt die Bildung von Ketonkörpern und erniedrigt den Ketonspiegel erheblich – von seinen Auswirkungen auf den Blutzucker ganz zu schweigen.

Betreuungspersonen von Patienten mit einer fortgeschrittenen neurodegenerativen Erkrankung hört man oft sagen: »Oh, er liebt Eis doch so sehr, das kann ich ihm nicht verwehren!« Ja, natürlich liebt er Eis – das tut ja jeder! Wenn man Menschen mit neurodegenerativen Erkrankungen Nahrungsmittel mit hohem Kohlenhydratgehalt gibt, verschlimmert man aber ihre Krankheit und den ständigen geistigen Abbau. Man erweist dem Betroffenen damit also keinen Gefallen! Sie sollten das Eis lieber durch eine kohlenhydratarme Alternative wie ein Schüsselchen geschnittene Erdbeeren mit Schlagsahne ersetzen. Außerdem gibt es im Handel viele kohlenhydratarme Versionen beliebter Nahrungsmittel.

Unsere geschmacklichen Vorlieben können sich ändern und tun das auch. Wenn Sie anfangen, mehr Gemüse – insbesondere mit Butter, Käse oder reichhaltigen Soßen – zu essen, werden Sie sie mit der Zeit lieber mögen als das Junkfood, an das Sie gewöhnt waren.

Sie sollten jeden Tag mindestens einen frischen, rohen Salat essen. Durch Variationen der Gemüsearten und Dressings, die Sie dafür verwenden, können Sie eine große Palette gemischter grüner Salate zubereiten.

Selbst gemachte Dressings sind generell am besten. Falls Sie Fertigprodukte kaufen, sollten Sie keine nehmen, denen Zucker zugesetzt wurde (sehen Sie sich die Inhaltsstoffe an). In Kapitel 20 finden Sie Rezepte für kohlenhydratarme Dressings.

Eine ganz einfache Mahlzeit könnte aus Ihrem Lieblingsfleisch – beispielsweise Roastbeef, Brathähnchen, Lammkotelett, gebratenem Lachs, Krebs – als Hauptgang sowie ein oder zwei rohen oder gekochten Gemüsearten wie gedünstetem Brokkoli mit Butter und geschmolzenem Cheddarkäse als Beilage bestehen.

Als Starthilfe finden Sie (wie bereits für die Dressings erwähnt) in Kapitel 20 einige kohlenhydratarme Rezepte. Seit die kohlenhydratarme Ernährung populär geworden ist, gibt es unzählige geeignete Rezepte. Sehen Sie sich doch mal in Ihrer Buchhandlung oder Bücherei nach entsprechenden Kochbüchern um, oder suchen Sie im Internet nach Rezepten. Sie müssen allerdings bei jedem den Kohlenhydratgehalt berechnen. Nicht alle Rezepte, die als kohlenhydratarm bezeichnet werden, enthalten tatsächlich nur wenige von diesen. Viele sind reduzierte Abwandlungen beliebter Gerichte, liefern aber trotzdem erhebliche Mengen an Kohlenhydraten.

Sie dürfen und sollten Nahrungsmittel aus Vollfett essen – Butter, Sahne, Kokosöl, das Fett an Fleisch und die Haut von Hähnchen. Fett ist gut für Sie! Es stillt den Hunger und verhindert die Gier nach bestimmten Nahrungsmitteln. Ihr Verlangen nach Süßigkeiten wird dann stark nachlassen. Da Fett gut sättigt, können Sie Ihren Hunger mit weniger Essen stillen, sodass Ihr Kalorienkonsum insgesamt etwas abnehmen könnte. Übergewichtige könnten sogar einige Kilo verlieren. Untergewichtige und unterernährte Menschen brauchen ja gewöhnlich nicht abzunehmen, doch das zusätzliche Fett in ihrer Nahrung hilft ihnen, wieder auf ein gesünderes Gewicht zu kommen.

In Restaurants zu essen kann etwas schwierig sein, ist aber im Laufe der Jahre schon erheblich einfacher geworden. Da die kohlenhydratarme Ernährung inzwischen recht populär ist, haben viele Restaurants entsprechende Gerichte im Angebot. Hamburger bekommt man heute oft auch ohne Brötchen; sie enthalten dann alles, was man bei einem normalen Hamburger erwarten würde, sind aber in Salatblätter gehüllt. Selbst wenn sie nicht auf der Speisekarte stehen, werden Sie sie in den meisten Restaurants auf Anfrage bekommen.

Ketose-Teststreifen

Nach dem Beginn einer ketogenen Ernährung dauert es einige Tage, bis sich ein merklicher Ketonspiegel aufbaut. Wir haben zwar immer eine gewisse Menge Ketone im Blut, aber sie ist so gering, dass sie keinen therapeutischen Nutzen bringt. Wenn wir fasten, hungern oder uns kohlenhydratreduziert ernähren, wird die Ketonproduktion angekurbelt. Sobald die Glukosespeicher in der Leber leer sind, werden mehr Ketone gebildet. Nach 2–3 Tagen kann man die relative Ketonmenge im Blut dann mithilfe entsprechender Teststreifen, die auch als Lipolyse-Teststreifen bezeichnet werden, messen.

Man taucht einfach ein Ende des Teststreifens in frischen Urin. Die Farbe des Streifens verändert sich dann in Abhängigkeit von der Ketonkonzentration im Urin und Sie können sehen, wie hoch Ihr Ketonspiegel ist (nicht in Form präziser Werte, sondern von Bereichsangaben wie »Spuren«). Der Test ist insofern hilfreich, als er anzeigt, dass und wie stark die Veränderungen bei Ihrer Ernährung Ketone produzieren. Wenn Sie mehr Kohlenhydrate essen, wird der Ketonspiegel fallen. Um die Ketose zu erhöhen, können Sie Ihren Verzehr von Kohlenhydraten verringern.

Eine kohlenhydratarme Ernährung mit einem Höchstwert von 25 Gramm Kohlenhydraten wird in der Regel eine erkennbare Anzeige auf den Teststreifen hervorrufen. Ob man bei einem Höchstwert von 50 Gramm Kohlenhydraten eine Anzeige bekommt, hängt davon ab, wie empfindlich man gegenüber Kohlenhydraten ist. Bei einem Höchstwert von 100 Gramm Kohlenhydraten werden die Teststreifen normalerweise nicht reagieren. Das bedeutet aber nicht, dass Sie gar keine Ketone im Blut haben, sondern nur, dass ihre Menge so gering ist, dass die Teststreifen sie nicht erfassen. Die Ketonkonzentration in Ihrem Blut wird dann aber gegenüber dem Normalwert leicht erhöht sein.

Wenn Sie Ihre Ernährung durch Kokosöl ergänzen, wird die Ketonkonzentration steigen. Kokosöl wird immer, unabhängig von der Ernährung, eine gewisse Ketose erzeugen, die davon abhängt, in welcher Menge man es zu sich nimmt. Es wird die einzelnen Stufen der kohlenhydratarmen Ernährung jeweils auf ein höheres Ketoseniveau bringen. Selbst eine Ernährung mit einem Höchstwert von 100 Gramm Kohlenhydraten kann eine Anzeige auf den Teststreifen hervorrufen, wenn sie durch Kokosöl ergänzt wird.

Wenn man viel Wasser trinkt, kann das die Anzeigen beeinflussen, da der Urin und damit auch die Ketonkonzentration verdünnt werden. Dann wird der Teststreifen möglicherweise selbst bei einem hohen Ketongehalt keine Ketone oder nur Spuren von ihnen anzeigen.

Die Benutzung der Teststreifen ist zwar nicht erforderlich, kann aber insofern hilfreich sein, als sie dazu beiträgt, dass man sein Ernährungsprogramm befolgt und sich an die Beschränkung der Kohlenhydratmenge hält. Man bekommt sie in der Apotheke, in der Drogerie oder über das Internet. Eine bekannte Marke ist Ketostix.

Die Grundnahrungsmittel

Fleisch

Sie können alle Arten von Frischfleisch essen: Rind, Schwein, Lamm, Büffel und Wild. Und zwar in allen Formen: Steaks, Rippen, Braten, Koteletts, Schnitzel und Hackfleisch. Dabei ist rotes Fleisch von biologisch gehaltenen und mit Gras gefütterten Tieren, die weder Hormone noch Antibiotika bekommen haben, zu bevorzugen. Lassen Sie das Fett am Fleisch und essen Sie es mit! Unser Körper benötigt Fett für einen guten Proteinstoffwechsel, und außerdem verstärkt es den Geschmack des Fleisches.

Verarbeitetes Fleisch, das Nitrate, Nitrite, Mononatriumglutamat (MNG) oder Zucker enthält, sollten Sie nicht essen. Das schließt das meiste verarbeitete Fleisch ein, beispielsweise Hot Dogs, Bratwurst, Würstchen, Schinken und Speck. Gegen verarbeitetes Fleisch, dem lediglich Kräuter und Gewürze zugesetzt wurden, ist jedoch nichts einzuwenden. Lesen Sie die Listen mit den Zutaten! Produkte, die keine chemischen Zusatzstoffe und keinen Zucker enthalten, dürfen Sie wahrscheinlich essen. Produkte, die nur wenig Zucker und keine anderen chemischen Zusätze enthalten, dürfen Sie verwenden, wenn Sie den Zuckergehalt berücksichtigen und in die Ihnen täglich erlaubte Kohlenhydratmenge einrechnen. Bei paniertem Fleisch oder Hackbraten müssen Sie den Kohlenhydratgehalt ebenfalls berücksichtigen.

Geflügel ist in jeder Form erlaubt – Huhn, Pute, Ente, Gans, kornische Henne, Wachtel, Fasan, Emu, Strauß … Die Haut sollten Sie nicht entfernen, sondern zusammen mit dem Fleisch essen – sie ist oft das Leckerste! Alle Eier sind erlaubt.

Sie dürfen auch alle Arten von Fisch und Schalentieren essen – beispielsweise Lachs, Thunfisch, Seezunge, Forelle, Wels, Flunder, Sardinen, Hering, Krabben, Hummer, Austern und Miesmuscheln. Frisch gefangener Wildfisch ist gegenüber Fisch aus Farmen zu bevorzugen. Auch Rogen und Kaviar sind erlaubt.

*Frisch*fleisch enthält meist keine Kohlenhydrate, Sie können es also essen, ohne seinen Kohlenhydratgehalt zu berechnen; Ausnahmen sind nur manche Schalentiere und Eier, die kleine Mengen an Kohlenhydraten aufweisen. So enthält ein großes Hühnerei rund 0,6 Gramm Kohlenhydrate.

Verarbeitetes Fleisch müssen Sie hingegen berücksichtigen. Da ihm häufig Kohlenhydrate zugesetzt worden sind, müssen Sie seinen Kohlenhydratgehalt anhand der Nährwerttabelle auf der Verpackung ausrechnen.

Zu den Dingen, die viele vermissen, wenn sie mit einer kohlenhydratarmen Ernährung anfangen, gehören die Knabbereien, die sie bis dahin so gern gegessen haben – die Chips, Cracker und Salzstangen. Sie enthalten natürlich zu viele Kohlenhydrate und zudem oft unerwünschte Zusatzstoffe wie Eisen und stark fruktosehaltigen Maissirup. Eine gute Alternative ohne Kohlenhydrate sind Schweinekrusten, auch Schweinehaut genannt. Sie werden aus der Fettschicht unter der Tierhaut hergestellt. Wenn das Fett entfernt wird, bleibt nur die Proteinmatrix übrig. Diese knusprigen Krusten kann man als Snacks verwenden, aber auch anstelle von Croutons in Salaten. Wenn man sie zerbröselt, kann man sie als Panade für Bratfisch oder -hähnchen benutzen oder auf Schmor- und andere Gerichte streuen.

Molkereiprodukte

Die Molkereiprodukte unterscheiden sich beim Kohlenhydratgehalt stark. 1 Tasse Vollmilch [230 ml] enthält 11 Gramm Kohlenhydrate, 1 Tasse Milch mit einem Fettgehalt von 2 Prozent 11,4 Gramm und 1 Tasse 1-prozentiger Milch 12,2 Gramm. Der Kohlenhydratgehalt steigt also mit abnehmendem Fettgehalt.

1 Tasse Vollfettnaturjoghurt enthält 12 Gramm Kohlenhydrate, 1 Tasse fettfreier Joghurt 19 Gramm. Gesüßter fettarmer Vanillejoghurt enthält 31 Gramm, fettarmer Fruchtjoghurt sogar 43 Gramm!

Hartkäse enthält meist nur sehr wenige Kohlenhydrate, Weichkäse hingegen etwas mehr, ist aber auch nicht schlecht. Käsesorten, die sich gut für eine kohlenhydratarme Ernährung eignen, sind beispielsweise Cheddar, Colby, Monterey, Mozzarella, Gruyère, Edamer, Schweizer Käse, Feta, Frischkäse (natur), Hütten- und Ziegenkäse. 30 Gramm Cheddarkäse enthalten nur 0,4 Gramm Kohlenhydrate, eine ganze Tasse lediglich 1,5 Gramm. In 1 Tasse Hüttenkäse sind 8 Gramm, in 1 Esslöffel Frischkäse natur 0,4 Gramm enthalten. Auf Molkenkäse und Käseimitate sollten Sie verzichten, da sie wesentlich mehr Kohlenhydrate aufweisen.

In 1 Tasse Schlagsahne sind etwas über 6 Gramm Kohlenhydrate, in Sahne halb und halb 10 Gramm pro Tasse – Sie sollten also zur Vollfettsahne greifen! 1 Esslöffel saure Sahne schlägt mit 0,5 Gramm Kohlenhydraten zu Buche.

Die meisten Käse- und Sahnesorten können Sie essen, ohne zu viele Kohlenhydrate zu sich zu nehmen. Bei Milch und Joghurt sollten Sie sich aber einschränken, auf gesüßte Molkereiprodukte wie Eierflip, Eis und Schokomilch sollten Sie ganz verzichten.

Fette und Öle

Da Fette und Öle keine Kohlenhydrate enthalten, können Sie sie nach Herzenslust verzehren. Die Fette sind aber nicht alle gleich gesund. Sie sollten Fette aus der unten aufgeführten Kategorie »bevorzugt« wählen; diese Öle können Sie alle bedenkenlos für die Zubereitung Ihres Essens verwenden. Auf die »nicht bevorzugten« Fette sollten Sie weitgehend verzichten und sie nie zum Kochen oder Braten benutzen. Die »schlechten« Fette, alle Nahrungsmittel, in denen sie enthalten sind, und alle Nahrungsmittel, die in ihnen gekocht oder gebraten werden, wie Pommes frites und Bratfisch, sollten Ihnen nicht auf den Tisch kommen.

Bevorzugte Fette

Avocadoöl
Butter
Ghee (geklärte Butter)
Kokosöl
Macadamianussöl
MCT-Öl
Olivenöl extra vergine
Palmkernöl
Palmöl
rotes Palmöl
tierische Fette (Schmalz, Talg, ausgelassenes Fett)

Nicht bevorzugte Fette

Baumwollsaatöl
Canolaöl (Rapsöl)
Erdnussöl
Kürbiskernöl
Maiskeimöl
Safloröl (Distelöl)

Schlechte Fette

Backfett
gehärtete Pflanzenöle
Margarine

Gemüse

Sie sollten wirklich viel Gemüse essen! Da die meisten Arten relativ wenig Kohlenhydrate enthalten, können Sie leicht auf die in den USA vom Staat empfohlenen fünf Portionen am Tag kommen, ohne bei den Kohlenhydraten die Menge von 25 Gramm zu überschreiten. Bei den Portionen handelt es sich üblicherweise um halbe Tassen. Jeweils ½ Tasse Kohl, Spargel, Brokkoli, Pilze und grüne Bohnen (alles gekocht) liefern insgesamt nicht einmal 9 Gramm Kohlenhydrate. Diese Menge sollten Sie jeden Tag mindestens zweimal zu sich nehmen und dazu noch andere geeignete kohlenhydratarme Nahrungsmittel.

Grüne Salate liefern die größte Masse mit den wenigsten Kohlenhydraten. Kopfsalat enthält pro Tasse nicht einmal 1 Gramm Kohlenhydrate. Bei einem gemischten Salat aus 2 Tassen Kopfsalat, 1 Tasse gemischtem kohlenhydratarmem Gemüse und ½ Tasse Gemüse mit mittlerem Kohlenhydratgehalt sowie 1 oder 2 Esslöffeln italienischem Dressing könnten Sie leicht mit weniger als 9 Gramm Kohlenhydraten wegkommen. Dann können Sie noch Käse und Fleisch hinzufügen, ohne die Gesamtmenge der Kohlenhydrate ernstlich zu erhöhen. Sie sollten unbedingt jeden Tag mindestens einen Rohkostsalat essen.

Zwar sollten Sie Ihr Gemüse teils roh, teils gekocht verzehren, doch rohes Gemüse ist vorzuziehen. Wenn man Gemüse kocht, zerfallen nämlich die Stärke und die Zellulose (Ballaststoffe) und werden dann leichter in Zucker umgewandelt. Daher erhöht gekochtes Gemüse den Blutzucker meist stärker als rohes.

Die verschiedenen Gemüsearten werden unten entsprechend ihres relativen Kohlenhydratgehalts aufgeführt. Arten mit höchstens 6 Gramm Kohlenhydraten pro Tasse stehen in der kohlenhydratarmen Gruppe; manche von ihnen, insbesondere das grüne Blattgemüse, liegen sogar noch weit darunter. Die Gemüsearten in dieser Gruppe enthalten durchschnittlich etwa 3 Gramm Kohlenhydrate pro Tasse. Das Gemüse, das Sie essen, sollte größtenteils aus dieser Gruppe stammen.

Die Gemüsearten in der Gruppe mit mittlerem Kohlenhydratgehalt enthalten zwischen 7 und 14 Gramm pro Tasse. Bei diesen Arten sollten Sie sich zurückhalten. Essen Sie zu viel davon, können Sie die Grenze von 25 Gramm und eventuell sogar die von 50 Gramm leicht überschreiten. 1 Tasse gehackte Zwiebel enthält 14 Gramm Kohlenhydrate. Diese Menge werden Sie allerdings nur selten essen wollen, sondern eher 1 Esslöffel. 1 Esslöffel gehackte Zwiebel hat nicht einmal 1 Gramm Kohlenhydrate.

Kohlenhydratreiches, stärkehaltiges Gemüse ist mit Kohlenhydraten vollgestopft. Eine mittelgroße gebackene Kartoffel liefert gigantische 33 Gramm. Bei der kohlenhydratarmen Ernährung ist zwar kein Gemüse strikt verboten, aber auf solche Gemüsearten sollten Sie natürlich generell verzichten, insbesondere, wenn Ihre Obergrenze bei 25 Gramm Kohlenhydraten liegt. Schon eine einzige Portion kann ja die ganze Kohlenhydratmenge verschlingen, die Ihnen am Tag erlaubt ist. Selbst bei einer Obergrenze von 50 Gramm Kohlenhydraten würde eine Portion Sie bei dem, was Sie an diesem Tag sonst noch essen dürfen, erheblich einschränken. Bei einer Obergrenze von 100 Gramm Kohlenhydraten dürften Sie natürlich etwas stärkehaltiges Gemüse essen, doch auch dann bei höchstens einer Mahlzeit und höchstens eine Portion.

Winterkürbisse sind meist reich an Kohlenhydraten. Es gibt allerdings zwei Ausnahmen: Gemüse- und Spaghettikürbisse enthalten nur etwa halb so viel Kohlenhydrate wie andere Kürbisarten. Spaghettikürbisse heißen so, weil sie nach dem Kochen zerfasern und die Fasern wie Spaghetti aussehen. Diese »Nudeln« kann man bei manchen Pastagerichten anstelle der normalen Nudeln verwenden. Man kann sich beispielsweise ein kohlenhydratarmes Spaghettigericht zubereiten, indem man Fleisch und Soße auf gekochten Spaghettikürbis gibt.

Frischer Mais gehört in die kohlenhydratreiche Kategorie. Technisch betrachtet ist Mais zwar kein Gemüse, sondern ein Getreide, doch er wird ja gewöhnlich wie ein Gemüse gegessen. 1 Tasse enthält über 25 Gramm Kohlenhydrate.

Kohlenhydratarmes Gemüse (unter 6 Gramm pro Tasse)

Algen (Nori, Kombu und Wakame)
Artischocken
Auberginen
Avocados
Bambussprossen
Blattkohl
Blumenkohl
Bohnensprossen (Mungbohnen)
Brokkoli
Brunnenkresse
Chinakohl
Daikon-Rettich
Endivien
Fenchel
grüne Bohnen
Grünkohl
Gurken
Jicama (Yambohnen)
Kaiserschoten
Knollensellerie
Kohl
Kohlrabi
Kräuter und Gewürze
Mangold
Okra
Pak Choi (chinesischer Senfkohl)
Peperoni (süß und scharf)
Pilze
Radieschen
Rhabarber
Rosenkohl
Rucola
Salat (alle Arten)
Sauerampfer
Sauerkraut
Schalotten
Schnittlauch
Sellerie
Selleriewurzeln
Sommerkürbis
Spargel
Spinat
Sprossen (Alfalfa, Brokkoli, Klee, Radieschen)
Taroblätter
Tomaten
Tomatillos
Wachsbohnen
Wasserkastanien
Zucchini

Gemüse mit mittlerem Kohlenhydratgehalt (zwischen 7 und 14 Gramm pro Tasse)

Gemüsekürbis
Karotten
Kohlrüben
Pastinaken
Porree
Rote Bete
Sojabohnen (Edamame)
Spaghettikürbis
Zwiebeln

Kohlenhydratreiches, stärkehaltiges Gemüse (über 15 Gramm pro Tasse)

Erbsen
frischer Mais
getrocknete Bohnen (schwarze, Pinto- und Kidneybohnen usw.)
Kartoffeln
Kichererbsen
Limabohnen
Linsen
Süßkartoffeln
Tarowurzeln
Topinambur
Winterkürbis (Eichel-, Butternuss- usw.)
Yamswurzeln

Obst

Wenn man sich dabei mengenmäßig einschränkt, kann man auch etwas Obst in die Nahrung einbauen. Beeren haben einen niedrigeren Kohlenhydratgehalt als alle anderen Obstarten. Brombeeren und Himbeeren enthalten etwa 7 Gramm pro Tasse, Erdbeeren, Boysenbeeren und Stachelbeeren rund 9 Gramm. Der Kohlenhydratgehalt von Heidelbeeren ist allerdings viel höher, er liegt bei fast 18 Gramm pro Tasse. Auch Zitronen und Limetten sind kohlenhydratarm, sie enthalten weniger als 4 Gramm pro Frucht. Bei den meisten anderen Obstarten liegt der typische Kohlenhydratgehalt bei 15–30 Gramm pro Tasse.

Bei sorgfältiger Planung kann man sogar bei einem Höchstwert von 25 Gramm Kohlenhydraten etwas kohlenhydratarmes Obst essen, bei Höchstwerten von 50 oder 100 Gramm natürlich mehr. Wegen seines hohen Zuckergehalts sollte Obst immer nur sparsam verzehrt werden. Statt Dosen- oder Tiefkühlobst, bei dem oft Zucker oder Sirup zugesetzt worden sind, sollten Sie lieber frisches wählen, denn nur dann wissen Sie genau, was Sie essen.

Trockenobst ist ungeheuer süß, weil der Zucker bei ihm konzentriert ist. So enthält 1 Tasse frische Weintrauben rund 26 Gramm Kohlenhydrate, 1 Tasse getrocknete Weintrauben (Rosinen) dagegen 109 Gramm! Datteln, Feigen, Korinthen, Rosinen und Fruchtleder sind so süß, dass sie kaum mehr als Süßigkeiten sind.

Obst mit niedrigem Kohlenhydratgehalt

Boysenbeeren
Brombeeren
Erdbeeren
Himbeeren
Limonen
Preiselbeeren (ungesüßt)
Stachelbeeren
Zitronen

Obst mit hohem Kohlenhydratgehalt

Äpfel
Ananas
Aprikosen
Backpflaumen
Bananen
Birnen
Datteln
Dattelpflaumen (Kakipflaumen)
Feigen
Grapefruits
Guaven
Heidelbeeren
Holunderbeeren
Kirschen
Kiwis
Korinthen
Kumquats
Mandarinen
Mangos
Maulbeeren
Melonen
Nektarinen
Orangen
Papayas
Passionsfrüchte
Pfirsiche
Pflaumen
Rosinen
Weintrauben

Nüsse und Samen

Auf den ersten Blick könnte man denken, dass Nüsse und Samen einen hohen Kohlenhydratgehalt haben, aber er hält sich überraschenderweise in Grenzen. So enthält 1 Tasse gestiftete Mandeln nur etwas über 7 Gramm Kohlenhydrate, eine ganze Mandel lediglich 0,1 Gramm.

Die meisten Nüsse enthalten rund 6–10 Gramm Kohlenhydrate pro Tasse, Cashewkerne und Pistazien allerdings 40 beziehungsweise 21 Gramm.

Samen sind generell kohlenhydratreicher als Nüsse. Sowohl Sesam- als auch Sonnenblumensamen liefern etwa 16 Gramm pro Tasse.

Schwarze Walnüsse, Pekan- und Kokosnüsse haben den niedrigsten Kohlenhydratgehalt aller gebräuchlichen Nüsse und Samen. 1 Tasse gehackte rohe Kokosnuss enthält nicht einmal 5 Gramm Kohlenhydrate, 1 Tasse getrocknete, ungesüßte Kokosnuss 7 Gramm, Kokosmilch in Dosen rund 6 Gramm pro Tasse. Zum Vergleich: Vollmilch liefert 11 Gramm pro Tasse. Bei den meisten Rezepten kann man Kokosmilch als kohlenhydratärmeren Ersatz für Kuhmilch verwenden.

Vorausgesetzt, dass man sich mit 1 oder 2 Esslöffeln begnügt, können alle Nüsse und Samen auf Gemüse und Salate gestreut werden. Wer einfach etwas knabbern möchte, sollte sich auf die kohlenhydratarmen Nüsse beschränken. Die unten in dieser Kategorie aufgeführten enthalten weniger als 10 Gramm Kohlenhydrate pro Tasse, die aus der kohlenhydratreichen Gruppe mindestens 11 Gramm.

Kohlenhydratarme Nüsse und Samen

Echte Walnüsse
Haselnüsse
Kokosnüsse
Macadamianüsse
Mandeln
Paranüsse
Pekannüsse
schwarze Walnüsse

Kohlenhydratreiche Nüsse und Samen

Cashewkerne
Erdnüsse
Kürbiskerne
Pinienkerne
Pistazien
Sesamsamen
Sojasamen (Sojanüsse)
Sonnenblumenkerne

Brot und Getreide

Brot und andere Getreideprodukte gehören zu den reichhaltigsten Kohlenhydratquellen. Bei einer Obergrenze von 25 oder 50 Gramm Kohlenhydraten werden Sie grundsätzlich alle Brot- und Getreidearten und alle Müslis streichen müssen; dazu gehören Weizen, Gerste, Maismehl, Hafer, Reis, Amaranth, Pfeilwurz, Hirse, Quinoa, Couscous, Nudeln, Maisstärke und Kleie. Schon eine einzige Portion kann Ihre erlaubte Tagesmenge ganz oder zumindest fast verschlingen. Eine große weiche Brezel enthält 97 Gramm Kohlenhydrate, 1 Tasse Froot Loops 25 Gramm, 1 Tasse Kleiemüsli mit Rosinen 39 Gramm. 1 Tasse Weizengrütze mit ½ Tasse Milch und 1 Löffel Honig bringt es auf 48 Gramm Kohlenhydrate.

Brot und Müslis aus Vollkorn sind zwar nahrhafter als entsprechende Produkte aus verarbeitetem Mehl und enthalten wesentlich mehr Fasern, aber die nahezu gleiche Menge Kohlenhydrate. Eine Scheibe Vollweizenbrot liefert rund 11 Gramm Kohlenhydrate, eine Scheibe Weißbrot 12. Das ist ja wirklich kein großer Unterschied!

Man kann eine kleine Menge Mehl oder Maisstärke benutzen, um Bratensaft und Soßen anzudicken. 1 Esslöffel Vollweizenmehl liefert 4,5 Gramm Kohlenhydrate, 1 Esslöffel Maisstärke 7 Gramm. Da Sie das bei Ihrer erlaubten Tagesmenge an Kohlenhydraten berücksichtigen müssen, sollten Sie nicht zu viel davon verwenden. Maisstärke hat größere Verdickungskraft als Weizenmehl und andere Mehlarten, sodass Sie die gleiche Wirkung mit weniger Kohlenhydraten erreichen können.

Es gibt auch Verdickungsmittel, die keine Kohlenhydrate enthalten: Rahmkäse verleiht dem Bratensaft oder der Soße einen Käsegeschmack; Xanthan, eine lösliche Pflanzenfaser, die häufig bei der Verarbeitung von Nahrungsmitteln benutzt wird, ist hingegen geschmacklos (man bekommt es in Naturkostläden oder über das Internet).

Getränke

Getränke tragen sehr stark zu Diabetes und Adipositas bei. Die meisten enthalten Unmengen von Zucker und liefern (wenn überhaupt) kaum einen Nährwert. Limonade und Pulvergetränke sind praktisch nichts anderes als flüssige Bonbons. Selbst Fruchtsäfte und Fitnessdrinks bestehen vorwiegend aus Zuckerwasser – 1 Tasse Orangensaft enthält 25 Gramm Kohlenhydrate, und Gemüsesäfte sind auch nicht viel besser. Zudem enthalten viele Getränke Koffein, das süchtig macht und dazu verführt, zu große Mengen zuckerhaltiger Getränke zu konsumieren. Viele Menschen schütten gewohnheitsmäßig 5, 6 oder sogar 10 Tassen Kaffee oder Dosen

Cola am Tag in sich hinein. Manche trinken überhaupt kein Wasser, sondern decken ihren täglichen Flüssigkeitsbedarf ausschließlich durch Kaffee und Cola. Sie selbst sollten auf alle koffeinhaltigen Getränke verzichten. Koffein stimuliert nämlich die Insulinausschüttung und ahmt dadurch die Wirkung von Zucker auf die Glukose im Blut nach. Zudem blockiert es den Transport von Glukose über die Blut-Hirn-Schranke.[4]

Das Getränk, das für unseren Körper absolut am besten ist, ist Wasser. Wenn der Körper dehydriert ist und Flüssigkeit braucht, benötigt er Wasser, keine Cola und auch keinen Cappuccino. Wasser stillt den Durst besser als alle anderen Getränke und enthält zudem keinerlei Zucker, Koffein oder Chemikalien.

Wasser ist also die mit Abstand beste Lösung; Sie sollten es zu Ihrem bevorzugten Getränk machen. Sie können das – stille oder mit Kohlensäure versetzte – Wasser mit ein paar Spritzern frischem Zitronen- oder Limonensaft aufpeppen, damit es aromatischer wird. Eine andere Möglichkeit ist ungesüßtes Mineralwasser mit Fruchtgeschmack. Ungesüßte Kräutertees und entkoffeinierter Kaffee sind im Grunde kohlenhydratfrei. Künstlich gesüßte kalorienarme Softdrinks sind dagegen ungeeignet, da künstliche Süßstoffe gesundheitlich nicht unbedenklich sind und dazu führen, dass die Gier nach Zucker bestehen bleibt.

Bei Dehydrierung steigt die Zuckerkonzentration im Blut und die Insulinresistenz wird verstärkt. Die meisten Menschen sind den größten Teil der Zeit über leicht dehydriert. Manche beachten die inneren Durstsignale ihres Körpers erst, wenn die Dehydrierung schon recht ausgeprägt ist. Bei älteren Menschen wird die Lage noch dadurch verschärft, dass das Durstgefühl im Alter nachlässt. Besonders die Älteren sollten also größere Anstrengungen machen, häufiger erlaubte Getränke zu trinken. Als Faustregel gilt, dass man täglich mindestens acht Portionen Wasser von jeweils etwa 250 Millilitern trinken sollte. Im Sommer oder bei hohen Temperaturen können sogar zehn bis zwölf oder noch mehr Portionen am Tag erforderlich sein.

Gewürze

Hierher gehören neben den eigentlichen Gewürzen auch Kräuter, Knoblauch, Salzersatz, Essig, Senf, Meerrettich, scharfe Soßen, Fischsoße und Ähnliches. Die meisten sind bei einer kohlenhydratarmen Ernährung erlaubt, weil man sie nur in so kleinen Mengen verwendet, dass ihre Kohlenhydrate praktisch nicht zu Buche schlagen. Es gibt jedoch einige Ausnahmen: Ketchup, Relish aus Senfgurken, Barbecuesauce und manche Salatdressings sind wahre Zuckerbomben. Allerdings sind häufig auch kohlenhydratarme Alternativen erhältlich. Bei verpackten Lebensmitteln müssen Sie stets die Zutaten- und Nährwerttabellen lesen.

Da viele Salatdressings mit mehrfach ungesättigten Pflanzenölen hergestellt werden, ist es besser, zu Dressings auf Olivenölbasis oder zu selbst gemachten Dressings zu greifen. In Kapitel 20 finden Sie entsprechende Rezepte und Anregungen. Essig ergibt zusammen mit Olivenöl oder Wasser ausgezeichnete Dressings. Er ist besonders vorteilhaft, weil sich gezeigt hat, dass er die Insulinempfindlichkeit verbessert und den Blutzuckerspiegel nach einer kohlenhydratreichen Mahlzeit um bis zu 30 Prozent senkt.[5] Da wirkt er sogar besser als Metformin, ein starkes Medikament für die Kontrolle des Blutzuckers.[6] Wenn Sie ein bisschen Essig in Ihre Nahrung einbauen, wird das nützlich sein.

Zucker und Süßigkeiten

Insbesondere, wenn Ihre Kohlenhydratgrenze bei 25 oder 50 Gramm am Tag liegt, sollten Sie auf *alle* Süßungs- und Nahrungsmittel, die sie enthalten, verzichten. Ein Zeichen für eine Sucht nach Kohlenhydraten und ein eventuelles Problem mit dem Blutzucker ist die Gier nach Süßem. Die sogenannten natürlichen Süßungsmittel wie Honig, Melasse, Sucanat (gehärteter Zuckerrohrsaft), Fruktose, Agavensirup und Ähnliches sind keineswegs besser als weißer Zucker. Auch auf Nahrungsmittel, die künstliche Süßstoffe und Zuckerersatzstoffe wie Aspartam, Splenda, Xylit, Sorbitol und Stevia enthalten, sollten Sie verzichten. Stevia – ein Pflanzenextrakt, der als kalorienfreies Süßungsmittel verwendet wird – gilt zwar als gesündere Alternative zu den meisten anderen Süßungsmitteln, hält aber die Gier nach Zucker am Leben und stört die Ketonproduktion.

Obwohl Lisa seit mehreren Wochen die kohlenhydratarme Ernährung mit einem Höchstwert von 25 Gramm Kohlenhydraten einhielt, zeigten Ketose-Streifen für ihre Ketose nur »Spuren« oder »wenig« an. Bei ihrem Mann, der genau das Gleiche aß wie sie, wurde jedoch eine »hohe« Ketonkonzentration angezeigt. Bei der Ernährung der beiden gab es nur einen einzigen Unterschied: Lisa trank grundsätzlich mit Stevia gesüßtes Wasser. Bevor sie mit der kohlenhydratarmen Ernährung begonnen hatte, war sie süchtig nach Zucker gewesen. Diese Sucht hatte sie durch das mit Stevia gesüßte Wasser unter Kontrolle halten wollen. Da sie vermutete, dass das Problem durch Stevia hervorgerufen wurde, verzichtete sie darauf – und ihr Ketonspiegel stieg abrupt.

Alle Süßungsmittel, auch die natürlichen, fördern die Sucht nach Zucker. Für die Zunge macht es keinen Unterschied, ob das Süße, das sie schmeckt, aus granuliertem Zucker, einem künstlichen Süßstoff oder Stevia stammt – die Sucht nach Süßem bleibt bestehen. Wenn Sie in Versuchung geraten, kommt es auf Ihre Willenskraft an. Falls Sie einmal nachgeben und etwas verbotenes Süßes essen, wird es bei der nächsten Versuchung einfacher sein, das wieder zu machen, und dann hat die Sucht nach Kohlenhydraten Sie, ehe Sie sichs versehen, ganz fest in ihren Klauen.

Sobald Sie es schaffen, Ihre Sucht nach Zucker zu überwinden, haben die Süßigkeiten keine Kontrolle mehr über Sie und sind nicht mehr so verführerisch. Zu diesem Zeitpunkt können Sie Süßigkeiten essen, das aber auch bleiben lassen. Sie haben keine Kontrolle mehr über Sie, sondern *Sie* haben die Kontrolle! Wenn Sie sich doch einmal eine Süßigkeit gönnen, entscheiden *Sie*, wann und wo.

Bei verpackten Nahrungsmitteln kann Zucker unter einer ganzen Reihe von Bezeichnungen aufgeführt werden. Die folgende Liste enthält einige der üblichen Namen für unterschiedliche Zuckertypen.

Agavensirup
Ahornsirup
Ahornzucker
brauner Naturzucker
brauner Reissirup
Dattelzucker
Dextrin
Dextrose
Fruchtsaft
Galaktit (Dulcitol)
Gerstenmalz
Glukose
Honig
Lävulose
Laktose
Maissirup
Maltodextrin
Maltose
Mannitol
Melasse
Palmzucker
Saccharose
Sirup
Sorbitol
Sorghum
stark fruktosehaltiger Maissirup
Sucanat
Xylit/Xylitol
Xylose

Snacks

Ab und zu möchten Sie zwischen den Mahlzeiten vielleicht mal einen Snack essen. Wenn jemand mitten am Tag ein Hungergefühl verspürt, hat er aber oft gar keinen Hunger, sondern Durst. Dann kann es schon genügen, einfach ein Glas Wasser zu trinken.

Falls Wasser nicht reicht, gibt es mehrere kohlenhydratarme Optionen. Gemüsearten wie Gurke, Daikon-Rettich und Sellerie ergeben gute Zwischenmahlzeiten. Selleriesnacks kann man mit Erdnussbutter oder Frischkäse füllen. 1 Esslöffel Erdnussbutter hat 2 Gramm Kohlenhydrate, 1 Esslöffel Frischkäse natur 0,4 Gramm.

Wenn es Sie nach einem knusprigen Snack gelüstet, können Sie zu Schweinekrusten (0 g Kohlenhydrate) greifen. Oder zu Nori, einer Algenart, die in der japanischen Küche beliebt ist und als Umhüllung für Sushi verwendet wird. Sie wird im Allgemeinen getrocknet und in papierdünnen Blättern von 20 mal 20 Zentimetern verkauft. Nori hat einen milden, salzigen Geschmack nach Meeresfrüchten. Man kann es in mundgerechte Quadrate schneiden und dann wie Chips essen. Es wird gewöhnlich in Zehnerpackungen verkauft. Ein Blatt enthält im Grunde null Kohlenhydrate.

Auch kohlenhydratarme Nüsse wie Mandeln, Pekan- und Kokosnüsse eignen sich gut für Snacks. ¼ Tasse liefert etwa 2,5 Gramm Kohlenhydrate.

Fleisch, Käse und Eier sind ebenfalls gute Snacks. Eine Scheibe Käse von 30 Gramm liefert ungefähr 0,5 Gramm Kohlenhydrate. Eier haben in etwa

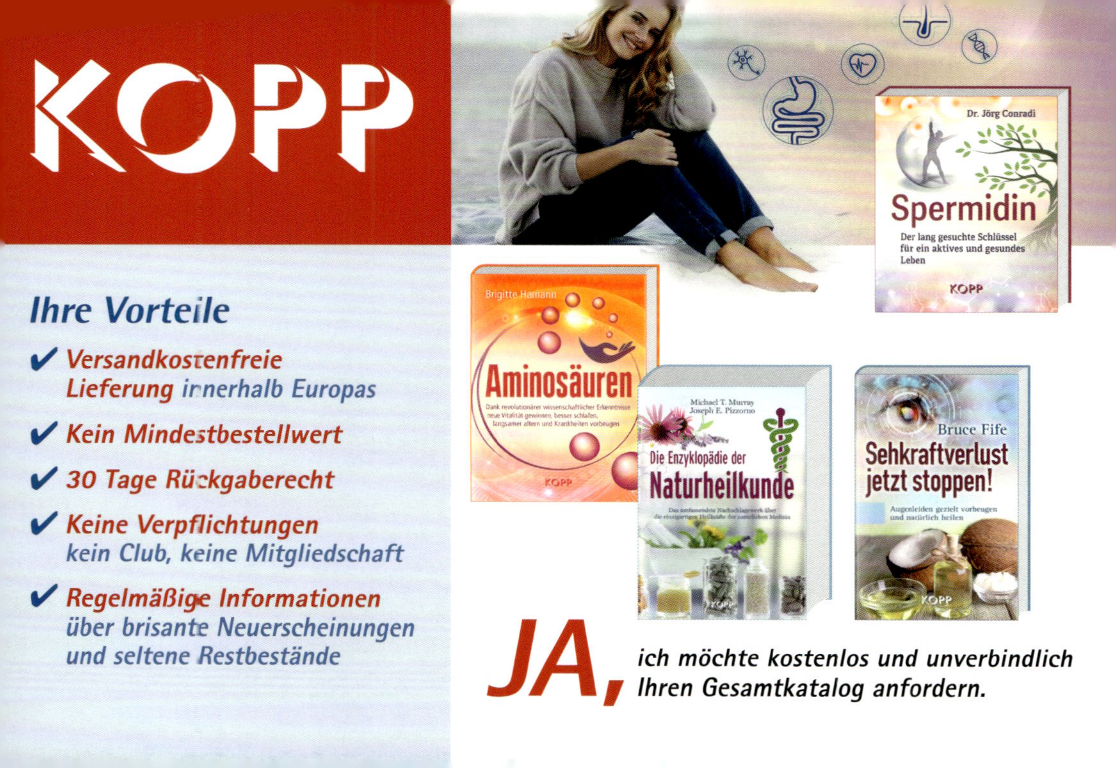
KOPP
Ihre Vorteile
✔ Versandkostenfreie Lieferung innerhalb Europas
✔ Kein Mindestbestellwert
✔ 30 Tage Rückgabercht
✔ Keine Verpflichtungen kein Club, keine Mitgliedschaft
✔ Regelmäßige Informationen über brisante Neuerscheinungen und seltene Restbestände
Dr. Jörg Conradi
Spermidin
Der lang gesuchte Schlüssel für ein aktives und gesundes Leben
KOPP
Brigitte Hamann
Aminosäuren
Dank revolutionärer wissenschaftlicher Erkenntnisse neue Vitalität gewinnen, besser schlafen, langsamer altern und Krankheiten vorbeugen
KOPP
Michael T. Murray
Joseph E. Pizzorno
Die Enzyklopädie der Naturheilkunde
KOPP
Bruce Fife
Sehkraftverlust jetzt stoppen!
Augenleiden gezielt vorbeugen und natürlich heilen
KOPP
JA, ich möchte kostenlos und unverbindlich Ihren Gesamtkatalog anfordern.

den gleichen Kohlenhydratgehalt. Fleisch enthält gar keine Kohlenhydrate, sofern es nicht verarbeitet wurde. Einfache Snacks sind beispielsweise gefüllte Eier, Schnurkäse, mit Thunfischsalat gefüllte Gurken»schiffchen« sowie zusammengerollte Käse- und Schinkenscheiben mit etwas Senf oder saurer Sahne oder um frische Sprossen gewickelt.

Bei Anhängern einer kohlenhydratarmen Ernährung sind gekaufte Proteinriegel beliebt. Ich selbst empfehle sie aber nicht, denn sie sind lediglich in den Himmel gehobene mit künstlichen Süßungsmitteln oder Zuckerersatzstoffen gesüßte Müsliriegel – nichts anderes als verarbeitetes Junkfood.

Nahrungsergänzungsmittel

Auf den ersten Blick könnte es so aussehen, als würde eine kohlenhydratarme Ernährung zu Nährstoffmangel führen, da ja viele – auch manche gesunden – Nahrungsmittel nur eingeschränkt verzehrt werden dürfen. Das ist aber ein Irrtum – diese Ernährungsform liefert alle Nährstoffe, die der Mensch für ein gesundes Leben braucht.

Aus irgendeinem Grund nehmen viele an, dass Fleisch und Fett nährstoffarm sind. Das stimmt aber keineswegs. Fleisch liefert viele Nährstoffe! Es ist sogar eine hervorragende Quelle vieler Vitamine und Mineralien. Zudem liefert es einige essenzielle Nährstoffe, die man sich nicht leicht aus pflanzlichen Quellen beschaffen kann, wie die Vitamine A, B_6 und B_{12}, sowie Coenzym Q10, Zink und andere Nährstoffe. Ich habe ja schon gesagt, dass Fett die Aufnahme von Vitaminen und Mineralien erleichtert. Die kohlenhydratarme Ernährung, die ich hier beschreibe, liefert Ihnen sogar viel mehr Nährstoffe als Ihre frühere Ernährung, die vermutlich größtenteils aus fettarmen Nahrungsmitteln mit leeren Kalorien bestand.

Beachten Sie bitte, dass es sich hier nicht um eine Fleischdiät handelt. Sie bekommen vielmehr reichlich natürliche pflanzliche Vollprodukte, sowohl in gekochter als auch in roher Form. Die Fleischmenge, die Sie bei dieser Ernährung essen, könnte etwas größer sein (vielleicht um 5 Prozent der Gesamtkalorien), um einen Teil der Kohlenhydrate zu ersetzen, die Sie weglassen, doch der zusätzliche Nährwert wird überwiegend aus einer nährstoffdichten Kohlenhydratquelle von besserer Qualität stammen, nämlich aus frischem Gemüse. Sie werden wahrscheinlich mehr Gemüse essen als in Ihrem ganzen bisherigen Leben. Man könnte von einer Ernährung auf Gemüsebasis mit reichlich zusätzlichem Fett und genug Proteinen sprechen.

Nahrungsergänzungsmittel brauchen Sie nicht zu nehmen, da keine Nährstoffe fehlen. Sollten Sie bereits Ergänzungsmittel nehmen und möchten auch dabei bleiben, dann können Sie das ruhig so machen.

Trotz allem, was ich gerade gesagt habe, rate ich Ihnen, bestimmte Ergänzungsmittel zu nehmen, *wenn Sie mit der kohlenhydratarmen Ernährung anfangen*. Unbedingt erforderlich ist das nicht, aber ich möchte es Ihnen nachdrücklich empfehlen. Bei den meisten Menschen, insbesondere den älteren, besteht nämlich ein Mangel an vielen essenziellen und anderen wichtigen Nährstoffen. Die Ergänzung Ihrer Nahrung durch bestimmte Vitamine und Mineralien wird Ihnen helfen, Ihren Nährstoffmangel zu beheben, und Ihre Fortschritte beschleunigen. Sie sollten die Ergänzungsmittel in den ersten 2 oder 3 Monaten im Rahmen Ihres neuen Ernährungsprogramms einnehmen. Dann dürften Ihre Nährstoffspeicher wieder gut gefüllt sein und die Nahrungsmittel, die Sie essen, sollten Ihnen so viele Nährstoffe liefern, dass keine Ergänzungsmittel mehr nötig sind.

Die Nahrungsergänzungsmittel, die ich Ihnen empfehle, werden Ihren Fettstoffwechsel unterstützen, Ihre Insulinempfindlichkeit erhöhen, Entzündungen beruhigen und die Reparatur Ihrer Neuronen fördern. Meine erste Empfehlung ist ein eisenfreies Multivitamin- und Mineralergänzungsmittel mit den Vitaminen A, B_1 (Thiamin), B_2 (Riboflavin), B_6 und B_{12}, Folsäure (Folat), Niacin, Mangan, Zink und anderen Grundnährstoffen. Es sollte für jeden dieser Nährstoffe die empfohlene Tagesdosis liefern und auf keinen Fall Eisen enthalten. Falls Sie vor Ort kein entsprechendes Ergänzungsmittel finden, können Sie es sich über das Internet besorgen. Außerdem sollten Sie folgende Substanzen in den unten angegebenen Mengen zu sich nehmen, auch wenn Sie bereits in dem Vitamin- und Mineralergänzungsmittel vorhanden sein sollten.

- α-Liponsäure 400 mg
- Coenzym Q10 100 mg
- Magnesium 300 mg

- Vitamin C 500 mg
- L-Carnitin 2000 mg
- Kurkumin 450 mg

Außerdem empfehle ich Ihnen zusätzlich 1 Esslöffel rotes Palmöl oder 250 Milligramm Tocotrienole aus Palmöl. Sie sollten die Nahrungsergänzungsstoffe einmal am Tag zusammen mit einer Mahlzeit zu sich nehmen. Nach 2–3 Monaten können Sie dann damit aufhören, falls Sie das möchten, doch das rote Palmöl sollten Sie bis an Ihr Lebensende nehmen. Es ist nämlich reich an einem breiten Spektrum von Vitaminen und Phytonährstoffen, die eine gute Gesundheit fördern.

Das rote Palmöl können Sie sich am besten zuführen, indem Sie es einfach zum Kochen benutzen und Ihre Mahlzeiten damit zubereiten. Wenn man es pur mit dem Löffel nimmt, hat es einen sehr intensiven Geschmack, den die meisten Leute abstoßend finden. Wenn Sie es aber zum Kochen von Eiern, Fleisch oder Gemüse verwenden, verstärkt es deren Geschmack und schmeckt sehr angenehm. Man kann es auch Suppen, Eintöpfen, Bratensaft und Soßen zusetzen.

Statt des flüssigen roten Palmöls können Sie auch entsprechende Gelkapseln verwenden, beispielsweise Palmvitee. Von diesem Ergänzungsstoff sollten Sie täglich 250 Milligramm nehmen.

Kohlenhydratarme Anti-Alzheimer-Ernährung auf einen Blick

Jetzt möchte ich Ihnen noch einen Überblick über die wichtigsten Aspekte der Behandlung neurodegenerativer Erkrankungen mit der kohlenhydratarmen Ketontherapie geben. Die in Klammern gesetzten Zahlen beziehen sich auf die Seiten in diesem Buch, auf denen ich die einzelnen Aspekte im Detail bespreche.

Wie unser ganzer Körper hat unser Gehirn die Fähigkeit, sich selbst von Verletzungen und Krankheiten zu heilen (S. 35–41). Während unseres ganzen Lebens werden alte oder beschädigte Hirnzellen durch neue ersetzt. Auf diese Weise kann unser Gehirn Perioden mit Stress und Verletzungen überwinden und bis zu unserem Tod gesund und klar bleiben.

In manchen Fällen kann zwar auch die Vererbung eine Rolle spielen, doch die Hauptfaktoren, die die Gesundheit unseres Gehirns beeinflussen, sind die Ernährung (S. 80–88, 101–109, 352–369, 370–395), Hirntraumata (S. 114–118), Medikamente (S. 122–145), chronischer Stress (S. 140–142), Umweltgifte (S. 146–166), toxische Metalle (S. 167–192) und Infektionen (S. 193–213), insbesondere der Zähne (S. 217–238). Jeder einzelne dieser Faktoren kann dazu führen, dass das Gehirn vorzeitig altert, doch eine neurodegenerative Erkrankung entwickelt sich normalerweise nur, wenn mehrere von ihnen über längere Zeit zusammenwirken.

Zwar können alle diese Faktoren eine übermäßige Oxidation, das Ausufern von Infektionen und die Ablagerung abnormer Proteine fördern, doch ihre verheerendste Folge ist die Störung des Energie- oder Glukosestoffwechsels. Unser Körper braucht Energie, um gute Hirnfunktionen aufrechterhalten, mit Stress fertigwerden, beschädigtes Gewebe reparieren und neues Zellwachstum stimulieren zu können. Ohne genug Energie verhungern die Hirnzellen, degenerieren und sterben ab.

Die Energieproduktion wird vor allem durch Insulinresistenz behindert (S. 101–109). Insulinresistenz im ganzen Körper führt zu Diabetes Typ 2, Insulinresistenz im Gehirn zum sogenannten Diabetes Typ 3. Diabetes Typ 2 fördert die Insulinresistenz im Gehirn und ist ein großer Risikofaktor für viele neurodegenerative Erkrankungen. Alzheimer wird auch als Diabetes Typ 3 bezeichnet (S. 97–101, 111–113).

Ketone werden aus Fett hergestellt und liefern dem Gehirn eine alternative Energiequelle, durch die es den Defekt beim Glukosestoffwechsel umgehen kann. Der Ketonenergiestoffwechsel wird durch Insulinresistenz nicht beeinträchtigt. Ketone sind eine konzentriertere und effizientere Energiequelle (S. 267–288). Man bezeichnet sie als Superbenzin für den Körper. Zudem liefern Ketonkörper die Lipidbausteine für die Synthese neuer Hirnzellen (S. 283–286). Ketone ermöglichen es dem Gehirn, normal zu funktionieren, und stimulieren seinen Fortbestand und die Reparatur der Neuronen. Die Produktion von Ketonen wird durch eine fettreiche, aber sehr kohlenhydratarme Ernährung angekurbelt.

Fett aus der Nahrung (S. 299–324) und Cholesterin (S. 235–266) sind für gesunde Hirnfunktionen unerlässlich. Die fettreiche ketogene Ernährung hat sich bei der Behandlung von Epilepsie seit über 90 Jahren bewährt. Schwere Fälle von Epilepsie, die jeder Form der medikamentösen Behandlung widerstanden hatten, haben gut auf die Ketontherapie reagiert. In vielen Fällen kam es sogar zu einer vollständigen Heilung.

Die ketogene Ernährung hat auch bei der Behandlung anderer neurologischer Erkrankungen wie Alzheimer, Parkinson, ALS, Chorea Huntington, traumatischen Hirnverletzungen, Schlaganfällen, Narkolepsie und Migräne sowie von Krebs und Diabetes Typ 1 und 2 (S. 281–288) Erfolge gebracht. Sie ist somit eine sehr effektive therapeutische Methode, neurodegenerative Erkrankungen zu behandeln und ihnen vorzubeugen. Ihr größter Nachteil liegt darin, dass es schwierig ist, schmackhafte Mahlzeiten zuzubereiten, die überwiegend aus Fett bestehen.

Eine besondere Gruppe von Fetten sind die mittelkettigen Triglyceride (MCTs). Sie regen den Körper zur Ketonproduktion an (S. 279–280) und rufen die therapeutischen Wirkungen der ketogenen Ernährung hervor, aber mit weniger Einschränkungen bei der Ernährung. Es konnte gezeigt werden, dass MCTs das Gedächtnis von Alzheimer-Patienten auch ohne Beschränkungen bei der Ernährung erheblich verbessern (S. 291–293). Aufgrund dieser Studien hat die FDA speziell für die Behandlung von Alzheimer ein (verschreibungspflichtiges) »Medikament« zugelassen, das nur aus MCTs besteht (S. 276–298).

Der größte Nachteil dieses »Medikaments« liegt darin, dass es den Ketonspiegel im Körper pro Dosis nur für etwa 3 Stunden erhöht und dass nur eine Dosis am Tag genommen werden darf. Viel größere Mengen verursachen nämlich Übelkeit und Durchfall.

MCTs werden aus Kokosöl gewonnen, der reichhaltigsten natürlichen Quelle dieser besonderen Fette (S. 291–298). Im Gegensatz zu dem MCT-»Medikament«, das nur aus einem einzigen MCT-Typ besteht, enthält Kokosöl eine Vielzahl von MCTs, die synergetisch zusammenwirken. Eine Dosis Kokosöl kann den Ketonspiegel im Blut für 8 Stunden erhöhen. Man kann am Tag mehrere Dosen nehmen, ohne dass es zu den unangenehmen Nebenwirkungen kommt, die bei dem MCT-»Medikament« auftreten. Kokosöl ist effektiver, weil es den ganzen Tag über einen erhöhten Ketonspiegel aufrechterhalten kann. Wird es mit einer kohlenhydratarmen Ernährung kombiniert, erhöht es den Ketonspiegel noch stärker und er kann Tag und Nacht auf diesem Niveau gehalten werden, sodass das Gehirn mehr Energie bekommt und zu einer kontinuierlichen Heilung angeregt wird (S. 350–351). Kokosöl erhöht nicht nur den Ketonspiegel im Blut, sondern trägt auch zur Bekämpfung von Infektionen bei (S. 327–331), verbessert die Mundgesundheit (S. 336–340), schützt vor Umweltgiften (S. 340–344) und schwächt die Symptome von Insulinresistenz und Diabetes ab (S. 345–347). Es wirkt also vielen der Faktoren entgegen, die zur Neurodegeneration führen. Mit der auf Kokosöl basierenden Ketontherapie konnten Symptome, die mit Alzheimer im Zusammenhang stehen, rückgängig gemacht werden (S. 20–26, 289–298).

19 • Das Anti-Alzheimer-Programm

Die Grundschritte

In diesem Kapitel werden die Informationen aus den bisherigen Kapiteln zusammengestellt und zu einem griffigen Programm verdichtet, das ich als Anti-Alzheimer-Programm bezeichnen möchte. Es funktioniert allerdings nicht nur bei Alzheimer, sondern auch bei Parkinson, ALS, MS, Chorea Huntington und vielen anderen neurodegenerativen Erkrankungen.

Falls Sie dieses Kapitel aufgeschlagen haben, ohne eines der vorhergehenden zu lesen, werden Sie die Gründe für die einzelnen Schritte vielleicht nicht verstehen. Das Programm wird Ihnen trotzdem Erfolg bringen, wenn Sie die Schritte wie beschrieben vollziehen. Ich möchte Ihnen aber empfehlen, das ganze Buch zu lesen, damit Sie die Gründe für die Schritte verstehen und dazu motiviert werden, sich an das Programm zu halten. Die einzelnen Schritte kann ich hier nicht im Detail behandeln – Sie werden die vorhergehenden Kapitel lesen müssen.

Die wichtigsten Schritte sind die beiden ersten. Die Ketontherapie (1. Schritt) ist für den Erfolg des Programms unverzichtbar, denn sie liefert seine Grundlage. Auch die kohlenhydratarme Ernährung (2. Schritt) ist ganz wesentlich, da sie ein großes Problem beim Hirnstoffwechsel behebt. Sie wird die Ketonproduktion ankurbeln und ist nötig, um den Blutzucker ins Gleichgewicht zu bringen und die schädlichen Prozesse zu stoppen, die das Gehirn zerstören.

Die anderen Schritte sind nicht ganz so wichtig, doch sie werden die Effektivität der beiden ersten *enorm* steigern und den Heilungsprozess beschleunigen.

1. Schritt: Die Ketontherapie

Der erste Schritt beim Anti-Alzheimer-Programm besteht darin, den Ketonspiegel zu erhöhen. Um das zu erreichen, müssen Sie mindestens 5 Esslöffel (insgesamt 74 Milliliter) Kokosöl am Tag zu sich nehmen. 1 Esslöffel ist eine Maßeinheit, er entspricht 14,8 Millilitern Flüssigkeit und ist nicht dasselbe wie der Esslöffel, den wir normalerweise beim Essen benutzen. Das Öl sollte zusammen mit Nahrung verzehrt werden. Man kann es bei der Zubereitung des Essens verwenden oder wie ein Nahrungsergänzungsmittel löffelweise schlucken. Sie sollten immer 2 Esslöffel Kokosöl mit Ihrem Frühstück verzehren. Da der Ketonspiegel zu diesem Zeitpunkt am niedrigsten ist, ist das sehr wichtig. Die restlichen 3 Esslöffel können Sie nach Belieben auf das Mittag- und Abendessen verteilen. Sie können beispielsweise bei jeder dieser Mahlzeiten 1½ Esslöffel zu sich nehmen, es ist aber auch möglich bei einer Mahlzeit 2 Esslöffel und bei der anderen dann einen zu konsumieren. Wichtig ist nur, dass Sie mindestens 5 Esslöffel über den Tag verteilen. Falls Sie mal eine Mahlzeit überspringen, sollten Sie trotzdem einen Esslöffel Öl verzehren, um den Ketonspiegel aufrechtzuerhalten.

Sie können durchaus mehr als 5 Esslöffel Kokosöl am Tag zu sich nehmen, es gibt da keine Obergrenze. Allerdings wird Ihre Nahrung auch noch andere Fette und Öle enthalten, und zu viel Öl – egal, welcher Art – kann Durchfall hervorrufen.

Für die Behandlung von Menschen, die schon deutliche Symptome einer Neurodegeneration aufweisen, empfehle ich 5 Esslöffel Kokosöl am Tag. Zur Vorbeugung reichen täglich 2–3 Esslöffel.

Wenn das Kokosöl nicht in die Mahlzeiten eingebaut wird, kann es schwierig sein, 2 Esslöffel auf einmal zu nehmen. In Kapitel 20 finden Sie Rezepte, die es Ihnen ermöglichen werden, sich das Öl relativ problemlos zuzuführen. Der Abschnitt »Ihre tägliche Dosis Kokosöl« (S. 458 ff.) wird Ihnen weitere Anregungen liefern.

2. Schritt: Die kohlenhydratarme Ernährung

Als Nächstes müssen Sie sich einen Plan für eine kohlenhydratarme Ernährung machen. Dabei müssen Sie von Ihrem Nüchternblutzucker ausgehen.

Kohlenhydratarme Ernährung mit 25 Gramm Kohlenhydraten: Bei einem Nüchternzucker ab 126 mg/dl (7 mmol/l) dürfen Sie höchstens 25 Gramm Kohlenhydrate am Tag verzehren. Dabei sollte keine Mahlzeit mehr als die Hälfte dieser Menge (12,5 Gramm) enthalten.

Kohlenhydratarme Ernährung mit 50 Gramm Kohlenhydraten: Bei einem Nüchternzucker von 101 bis 125 mg/dl (5,6–6,9 mmol/l) dürfen Sie höchstens 50 Gramm Kohlenhydrate am Tag verzehren. Dabei sollte keine Mahlzeit mehr als die Hälfte dieser Menge (25 Gramm) enthalten.

Kohlenhydratarme Ernährung mit 100 Gramm Kohlenhydraten: Bei einem Nüchternzucker von 91–100 mg/dl (5,0–5,5 mmol/l) dürfen Sie höchstens 100 Gramm Kohlenhydrate am Tag zu sich nehmen. Dabei sollte keine Mahlzeit mehr als die Hälfte dieser Menge (50 Gramm) enthalten.

Falls Sie Ihren Nüchternblutzucker nicht kennen, sollten Sie ihn in einer Arztpraxis messen lassen. Sonst sollten Sie die kohlenhydratarme Ernährung mit 25 Gramm Kohlenhydraten einhalten. Fast jeder, bei dem eine neurodegenerative Krankheit festgestellt wurde, wird sich anfangs mit 25 oder 50 Gramm Kohlenhydraten begnügen müssen. Wenn die Gesundheit und der Blutzucker dann besser werden, dürfen mehr Kohlenhydrate verzehrt werden, bis zu einem Maximum von 100 Gramm am Tag.

3. Schritt: Die Mundgesundheit

Lassen Sie sich zahnärztlich untersuchen und eventuell vorhandene Infektionen beheben. Führen Sie mindestens einmal am Tag für 15–20 Minuten Ölziehen durch, am besten vor einer Mahlzeit. Das sollte genauso zu Ihrer täglichen Routine gehören wie das Zähneputzen.

4. Schritt: Nahrungsergänzungsmittel

Die meisten Menschen – insbesondere Patienten mit neurodegenerativen Erkrankungen – bekommen nicht die empfohlene Menge an Vitaminen und Mineralien, die für eine optimale Gesundheit erforderlich sind. Die hier beschriebene Ernährung liefert zwar genug Nährstoffe, doch in den ersten 2–3 Monaten sollten Sie zusätzlich Nahrungsergänzungsmittel nehmen, um Ihre Nährstoffspeicher auf das normale Niveau zu bringen. Sie sollten täglich folgende Nahrungsergänzungsmittel nehmen:

- Ein eisenfreies Multivitamin- und Mineralpräparat, das die empfohlene Tagesmenge aller wichtigen Nährstoffe außer Eisen liefert
- α-Liponsäure 400 mg
- Coenzym Q10 100 mg
- Magnesium 300 mg
- Vitamin C 500 mg
- L-Carnitin 2000 mg
- Kurkumin 450 mg.

5. Schritt: Rotes Palmöl

Rotes Palmöl ist eine reichhaltige Quelle natürlicher Antioxidantien, die vor den Auswirkungen von oxidativem Stress schützen und Entzündungen beruhigen. Sie sollten täglich zu einem beliebigen Zeitpunkt 1 Esslöffel rotes Palmöl verzehren, am besten bei einer Mahlzeit. Es eignet sich gut zum Braten und Kochen, man kann es aber auch in Form von Kapseln (mindestens 250 Milligramm pro Tag) einnehmen. Eine in den USA beliebte Marke ist Palmvitee, das als Ergänzungsmittel für Tocotrienole oder Vitamin E und Antioxidantien vermarktet wird und bei den Mahlzeiten genommen werden sollte [Auf dem deutschen Markt sind aber auch andere Produkte erhältlich. Anm. d. Red.].

6. Schritt: Fisch

Sie sollten jede Woche ein bis zwei Portionen Fisch von jeweils 120 Gramm essen oder 1 Gramm Krillöl zu sich nehmen. Fisch ist gesund, da er einerseits DHA (Docosahexaensäure) liefert, eine wichtige Fettsäure, die für gesunde Hirnfunktionen erforderlich ist, und andererseits die Vorläufer für die Bildung von Prostaglandinen, die zur Bekämpfung von Entzündungen beitragen.

7. Schritt: Vitamin D

Sie sollten jeden Tag Sonne tanken, um einen ausreichenden Vitamin-D-Spiegel aufrechtzuerhalten. Im Winter, wenn Sie weniger Sonne abbekommen, können Sie sich genug Vitamin D zuführen, indem Sie täglich 1 Esslöffel Lebertran oder ein Ergänzungsmittel mit Vitamin D3 (2000–5000 IU/Tag) einnehmen. Mit dem Lebertran können Sie Ihren Bedarf an Fischöl und Vitamin D leicht decken. Sie sollten trotzdem so häufig wie möglich in die Sonne gehen, dürfen das aber natürlich nicht übertreiben.

8. Schritt: Körperliche Bewegung

Sie sollten sich regelmäßig körperlich betätigen, an 3–7 Tagen in der Woche. Alle Formen der Bewegung – Walking, Joggen, Schwimmen, Aerobic, Krafttraining, Wandern und so weiter – sind gesundheitsfördernd, solange Sie sich dabei so anstrengen, dass Ihr Puls und Ihre Atemfrequenz steigen. In den ersten Wochen sollten Sie es langsam angehen lassen, mit zunehmender Ausdauer dann die Häufigkeit, das Tempo und die Zeitdauer allmählich erhöhen. Ein gutes Anfangspensum könnte darin bestehen, dreimal in der Woche jeweils 30 Minuten zu walken. Durch Aktivitäten im Freien können Sie sich auch, quasi nebenbei, wunderbar Ihre tägliche »Ration« Sonne beschaffen.

Die wichtigsten Richtlinien für die Ernährung

Legen Sie den Schwerpunkt darauf, nur frische Vollwertkost zu verzehren, vorzugsweise aus biologischem Anbau. Essen Sie viel stärkearmes Gemüse mit ausreichend Fleisch, Fisch, Geflügel und Eiern sowie Molkereiprodukte der Vollfettstufe, Nüsse, Obst und, soweit erlaubt, auch Vollgetreide und stärkehaltiges Gemüse.

Abgepackten, verarbeiteten Nahrungsmitteln sollten Sie so weit wie möglich aus dem Weg gehen. Sie enthalten häufig Zutaten, die ungesund sind und zur Neurodegeneration beitragen können. Es sollte Ihnen in Fleisch und Blut übergehen, die Listen mit den Zutaten und Inhaltsstoffen zu lesen. Zu den Inhaltsstoffen, die Sie besonders sorgfältig vermeiden sollten, gehören gehärtete oder teilgehärtete Pflanzenöle, Backfett, Margarine, Nitrite, Nitrate, Mononatriumglutamat (MNG), Aspartam, Eisensulfat, Natriumaluminiumphosphat, Aluminiumammoniumsilikat, Calciumaluminiumsilikat, Natriumaluminiumsilikat sowie Produkte in gepulverter oder dehydrierter Form wie Milch, Butter, Käse und Eier. Zusatzstoffe, die häufig MNG enthalten, sind unter anderem hydrolysierte Pflanzenproteine, Natriumcaseinat, Calciumcaseinat, Hefeextrakt, autolysierte Hefe, Sojaproteinisolat, texturierte Proteine und natürliche Aromastoffe.

Alle Produkte, die aus raffiniertem oder weißem Weizenmehl hergestellt werden, enthalten Eisensulfat. Das gilt unter anderem für Pizzen, Donuts, Cracker, Chips, Kekse, ungefüllte Pasteten, Kuchen, Pfannkuchen- und Muffinmischungen, Brot, Brötchen, Frühlingsrollen, warme und kalte Frühstücksmüslis, Toastergebäck, Brezeln, Tortillas, Dosensuppen, panierten Fisch und Makkaroni mit Käse. Produkte aus Vollweizen enthalten kein zusätzliches Eisen. Beim Anti-Alzheimer-Programm dürfen Getreideprodukte ja ohnehin nur begrenzt verzehrt werden, doch wenn Sie schon welche essen, sollten sie aus Vollkorn bestehen und kein zusätzliches Eisen enthalten.

Zucker und künstliche Süßstoffe aller Art, insbesondere Aspartam, Fruktose, stark fruktosehaltigen Maissirup und Agavensirup sollten Sie aus Ihrer Nahrung verbannen. Dasselbe gilt für Produkte mit raffinierten Pflanzenölen wie Mais-, Sojabohnen-, Saflor-, Baumwollsamen-, Canola-, Sonnenblumen- und Erdnussöl. Wenn diese Öle bei verarbeiteten Nahrungsmitteln verwendet wurden, dürften sie ranzig sein. Sie sollten nie zum Braten oder Kochen benutzt werden. Bereiten Sie Ihr Essen lieber mit Oliven-, Kokos-, Palm- und Macadamianussöl zu.

Koffeinhaltige Getränke, Limonade, pulverförmige Getränkemischungen, Frucht- und Gemüsesäfte und sogar kalorienfreie Getränke, die mit Aspartam oder anderen künstlichen Süßstoffen gesüßt wurden, sollten Sie ebenfalls aus Ihrer Nahrung streichen. Das gesündeste Getränk ist Wasser! Sie sollten mindestens 2–3 Liter am Tag trinken, im Sommer, wenn der Körper mehr Wasser verliert, 3–4 Liter. Falls Sie bei körperlichen Aktivitäten schwitzen, brauchen Sie sogar noch mehr.

Vor dem Programm

Lassen Sie sich ärztlich untersuchen

Auch wenn Sie noch jung und bei guter Gesundheit sind, sollten Sie sich ärztlich untersuchen lassen, bevor Sie mit dem Programm anfangen. Zum einen sollte Ihnen ein Arzt bestätigen, dass Sie körperlich dazu in der Lage sind, Ihre Nahrung so stark umzustellen, zum anderen – und das ist noch wichtiger – brauchen Sie einen Bericht über Ihren derzeitigen Gesundheitszustand.

Lassen Sie Ihren Blutdruck messen und Ihre Blutwerte ermitteln, damit Sie wissen, wie es bei Ihnen mit dem Nüchternzucker, dem hochsensitiven C-reaktiven Protein (hs-CRP), den Triglyceriden, dem HDL, dem Verhältnis Gesamtcholesterin/HDL und dem Verhältnis Triglyceride/HDL aussieht. Ihr Nüchternzucker ist wichtig, da es von diesem Wert abhängt, mit welcher Stufe der kohlenhydratarmen Ernährung Sie beginnen müssen.

All diese Messwerte sind nötig, um eine Grundlage für den Vergleich zu schaffen. Nach ein paar Wochen mit dem Programm müssen Sie Ihre Blutwerte erneut bestimmen lassen, damit Sie Ihre Werte vergleichen und Ihre Fortschritte beurteilen können. Dieser Schritt ist sehr wichtig! Er wird Ihnen nämlich den Beweis dafür liefern, dass das Programm Ihre Gesundheit insgesamt verbessert und dass das zusätzliche Fett, das Sie in seinem Rahmen verzehren, keine Schäden bei Ihnen verursacht, sondern Ihnen eine bessere Gesundheit beschert. Außerdem haben Sie dann Belege in der Hand, die Sie Ihrem Arzt und anderen, die diesem Programm skeptisch gegenüberstehen, zeigen können. Zudem werden Ihre verbesserten Messwerte Ihnen die Motivation dafür verleihen, bei dem Programm zu bleiben und dadurch weitere Fortschritte zu erzielen.

Hinsichtlich der Ersetzung von Kohlenhydraten durch Fett und Proteine wird immer wieder die Befürchtung geäußert, dies könnte den Cholesterinspiegel in die Höhe treiben. Wenn Sie die Kapitel 12 bis 14 gelesen haben, wissen Sie aber, dass das kein Problem ist. Im Gegenteil, Ihr Cholesterinwert wird sich sogar verbessern – und Ihre anderen Blutwerte und Ihr Gedächtnis auch.

Sie brauchen sich weder wegen Ihres *Gesamt*cholesterins noch wegen des »schlechten« LDL-Cholesterins Sorgen zu machen. Neuere Forschungen haben gezeigt, dass es beim LDL-Cholesterin zwei verschiedene Typen gibt: »gutes« und »schlechtes« Cholesterin. Da bei den meisten Tests nicht zwischen diesen beiden Typen unterschieden wird, erhält man nur einen Gesamtwert für das LDL-Cholesterin, der keinerlei Aussagekraft hat und daher völlig nutzlos ist.

Ihr Wert für das Gesamtcholesterin könnte ein bisschen steigen, aber auch fallen. Beides ist unbedenklich, denn das Gesamtcholesterin liefert keine guten Vorhersagen für Herzkrankheiten oder schlechte Gesundheit.

Sie dürfen Ihre Blutwerte nicht erst 1 oder 2 Wochen nachdem Sie mit dem Programm begonnen haben, bestimmen lassen – Sie müssen sie ermitteln lassen, *bevor Sie mit dem Programm anfangen!* Falls Sie damit warten, könnten Sie einige Werte zu sehen bekommen, die Ihnen nicht gefallen, und sich dann beschweren, das Programm würde nicht funktionieren. Ein Beispiel: Ihr HDL-Wert könnte niedrig sein, um 35 mg/dl, und dafür könnten Sie Ihre Ernährungsumstellung verantwortlich machen. Vielleicht lag Ihr HDL-Wert aber ursprünglich nur bei 25 mg/dl. Dann wäre er zwar immer noch niedrig, aber schon besser. Das werden Sie jedoch nie erfahren, wenn Sie Ihren Wert aus der Zeit vor dem Programm nicht kennen.

Nach mindestens 6–8 Wochen mit dem Programm sollten Sie Ihr Blut erneut untersuchen lassen. Je länger Sie das Programm einhalten, desto besser werden Ihre Ergebnisse sein. Es ist wichtig, dass Sie wieder zum selben Arzt gehen und dass er die Proben an dasselbe Labor schickt (bei verschiedenen Labors können die Ergebnisse nämlich leicht voneinander abweichen).

Benutzen Sie die folgende Tabelle, um zu sehen, wo Sie stehen, und Ihre Fortschritte zu beurteilen. Folgende Veränderungen sind zu erwarten: Falls Ihr Blutdruck zu hoch war, als Sie mit dem Programm anfingen, wird er sinken. Die Triglyceride werden abnehmen, das HDL-Cholesterin wird steigen, sowohl das Verhältnis Ihres Gesamtcholesterins zum HDL-Cholesterin als auch das Verhältnis Triglyceride/HDL werden sinken und Ihre Entzündungswerte (C-reaktives Protein) ebenfalls. Diese Veränderungen sind allesamt positiv – sie sind Zeichen für eine bessere Blutzuckerkontrolle, größere Insulinempfindlichkeit, ein geringeres Herzinfarktrisiko, einen besseren Kreislauf, weniger oxidativen Stress, einen geringeren Entzündungsgrad und eine insgesamt bessere Gesundheit. Alle diese Veränderungen beweisen, dass das Programm sich auszahlt! Sie sollten es also fortsetzen – dann werden Ihre Werte sich noch weiter verbessern.

Referenzwerte für Blutuntersuchungen

Blutdruck (mm Hg)		
systolisch (oberer Wert)	diastolisch (unterer Wert)	Kategorie
<90	<60	niedrig
90–99	60–65	normal, niedrig
100–130	66–85	normal
131–140	86–90	normal, hoch
141–159	91–99	hoch
>159	>99	sehr hoch

Glukose, Nüchternwert		
mg/dl	mmol/l	Kategorie
75–90	4,2–5,0	normal
91–100	5,0–5,5	hoch, grenzwertig
101–125	5,6–6,9	hoch (früher Diabetes)
>125	>6,9	sehr hoch

Hochsensitives C-reaktives Protein (hs-CRP)	
mg/l	Kategorie
<1,0	optimal
1,0–3,0	durchschnittlich
3,1–10	hoch
>10	sehr hoch

Blutlipide		
HDL, Männer		
mg/dl	mmol/l	Kategorie
<40	<1,0	niedrig
40–60	1,0–1,6	durchschnittlich
>60	>1,6	optimal
HDL, Frauen		
mg/dl	mmol/l	Kategorie
<50	<1,3	niedrig
50–60	1,3–1,6	durchschnittlich
>60	>1,6	optimal

Verhältnis Gesamtcholesterin/HDL	
<3,3	optimal
3,3–5,0	normal
>5,0	hoch

Verhältnis Triglyceride/HDL	
<2	optimal
2–4	normal
>4	hoch

Triglyceride		
mg/dl	mmol/l	Kategorie
<150	<1,7	normal
150–199	1,7–2,2	hoch, grenzwertig
200–499	2,3–5,6	hoch
>499	>5,6	sehr hoch

In den USA werden die Blutwerte für Zucker und Cholesterin gewöhnlich in Milligramm pro Deziliter (mg/dl) angegeben, in Europa dagegen in Millimol pro Liter (mmol/l).

Lassen Sie Ihre Blutuntersuchungen so bald wie möglich durchführen, noch bevor Sie dieses Buch ganz gelesen haben. Sie brauchen Ihre Werte, damit Sie schnellstmöglich mit dem Programm beginnen können. Vorher sollten Sie auf keinen Fall mit ihm anfangen.

Das C-reaktive Protein (CRP) zeigt Entzündungen an. Normalerweise ist es gar nicht im Blut vorhanden. Der Wert sollte bei 1,0 mg/l oder darunter liegen. Ein Wert über 10 mg/l weist auf eine aktive Infektion oder eine chronische Entzündung hin.

Es gibt zwei verschiedene Bluttests auf das C-reaktive Protein. Bei beiden wird das gleiche Molekül gemessen, doch der eine ist empfindlicher. Sie sollten einen *hochsensitiven CRP-* oder hs-CRP-Test machen lassen. Er misst sehr geringe Mengen an C-reaktivem Protein im Blut und wird am häufigsten als Mittel zur Bewertung potenzieller Risiken für Herzprobleme verwendet, die gemeinhin mit niedriggradigen chronischen Entzündungen einhergehen. Das hs-CRP wird generell für den Bereich von 0,5 bis 10 mg/l gemessen. Der andere, nicht so empfindliche CRP-Test erfasst generell den Bereich von 10 bis 1000 mg/l und wird bei Patienten durchgeführt, bei denen der Verdacht auf akute Infektionen oder chronische Entzündungen besteht. Die Tabellenwerte beruhen auf den Empfehlungen der American Heart Association für die Beurteilung des Risikos für Herzkrankheiten.

Testen Sie Ihre geistigen und motorischen Fähigkeiten

Kleine Veränderungen bei den mentalen oder motorischen Fähigkeiten werden oft gar nicht bemerkt. Wie bei den Blutwerten werden Sie nicht erkennen können, wie gut das Anti-Alzheimer-Programm bei Ihnen funktioniert, wenn Sie diese häufig nur kleinen Veränderungen nicht messen können. Deshalb sollten Sie den Mental-Status-Test (Anhang A) und/oder den Parkinson-Test (Parkinson's Disease Rating Scale, Anhang B) durchführen, bevor Sie mit dem Anti-Alzheimer-Programm anfangen.

Wer von einem Arzt eine entsprechende Diagnose bekommen hat oder befürchtet, dass sich bei ihm Demenz oder Alzheimer entwickelt, sollte den Mental-Status-Test und vielleicht auch den Uhrtest machen, bei dem man aus dem Gedächtnis ein Zifferblatt zeichnet. Dieser Test ist sehr hilfreich, da er die kognitiven Fähigkeiten und die späteren Verbesserungen grafisch darstellt.

Wer parkinsonartige Symptome hat, sollte mithilfe der Unified Parkinson's Disease Rating Scale (UPDRS) beurteilt werden. Falls außerdem kognitive Probleme zu bestehen scheinen, sollte auch der Mental-Status-Test durchgeführt werden.

Nach den ersten 6–8 Wochen mit dem Anti-Alzheimer-Programm kann man die Tests wiederholen und die neuen Ergebnisse mit den ursprünglichen vergleichen. Dann sollte sich ein messbarer Unterschied zeigen. Die größten Verbesserungen treten generell bei denjenigen auf, die am Anfang die schlechtesten Testwerte hatten. Wenn die Testergebnisse zu Beginn im normalen oder nahezu normalen Bereich lagen, sind möglicherweise keine großen Verbesserungen zu sehen, da sehr kleine Schwankungen bei den Hirnfunktionen schwerer zu entdecken sind.

Die Testergebnisse sollten ermutigend sein und die Effektivität des Programms zeigen. Neurodegeneration ist ja ein fortschreitender Prozess. Bei den Betroffenen kommt es normalerweise nicht von selbst zu Verbesserungen, sondern ihr Zustand verschlechtert sich im Laufe der Zeit. Es ist schon ein positives Zeichen, wenn es gelingt, das Fortschreiten der Krankheit aufzuhalten oder zumindest zu verlangsamen.

Setzen Sie überflüssige Medikamente ab

Bevor Sie mit dem Anti-Alzheimer-Programm beginnen, sollten Sie alle Medikamente absetzen, die Sie nicht unbedingt brauchen. Dazu gehören auch die Cholesterinsenker! Da die Ernährung bei diesem Programm den Blutzucker und das Insulin ins Gleichgewicht bringt, werden Insulin und Mittel gegen Diabetes überflüssig. Falls Sie am Anfang einen zu hohen Blutdruck haben, wird er von selbst sinken. Wenn Sie weiter Mittel gegen Bluthochdruck nehmen würden, könnte Ihr Blutdruck zu weit absinken, und das wäre nicht gut. In Anhang D finden Sie eine ausführliche Liste der pharmazeutischen Wirkstoffe, auf die Sie jetzt verzichten sollten.

Falls es Medikamente gibt, die Sie Ihrer Ansicht nach unbedingt brauchen und deshalb nicht gern absetzen möchten, können Sie sich »hinausschleichen«. Lassen Sie Ihre Fortschritte von Ihrem Arzt überwachen und die Dosierung nach Bedarf anpassen.

Kräuter und Nahrungsergänzungsstoffe können Sie weiter nehmen, wenn Sie möchten, doch in den meisten Fällen ist das nicht nötig.

Bereiten Sie Ihre Speisekammer vor

Die Befolgung der Richtlinien für die Ernährung ist auch deshalb schwierig, weil man schnell der Versuchung erliegt, leicht zugängliche eingeschränkte Nahrungsmittel zu konsumieren. Schon das Wissen, dass eines Ihrer Lieblingsgerichte nur darauf wartet, verzehrt zu werden, kann so verführerisch sein, dass Sie nicht widerstehen können. Die einfachste und beste Lösung kann nur lauten: weg damit!

Falls das möglich ist, sollten Sie alle Nahrungsmittel, die Ihnen im Rahmen des Anti-Alzheimer-Programms nicht erlaubt sind, aus Ihrem Haus entfernen oder zumindest so verstauen, dass sie Sie nicht ständig anlachen. Verschenken Sie alle kohlenhydratreichen Nahrungsmittel an Freunde und Nachbarn, oder werfen Sie sie einfach weg. Sollten in Ihrem Haushalt noch andere Personen leben, die sich bei ihrer Ernährung nicht einschränken müssen, kann es für Sie schwieriger sein, sich an Ihren Ernährungsplan zu halten. Dann könnte es sich empfehlen, die für Sie beschränkten Nahrungsmittel so aufzubewahren, dass nur derjenige zugreifen kann, der sie essen darf.

Als Nächstes müssen Sie Ihren Kühlschrank und Ihre Küchenschränke mit den Nahrungsmitteln füllen, die Sie essen dürfen. Sie sollten sie immer im Haus haben, damit Sie nicht so leicht in Versuchung geraten, doch »Verbotenes« zu verspeisen. Kaufen Sie reichlich Kokosöl und legen Sie alle Nahrungsergänzungsmittel, die Sie nehmen, und die Ketose-Teststreifen bereit.

Bevor Sie mit dem Anti-Alzheimer-Programm beginnen, sollten Sie noch einmal die Nahrungsmittel durchgehen, die Sie essen dürfen, und mehrere Speisepläne entwickeln. Berechnen Sie den Kohlenhydratgehalt der einzelnen Mahlzeiten und sorgen Sie dafür, dass die Gesamtmenge der Kohlenhydrate unter Ihrem täglich erlaubten Höchstwert bleibt. Machen Sie es sich zur Gewohnheit, Ihre Mahlzeiten und Snacks zu planen, bevor Sie einkaufen gehen, damit Sie dann alle Zutaten haben. Falls Sie einmal in der Woche Lebensmittel kaufen, sollten Sie vorher Ihre Mahlzeiten für die ganze Woche planen. Sonst könnte es passieren, dass Sie nach dem Erstbesten greifen, das Sie in Ihrem Kühlschrank oder Ihrer Speisekammer finden, und das würde Sie vermutlich über Ihre täglich erlaubte Kohlenhydratmenge katapultieren.

Die Induktionsdiät

Die Induktionsdiät soll Sie körperlich und geistig auf das ganze Anti-Alzheimer-Programm vorbereiten. Da Sie vielleicht einschneidende Veränderungen bei Ihrer Ernährung vornehmen müssen, kann es schwierig sein, sich von einem Augenblick zum anderen in das Programm zu stürzen. Die

Induktionsdiät ermöglicht Ihnen einen gleitenden Einstieg, sodass Sie sich daran gewöhnen können, mehr Fett zu essen, und lernen, wie man kohlenhydratarme Mahlzeiten zubereitet und dann auch genießt.

Nachdem Sie Ihren Arzt aufgesucht und Ihre Blutwerte erfahren haben, sollten Sie sofort – schon 1–3 Wochen vor dem offiziellen Beginn Ihres Anti-Alzheimer-Programms – damit anfangen, Kokosöl zu einem festen Bestandteil Ihrer Ernährung zu machen.

Kaufen Sie im Reformhaus, im Naturkostladen oder über das Internet Kokosöl. Auf die Marke oder den Typ (vergine, extra vergine oder expellergepresst) kommt es nicht an – Sie können jedes Kokosöl verwenden. Fangen Sie dann gleich damit an, das Öl täglich bei der Zubereitung Ihrer Mahlzeiten zu verwenden. Wenn bei einem Rezept Butter, Margarine, Pflanzenöl oder Backfett angeführt werden, sollten Sie stattdessen Kokosöl nehmen. Versuchen Sie, jeden Tag mindestens 1 Esslöffel Kokosöl zusammen mit Ihrem Essen zu verzehren.

Diese Empfehlung ist nötig, weil viele Leute ihren Fettkonsum aufgrund der in unserer Gesellschaft herrschenden Hysterie im Hinblick auf den Verzehr von Fetten zurückgefahren haben. Das hat aber dazu geführt, dass ihr Verdauungssystem nicht an die Fettmengen gewöhnt ist, die beim Anti-Alzheimer-Programm erforderlich sind. Die Steigerung des Fetts in ihrer Nahrung könnte daher bei manchen Menschen Übelkeit oder starken Durchfall verursachen. Deshalb sollten Sie Ihr Verdauungssystem schon jetzt auf die stärkere Zufuhr von Fett vorbereiten, indem Sie täglich 1 Esslöffel Kokosöl mit Ihrem Essen zu sich nehmen. Bei einer verstärkten Fettzufuhr erhöht Ihr Körper von Natur aus die Produktion fettverdauender Enzyme. Wenn Ihr Körper sich dann an das zusätzliche Fett gewöhnt hat, können Sie Ihren Fettkonsum weiter steigern, ohne dass es zu unerfreulichen Begleiterscheinungen kommt.

Falls schon 1 Esslöffel Kokosöl bei Ihnen Übelkeit oder Durchfall hervorruft (was selten ist), sollten Sie sich zunächst auf ½ Esslöffel am Tag beschränken. Wenn Ihr Körper dann ohne Probleme mit 1 Esslöffel Kokosöl am Tag umgehen kann, sollten Sie Ihre Tagesdosis auf 2 Esslöffel erhöhen. Sollten 2 Esslöffel zu diesem Zeitpunkt noch zu viel für Ihr Verdauungssystem sein, sollten Sie für ungefähr eine weitere Woche auf 1 Esslöffel zurückgehen und es dann wieder mit 2 Esslöffeln versuchen. Auf diese Weise können Sie sich an 3 Esslöffel Kokosöl am Tag herantasten. Die meisten Leute können ihre Nahrung auf einen Schlag um 2 Esslöffel Kokosöl ergänzen, ohne dass bei ihnen unangenehme Nebenwirkungen auftreten. Manche bekommen schon bei nur 1 Esslöffel leichten Durchfall, doch andere können problemlos von Anfang an 5 oder 6 Esslöffel verzehren. Jeder kann eine Toleranz für Kokosöl aufbauen, indem er es allmählich in seine Ernährung einbaut. Damit sollten Sie jetzt gleich beginnen. Der Hauptzweck der Induktionsdiät besteht gerade darin, den Körper an die Verarbeitung größerer Fettmengen zu gewöhnen.

Noch während Sie Ihren Körper an die höhere Fettzufuhr durch das Kokosöl gewöhnen, sollten Sie mit der Zubereitung kohlenhydratarmer Mahlzeiten experimentieren. Jetzt ist ein guter Zeitpunkt dafür, das Kochen und Essen auf kohlenhydratarme Weise zu üben. Das wird Ihnen dabei helfen, eine Sammlung von kohlenhydratarmen Rezepten und Speiseplänen aufzubauen, die Ihnen schmecken, und Sie werden Übung bei der Zubereitung solcher Mahlzeiten bekommen. Fangen Sie damit an, sich jeden Tag mindestens ein oder zwei kohlenhydratarme Mahlzeiten zuzubereiten.

Nachdem Sie 1–3 Wochen lang Kokosöl verwendet und Speisepläne ausprobiert haben, sollten Sie den Sprung wagen und voll ins Anti-Alzheimer-Programm einsteigen – auch dann, wenn Sie von 5 Esslöffeln Kokosöl Durchfall (ab viermal Stuhlgang am Tag) bekommen. Schränken Sie Ihren Konsum von Kokosöl dann zunächst bis zu dem Punkt ein, wo Durchfall kein Problem mehr ist, und arbeiten Sie sich allmählich an 5 Esslöffel heran. Je nachdem, wie empfindlich Ihr Darm Fetten gegenüber ist, kann das noch mehrere Wochen dauern. Denken Sie daran, dass es kein Zeichen von Durchfall ist, wenn Sie Ihren Darm ein- oder zweimal am Tag entleeren – genau so sollte ein gesunder Darm funktionieren! Bei dieser Ernährung wird Ihr Darm besser und vielleicht auch häufiger arbeiten.

Unser Körper kann Fette besser verdauen, wenn wir sie zusammen mit anderen Nahrungsmitteln essen. Deshalb sollten Sie das Kokosöl anfangs als Bestandteil Ihrer Mahlzeiten zu sich nehmen. Nachdem Ihr Körper sich an die höhere Fettzufuhr gewöhnt hat, können Sie sich das Öl wie ein Nahrungsergänzungsmittel mit dem Löffel zuführen, wenn Sie das möchten.

Was dürfen Sie vom Anti-Alzheimer-Programm erwarten?

Das Anti-Alzheimer-Programm wird nicht nur die Gesundheit Ihres Gehirns, sondern Ihres ganzen Körpers verbessern. Sie ersetzen dabei ja leere Kalorien in Nahrungsmitteln von geringer Qualität durch nährstoffdichte Nahrungsmittel von höherer Qualität, und das wird geradezu dramatische Auswirkungen auf Ihren Körper haben. Viele Menschen bemerken eine deutliche Zunahme ihrer Energie und Vitalität, sobald sie mit der neuen Ernährung beginnen. Bei anderen kann es vorübergehend zu unangenehmen Begleiterscheinungen kommen, doch auch sie fühlen sich nach einiger Zeit besser. Wenn Sie wissen, was Sie zu erwarten haben, können Sie sich auf die geradezu dramatischen Veränderungen vorbereiten, die auf Sie zukommen.

Wenn Sie Ihre Essgewohnheiten und Ihre Nahrung ändern, erhöhen Sie Ihren Verzehr von Ballaststoffen und reduzieren die Stärke und den Zucker, die leicht verdaulich sind. Ihr Fettkonsum wird wahrscheinlich steigen. All das kann Ihre Verdauung erheblich beeinflussen. Die Häufigkeit Ihrer Darmbewegungen und die Beschaffenheit Ihres Stuhls werden sich ändern. Normalerweise wird der Stuhl weicher und der Darm wird häufiger entleert. Ein gesunder Verdauungstrakt entleert sich ein- bis dreimal am Tag – alles, was darunter liegt, ist ein Zeichen von Verstopfung. Ihr Arzt wird möglicherweise sagen, eine Darmentleerung alle 1–3 Tage sei durchschnittlich oder normal, aber *normal* bedeutet keineswegs *gesund*. Wenn Sie gesündere Nahrungsmittel zu sich nehmen, wird die Aktivität Ihres Darms regelmäßiger werden.

Der Verzicht auf stärkehaltige Nahrungsmittel, Zucker, Koffein, Alkohol und unnötige Medikamente kann zu Entzugserscheinungen führen, denn diese Substanzen können ein ebenso großes Suchtpotenzial haben wie harte Drogen. Die körperlichen Symptome sind vielleicht gar nicht so dramatisch, doch die psychischen Symptome und die Gier können sehr belastend sein. Zum Glück tragen das Fett, das Fleisch und die reichhaltigen Soßen, die erlaubt sind, dazu bei, die Gier und die Gefühle der Entbehrung und

Abhängigkeit zu dämpfen. Die Macht, die diese Substanzen über Sie hatten, wird sich bald legen.

Die antimikrobielle Wirkung des Kokosöls kann zusammen mit der durch die Ernährung bewirkten besseren Effizienz des Immunsystems zu der sogenannten Absterbereaktion führen, die auch als Herxheimer-Reaktion bezeichnet wird. Zu ihr kommt es, wenn große Mengen von Bakterien oder anderen Mikroorganismen abgetötet werden und ihre Toxine ins Blut gelangen. Das Absterben der Bakterien und die Freisetzung ihrer Toxine erfolgen schneller, als der Körper sie entfernen kann. Der Körper schaltet dann in einen höheren Modus der Entgiftung und Beseitigung. Das kann Symptome verursachen, die für Erkrankungen typisch sind: Fieber, Schüttelfrost, Kopfschmerzen, Muskel- oder Gelenkschmerzen, Übelkeit, Erbrechen, Durchfall, Hautausschläge, Juckreiz, Angst, Gereiztheit, Schlaflosigkeit, Ermüdung, eine Verstopfung der Nase … Jedes dieser Symptome kann allein oder zusammen mit einem oder mehreren anderen auftreten.

Diese Reinigungsreaktion wird oft fälschlich als Krankheit oder allergische Reaktion diagnostiziert. Die Symptome können zwar unangenehm sein, sind aber kein Zeichen für eine Krankheit und erfordern auch keine spezielle Behandlung – der Körper macht schlicht das, was er tun muss, um sich zu reinigen. Wenn beispielsweise die Nasennebenhöhlen viel Schleim produzieren und ausstoßen, tun sie das, um den Körper von Toxinen zu befreien. Nimmt man dann ein Mittel gegen die Verstopfung, wird die Beseitigung dieser Gifte verhindert und der Körper kann sie nicht loswerden. Bei Medikamenten gegen Durchfall sieht es genauso aus: Sie verhindern die Entfernung von Giften aus dem Darm. Antibiotika helfen natürlich auch nicht, denn die Bakterien sind ja bereits tot. Diese Medikamente können sogar das Immunsystem unterdrücken und den Reinigungsprozess verlangsamen. Die Symptome treten nur vorübergehend auf und man sollte nicht eingreifen. Die Reinigungsreaktionen können von 1 Tag bis 2 Wochen dauern, manchmal sogar noch länger. Typisch sind 2–4 Tage.

Da Ihr neuer Speiseplan viel gesünder sein dürfte als alles, was Sie bisher gegessen haben, werden Sie bald viele positive gesundheitliche Veränderungen bei sich bemerken. Ihre Blutchemie und Ihr Blutzucker werden sich verbessern. Ein besseres Gedächtnis, klareres Denken, eine glücklichere, positive Lebenseinstellung, mehr Energie, bessere Verdauung, besseres Sehvermögen, weniger und schwächere Infektionen, ein tieferer und ruhigerer Schlaf und ein allgemeines Gefühl besserer Gesundheit werden folgen.

Bewertung Ihrer Fortschritte

Wenn Sie sich 6–8 Wochen an das Anti-Alzheimer-Programm gehalten haben, sollten Sie erneut zu Ihrem Arzt gehen und Ihre Blutwerte messen lassen. Dann sollten sich bei allen Werten erhebliche Verbesserungen zeigen.

Falls Sie nicht die erwarteten Verbesserungen zu sehen bekommen, sollten Sie Ihre Essgewohnheiten überprüfen und sich davon überzeugen, dass Sie die Ernährung richtig einhalten. Berechnen Sie wirklich die exakte Kohlenhydratmenge, die Sie mit jeder Mahlzeit zu sich nehmen? Falls Sie in dieser Hinsicht nur Vermutungen anstellen, könnte das Ihr Problem sein. Wir neigen nämlich alle dazu, den Kohlenhydratgehalt unserer Nahrung zu unterschätzen. Deshalb ist es ja so wichtig, dass Sie in Ihren ersten Monaten mit dem Anti-Alzheimer-Programm den Kohlenhydratgehalt jeder einzelnen Mahlzeit genau berechnen. Sollten Sie das schon gemacht haben, müssen Sie Ihren Kohlenhydratverzehr vielleicht noch stärker einschränken. Falls Sie bisher bei einem Höchstwert von 50 Gramm Kohlenhydraten am Tag waren, sollten Sie jetzt zu 25 Gramm wechseln.

Im Laufe der Zeit können Sie Ihre Ernährung Ihren Ergebnissen anpassen. Falls Sie bisher beispielsweise mit Erfolg eine Ernährung mit einem Höchstwert von 25 Gramm Kohlenhydraten (Nüchternzucker 126 mg/dl oder 7 mmol/l oder höher) eingehalten haben und Ihr Blutzucker unter 126 mg/dl gefallen ist, können Sie zu einem Höchstwert von 50 Gramm Kohlenhydraten übergehen. Und falls Sie sich bisher gemäß einem Höchstwert von 50 Gramm Kohlenhydraten (Nüchternzucker zwischen 101 und 125 mg/dl oder 5,6 und 6,9 mmol/l) ernährt haben und Ihr Blutzucker unter 101 mg/dl (5,6 mmol/l) gefallen ist, können Sie zu der Ernährung mit 100 Gramm Kohlenhydraten am Tag wechseln.

Sie sollten auch die Tests für Ihre kognitiven Fähigkeiten und Parkinson (und den Test mit dem Zifferblatt, falls Sie ihn am Anfang gemacht haben) wiederholen. Vergleichen Sie die Ergebnisse mit Ihren früheren – es sollten offensichtliche Verbesserungen eingetreten sein.

Nach mindestens 6 Monaten mit dem Anti-Alzheimer-Programm sollten Sie Ihre Blutwerte erneut bestimmen lassen und die Ergebnisse wieder vergleichen. Damit die Fortschritte erkennbar werden, können Sie alle 6–12 Monate Bluttests machen lassen.

Machen Sie die schriftlichen Tests erneut und vergleichen Sie Ihre Ergebnisse wieder mit den früheren. Falls Sie sich diszipliniert an das Anti-Alzheimer-Programm gehalten haben, sollten sich weitere Verbesserungen zeigen.

Jeder wird mit *seinem* Tempo Fortschritte machen. Um Ihnen eine Vorstellung davon zu vermitteln, was Sie erwarten können, möchte ich Ihnen jetzt von einem Mann erzählen, der das Anti-Alzheimer-Programm mit großem Erfolg absolviert hat. Der 69-jährige Charles Brewer litt an Gedächtnisstörungen, die er als periodische Episoden von »Nebel im Gehirn« beschrieb. Wenn man ihm einfache Fragen stellte, beispielsweise nach seiner Anschrift oder seiner Telefonnummer, wurde sein Kopf oft ganz leer. Stunden später konnte er sich aber problemlos an diese Details erinnern. Als er mit dem Programm begann, lag sein Nüchternzucker bei 162 mg/dl (9,0 mmol/l). Er hatte also Diabetes und musste sich dann an einen Höchstwert von 25 Gramm Kohlenhydraten halten. Insgesamt zeigten seine Blutwerte, dass er stark herzinfarkt- und schlaganfallgefährdet war. Seine Gesamtaufnahme von Kohlenhydraten beschränkte er dann 3 Monate lang auf höchstens 25 Gramm am Tag. In dieser Zeit verbesserten sich alle seine Werte, viele verschoben sich sogar in den optimalen Bereich. Inzwischen bekommt er seinen Blutzucker unter Kontrolle, sein Herzinfarktrisiko ist enorm gesunken und seine Episoden mit dem »Nebel im Gehirn« gehören der Vergangenheit an. Seine Werte sind unten aufgelistet.

vorher	Kategorie	nachher	Kategorie
Glukose, nüchtern 162 mg/dl (9,0 mmol/l)	sehr hoch	106 mg/dl (5,9 mmol/l)	hoch, aber sinkend
C-reaktives Protein 4,8 mg/dl	hoch	0,5 mg/dl	optimal
HDL-Cholesterin 45 mg/dl (1,2 mmol/l)	durchschnittlich	91 mg/dl (2,4 mmol/l)	optimal
Chol-gesamt/HDL 6,0	hoch	3,0	optimal
Triglyceride 204 mg/dl (2,3 mmol/l)	hoch	66 mg/dl (0,7 mmol/l)	normal
Triglyceride/HDL 4,5	hoch	0,73	optimal
Blutdruck 150/95	hoch	130/80	normal

Wo Sie Unterstützung finden

Im Internet finden Sie zahlreiche Seiten mit Ratschlägen für eine kohlenhydratarme Ernährung sowie Aufmunterung und Rezepte, die ungemein nützlich für Sie sein können. Die beste ist vermutlich die Atkins-Website, *www.atkins.com*, die viele Rezepte, eine Chat-Gruppe und eine Datenbank zum Kohlenhydratgehalt bietet, sodass Sie die Nettokalorien eines riesigen Spektrums von Nahrungsmitteln nachschauen können. Außerdem finden Sie dort die neusten Forschungen zum kohlenhydratarmen Essen und neben anderen Hilfen auch Blogs zur Unterstützung, Ermutigung und Weitergabe von Erfolgsgeschichten. Die zahlreichen Rezepte sind kreativ und bei allen wird der Gehalt an Nettokohlenhydraten angegeben.

Sie möchten mehr über die gesundheitlichen Vorteile von Kokos- und Palmölprodukten erfahren? Dann empfehle ich Ihnen meine eigene Website, *www.coconutresearchcenter.org*, auf der Sie eine Vielzahl von interessanten Artikeln, Forschungsergebnissen, Fakten zur Ernährung, Neuigkeiten und Erfolgsgeschichten von Menschen finden, die gesundheitliche Probleme überwunden haben, die sie stark beeinträchtigten.

Beide Websites sind englischsprachig, doch es gibt auch deutschsprachige dieser Art (beispielsweise *www.atkins-diaetplan.de* und *www.fitforfun.de*).

20 · Rezepte

Kohlenhydratarm kochen? Möglicherweise fühlen Sie sich dieser Aufgabe nicht gewachsen, doch es ist gar nicht so schwierig, wie es vielleicht aussieht. Es gibt zwar tatsächlich komplizierte und zeitraubende Rezepte für kohlenhydratarmes Kochen, aber viele sind so einfach wie das Braten eines Lammkoteletts oder das Dünsten von Zucchini – und was könnte leichter sein?

Falls Sie bisher noch nicht kohlenhydratarm gekocht haben, möchte ich Ihnen dringend empfehlen, dieses Kapitel ganz zu lesen. Selbst wenn Sie keines der Rezepte verwenden wollen, werden Sie hier nämlich lernen, wie leicht und einfach kohlenhydratarmes Kochen sein kann. Und wie Sie Kokosöl in Ihren Alltag einbauen können. Die hier abgedruckten Rezepte sind nur ein paar Beispiele. Falls sie Ihnen nicht reichen, sollten Sie in Ihrer Bücherei, Ihrem Buchladen oder im Internet nach entsprechenden Kochbüchern suchen.

Einer der schwierigsten Aspekte des in diesem Buch beschriebenen Programms ist, dass Sie jeden Tag 5 Esslöffel Kokosöl zu sich nehmen müssen. Im ersten Teil dieses Kapitels werde ich Ihnen zeigen, wie Sie sich Kokosöl so zuführen können, dass es Ihnen schmeckt. Die folgenden Rezepte werden es Ihnen ermöglichen, das Öl in die Zubereitung Ihrer Mahlzeiten zu integrieren.

Ihre tägliche Dosis Kokosöl

Das Anti-Alzheimer-Programm bedeutet, dass Sie jeden Tag mindestens 5 Esslöffel (75 Milliliter) Kokosöl zu sich nehmen müssen, und zwar auf Ihr Frühstück, Mittagessen und Abendessen verteilt. Sie müssen also mit jeder Mahlzeit 1–2 Esslöffel (15–30 Milliliter) Kokosöl verzehren.

Das ist eine ganze Menge! Sie werden ein bisschen Fantasie zeigen müssen, damit Ihnen das nichts ausmacht. Am besten ist es, das Öl in die Zubereitung Ihrer Mahlzeiten einzubauen. Sie können Ihr Essen darin braten oder kochen oder es als Salatdressing oder als Garnierung für Gemüse benutzen. Unten finden Sie Vorschläge dafür, wie Sie sich Ihre tägliche Dosis zuführen können.

Kokosöl vom Löffel

Am einfachsten ist es, das Öl löffelweise zu verzehren, wie ein Nahrungsergänzungsmittel oder Hustensaft. Viele Menschen entscheiden sich für diesen Weg, doch anderen fällt es schwer, reines Öl in den Mund zu nehmen, da sie seinen Geschmack und seine Beschaffenheit nicht gewohnt sind. Man kann sich aber daran gewöhnen, und letztlich können die meisten Leute es ohne Probleme so machen. Ein gutes natives oder kalt gepresstes Kokosöl hat einen milden Kokosgeschmack und schmeckt gut genug, um es vom Löffel zu essen. Die einzelnen Marken unterscheiden sich allerdings (Sie sollten allerdings immer darauf achten, ein Öl in Bio-Qualität zu verwenden; Anm. d. Red.). Manche haben einen viel intensiveren (nicht zuletzt bei der Verarbeitung durch Rauch beeinträchtigten) Geschmack, der geradezu erdrückend sein kann. Sie sollten die Marke, die Sie benutzen wollen, sorgfältig wählen. Probieren Sie mehrere aus und entscheiden Sie sich dann für das Öl, das Ihnen am besten schmeckt. Falls Sie den Geschmack von nativem oder kalt gepresstem Kokosöl nicht mögen, sollten Sie sich für expellergepresstes Kokosöl in Bio-Qualität entscheiden, das geschmacklos ist.

Falls Sie das Kokosöl löffelweise konsumieren möchten, können Sie sein Aroma durch Nahrungsmittelextrakte und Aromen verstärken. Wenn Sie dem Kokosöl etwas Zimtöl beimischen, bekommt es einen ausgesprochen angenehmen Geschmack – fast wie Bonbons! Hier ein paar Rezepte:

- 1 Esslöffel Kokosöl gemischt mit 1–2 Tropfen Zimtöl.
- 1 Esslöffel Kokosöl gemischt mit 1–2 Tropfen Pfefferminzöl.
- 1 Esslöffel Kokosöl gemischt mit 3–6 Tropfen Kokosaroma.

Das letzte Verfahren könnte übertrieben klingen, doch das Kokosaroma verleiht dem Öl einen reicheren, dessertartigen Kokosgeschmack. Sie sollten auch andere Aromen ausprobieren, die Sie bei den Kräutern und Gewürzen im Supermarkt finden. Benutzen Sie aber keine Produkte mit zusätzlichem Zucker, sondern nur die, die als Back- und Kocharomen gedacht sind. Extrakte auf Ölbasis sind besser als alkoholbasierte Aromen. Falls Sie einen Extrakt auf Alkoholbasis verwenden, sollten Sie ihn 1 oder 2 Minuten lang zusammen mit dem Kokosöl in einem feuerfesten Pfännchen erhitzen, damit der Alkohol sich verflüchtigt.

Minisuppen

Eine andere Möglichkeit, 1–2 Esslöffel Kokosöl relativ leicht in Ihre Mahlzeiten zu integrieren, sind Minisuppen. Ich nenne sie so, weil immer nur kleine Mengen verzehrt werden. Es handelt sich im Grunde um sehr aromatische Suppen, die mit Kokosöl kombiniert werden. Ihr Geschmack, ihr Duft und ihre Konsistenz machen es leicht, das Öl zu verzehren. Da jede Portion nur aus etwa ¼ Tasse (60 Millilitern) besteht, ersetzen die Minisuppen keine Mahlzeiten. Sie werden vor den eigentlichen Mahlzeiten gegessen, wie ein Amuse-Gueule. Sie sollen gerade nicht als Mahlzeit dienen, sondern lediglich eine Möglichkeit bieten, das Kokosöl so zu sich zu nehmen, dass es schmeckt. Wenn Sie das möchten, können Sie sich auch rotes Palmöl auf diese Weise zuführen.

Man kann mehrere Portionen einer Minisuppe im Voraus zubereiten und in den Kühlschrank stellen oder einfrieren. Dann fügt man jeder Portion 1–2 Esslöffel Kokosöl hinzu. Die Suppe wird im Laufe mehrerer Tage allmählich verzehrt, und zwar nicht bei jeder Mahlzeit, sondern nur, wenn die Mahlzeiten nicht selbst die zur Deckung des Tagesbedarfs erforderliche Menge Kokosöl liefern. Die Suppen halten sich im Kühlschrank mehrere Tage, tiefgefroren sogar mehrere Monate.

Im Folgenden finden Sie einige Rezepte für Minisuppen. Sie sollten *das Kokosöl zu jeder Portion einzeln hinzufügen, und zwar erst unmittelbar, bevor Sie sie essen*! So können Sie genau die Menge Kokosöl dazugeben, die Sie für die jeweilige Mahlzeit brauchen. Eine Portion entspricht ¼ Tasse Suppe *plus* zugesetztes Kokosöl. Bei jedem Rezept wird der Kohlenhydratgehalt angegeben, den Sie natürlich bei Ihrer täglichen Gesamtmenge berücksichtigen müssen.

Rindfleischsuppe

120 g Rinderhack • ½ Tasse (50 g) gehacktes Gemüse* • 1¼ Tassen (300 ml) Wasser • ¼ TL Zwiebelpulver • ¼ TL Paprika • ¼ TL Majoran • Salz und Pfeffer nach Belieben

Rinderhack, Gemüse und Wasser in einem kleinen Topf zum Kochen bringen. Herdplatte herunterschalten und etwa 15 Minuten köcheln lassen. Das Rinderhack dabei in kleine Brocken zerteilen. Zwiebelpulver, Paprika und Majoran zugeben, 1 Minute kochen lassen und dann von der Herdplatte nehmen. Mit Salz und Pfeffer abschmecken. Abkühlen lassen und in einem luftdichten Behälter in den Kühlschrank stellen. Ergibt sechs Portionen von je ¼ Tasse.

*Sie können zwei oder mehr der folgenden Gemüse verwenden: Zwiebeln, Mohrrüben, Pilze, Sellerie, grüne Bohnen, Paprika, Okra und Spargel.

Nettokohlenhydrate: 0,5 Gramm pro Portion (¼ Tasse).

Rinderbrühe mit Salsa

120 g Rinderhack • ½ Tasse (50 g) gehacktes Gemüse* • 1¼ Tassen (300 ml) Wasser • 2 EL (30 ml) Salsa (Würzsoße) • Salz und Pfeffer nach Belieben

Rinderhack, Gemüse, Salsa und Wasser in einem kleinen Topf zum Kochen bringen. Herdplatte herunterschalten und etwa 15 Minuten köcheln lassen. Das Rinderhack dabei in kleine Brocken zerteilen. Von der Herdplatte nehmen, mit Salz und Pfeffer abschmecken. Abkühlen lassen und in einem luftdichten Behälter in den Kühlschrank stellen. Ergibt sieben Portionen von je ¼ Tasse.

*Sie können zwei oder mehr der folgenden Gemüse verwenden: Zwiebeln, Mohrrüben, Pilze, Sellerie, grüne Bohnen, Paprika, Okra und Spargel.

Nettokohlenhydrate: 0,6 Gramm pro Portion (¼ Tasse).

Schweinefleischsuppe

120 g Schweinehack • ½ Tasse (50 g) gehacktes Gemüse* • 1¼ Tassen (300 ml) Wasser • ¼ TL Zwiebelpulver • ¼ TL Thymian • Salz und Pfeffer nach Belieben

Schweinehack, Gemüse und Wasser in einem kleinen Topf zum Kochen bringen. Herdplatte herunterschalten und etwa 15 Minuten köcheln lassen. Das Schweinehack dabei in kleine Brocken zerteilen. Zwiebelpulver und Thymian hinzugeben, etwa 1 Minute kochen lassen, dann von der Herdplatte nehmen, Salz und Pfeffer nach Belieben hinzufügen. Abkühlen lassen und in einem luftdichten Behälter in den Kühlschrank stellen. Ergibt sechs Portionen von je ¼ Tasse.

*Sie können zwei oder mehr der folgenden Gemüse verwenden: Zwiebeln, Mohrrüben, Pilze, Sellerie, grüne Bohnen, Paprika, Okra und Spargel.

Nettokohlenhydrate: 0,5 Gramm pro Portion (¼ Tasse).

Hühnersuppe

120 g gehacktes Hühnerfleisch • ½ Tasse (50 g) gehacktes Gemüse*
1¼ Tassen (300 ml) Wasser • ¼ TL Selleriesamen • ¼ TL gehackter Salbei
Salz und Pfeffer nach Belieben

Hühnerfleisch, Gemüse und Wasser in einem kleinen Topf zum Kochen bringen. Herdplatte herunterschalten und etwa 15 Minuten köcheln lassen. Selleriesamen und Salbei hinzugeben, etwa 1 Minute kochen lassen, dann vom Herd nehmen. Mit Salz und Pfeffer abschmecken. Abkühlen lassen und in einem luftdichten Behälter in den Kühlschrank stellen. Ergibt sechs Portionen von je ¼ Tasse.

*Sie können zwei oder mehr der folgenden Gemüse verwenden: Zwiebeln, Mohrrüben, Pilze, Sellerie, grüne Bohnen, Paprika, Okra und Spargel.

Nettokohlenhydrate: 0,5 Gramm Kohlenhydrate pro Portion (¼ Tasse).

Muschelcremesuppe

1 Dose (300 ml) gehackte Muscheln, mit Saft* • ¼ Tasse (25 g) gehackte Zwiebeln • ⅛ TL Selleriesamen • ⅛ TL schwarzer Pfeffer • 1 Tasse (240 ml) Sahne • 2 TL (10 ml) Fischsoße

Den Saft von den Muscheln in einen Topf abgießen, die Muscheln beiseitestellen. Zwiebeln, Selleriesamen und Pfeffer zum Saft in den Topf geben und zum Kochen bringen. Herdplatte herunterschalten. Bei kleiner Hitze etwa 10 Minuten köcheln lassen, bis die Zwiebeln gar sind. Sahne, Fischsoße und Muscheln hinzugeben, etwa 2 Minuten kochen lassen. Abkühlen lassen und in einem luftdichten Behälter in den Kühlschrank stellen. Ergibt rund zehn Portionen.

*Statt der Muscheln können auch Austern verwendet werden.

Nettokohlenhydrate: 1 Gramm pro Portion (¼ Tasse).

Gebundene Fischsuppe

120 g gehackter Fisch* • 1 Tasse (240 ml) Wasser • ¼ Tasse (25 g) gehackte Zwiebeln • ⅛ TL Selleriesamen • ⅛ TL schwarzer Pfeffer • 1 Tasse (240 ml) Sahne • 2 TL (10 ml) Fischsoße

Wasser in einem Topf zum Kochen bringen. Zwiebeln, Selleriesamen und Pfeffer zugeben und bei kleiner Hitze 8–10 Minuten (oder bis die Zwiebeln gar sind) köcheln lassen. Sahne und Fisch hinzufügen und weitere 5 Minuten köcheln lassen. Abkühlen lassen und in einem luftdichten Behälter in den Kühlschrank stellen.

*Sie können alle Fischarten mit geringem Quecksilbergehalt verwenden: Seezunge, Wels, Lachs, Forelle, Flunder, Schellfisch, Makrele, Flussbarsch oder Tilapia, aber auch Schalentiere wie Muscheln oder Krabben.

Nettokohlenhydrate: 1 Gramm pro Portion (¼ Tasse).

Hühnercremesuppe

1 Tasse (120 g) gehacktes Hühnerfleisch • ½ Tasse (50 g) gehacktes Gemüse*
¾ Tasse (180 ml) Hühnerbrühe oder Wasser • ½ Tasse (120 ml) Sahne
⅛ TL Zwiebelpulver • ⅛ TL Selleriesamen • ¼ TL Thymian • ⅛ TL Salz
⅛ TL schwarzer Pfeffer

Hühnerfleisch, Gemüse und Wasser in einem Topf zum Kochen bringen. Herdplatte herunterschalten und etwa 15 Minuten (oder bis das Gemüse gar ist) köcheln lassen. Sahne und Gewürze hinzugeben, 1–2 Minuten köcheln lassen und dann vom Herd nehmen. Abkühlen lassen und in einem luftdichten Behälter in den Kühlschrank stellen. Ergibt sechs Portionen von je ¼ Tasse.

*Sie können zwei oder mehr der folgenden Gemüse verwenden: Zwiebeln, Mohrrüben, Pilze, Sellerie, grüne Bohnen, Paprika, Okra und Spargel.

Nettokohlenhydrate: 1 Gramm pro Portion (¼ Tasse).

Tomatensuppe

1 Tasse (240 ml) Wasser • ½ Tasse (120 ml) Tomatensoße • ¼ TL Zwiebelpulver
⅛ TL Selleriesamen • ⅛ TL Knoblauchpulver • ⅛ TL Paprika
1 TL (5 ml) Zitronensaft • Salz und schwarzer Pfeffer nach Belieben

Die ersten sechs Zutaten in einem Topf zum Kochen bringen. Herdplatte herunterschalten und 3 Minuten köcheln lassen, damit die Aromen sich vermischen können. Vom Herd nehmen, Zitronensaft, Salz und Pfeffer hinzufügen. Ergibt sechs Portionen von je ¼ Tasse.

Nettokohlenhydrate: 1,3 Gramm pro Portion (¼ Tasse).

Tomatencremesuppe

1 Tasse (240 ml) Wasser • ½ Tasse (120 ml) Tomatensoße • ¼ TL Zwiebelpulver
⅛ TL Selleriesamen • ⅛ TL Knoblauchpulver • ⅛ TL Paprika
½ Tasse (120 ml) Sahne • Salz und schwarzer Pfeffer nach Belieben

Die ersten sechs Zutaten in einem Topf zum Kochen bringen. Herdplatte herunterschalten und 3 Minuten köcheln lassen, damit die Aromen sich vermischen können. Vom Herd nehmen, Schlagsahne, Salz und Pfeffer hinzufügen. Ergibt acht Portionen von je ¼ Tasse.

Nettokohlenhydrate: 1,3 Gramm pro Portion (¼ Tasse).

Tomatensuppe mit Rindfleisch

120 g Rinderhack • 1 Tasse (240 ml) Wasser • ¼ Tasse (60 ml) Tomatensoße
¼ TL Zwiebelpulver • ⅛ TL Selleriesamen • ⅛ TL Knoblauchpulver
⅛ TL Paprika • ¼ TL Salz • ⅛ TL schwarzer Pfeffer • 1 TL (5 ml) Zitronensaft

Die ersten neun Zutaten in einem Topf zum Kochen bringen. Herdplatte herunterschalten und 10 Minuten köcheln lassen. Das Rinderhack dabei in kleine Brocken zerteilen. Vom Herd nehmen, Zitronensaft hinzufügen. Ergibt sieben Portionen von je ¼ Tasse.

Nettokohlenhydrate: 0,6 Gramm pro Portion (¼ Tasse).

Tomatensuppe mit Fisch

120 g gehackter Fisch* • 1 Tasse (240 ml) Wasser • ¼ Tasse (60 ml) Tomatensoße • ¼ TL Zwiebelpulver • ⅛ TL Selleriesamen • ⅛ TL Paprika ⅛ TL schwarzer Pfeffer • 2 TL (10 ml) Fischsoße

Alle Zutaten in einem Topf zum Kochen bringen. Herdplatte herunterschalten und 5 Minuten köcheln lassen. Vom Herd nehmen und servieren. Ergibt sieben Portionen von je ¼ Tasse.

*Sie können alle Fischarten mit geringem Quecksilbergehalt verwenden: Seezunge, Wels, Lachs, Forelle, Flunder, Schellfisch, Makrele, Flussbarsch, Weißfisch oder Tilapia, aber auch Schalentiere wie Muscheln, Garnelen oder Krabben.

Nettokohlenhydrate: 0,5 Gramm pro Portion (¼ Tasse).

Spargelcremesuppe

1 Tasse (240 ml) Hühnerbrühe • 115 g gehackter Spargel ½ Tasse (120 ml) Sahne • ¼ TL Basilikum • ¼ TL Salz • ⅛ TL schwarzer Pfeffer ½ TL gehackte Schalotten

Hühnerbrühe und Spargel 20 Minuten (bis der Spargel gar ist) in einem abgedeckten Topf köcheln lassen. Von der Herdplatte nehmen und in einem Mixer fein und glatt pürieren. In den Topf zurückgeben und mit Schlagsahne, Basilikum, Salz und Pfeffer vermengen. 1 Minute lang kochen lassen und wegstellen. Vor dem Servieren mit den frisch gehackten Schalotten bestreuen. Ergibt etwa sechs Portionen von je ¼ Tasse.

Nettokohlenhydrate: 1 Gramm pro Portion (¼ Tasse).

Brokkolicremesuppe mit Käse

1 Tasse (240 ml) Hühnerbrühe • 1 Tasse (100 g) gehackter Brokkoli
½ Tasse (120 ml) Sahne • ¼ TL Salz • ⅛ TL schwarzer Pfeffer • ¼ Tasse (25 g) frisch geriebener Parmesan • 1 TL gehackte Schalotten

Hühnerbrühe und Brokkoli 20 Minuten (bis der Brokkoli gar ist) in einem abgedeckten Topf köcheln lassen. Vom Herd nehmen und in einem Mixer fein und glatt pürieren. In den Topf zurückgeben und mit Sahne, Salz, Pfeffer und Käse vermengen. 1 Minute lang kochen lassen und wegstellen. Vor dem Servieren mit den frisch gehackten Schalotten bestreuen. Ergibt etwa sechs Portionen von je ¼ Tasse.

Nettokohlenhydrate: 1,3 Gramm pro Portion (¼ Tasse).

Spinatcremesuppe mit Huhn

1 TL (5 ml) Butter • 1 Tasse (120 g) rohes, in mundgerechte Stücke geschnittenes Hühnerfleisch • ¼ Tasse (60 ml) Wasser • ¾ Tasse (180 ml) Sahne
¼ TL Zwiebelpulver • ⅛ TL Knoblauchpulver • 3 Tassen (80 g) gehackter Spinat
Salz und schwarzer Pfeffer nach Belieben

Butter bei mittlerer Hitze in einem Topf zum Schmelzen bringen. Hühnerfleisch hinzugeben und unter häufigem Rühren kochen lassen, bis es weiß wird (etwa 3 Minuten). Alle anderen Zutaten beifügen und köcheln lassen, bis der Spinat gar ist. Ergibt sieben Portionen von je ¼ Tasse.

Nettokohlenhydrate: 0,9 Gramm pro Portion (¼ Tasse).

Zimtcremesuppe

1 Tasse (240 ml) Sahne • ½ Tasse (120 ml) Wasser • 1 TL Zimt • ¼ TL Muskat
½ TL (3 ml) Vanille-Extrakt

Sahne, Wasser, Zimt und Muskat in einem kleinen Topf etwa 5 Minuten unter häufigem Rühren schwach köcheln lassen – nicht kochen! Das Erhitzen zieht die Aromen der Gewürze in die Sahne. Vanille hinzugeben und von der Herdplatte nehmen. Ergibt sechs Portionen von je ¼ Tasse.

Nettokohlenhydrate: 1,1 Gramm pro Portion (¼ Tasse).

Beerencremesuppe

1 Tasse (240 ml) Sahne • ¾ Tasse (75 g) Beeren (Brombeeren, Boysenbeeren oder Himbeeren) • ½ Tasse (120 ml) Wasser

Alle Zutaten in einen Mixer geben und glatt pürieren. Ergibt acht Portionen von je ¼ Tasse.

Nettokohlenhydrate: 1,5 Gramm pro Portion (¼ Tasse).

Kohlenhydratarme Salatdressings

Ich möchte Ihnen ans Herz legen, mindestens einmal am Tag einen grünen Salat zu essen. Gemischte grüne Salate sind am beliebtesten, weil man dann die Auswahl unter den verschiedensten Zutaten hat. Sie sollten sich nicht auf den gebräuchlichen Eisbergsalat beschränken, sondern auch mal Kopfsalat, Eichblattsalat, Römersalat und anderes ausprobieren. Zu den kohlenhydratarmen Gemüsearten, die sich gut für Salate eignen, gehören: Gurken, Paprika, Tomaten, Avocados, Petersilie, Zwiebeln, Schalotten, Rettich, Yambohnen, Koriander, Brunnenkresse, Sprossen, Stauden- und Knollensellerie, Chinakohl, Rot- und Grünkohl, Brokkoli, Blumenkohl, Spinat, Mangold, Mohrrüben, Topinambur, Sauerkraut, Chicorée, Endivien und Zuckererbsen. Salate müssen gar nicht immer Kopfsalat enthalten – mit all diesen Gemüsearten können Sie sich eine Vielzahl anderer Salate zubereiten.

Die Toppings verleihen den Salaten Schwung und Pfiff. Kohlenhydratarme Toppings sind unter anderem hartgekochte Eier, Schinken, Speckwürfel, Rind-, Hühner-, Puten- und Schweinefleisch, Fisch (Lachs, Sardinen …), Krabben, Garnelen, Nori, Hartkäse (Cheddar, Monterey,

Munster …), Weichkäse (Feta, Hüttenkäse …), Nüsse, Oliven und Schweinekrusten.

Die Dressings könnten die wichtigsten Bestandteile von Salaten sein, denn sie machen sie zu etwas Besonderem und verleihen ihnen Pep. Die meisten Dressings, die man fertig kaufen kann, basieren auf Sojabohnen- oder Canolaöl und enthalten oft Zucker, stark fruktosehaltigen Maissirup, MNG und andere unerwünschte Zusatzstoffe. Viele werden als kalorien- oder fettarm angepriesen, doch kohlenhydratarm sind die wenigsten. Deshalb sollten Sie lieber ein kohlenhydratarmes Dressing verwenden, das Sie aus gesünderen Zutaten selbst hergestellt haben. Hier einige Beispiele:

Mayonnaise

1 großes Eigelb • 2 TL (10 ml) frischer Zitronensaft • 1 EL (5 ml) Dijon-Senf
½ TL Salz • ⅛ TL schwarzer Pfeffer • 1 Tasse (240 ml) Olivenöl extra vergine, mild

Bevor Sie anfangen, sollten alle Zutaten Zimmertemperatur haben. Die ersten fünf Zutaten etwa 60 Sekunden lang zusammen mit ¼ Tasse (60 ml) Öl in Ihrem Mixer oder Ihrer Küchenmaschine miteinander verrühren. Dabei das restliche Öl *ganz langsam* dazugeben, anfangs tropfenweise, schließlich in einem feinen, gleichmäßigen Fluss. Das Geheimnis einer guten Mayonnaise besteht darin, das Öl langsam hinzuzufügen. Mit der Zugabe des Öls wird die Mayonnaise dick. Abschmecken und nach Belieben Gewürze hinzufügen.

Nettokohlenhydrate: 0,2 Gramm pro Portion (1 Esslöffel).

Kokosmayonnaise

Die Mayonnaise wie angegeben zubereiten, aber ½ Tasse des Olivenöls durch ½ Tasse Kokosöl ersetzen. Das Kokosöl muss Zimmertemperatur haben und flüssig sein, wenn Sie es benutzen. 1 Esslöffel Kokosmayonnaise enthält etwa ½ Esslöffel Kokosöl.

0,2 Gramm Kohlenhydrate ohne Ballaststoffe pro Portion (1 Esslöffel).

Essig-Kokosöl-Dressing

¼ Tasse (60 ml) Kokosöl • ¼ Tasse (60 ml) Olivenöl extra vergine, mild
2 EL (30 ml) Wasser • ¼ Tasse (60 ml) Apfelessig • ⅛ TL Salz • ⅛ TL weißer Pfeffer

Alle Zutaten in ein Einmachglas oder ein ähnliches Gefäß geben. Deckel zuschrauben und kräftig schütteln, bis die Zutaten gut durchmischt sind. Bei Zimmertemperatur stehen lassen, bis das Dressing verwendet werden soll. Hält sich mehrere Tage im Küchenschrank und braucht nicht unbedingt gekühlt zu werden, es sei denn, Sie wollen das Dressing länger als 1 Woche aufbewahren. Im Kühlschrank wird das Öl wahrscheinlich fest. Damit es wieder flüssig wird, mindestens 1 Stunde vor dem Gebrauch aus dem Kühlschrank nehmen. 1 Esslöffel dieses Dressings enthält etwa ¼ Esslöffel Kokosöl.

Nettokohlenhydrate: 0 Gramm pro Portion (1 Esslöffel).

Einfaches Essigdressing

¼ Tasse (60 ml) Apfelessig • ½ EL (8 ml) Wasser • 1 Prise Salz • 1 Prise Pfeffer

Alle Zutaten miteinander vermischen. Das ist alles – die Zubereitung ist also ganz einfach!

Nettokohlenhydrate: 0 Gramm pro Portion (1 Esslöffel).

Vinaigrette

¼ Tasse (60 ml) Rot- oder Weißweinessig • ¼ TL Salz • ⅛ TL weißer Pfeffer
¾ Tasse (180 ml) Olivenöl extra vergine

Essig, Salz und Pfeffer in einer Schüssel mit einer Gabel vermischen. Das Öl hinzugeben und kräftig schlagen, bis die Zutaten gut durchmischt sind. Ergibt 1 Tasse.

Nettokohlenhydrate: 0 Gramm pro Portion (¼ Tasse).

Dressing mit gerösteten Mandeln

½ Tasse (120 ml) Kokosöl • ¼ Tasse (25 g) Mandelsplitter • 1 EL (15 ml) Olivenöl extra vergine, mild • 2 EL (30 ml) Tamarisauce • 1 EL (15 ml) Apfelessig ¼ TL gemahlener Ingwer • ¼ TL Salz

Das Kokosöl in einen kleinen Topf gießen. Die Mandeln bei kleiner bis mittlerer Hitze rösten, bis sie leicht gebräunt sind. Von der Herdplatte nehmen und auf Zimmertemperatur abkühlen lassen. Die restlichen Zutaten einrühren. Wenn das Dressing ruht, setzt sich das Öl nach oben ab und die Mandeln sinken nach unten. Unmittelbar vor dem Gebrauch umrühren. Das Dressing löffelweise auf den Salat geben und dabei darauf achten, dass immer auch Mandeln dabei sind. Hält sich im Küchenschrank mehrere Tage. Falls Sie das Dressing länger als 1 Woche aufbewahren wollen, sollten Sie es aber in den Kühlschrank stellen. 1 Esslöffel dieses Dressings enthält etwa ½ Esslöffel Kokosöl.

Nettokohlenhydrate: 0,3 Gramm pro Portion (1 Esslöffel).

Knoblauch-Vinaigrette

Eine geschälte und gepresste Knoblauchzehe in eine ¾ Tasse Olivenöl extra vergine geben und 2–3 Tage bei Zimmertemperatur ziehen lassen. Den Knoblauch herausnehmen und das Öl für das Vinaigrette-Rezept verwenden.

Nettokohlenhydrate: 0 Gramm pro Portion (¼ Tasse).

Spanische Vinaigrette

Die Vinaigrette nach obigem Rezept zubereiten und mit 1 Esslöffel fein gehackten grünen Oliven und je 1 Teelöffel Schnittlauch, Kapern, Petersilie und Gewürzgurken (alles fein gehackt) sowie einem passierten hartgekochten Eigelb in ein Einmachglas geben. Schütteln und 30 Minuten bei Zimmertemperatur ziehen lassen. Vor Gebrauch erneut schütteln.

Nettokohlenhydrate: 0,2 Gramm pro Portion (¼ Tasse).

Kräuteressig

2 Tassen (200 g) frische Kräuter* • 2 Tassen (480 ml) Apfel- oder Weißweinessig, zum Kochen gebracht

Die Kräuter in ein 1-Liter-Einmachglas geben und mit dem Stiel eines Holzlöffels leicht zerdrücken. Den heißen Essig dazugeben und auf Zimmertemperatur abkühlen lassen. Deckel zuschrauben und 10–14 Tage an einem kühlen Ort (nicht im Kühlschrank) ziehen lassen. Das Glas einmal am Tag schütteln, um den Inhalt gut durchzumischen. Den Essig nach 10 Tagen kosten. Falls er stark genug ist, durch mehrere Seihtücher in ein sauberes 0,5 Liter großes Glas gießen. Ist der Geschmack noch zu schwach, weitere 14 Tage stehen lassen.

*Sie können unter folgenden Kräutern wählen: Estragon, Kerbel, Dill, Basilikum oder Thymian.

Nettokohlenhydrate: 0 Gramm pro Portion (¼ Tasse).

Dressing mit frischen Kräutern

½ Tasse (120 ml) Olivenöl extra vergine • 1 EL frischer Dill, gehackt
1 EL frischer Schnittlauch, gehackt • 1 EL frische Petersilie, gehackt
½ TL Salz • ⅛ TL schwarzer Pfeffer • ¼ Tasse (60 ml) Estragonessig*

Öl, Kräuter, Salz und Pfeffer in ein Einmachglas geben und 2–4 Stunden bei Zimmertemperatur ziehen lassen. Den Essig dazugeben und gut schütteln oder verrühren, damit sich alles gut vermischt.

*Sie können den Estragonessig kaufen, aber auch selbst herstellen (nach dem Rezept für Kräuteressig).

Nettokohlenhydrate: 0 Gramm pro Portion (¼ Tasse).

Knoblauchdressing mit Kräutern

1 Knoblauchzehe, geschält und zerdrückt • ½ TL Estragon • ½ TL Majoran
½ TL Senfpulver • ¼ TL Salz • ⅛ TL schwarzer Pfeffer • ¼ Tasse (60 ml) Olivenöl extra vergine • 2 EL (30 ml) Rot- oder Weißweinessig

Alle Zutaten in ein 0,5 Liter großes Schraubglas oder einen ähnlichen Behälter geben. Den Deckel zuschrauben und schütteln, damit sich die Zutaten vermischen. Mindestens 1 Stunde bei Zimmertemperatur ziehen lassen. Unmittelbar vor Gebrauch erneut schütteln.

Nettokohlenhydrate: 0 Gramm pro Portion (¼ Tasse).

Buttermilchdressing

½ Tasse (120 ml) Apfelessig • 1 EL (15 ml) Olivenöl extra vergine • 1 TL Salz
⅛ TL weißer Pfeffer • 1 EL Schalotten, gehackt • 1 Tasse (240 ml) Buttermilch

Alle Zutaten in ein Schraubglas oder einen ähnlichen Behälter geben. Deckel aufschrauben und gut schütteln, damit sich die Zutaten vermischen. Ergibt 1½ Tassen.

Nettokohlenhydrate: 2,2 Gramm pro Portion (¼ Tasse).

Thousand-Island-Dressing

1 Tasse (240 ml) Mayonnaise • ¼ Tasse (60 ml) saure Sahne • 2 EL eingelegte Dillgurken, gehackt • 2 EL schwarze Oliven, gehackt • ¼ Tasse (60 ml) Ketchup oder Tomatensoße, zuckerarm • 2 EL (30 ml) Zitronensaft

Alle Zutaten in eine Schüssel geben und gründlich miteinander vermischen. Ergibt rund 1¾ Tassen.

Nettokohlenhydrate: 1,5 Gramm pro Portion (¼ Tasse).

Dressing mit saurer Sahne

1 Tasse (240 ml) saure Sahne • 3 EL (45 ml) Weißwein- oder Apfelessig
½ TL Dill • ½ TL Salz • ⅛ TL schwarzer Pfeffer

Alle Zutaten miteinander vermischen, abdecken und in den Kühlschrank stellen. Ergibt 1¼ Tassen.

Nettokohlenhydrate: 2 Gramm pro Portion (¼ Tasse).

Blauschimmeldressing

½ Tasse (120 ml) Sahne • ½ Tasse (120 ml) saure Sahne
¼ Tasse (60 ml) Mayonnaise • 2 EL (30 ml) Zitronensaft • 170 g Blauschimmelkäse, zerkleinert • Salz und schwarzer Pfeffer nach Belieben

Die ersten vier Zutaten in einer Schüssel mit dem Schneebesen vermischen. Den Käse dazugeben und im Mixer oder in der Küchenmaschine 1 Minute lang gut verrühren. Ergibt etwa 1¾ Tassen.

Nettokohlenhydrate: 2,5 Gramm pro Portion (¼ Tasse).

Soßen

Soßen – auch Bratensoßen – sind hervorragende Ergänzungen zu Gemüse und Fleisch. Sie können deren Aromen verstärken und die Gerichte vielfältiger machen. Wenn man zu gekochtem, gebratenem, gebackenem, gedämpftem oder püriertem Gemüse etwas Butter, Salz und schwarzen Pfeffer gibt, schmeckt das schon großartig, doch eine Soße eröffnet ganz neue Geschmackswelten. Die folgenden Soßen können bei Gemüse, Fleisch, Fisch, Geflügel und sogar Eiern verwendet werden.

Sauce Tartar

1 Tasse (240 ml) Mayonnaise • 3 Schalotten, fein gehackt • 1 EL Petersilie, fein gehackt • ¼ Tasse Dillgurken, gehackt • 2 EL Kapern • 1 TL (5 ml) Senf nach Dijon-Art • 2 EL (30 ml) Rotweinessig

Alle Zutaten vermischen, abdecken und in den Kühlschrank stellen. Zu Meeresfrüchten servieren. Ergibt rund 1¼ Tassen.

Nettokohlenhydrate: 0,1 Gramm pro Portion (1 Esslöffel).

Käse-Sahne-Soße

2 EL (30 ml) Butter • ½ Tasse (120 ml) Sahne • 1 Tasse (100 g) würziger Cheddarkäse, geschnetzelt • ⅛ TL Salz

Butter und Sahne in einem Topf erhitzen, bis sie zu köcheln beginnen und die Butter geschmolzen ist. Herdplatte ausstellen, dann Käse und Salz unter ständigem Rühren dazugeben, bis der Käse geschmolzen und die Soße eingedickt ist. Über gekochtes Gemüse gießen. Ergibt etwa 1 Tasse.

Nettokohlenhydrate: 1,2 Gramm pro Portion (¼ Tasse).

Garnelen-Käse-Sauce

Käse-Sahne-Soße nach dem Rezept zubereiten, aber das Salz weglassen und stattdessen 1½ Tassen (150 g) vorgekochte Babygarnelen und 1 Teelöffel Fischsoße dazugeben. Passt hervorragend zu gekochtem Gemüse.

Netto-Kohlenhydrate: 0,7 Gramm pro Portion (¼ Tasse).

Tex-Mex-Käsesoße

Käse-Sahne-Soße nach dem Rezept zubereiten und ½ Tasse (120 ml) Salsa dazugeben.

Nettokohlenhydrate: 1,5 Gramm pro Portion (¼ Tasse).

Käse-Peperoni-Soße

Die Käse-Sahne-Soße nach dem Rezept zubereiten und ¼ Tasse (25 g) gehackte Jalapeño-Peperoni dazugeben.

Nettokohlenhydrate: 1,2 Gramm pro Portion (¼ Tasse).

Weiße Soße

2 EL (30 ml) Butter oder Kokosöl • ½ Tasse (120 ml) Sahne • 1 Tasse (100 g) milder oder auch würziger Schnittkäse, gerieben • ⅛ TL Salz • ¼ TL Zwiebelpulver

Butter und Sahne in einem Topf erhitzen, bis sie zu köcheln beginnen und die Butter geschmolzen ist. Herdplatte abschalten und Käse, Salz und Zwiebelpulver unter ständigem Rühren dazugeben, bis der Käse geschmolzen und die Soße eingedickt ist. Passt hervorragend zu gekochtem Gemüse, Eiern oder Fleisch. Ergibt etwa 1 Tasse.

Nettokohlenhydrate: 0,9 Gramm pro Portion (¼ Tasse).

Bratwurst-Sahne-Soße

240 g Bratwurst • 2 Knoblauchzehen, fein gehackt • ½ Tasse (120 ml) Sahne
¼ TL Zwiebelpulver • ½ TL getrockneter Salbei • ¼ TL Paprika • ⅛ TL Salz
⅛ TL schwarzer Pfeffer • 1 Tasse (100 g) milder Schnittkäse, gerieben

Die Bratwürste enthäuten und zusammen mit dem Knoblauch in einem Topf oder einer Pfanne erhitzen, bis das Fleisch braun und der Knoblauch weich ist. Sahne und Gewürze hinzufügen und zum Köcheln bringen. Herdplatte abschalten und den Käse unter ständigem Rühren dazugeben, bis er geschmolzen und die Soße eingedickt ist. Passt hervorragend zu gekochtem Gemüse, Eiern und Fleisch.

Nettokohlenhydrate: 0,9 Gramm pro Portion (¼ Tasse).

Weiße Fischsoße

2 EL (30 ml) Butter oder Kokosöl • ½ Tasse (120 ml) Sahne • 1 Tasse (100 g) milder oder auch würziger Schnittkäse, gerieben • ½ TL (3 ml) Fischsoße

Butter und Sahne in einem Topf erhitzen, bis sie zu köcheln beginnen und die Butter geschmolzen ist. Herdplatte abschalten und Käse und Fischsoße unter ständigem Rühren dazugeben, bis der Käse geschmolzen und die Soße eingedickt ist. Passt hervorragend zu gekochtem Gemüse. Ergibt etwa 1 Tasse.

Nettokohlenhydrate: 0,9 Gramm pro Portion (¼ Tasse).

Hühnerrahmsoße

2 EL (30 ml) Butter oder Kokosöl • 1 Tasse (120 g) geschnetzeltes, gekochtes Hühnerfleisch • ½ Tasse (120 ml) Sahne • 1 Tasse (100 g) milder Schnittkäse, gerieben • ¼ TL getrockneter Salbei • ¼ TL Zwiebelpulver • ⅛ TL Salz ⅛ TL schwarzer Pfeffer

Butter, Hühnerfleisch und Sahne in einem Topf erhitzen und zum Köcheln bringen. Herdplatte abstellen und Käse und Gewürze unter ständigem Rühren dazugeben, bis der Käse geschmolzen und die Soße eingedickt ist. Passt hervorragend zu gekochtem Gemüse, Eiern und Fleisch. Ergibt etwa 1 Tasse.

Nettokohlenhydrate: 0,6 Gramm pro Portion (¼ Tasse).

Currysoße

2 EL (30 ml) Butter oder Kokosöl • ½ Tasse (120 ml) Sahne • 1 Tasse (100 g) milder Schnittkäse, gerieben • ⅛ TL Salz • ½ TL Currypulver oder Garam Masala

Butter und Sahne in einem Topf erhitzen, bis sie zu köcheln beginnen und die Butter geschmolzen ist. Herdplatte abstellen und Käse, Salz und Currypulver unter ständigem Rühren dazugeben, bis der Käse geschmolzen und die Soße eindickt ist. Passt hervorragend zu gekochtem Gemüse, Eiern und Fleisch. Ergibt etwa 1 Tasse.

Nettokohlenhydrate: 0,9 Gramm pro Portion (¼ Tasse).

Gerichte für die drei Hauptmahlzeiten

Für die meisten Leute ist das Frühstück der schwierigste Teil der kohlenhydratarmen Ernährung. Ein traditionelles Frühstück besteht ja aus kohlenhydratreichen Nahrungsmitteln wie warmem oder kaltem Müsli, Pfannkuchen, Waffeln, French Toast, Bratkartoffeln, Muffins, Bagels, Donuts, Toastergebäck, Toast mit Marmelade, Orangensaft, Kakao und Ähnlichem. Die einzigen kohlenhydratarmen Bestandteile eines traditionellen Frühstücks sind Eier, Speck, Schinken und Wurst. Mit Eiern kann man immerhin eine ganze Menge machen – Spiegeleier, Rührei, Omeletts, Soufflés, pochierte, hart oder weich gekochte oder gefüllte Eier … Ergänzt man die Eier durch Fleisch oder Gemüse, eröffnen sich weitere Varianten. Mahlzeiten auf der Basis von Eiern haben unter anderem den Vorteil, dass eine volle Mahlzeit mit Fleisch und Gemüse im Allgemeinen weniger als 5 Gramm Kohlenhydrate enthält, sodass man bei den beiden anderen Mahlzeiten mehr Kohlenhydrate verzehren kann. Unten finden Sie einige Rezepte für schmackhafte Eiergerichte.

Eier sind zwar lecker und nahrhaft, doch es ist natürlich schön, wenn man Abwechslung ins Frühstück bringen kann. Deshalb sollten Sie mit Nahrungsmitteln experimentieren, die an sich nicht zu einem traditionellen Frühstück gehören: mit Salaten, Suppen, Rind- und Schweinefleisch, Geflügel, Fisch und Gemüse. Die folgenden Rezepte eignen sich für alle drei Hauptmahlzeiten.

Bei den meisten unten angeführten Rezepten wird Kokosöl als Zutat angegeben, doch stattdessen können Sie auch Butter, Speckfett, rotes Palmöl, ein anderes Speiseöl oder ein Gemisch mehrerer Öle benutzen. Bei den hier abgedruckten Rezepten wird meistens Kokosöl angegeben, weil man das Kokosöl auf diese Weise besonders gut in seine Ernährung einbauen kann.

Öle werden beim Braten vor allem verwendet, um zu verhindern, dass die Nahrungsmittel nicht an der Pfanne festkleben. Das gelingt mit manchen Ölen besser als mit anderen. Schweinefett eignet sich besonders gut, Kokosöl hingegen nur sehr eingeschränkt. Zum Braten der meisten Gemüsearten und von Fleisch eignet es sich gut, für Eier und Getreideprodukte wie Pfannkuchen aber nicht so gut. Die Antihaftwirkung von Kokosöl kann verbessert werden, indem man es mit einer kleinen Menge eines anderen Öls wie Butter, Speck- oder Wurstfett, rotem Palmöl oder Olivenöl vermischt. Wenn ein Eierrezept beispielsweise 1 Esslöffel Kokosöl erfordert, können Sie zusätzlich etwa 1 Teelöffel (⅓ Esslöffel) Butter oder ein anderes Öl hinzufügen. Erforderlich ist das nicht, doch Sie werden die Eier dann etwas leichter aus der Pfanne nehmen können.

Um leckere kohlenhydratarme Gerichte zuzubereiten, braucht man kein Sternekoch zu sein. Abgesehen von grünem Salat bestehen die einfachsten kohlenhydratarmen Mahlzeiten schlicht aus einem Stück Fleisch (gegrillt, gebraten, gebacken, frittiert oder gedämpft) und ein oder zwei Gemüsearten. Das Gemüse kann sautiert, gedämpft, gebraten, pochiert oder roh sein. Man kann das Fleisch und das Gemüse auch zusammen zubereiten – das vereinfacht das Kochen oder Braten und macht weniger Abwasch. Das Beste ist aber, dass das Fleischfett, insbesondere in Kombination mit Salz oder anderen Gewürzen, dem Gemüse einen wunderbaren Geschmack verleiht. Auf den folgenden Seiten finden Sie Rezepte für solche Pfannengerichte, die zeigen, wie einfach und schmackhaft diese Art der Zubereitung sein kann.

Bei den meisten hier aufgeführten Rezepten können Sie mehr Öl verwenden als angegeben. Um sicherzustellen, dass Sie Ihre volle Tagesdosis bekommen, sollten Sie so viel Kokosöl hinzufügen, dass Ihre Portion 1–2 Esslöffel enthält. Das sollten Sie so berechnen, dass Sie genau wissen, wie viel Kokosöl in dem Gericht vorkommt. Wenn Fleisch in Kokosöl zubereitet wird, nimmt das Öl den Geschmack des ausgetretenen Fleischsafts an. Den Fleischsaft sollten Sie wie eine Soße verwenden und über Ihr Fleisch und Ihr Gemüse gießen. Fette Fleischstücke und Hühnchen mit der Haut ergeben die besten Bratensoßen.

Omeletts lassen sich leicht zubereiten und ermöglichen durch unterschiedliche Zutaten zahlreiche Variationen. Die Zubereitung auf die traditionelle französische Art kann etwas kompliziert sein. Bei dem folgenden Rezept handelt es sich um eine vereinfachte Abwandlung, die genauso gut schmeckt und viel Abwechslung ermöglicht. Die erste Anleitung gilt für ein einfaches Omelett.

Einfaches Omelett

2 EL (30 ml) Kokosöl • 4 Eier • ¼ TL Salz • ⅛ TL schwarzer Pfeffer

Das Kokosöl bei mittlerer Hitze in einer Pfanne zerlaufen lassen. Eier, Salz und Pfeffer in einer Schüssel schlagen. Das Gemisch in die heiße Pfanne gießen, abdecken und ohne Umrühren erhitzen, bis das Omelett sich oben verfestigt hat (rund 5 Minuten). Omelett aus der Pfanne nehmen und heiß servieren. Ergibt zwei Portionen.

Nettokohlenhydrate: 1,2 Gramm pro Portion.

Käseomelett

Gehen Sie nach dem Rezept für das einfache Omelett vor, verteilen Sie aber 1 Tasse geriebenen Käse auf den Eiern, nachdem Sie sie in die heiße Pfanne gegossen haben. Abdecken und ohne Umrühren erhitzen, bis das Omelett sich oben verfestigt hat und der Käse geschmolzen ist. Ergibt zwei Portionen.

Nettokohlenhydrate: 2 Gramm pro Portion.

Omelett mit Wurst, Pilzen und Tomaten

Dieses Rezept ist ein gutes Beispiel dafür, wie man ein Omelett mit Fleisch und Gemüse kombinieren kann. Für die zahlreichen Variationen siehe unten.

1 EL (15 ml) Kokosöl • 120 g Wurst • 2 Champignons, in Scheiben geschnitten
4 Eier • ¼ TL Salz • ½ Tasse gehackte Tomaten

Das Kokosöl in einer Pfanne erhitzen. Wurst und Pilze dazugeben und braun werden lassen. Eier und Salz in einer Schüssel verquirlen, dann über die Wurst und die Pilze in die heiße Pfanne gießen. Abdecken und ohne Umrühren erhitzen, bis das Omelett sich oben verfestigt hat (rund 5 Minuten). Die Tomaten dazugeben, abdecken und 1 Minute braten. Das Omelett aus der Pfanne nehmen und heiß servieren. Ergibt zwei Portionen.

Nettokohlenhydrate: 2,8 Gramm pro Portion.

Variationen: Durch den Gebrauch der verschiedensten Zutaten – Schinken, Speck, Käse, Wurst, Hühnerfleisch, Rinder- oder Lammhack, Garnelen, Krabben, Zwiebeln, Auberginen, Zucchini, Knoblauch, süßer oder scharfer Pfeffer, Tomaten, Avocados, Spargel, Brokkoli, Blumenkohl, Spinat und Pilze – lässt sich eine große Vielfalt von Omeletts zubereiten. Das Fleisch und die meisten Gemüsearten werden gekocht oder gebraten, bevor man sie zu den Eiern gibt. Tomaten, Avocados und Garnierungen wie Koriander und Schnittlauch werden am besten roh verwendet und erst nach dem Braten der Eimasse zugegeben. Auch saure Sahne eignet sich gut als Garnierung. Während die Eier braten, kann man Käse auf ihnen schmelzen lassen. Die aufgeführten Zutaten kann man alle miteinander kombinieren. Sie müssen allerdings die jeweiligen Mengen berücksichtigen, damit Sie den Nettokohlenhydratgehalt berechnen können.

Zwiebelfrittata

Hier handelt es sich um ein italienisches Omelett, das auf beiden Seiten gebräunt werden muss.

1 mittelgroße rote Zwiebel, geschält und in sehr dünne Scheiben geschnitten
2 EL (30 ml) Kokosöl • 1 Knoblauchzehe, gewürfelt • 4 Eier, leicht geschlagen
¾ TL Salz • ⅛ TL schwarzer Pfeffer • 1 TL Basilikum • 2 EL geriebener Käse
1 EL (15 ml) Olivenöl extra vergine

Die Zwiebelscheiben bei mittlerer Hitze etwa 5 Minuten in einer Pfanne in dem Kokosöl dünsten, bis sie glasig, aber nicht braun sind. Knoblauch hinzufügen und 1 weitere Minute braten. Eier, Gewürze und Käse in einer Schüssel vermischen. Das Olivenöl zu den Zwiebeln und dem Knoblauch in die Pfanne geben. Die Eimasse hinzufügen. 3–4 Minuten lang ohne Umrühren braten, bis die Masse unten gebräunt und oben gerade fest ist. In Viertel schneiden, wenden und die andere Seite 2–3 Minuten lang braun werden lassen. Ergibt zwei Portionen.

Nettokohlenhydrate: 6,6 Gramm pro Portion.

Frittata mit Schinken und Tomaten

Dieses Rezept ist eine Variante des oben beschriebenen traditionellen italienischen Omeletts.

1 Knoblauchzehe, gewürfelt • 2 EL (30 ml) Kokosöl • 4 Eier, leicht geschlagen
½ Tasse Schinken, gewürfelt • ¾ TL Salz • ⅛ TL schwarzer Pfeffer
1 TL Basilikum • 2 EL geriebener frischer Parmesan • 1 mittelgroße Tomate, gehackt • 1 EL (15 ml) Olivenöl extra vergine

Den Knoblauch bei mittlerer Hitze 1–2 Minuten in einer Pfanne in dem Kokosöl dünsten, bis er leicht gebräunt ist. Eier, Schinken, Gewürze, Tomate und Käse in einer Schüssel vermischen. Das Olivenöl zu dem Knoblauch in der Pfanne geben. Die Eier hinzufügen und rund 4 Minuten lang ohne Umrühren braten, bis die Masse unten gebräunt und oben gerade fest ist. In Viertel schneiden, wenden und die andere Seite 2–3 Minuten lang braun werden lassen. Ergibt zwei Portionen.

Nettokohlenhydrate: 3,5 Gramm pro Portion.

Einfaches Soufflé

Soufflés ähneln Omeletts. Bei dieser Version fängt man wie bei einem Omelett auf dem Herd an, doch dann kommt das Gericht in den Backofen. Dadurch entwickeln sich ein wundervoller Geschmack und eine einzigartige Beschaffenheit. Die Eier sollten vorher Zimmertemperatur haben, da das Soufflé dann luftiger wird. Die verwendete Pfanne muss natürlich herd- und ofenfest sein.

4 Eier, getrennt • ¼ TL Salz • ⅛ TL schwarzer Pfeffer • 2 EL (30 ml) Kokosöl

Den Backofen auf 175 Grad vorheizen. Eidotter, Salz und Pfeffer in einer Schüssel mit einer Gabel leicht schlagen. Eiweiß in einer anderen Schüssel schlagen, bis es steif ist. Ein Viertel des Eiweißes vorsichtig unter das Eigelb heben, dann das restliche Eiweiß mit dem Eigelb vermischen (nicht zu heftig!). Das Öl auf dem Herd in einer ofenfesten Pfanne erhitzen. Die Eier in die heiße Pfanne gießen und eine Minute lang stocken lassen. Pfanne in den Backofen stellen und das Soufflé ohne Abdeckung 15 Minuten lang backen, bis es luftig und schön gebräunt ist. Aus dem Ofen nehmen, in zwei Hälften schneiden und servieren. Ergibt zwei Portionen.

Nettokohlenhydrate: 1,2 Gramm pro Portion.

Käse-Soufflé

Bei diesem Gericht bereitet man zunächst eine Käsesoße zu, die dann mit dem Eiweiß vermischt wird. Die verwendete Pfanne muss natürlich herd- und ofenfest sein.

2 EL (30 ml) Butter • ½ Tasse (120 ml) Sahne • 1¼ Tassen (150 g) scharfer Cheddarkäse, gerieben • 3 Eier, getrennt • ¼ TL Salz • ⅛ TL schwarzer Pfeffer
2 EL (30 ml) Kokosöl

Die Butter bei mäßiger Hitze in einem Topf zergehen lassen. Sahne und Käse unter Rühren dazugeben, bis der Käse geschmolzen ist. Eigelb, Salz und Pfeffer in einer Schüssel mit einer Gabel leicht schlagen. Etwa ¼ Tasse (60 ml) der heißen Käsesoße in das Eigelb mischen. Das Gemisch dann sofort in die Käsesoße rühren. Die Soße bei mäßiger Hitze unter ständigem Rühren 1–2 Minuten köcheln lassen. Von der Herdplatte nehmen und auf Zimmertemperatur abkühlen lassen. In der Zwischenzeit den Backofen auf 175 Grad vorheizen. Eiweiß in einer anderen Schüssel steif schlagen. Ein Viertel der Eiweißmasse vorsichtig mit der Soße vermischen. Das restliche Eiweiß unter die Soße heben (behutsam, weil das Soufflé sonst nicht aufgeht). Das Kokosöl in einer ofenfesten Pfanne auf dem Herd erhitzen. Die Eier in die heiße Pfanne gießen und 1 Minute stocken lassen. Pfanne in den Backofen stellen und ohne Abdeckung 18–20 Minuten lang backen, bis das Soufflé luftig und schön gebräunt ist. Aus dem Ofen nehmen, in zwei Hälften schneiden und servieren. Ergibt zwei Portionen.

Nettokohlenhydrate: 3,2 Gramm pro Portion.

Variationen: Bereiten Sie das Käse-Soufflé nach dem Rezept zu, mischen Sie vor dem Abkühlen aber eine oder mehrere der folgenden Zutaten hinein: gekochten Schinken oder Wurst, knusprige Speckstreifen, fein gehackte gedünstete Hühnerleber, gewürzten Schinken, fein gehackte sautierte Pilze, zerkleinerten gekochten Fisch, gehackte gekochte Meeresfrüchte, klein geschnittenes gekochtes Gemüse (Paprika, Spargel, Spinat, Brokkoli, Kohl, Blumenkohl, Rosenkohl oder Zwiebeln). Verwenden Sie bei dem Rezept ¼–½ Tasse (25–50 g) einer oder mehrerer dieser Zutaten. Vergessen Sie nicht, ihren Nettokohlenhydratgehalt einzurechnen.

Eier Fu Yung (chinesisches Eieromelette)

Dieses Gericht ist eine schöne Abwechslung zum traditionellen Omelett oder Soufflé.

2 EL (30 ml) Kokosöl • 2 Eier • ½ Tasse (60 g) gekochtes Fleisch (Hühnchen, Schwein oder Garnelen) • 1 mittelgroßer Champignon, in Scheiben geschnitten
½ Tasse (50 g) Bohnensprossen • 1 Schalotte, gehackt • ¼ Tasse (25 g) fein geschnittener China- oder Weißkohl • 2 TL (10 ml) Fischsoße

Das Kokosöl in einer Pfanne erhitzen. Die Eier in einer Schüssel schlagen, die restlichen Zutaten einrühren. Das Gemisch in die heiße Pfanne gießen, abdecken und braten, bis die Eier fest sind. Dabei einmal wenden, sodass beide Seiten leicht gebräunt werden. Von der Herdplatte nehmen und servieren. Ergibt zwei Portionen.

Nettokohlenhydrate: 2,4 Gramm pro Portion.

Spiegelei mit Schinken und weißer Soße

1 EL (15 ml) Kokosöl • 1 Ei • 80–140 g Schinken in Scheiben
¼ Tasse (60 ml) weiße Soße (Rezept siehe S. 475)

Öl in einer Pfanne erhitzen, Ei und Schinken bis zur gewünschten Konsistenz braten. Das Ei auf den Schinken legen, auf einem Teller anrichten und mit weißer Soße übergießen. Ergibt eine Portion.

Nettokohlenhydrate: 1,5 Gramm pro Portion.

Gefüllte Eier

Gefüllte Eier können Sie im Voraus zubereiten und sich zum Mittagessen mitnehmen oder als Snack verzehren. Zusammen mit einem kleinen Salat oder anderem rohem Gemüse können sie eine vollständige Mahlzeit ergeben.

6 hartgekochte Eier, ohne Schale und der Länge nach halbiert
¼ Tasse (60 ml) Mayonnaise • 2 TL (10 ml) Zitronensaft • ¼ TL Senfpulver oder 1 TL (5 ml) Dijon-Senf • 1 TL gehackte Zwiebel • 1 TL (5 ml) Worcestersauce
weißer Pfeffer zum Abschmecken

Vorschläge für die Garnierung:

Petersilie, Brunnenkresse, Estragon, Dill oder Kerbel • Paprikastreifen
geschnittene grüne Oliven • Kapern • gerollte Sardellenfilets • Paprikapulver

Eigelb herausnehmen und gut zerdrücken, mit den restlichen Zutaten vermischen und in die Eiweißhälften füllen. Mindestens ½ Stunde lang kühlen. Nach Belieben garnieren und servieren. Ergibt zwölf Portionen.

Nettokohlenhydrate: 0,5 Gramm pro Portion.

Zucchini-Genuss

Aufgrund der Eier könnte dieses Gericht wie ein gutes Frühstück wirken, doch es eignet sich auch als Abendessen.

2 EL (30 ml) Kokosöl (bei Bedarf auch mehr) • 4 Eier • 1 kleine Zucchini, in Scheiben geschnitten • ½ Tasse (50 g) Zwiebeln, gehackt
¼ Tasse (25 g) Paprika, gehackt • 2 EL (12 g) scharfer Pfeffer (falls gewünscht)
½ Tasse (60 g) Käse, gerieben • ½ Tasse (50 g) Tomaten, gewürfelt • Salz und Pfeffer nach Belieben

Öl in einer Pfanne erhitzen, das Gemüse bis auf die Tomaten leicht andünsten. Eier in einer Schüssel schlagen und über das Gemüse in der Pfanne gießen. Abdecken und rund 5 Minuten erhitzen, bis die Eier etwa halb fest sind. Deckel abnehmen, Käse auf das Gemisch streuen, wieder abdecken und braten, bis der Käse geschmolzen ist und die Eier ganz fest sind. Deckel abnehmen, die gewürfelten Tomaten obendrauf verteilen, abdecken und Herdplatte ausschalten. 1–2 Minuten warten, damit die Tomatenstücke warm werden; sie sollen aber nicht gebraten werden. Ergibt zwei Portionen.

Nettokohlenhydrate: 9,4 Gramm pro Portion.

Bratwurst mit Kohl

Dieses leckere Pfannengericht, das an das deutsche Gericht Grünkohl mit Pinkel erinnert, kann man zum Frühstück, aber auch abends essen.

2 EL (30 ml) Kokosöl (bei Bedarf auch mehr) • 1 Bratwurst • ¼ Tasse (25 g) Zwiebeln, gehackt • ¼ Tasse (25 g) Paprika, gehackt • 1½ Tassen (125 g) Kohl, gehackt • Salz und schwarzer Pfeffer nach Belieben

Kokosöl in einer Pfanne erhitzen. Bratwurst, Zwiebeln und Paprika hineingeben. Dünsten, bis das Gemüse knackig und gar und die Bratwurst leicht gebräunt ist. Kohl einrühren, abdecken und braten, bis er weich ist. Nach Belieben mit Salz und schwarzem Pfeffer würzen. Das Wurstfett über das Gemüse gießen. Ergibt eine Portion.

Nettokohlenhydrate: 9,2 Gramm pro Portion.

Schinkenröllchen mit Käse

Die Röllchen können Sie im Voraus zubereiten und sich zum Mittagessen mitnehmen, aber auch als leckeren Snack oder schnelles Frühstück verzehren.

1 Scheibe Fleisch (30 g) • 1 Scheibe Käse (30 g)

Sie können so ziemlich jedes Fleisch verwenden, das sich dünn schneiden lässt (Schinken, Rind, Corned Beef, Huhn, Pute), und auch fast alle dünn geschnittenen Hartkäse (Cheddar, Colby, Edamer, Monterey Jack, Schweizer, Mozzarella, Munster). Einfach eine dünne Scheibe Käse auf eine dünne Scheibe Fleisch legen und beide Scheiben zusammenrollen. Guten Appetit!

Nettokohlenhydrate: etwa 0,5 Gramm pro Röllchen, je nachdem, welchen Käse Sie verwenden.

Variationen: Sie können die Röllchen mit verschiedenen Zutaten füllen, zum Beispiel mit Senf, Mayonnaise, Sprossen, Frischkäse, Guacamole, Avocados, Gewürzgurken, frischer Gurke, gehackten Eiern, Sauerkraut, milder oder scharfer Paprika, Schalotten oder Sprossen mit Vinaigrette-Dressing (Rezept siehe S. 469).

Schweinekotelett mit grünen Bohnen

2 EL (30 ml) Kokosöl (bei Bedarf auch mehr) • 2 Schweinekoteletts
½ Tasse (50 g) Zwiebeln, gehackt • 3 Tassen (300 g) grüne Bohnen
4 Champignons, geschnitten • Salz und schwarzer Pfeffer nach Belieben

Das Kokosöl in einer Pfanne erhitzen. Die Koteletts dazugeben und braten, bis sie auf einer Seite braun sind, dann wenden. Zwiebeln und Bohnen dazugeben. Abdecken und braten, bis die Koteletts auch auf der zweiten Seite braun sind und das Gemüse gar ist. Die Champignons unterrühren und braten, bis sie vollständig gegart sind (etwa 2 Minuten). Pfanne von der Herdplatte nehmen. Mit Salz und Pfeffer abschmecken und servieren. Das Bratfett über das Gemüse gießen. Ergibt zwei Portionen.

Nettokohlenhydrate: 10,5 Gramm pro Portion.

Hamburgerbratling mit Champignons und Zwiebeln

Das Hackfleisch wird wie ein Steak mit den Pilzen und Zwiebeln gebraten. Schmeckt mit weißer Soße (Rezept siehe S. 475) fantastisch.

1 EL (15 ml) Kokosöl (bei Bedarf auch mehr) • 450 g Rinderhackfleisch
230 g Champignons, in Scheiben geschnitten • 1 mittelgroße Zwiebel, geschnitten und gehackt • Salz und schwarzer Pfeffer nach Belieben

Das Öl in einer Pfanne erhitzen. Das Hackfleisch in vier Bratlinge formen und in die heiße Pfanne legen, die Zwiebel dazugeben. Braten, bis eine Seite der Bratlinge gebräunt ist, dann wenden. Die Champignons hinzufügen und braten, bis auch die andere Seite der Bratlinge gebräunt ist und die Pilze gar sind. Mit Salz und Pfeffer abschmecken. Das Bratfett über das Fleisch und das Gemüse gießen. Zwei Bratlinge mit der Hälfte des Gemüses bilden eine Portion.

Variation: Vor dem Servieren weiße Soße über das Fleisch und das Gemüse gießen.

Nettokohlenhydrate: 7,2 Gramm pro Portion.

Hähnchen mit Brokkoli

2 EL (30 ml) Kokosöl (bei Bedarf auch mehr) • 450 g Hähnchenteile (Brust oder Keule) • 3 Tassen (200 g) Brokkoli, in Röschen geteilt • Salz und schwarzer Pfeffer nach Belieben

Öl auf mittlerer Stufe in einer großen Pfanne erhitzen. Die Hähnchenteile mit der Haut nach unten in die heiße Pfanne legen. Abdecken und 20–25 Minuten lang braten. Hähnchenteile wenden, Pfanne wieder abdecken und 15 Minuten braten. Brokkoli dazugeben, abdecken und weitere 10 Minuten braten, bis das Gemüse gar und das Hähnchenfleisch durchgebraten ist. Nach Belieben salzen und pfeffern. Das Bratfett über den Brokkoli gießen. Fleisch und Brokkoli in zwei Portionen teilen.

Nettokohlenhydrate: 5,4 Gramm pro Portion.

Lammkotelett mit Spargel

2 EL (30 ml) Kokosöl (bei Bedarf auch mehr) • 2 Lammkoteletts (oder Schweinekoteletts oder Steaks) • 4 Tassen (400 g) Spargel • Salz und schwarzer Pfeffer nach Belieben

Kokosöl in einer Pfanne erhitzen. Koteletts hineinlegen, abdecken und braten, bis sie auf einer Seite braun sind, dann wenden und Spargel dazugeben. Abdecken und braten, bis die Koteletts auch auf der zweiten Seite braun sind und der Spargel gar ist. Pfanne von der Herdplatte nehmen. Nach Belieben salzen und pfeffern. Das Bratfett über den Spargel gießen. Ergibt zwei Portionen.

Nettokohlenhydrate: 4,8 Gramm pro Portion.

Variation: Vor dem Servieren weiße Soße (Rezept siehe S. 475) über den Spargel gießen.

Gemüsepfanne mit Hähnchen

2 EL (30 ml) Kokosöl (bei Bedarf auch mehr) • 450 g Hühnerfleisch, in mundgerechte Stücke geschnitten • ½ Tasse (50 g) Zwiebeln, gehackt
½ Tasse (50 g) Kaiserschoten, halbiert • ½ Tasse Chinakohl, gehackt
½ Tasse (50 g) Paprika, gehackt • 4 Champignons, in Scheiben geschnitten
1 Tasse (100 g) Bohnenkeime • ½ Tasse (50 g) Bambussprossen
1–3 TL (5–15 ml) Reisessig • Salz nach Belieben

Kokosöl in einer Pfanne erhitzen. Fleisch und Gemüse dünsten, bis das Gemüse gar und das Fleisch durch ist. Herdplatte abschalten, Essig und Salz nach Belieben hinzufügen. Ergibt zwei Portionen.

Nettokohlenhydrate: 10,2 Gramm pro Portion.

Gefüllte Paprikaschote

1 Paprikaschote • 450 g Rinderhackfleisch • ¼ Tasse (25 g) Zwiebeln, gewürfelt
2 Champignons, gehackt • 1 EL (15 ml) Salsa • ⅛ TL Salz • 115 g Cheddarkäse

Backofen auf 175 Grad vorheizen. Paprikaschote der Länge nach halbieren und das Innere herausnehmen. Die Hälften beiseite legen. Hackfleisch, Zwiebel, Pilze, Salsa und Salz miteinander vermischen. Die Schotenhälften jeweils mit der Hälfte dieses Gemischs füllen, dann in eine ofenfeste Pfanne oder auf ein Backblech legen und 40 Minuten im Backofen backen. Käse auf den Schotenhälften verteilen. Wieder 10 Minuten im Ofen backen. Herausnehmen, abkühlen lassen und genießen. Ergibt zwei Portionen. Mit einem kleinen Salat oder frischem Gemüse servieren.

Nettokohlenhydrate: 6 Gramm pro Portion.

Seezungenfilet in Kokosmilch

2 EL (30 ml) Kokosöl (bei Bedarf auch mehr) • ½ mittelgroße Zwiebel, gehackt
½ Tasse Paprika, gehackt • 2 Tassen (200 g) Blumenkohl, klein geschnitten

2 Knoblauchzehen, gehackt • 4 Seezungenfilets* • 1 TL Garam Masala**
¾ Tasse (180 ml) Kokosmilch • Salz und schwarzer Pfeffer nach Belieben

Kokosöl in einer Pfanne erhitzen und Zwiebel, Paprika, Blumenkohl und Knoblauch darin dünsten, bis alles gar ist. Gemüse in der Pfanne an die Seite schieben und die Seezungenfilets dazulegen. Garam Masala in die Kokosmilch rühren und Gemisch in die Pfanne geben. Abdecken und rund 8 Minuten köcheln lassen. Nach Belieben salzen und pfeffern. Ergibt vier Portionen.

*Bei diesem Rezept können Sie auch alle anderen Fischarten benutzen.

**Garam Masala ist eine Gewürzmischung, die in der indischen Küche viel verwendet wird. Sie ähnelt Currypulver und ist in den Gewürzbereichen der meisten Lebensmittelgeschäfte zu finden. Statt Garam Masala können Sie auch Currypulver nehmen.

Nettokohlenhydrate: 5,4 Gramm pro Portion.

Hätten Sie gern noch mehr Rezepte?

In *Mein Keto-Kochbuch: 450 ketogene Rezepte zum gesunden Genießen & Abnehmen: Kochen nach dem Keto-Prinzip* habe ich meine 450 ketogenen Lieblingsrezepte zusammengestellt – von Salaten und Dressings über Suppen, Eintöpfe und Wraps bis zu Gemüse-, Fleisch-, Fisch- und Eiergerichten. Außerdem finden Sie dort Rezepte für Mahlzeiten, die sich als Frühstück eignen, und eine große Palette schmackhafter Keto-Soßen, die jedem Fleisch- und Gemüsegericht eine besondere Note verleihen.

Anhang

A: Test zur Beurteilung der kognitiven Fähigkeiten (Mental-Status-Test)

Dieser Test ist mit dem MMSE (Mini Mental State Examination) beziehungsweise MMST (Mini-Mental-Status-Test) vergleichbar, den Ärzte verwenden, um die kognitiven Funktionen zu beurteilen. Er bietet eine schnelle und einfache Möglichkeit, das Gedächtnis, das Orientierungsvermögen, die Rechen- und die Sprachfähigkeiten zu überprüfen und eventuelle kognitive Probleme zu entdecken.

Der MMST wird zur Ermittlung kognitiver Beeinträchtigungen und ihres Schweregrads benutzt. Er wird in regelmäßigen Zeitabständen wiederholt, sodass beurteilt werden kann, wie der Patient auf die Behandlung anspricht. Den hier abgedruckten Mental-Status-Test kann man zu Hause anwenden. Er ist für jeden als nützliches Tool zur Beurteilung kognitiver Beeinträchtigungen verwendbar. Man kann ihn regelmäßig wiederholen und so die Entwicklung der kognitiven Fähigkeiten verfolgen.

Lesen Sie der Person, die getestet werden soll, die Fragen laut vor. Falls Sie den Test selbst machen möchten, können Sie sie selbst lesen oder jemand bitten, sie Ihnen vorzulesen. Es geht bei dem Test nicht um die benötigte Zeit, aber Sie sollten ihn sofort auswerten. Für jede richtige Antwort gibt es einen Punkt. Um den Test auszuwerten, brauchen Sie dann nur die richtigen Antworten zusammenzuzählen. Der erreichbare Höchstwert sind 30 Punkte.

		Richtig	Falsch
1.	Wie alt sind Sie?	☐	☐
2.	Wie lautet Ihr Geburtsdatum?	☐	☐
3.	Welchen Wochentag haben wir heute?	☐	☐
4.	Welchen Monat haben wir?	☐	☐
5.	Welches Jahr haben wir?	☐	☐
6.	Wie lautet Ihre Adresse (mit Straße, Hausnummer und Postleitzahl)?		
7.	In wessen Haus oder Wohnung befinden Sie sich gerade?	☐	☐
8.	In welcher Stadt sind Sie gerade?	☐	☐
9.	In welchem Bundesland sind Sie gerade?	☐	☐
10.	Schreiben Sie folgenden Satz auf: Gute Bürger tragen immer feste Schuhe.	☐	☐
	Lesen Sie den Satz noch einmal und versuchen Sie, ihn sich einzuprägen.		
11.	Lesen Sie die folgenden Wörter langsam oder lassen Sie sie sich langsam vorlesen und wiederholen Sie sie dann in der richtigen Reihenfolge: Hand, Spiegel, Apfel, Schuh.	☐	☐
12.	Schreiben Sie die folgende Zahlenreihe auf ein Blatt Papier: 92537. Lesen Sie sie noch einmal und versuchen Sie, sie sich einzuprägen.	☐	☐
13.	Wie heißt unsere derzeitige Bundeskanzlerin?	☐	☐
14.	Zählen Sie von 20 bis 1 zurück.	☐	☐
15.	Buchstabieren Sie das Wort MONTAG rückwärts (ohne es sich anzusehen).	☐	☐

16. Zeichnen Sie die folgende Figur auf
ein leeres Blatt Papier. ☐ ☐

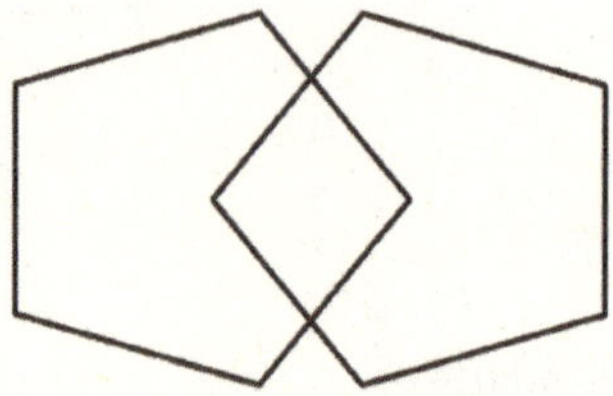

17–20. Vorhin sollten Sie vier Wörter in einer bestimmten Reihenfolge sagen. Können Sie diese Wörter jetzt wiederholen, ohne nachzuschauen?

____________________ ☐ ☐

____________________ ☐ ☐

____________________ ☐ ☐

____________________ ☐ ☐

21–24. Nennen Sie vier Obst- oder Gemüsearten, die mit dem Buchstaben B anfangen.

____________________ ☐ ☐

____________________ ☐ ☐

____________________ ☐ ☐

____________________ ☐ ☐

25–27. Führen Sie die folgenden Rechenaufgaben aus:

14 + 17 = ___ ☐ ☐

32 – 5 = ___ ☐ ☐

7 + 14 – 2 = ___ ☐ ☐

28. Welche Gemeinsamkeiten haben ein Apfel und ein Kohlrabi? ☐ ☐

29. Schreiben Sie den Satz auf, den Sie vorhin auf ein Blatt Papier geschrieben haben (ohne nachzuschauen). ☐ ☐

30. Schreiben Sie die Zahlenreihe auf, die Sie vorhin aufgeschrieben haben (ohne nachzuschauen). ☐ ☐

Ihre Gesamtpunktzahlen für »richtig« und »falsch« ____ ____

Antworten und Auswertung

Für jede richtige Antwort gibt es einen Punkt.

- 1–14: Die richtigen Antworten verstehen sich von selbst.
- 15: GATNOM
- 16: Alle zehn Ecken müssen vorhanden sein und jeweils zwei Seiten müssen sich kreuzen.
- 17–20: Hand, Spiegel, Apfel, Schuh. Geben Sie sich für jedes Wort, an das Sie sich erinnert haben, einen Punkt. Die Reihenfolge ist nicht wichtig. Maximal erreichbare Punktzahl: 4.
- 21–24: Geben Sie sich für jede Obst- oder Gemüsesorte, die Sie genannt haben, einen Punkt. Mögliche Antworten wären beispielsweise: Banane, Birne, Brombeeren, Blumenkohl, Bohnen, Brokkoli. Maximal erreichbare Punktzahl: 4.
- 25–27: Die richtigen Antworten sind 31, 27 und 19.
- 28: Alle sinnvollen Antworten sind erlaubt. Zum Beispiel: Sie stammen von Pflanzen, man kann sie essen, sie wachsen, sie sind rund, sie passen in eine Handfläche usw.
- 29: Gute Bürger tragen immer feste Schuhe.
- 30: Die Zahlenreihe lautet: 92537.

25–30 Punkte gelten als normal. **Punktzahlen unter 25** deuten auf eine kognitive Beeinträchtigung hin. **21–24 Punkte:** schwache Beeinträchtigung; **10–20 Punkte:** mäßige Beeinträchtigung; **9 oder weniger Punkte:** starke Beeinträchtigung. Niedrige Punktzahlen stehen in engem Zusammenhang mit Demenz. Bei solchen Personen sollte eine eingehendere medizinische Untersuchung durchgeführt werden.

Der Test kann in regelmäßigen Abständen wiederholt werden, damit eventuelle Veränderungen bei den kognitiven Fähigkeiten erkennbar werden. Sie können ruhig immer wieder die gleichen Fragen und Aufgaben verwenden, denn Personen mit kognitiven Schwierigkeiten werden sich wahrscheinlich nicht an die Antworten und Lösungen erinnern, und wer sich an sie erinnern kann, hat ganz offensichtlich keine kognitiven Probleme.

B: Test zur Beurteilung von Parkinson-Kranken

Dieser Test, eine modifizierte Fassung der Unified Parkinson's Disease Rating Scale (UPDRS), wird eingesetzt, um den Schweregrad von Parkinson-Symptomen zu ermitteln und die Wirkung der Therapie zu verfolgen. Zu dem vollständigen Test, der im Allgemeinen von einem Neurologen angewendet wird, gelangen Sie, indem Sie im Internet nach »Unified Parkinson's Disease Rating Scale« suchen. Die hier abgedruckte verkürzte Fassung sollte von jemandem angewendet werden, der einen engen täglichen Kontakt zum Patienten hat oder ihm Fragen stellen kann. Die Punktzahlen für die Leistungen reichen von 0 (normal) bis 4 (schwerer Parkinson). Je höher die Punktzahl ist, desto stärker sind die Beeinträchtigungen.

1. Sprache

0 = Normal.
1 = Schwach beeinträchtigt. Keine Probleme, verstanden zu werden.
2 = Mäßig beeinträchtigt. Wird manchmal gebeten, etwas Gesagtes zu wiederholen.
3 = Stark beeinträchtigt. Wird oft gebeten, etwas Gesagtes zu wiederholen.
4 = Meist nicht zu verstehen.

2. Speichelbildung

0 = Normal.
1 = Seltenes Würgen.
2= Mäßig überhöhte Speichelbildung; sabbert vielleicht ganz leicht.
3 = Stark überhöhte Speichelbildung mit leichtem bis mäßigem Sabbern.
4 = Ausgeprägtes Sabbern, muss ständig ein Wisch- oder Taschentuch benutzen.

3. Schlucken

0 = Normal.
1 = Selten Würgen.
2 = Gelegentlich Würgen.

3 = Benötigt weiche Nahrung.
4 = Ernährung über Magensonde oder Gastrostomie erforderlich.

4. Handschrift
0 = Normal.
1 = Etwas langsam und ungeschickt, braucht aber keine Hilfe.
2 = Mäßig langsam oder klein; alle Wörter sind lesbar.
3 = Stark beeinträchtigt; nicht alle Wörter sind lesbar.
4 = Die Mehrheit der Wörter ist nicht lesbar.

5. Schneiden von Nahrung und Handhabung von Besteck
0 = Normal.
1 = Etwas langsam, braucht aber keine Hilfe.
2 = Kann Nahrung weitgehend schneiden, ist dabei aber ungeschickt und langsam; braucht etwas Hilfe.
3 = Nahrung muss für ihn geschnitten werden, kann aber noch langsam selbst essen.
4 = Muss gefüttert werden.

6. Anziehen
0 = Normal.
1 = Etwas langsam, braucht aber keine Hilfe.
2 = Braucht gelegentlich Hilfe mit den Knöpfen oder Ärmeln.
3 = Braucht recht viel Hilfe, kann aber noch manches allein machen.
4 = Hilflos.

7. Hygiene
0 = Normal.
1 = Etwas langsam, braucht aber keine Hilfe.
2 = Braucht Hilfe beim Duschen oder Baden; oder ist bei den hygienischen Dingen sehr langsam.
3 = Braucht Hilfe beim Waschen, Zähneputzen, Kämmen und beim Gang zur Toilette.
4 = Braucht Foley-Katheter oder andere mechanische Hilfsmittel.

8. Umdrehen im Bett und Richten der Bettwäsche
0 = Normal.
1 = Etwas langsam und ungeschickt, braucht aber keine Hilfe.
2 = Kann sich allein umdrehen oder die Bettwäsche zurechtziehen, aber nur mit großer Mühe.
3 = Kann darum bitten, dass man ihn umdreht oder seine Bettwäsche zurechtzieht, kann das aber nicht allein.
4 = Hilflos.

9. Stürze (unabhängig von Starre)
0 = Keine.
1 = Selten.
2 = Stürzt hin und wieder, aber seltener als einmal am Tag.
3 = Stürzt durchschnittlich einmal am Tag.
4 = Stürzt jeden Tag mehr als einmal.

10. Erstarren beim Gehen
0 = Nie.
1 = Selten; Verzögerungen beim Losgehen möglich.
2 = Gelegentliches Erstarren beim Gehen.
3 = Häufiges Erstarren beim Gehen; stürzt deswegen gelegentlich.
4 = Häufig Stürze aufgrund von Erstarren.

11. Gehen
0 = Normal.
1 = Leichte Schwierigkeiten. Eventuell fehlendes Mitschwingen der Arme, eventuell Neigung das Bein nachzuziehen.
2 = Mäßige Schwierigkeiten, braucht aber kaum oder gar keine Hilfe.
3 = Starke Gehstörung, braucht Hilfe.
4 = Kann gar nicht mehr gehen, auch nicht mit Hilfe.

12. Sensorische Beeinträchtigungen im Zusammenhang mit Parkinsonismus

0 = Keine.
1 = Gelegentliches Taubheitsgefühl, Kribbeln oder leichte Schmerzen.
2 = Häufiges Taubheitsgefühl, Kribbeln oder Schmerzen, nicht störend.
3 = Häufig Schmerzempfindungen.
4 = Unerträgliche Schmerzen.

13. Sprechen

0 = Normal.
1 = Leichte Beeinträchtigung des Ausdrucks, der Aussprache und/oder der Lautstärke.
2 = Monoton, verwaschen, aber verständlich; mäßige Beeinträchtigung.
3 = Starke Beeinträchtigung, schwer zu verstehen.
4 = Unverständlich.

14. Tremor in Ruhe (Kopf, obere und untere Extremitäten)

0 = Nicht vorhanden.
1 = Leicht und selten.
2 = Mit kleiner Amplitude und anhaltend; oder mit mäßiger Amplitude, aber mit Abständen.
3 = Mit mäßiger Amplitude und die meiste Zeit.
4 = Mit großer Amplitude und die meiste Zeit.

15. Handtremor bei Bewegung oder in Ruhe

0 = Nicht vorhanden.
1 = Leicht; bei Bewegungen.
2 = Mit mäßiger Amplitude, bei Bewegungen.
3 = Mit mäßiger Amplitude sowohl in Ruhe als auch bei Bewegungen.
4 = Mit großer Amplitude, stört beim Essen.

16. Mit den Fingern trommeln

Lassen Sie den Patienten in schneller Folge mit dem Zeigefinger gegen den Daumen trommeln.

0 = Normal.
1 = Leichte Verlangsamung und/oder abnehmende Amplitude.
2 = Mäßige Beeinträchtigung. Deutliche, schnelle Ermüdung. Kann bei den Bewegungen gelegentlich innehalten.
3 = Starke Beeinträchtigung. Häufig Verzögerungen beim Beginn der Bewegungen oder Innehalten bei den Bewegungen.
4 = Kann die Aufgabe kaum ausführen.

17. Handbewegungen

Lassen Sie den Patienten in schneller Folge die Hände zu Fäusten ballen und wieder öffnen.

0 = Normal.
1 = Leichte Verlangsamung und/oder Abnahme der Amplitude.
2 = Mäßige Beeinträchtigung. Deutliche, schnelle Ermüdung. Kann bei den Bewegungen gelegentlich innehalten.
3 = Starke Beeinträchtigung. Häufig Verzögerungen beim Start der Bewegungen oder Innehalten bei den Bewegungen.
4 = Kann die Aufgabe kaum ausführen.

18. Beweglichkeit der Beine

Lassen Sie den Patienten in schneller Folge mit seiner Ferse auf den Boden tippen. Dabei sollte er den Fuß mindestens 7,5 Zentimeter vom Boden heben und das ganze Bein miteinbeziehen.

0 = Normal.
1 = Leichte Verlangsamung und/oder Abnahme der Amplitude.
2 = Mäßige Beeinträchtigung. Deutliche, schnelle Ermüdung. Kann bei den Bewegungen gelegentlich innehalten.
3 = Starke Beeinträchtigung. Häufig Verzögerungen beim Start der Bewegungen oder Innehalten bei den Bewegungen.
4 = Kann die Aufgabe kaum ausführen.

19. Vom Stuhl aufstehen

Lassen Sie den Patienten mit vor der Brust gekreuzten Armen von einem Stuhl mit grader Rückenlehne aufstehen.

0 = Normal.
1 = Ist langsam oder braucht manchmal mehr als einen Versuch.
2 = Stößt sich von den Armlehnen ab.
3 = Fällt häufig wieder zurück und braucht möglicherweise mehrere Anläufe, kann aber ohne Hilfe aufstehen.
4 = Kann nicht ohne Hilfe aufstehen.

20. Haltung

0 = Normal aufrecht.
1 = Nicht ganz aufrecht, sondern leicht vorgebeugt; bei älteren Menschen kann das aber normal sein.
2 = Mäßig vorgebeugte Haltung, definitiv nicht normal; neigt sich möglicherweise leicht zu einer Seite.
3 = Stark vorgebeugt mit Kyphose (Buckel); neigt sich möglicherweise mäßig zu einer Seite.
4 = Ausgeprägte Beugung mit extrem abnormaler Haltung.

21. Gang

0 = Normal.
1 = Geht langsam, schlurft vielleicht mit kurzen Schritten, aber keine Festination (unwillkürliche Gangbeschleunigung) oder Propulsion (Tendenz, bei einer Vorwärtsbewegung nach vorn zu kippen).
2 = Das Gehen kostet ihn Mühe, er braucht aber keine oder kaum Hilfe; möglicherweise kurze Schritte, eine gewisse Festination oder Propulsion.
3 = Starke Gehstörungen, braucht Hilfe.
4 = Kann überhaupt nicht mehr laufen, auch nicht mit Hilfe.

22. Stabilität der Haltung

Der Patient steht mit offenen Augen aufrecht, die Füße leicht auseinander. Sagen Sie ihm, was Sie vorhaben, und ziehen Sie ihn dann an den Schultern zurück, sodass er das Gleichgewicht verliert.

0 = Normal.
1 = Tritt zurück oder zur Seite, gewinnt sein Gleichgewicht aber ohne Hilfe wieder.
2 = Keine Reaktion bei der Haltung; würde fallen, wenn man ihn nicht auffangen würde.
3 = Sehr instabil, neigt dazu, spontan das Gleichgewicht zu verlieren.
4 = Kann nicht ohne Hilfe stehen.

Auswertung

10 oder weniger Punkte bedeuten, dass der Patient im Wesentlichen normal ist. **11–43 Punkte:** schwache Beeinträchtigung; **44–65 Punkte:** mäßige Beeinträchtigung; **66–88 Punkte:** starke Beeinträchtigung. Es handelt sich zwar um einen subjektiven Test, der auf den Beobachtungen und Ansichten der Person beruht, die ihn durchführt, doch er kann nützliche Informationen für die Identifizierung der Probleme und den weiteren Verlauf der Krankheit liefern. Veränderungen können durch erneute Tests in regelmäßigen Zeitabständen ermittelt werden.

Quelle: Fahn, S., und Elton, R., Mitglieder im UPDRS Development Committee. In: Fahn, S., Marsden, C. D., Calne, D. B., Goldstein, M. (Hg.): *Recent Developments in Parkinson's Disease*, Bd. 2. Florham Park, NJ, Macmillan Health Care Information 1987, S. 153–163, 293–304.

C: Kohlenhydrattabellen

*Es handelt sich immer um die verwertbaren Kohlenhydrate, also die Gesamtkohlenhydrate ohne Ballaststoffe (Nettokohlenhydrate).

Maßeinheiten
1 Esslöffel (EL) = 14,8 ml (rund 15 ml)
3 Teelöffel (TL) = 1 Esslöffel
4 Esslöffel = ¼ Tasse
16 Esslöffel = 1 Tasse
1 Tasse = 236,6 ml (rund 240 ml)
i. D. = im Durchschnitt

Gemüse	Menge	KH (in g)*
Alfalfasprossen	1 Tasse	0,4
Artischocken, gekocht	1 mittelgroße	6,5
Auberginen, roh	1 Tasse	3,0
Avocados (Hass-)	1 Stück	3,5
Bambussprossen, Dose	1 Tasse	2,4
Blattkohl, gekocht	1 Tasse	4,2
Blumenkohl		
- gekocht	1 Tasse	1,6
- roh, zerkleinert	1 Tasse	2,8
Bohnen, gekocht		
- grüne	1 Tasse	4,1
Kichererbsen	1 Tasse	32,0
- Kidney	1 Tasse	27,0
- Lima-	1 Tasse	24,0
- Pinto- (Wachtel-)	1 Tasse	30,0
- schwarze	1 Tasse	26,0
- Soja-	1 Tasse	6,8
- Wachs-	1 Tasse	4,0
- weiße	1 Tasse	34,0
- Yam- (Jicama-), roh	1 Tasse	5,0

Gemüse	Menge	KH (in g)*
Bohnensprossen (Mungbohnen)		
- gekocht	1 Tasse	4,2
- roh	1 Tasse	4,4
Brokkoli, roh, zerkleinert	1 Tasse	3,6
Brunnenkresse, roh, gehackt	1 Tasse	0,2
Chinakohl		
- gekocht	1 Tasse	1,4
- roh	1 Tasse	0,8
Endivien, roh	1 Tasse	0,7
Erbsen, gekocht		
- grüne	1 Tasse	7,0
- Schäl-	1 Tasse	25,0
- Zucker-	1 Tasse	7,0
Grünkohl, gerupft		
- gekocht	1 Tasse	3,2
- roh	1 Tasse	2,2
Gurken, in Scheiben		
- roh, geschält	1 Tasse	1,8
- roh, mit Schale	1 Tasse	3,2
Kartoffeln		
- gebacken	1 kleine (140 g)	26,0
- gebacken	1 mittelgroße (174 g)	33,0
- gebacken	1 große (300 g)	57,0
- Brei (mit Milch)	1 Tasse	31,0
- Rösti	1 Tasse	30,0
Kichererbsen	1 Tasse	32,0
Knoblauch, roh	1 Zehe	0,9
Kohlrabi		
- gekocht, geschnitten	1 Tasse	9,0
- roh, geschnitten	1 Tasse	3,5
Kohlrüben (Steckrüben)	1 Tasse	12,0
Krauskohl (Grünkohl)		
- gekocht, zerkleinert	1 Tasse	4,7
- roh, zerkleinert	1 Tasse	5,4
Kürbis		

Gemüse	Menge	KH (in g)*
- Butternuss-, gebacken	1 Tasse	21,4
- Crookneck-, roh, geschnitten	1 Tasse	2,8
- Eichel-, gebacken	1 Tasse	20,8
- Hubbard-, gebacken	1 Tasse	22,0
- Sommer-, roh, geschnitten	1 Tasse	5,0
- Spaghetti-, gebacken	1 Tasse	7,8
Linsen	1 Tasse	24,0
Mangold		
- gekocht	1 Tasse	3,4
- roh	1 Tasse	0,7
Mohrrüben		
- gekocht, geschnitten	1 Tasse	11,2
- roh, ganz	1 mittelgroße	5,1
- roh, geraspelt	1 Tasse	8,0
- Saft	1 Tasse	18,0
Okraschoten, roh	1 Tasse	4,6
Paprika		
- Chilischoten, scharf, rot	1 Tasse	5,5
- Jalapeño-, Dose	1 Schote	0,4
- Paprikaschoten, roh	1 Tasse	4,4
- Paprikaschoten, roh	1 mittelgroße	5,3
Pastinaken, roh, geschnitten	1 Tasse	17,4
Petersilie, roh, gehackt	1 EL	0,1
Pilze (Champignons)		
- gekocht	1 Tasse	4,8
- roh, geschnitten	1 Tasse	2,4
- roh, geschnitten	1 Pilz	0,4
Porree		
- gekocht	1 Tasse	6,8
- roh	1 Tasse	11,0
Radieschen, roh	1 mittelgroßes	0,1
Rettich, weiß, geschnitten	1 Tasse	2,0
Rhabarber	1 Tasse	3,4
Rosenkohl		
- gekocht	1 Tasse	7,0
- roh	1 Tasse	4,6

Gemüse	Menge	KH (in g)*
Rote Bete		
- Blätter, gekocht	1 Tasse	2,6
- Scheiben, roh	1 Tasse	9,3
Rotkohl, gerupft		
- gekocht	1 Tasse	4,0
- roh	1 Tasse	2,8
Rucola	1 Tasse	0,4
Salat		
- Blatt-	1 Tasse	0,6
- Eisberg-	1 Blatt	0,1
- Kopf-	1 Blatt	0,1
Sauerkraut	1 Tasse	2,4
Schalotten	1 EL	1,4
Schnittlauch, gehackt	1 EL	<0,1
Sellerie		
- roh, ganz	20 cm	0,8
- roh, gewürfelt	1 Tasse	1,8
Spargel		
- Dose	1 Tasse	2,2
- roh	1 Tasse	2,4
- roh	1 Stange (12,5 cm)	0,2
Speiserüben		
- Blätter, roh	1 Tasse	1,4
- roh, gewürfelt	1 Tasse	6,0
Spinat		
- in Dosen	1 Tasse	2,0
- gefroren, gekocht	1 Tasse	4,6
- roh	1 Tasse	0,4
Süßkartoffeln		
- gebacken	1 kleine (60 g)	10,4
- gebacken	1 mittelgroße (114 g)	19,8
- gebacken	1 große (180 g)	31,4
Taro		
- Blätter, gedünstet	1 Tasse	3,0
- Wurzel, gekocht, geschnitten	1 Tasse	39,0

Gemüse	Menge	KH (in g)*
Tofu	½ Tasse	2,5
Tomaten		
- Cherry- (Kirsch-)	1 mittelgroße (17 g)	0,5
- gekocht	1 Tasse	7,9
- italienische	1 mittelgroße (63 g)	1,7
- Mark	½ Tasse	19,0
- roh	1 kleine (91 g)	2,4
- roh	1 mittelgroße (123 g)	3,3
- roh	1 große (182 g)	4,9
- roh, Scheiben	Dicke 0,6 cm	0,6
- roh, klein geschnitten	1 Tasse	4,8
- Saft	1 Tasse	8,0
- Soße	½ Tasse	7,0
Topinambur, roh	1 Tasse	23,0
Wasserkastanien	1 Tasse	14
Wirsing, gerupft		
- gekocht	1 Tasse	3,8
- roh	1 Tasse	2,0
Yamswurzel, gebacken	1 Tasse	32,2
Zucchini, roh, geschnitten	1 Tasse	2,2
Zwiebeln		
- roh, ganz, mittelgroß	Ø 6,35 cm	9,6
- roh, gehackt	1 EL	0,9
- roh, gehackt	1 Tasse	14,0
- roh, 1 Scheibe	Dicke 0,6 cm	3,3

Obst	Menge	KH (in g)*
Äpfel		
- Mus, ungesüßt	1 Tasse	25,0
- roh	1 Stück	18,0
- Saft	1 Tasse	29,0
Ananas		
- Dose, ungesüßt	1 Tasse	35,0
- frisch, gewürfelt	1 Tasse	17,2
Aprikosen		
- Dose, in Sirup	1 Tasse	51,0
- roh	1 Stück	3,1
Backpflaumen		24,0
- getrocknet	1 Stück	4,7
- Saft	1 Tasse	42,2
Bananen	1 Stück	24,0
Birnen		
- frisch	1 Stück	20,0
- frisch, geschnitten	1 Tasse	20,5
- Hälften, Dose	1 Tasse	15,1
Boysenbeeren, gefroren	1 Tasse	9,1
Brombeeren, frisch	1 Tasse	7,1
Cantaloupe-Melone		
- klein	1 Stück, Ø 11 cm	34,8
- mittelgroß	1 Stück, Ø 12,7 cm	43,6
- groß	1 Stück, Ø 16,5 cm	64,3
- Würfel	1 Tasse	12,8
Datteln		
- ganz, ohne Kerne	1 Stück	5,2
- klein geschnitten	1 Tasse	98,5
Dattelpflaumen (Kakifrüchte)	1 Stück	8,4
Erdbeeren, frisch		
- ganz	1 kleine	0,4
- ganz	1 mittelgroße	0,7
- ganz	1 große	1,0
- geschnitten	1 Tasse	9,5
- Hälften	1 Tasse	8,7
Feigen	1 Stück	10,5

Obst	Menge	KH (in g)*
Grapefruit, roh	1 halbe	8,6
Heidelbeeren, frisch	1 Tasse	17,5
Himbeeren, frisch	1 Tasse	6,0
Holunderbeeren, frisch	1 Tasse	16,4
Honigmelone		
- groß	1 Stück (Ø 15–18 cm)	106,3
- klein	1 Stück (Ø 14 cm)	83
- Kugeln	1 Tasse	14,7
Kirschen, Süß-, frisch	10 Stück	9,7
Kiwis, roh	1 Stück	8,7
Kochbananen, gekocht	1 Tasse	44,4
Limonen		
- frisch	1 Stück	3,2
- Saft	1 EL	1,3
Loganbeeren, gefroren	1 Tasse	11,7
Mandarinen	1 Stück	7,5
Mandarin-Orangen		
- Dose, mit Saft	1 Tasse	22,0
- Dose, leicht gezuckert	1 Tasse	39,2
Mangos, frisch	1 Stück	31,5
Maulbeeren, frisch	1 Tasse	11,2
Nektarinen, frisch	1 Stück	13,0
Oliven, schwarz		
- groß	1 Stück	0,2
- Jumbo	1 Stück	0,3
Orangen		
- ganz, frisch	1 Stück	12,0
- Saft, frisch	1 Tasse	25,0
- Saft, gefrorenes Konzentrat	1 Tasse	27,0
Papayas, frisch	1 Stück	24,3
Pfirsiche		
- Dose, leicht gezuckert	½ Frucht	16,4
- ganz, frisch	1 Stück	8,0
- geschnitten, frisch	1 Tasse	14,2
Pflaumen		
- ganz, frisch	1 Stück	7,6

Obst	Menge	KH (in g)*
Preiselbeeren, frisch	1 Tasse	11,6
- Soße, ganze Beeren, Dose	1 Tasse	102,0
Rosinen	1 Tasse	109,0
Stachelbeeren, frisch	1 Tasse	8,8
Wassermelonen		
- geschnitten	2,5 cm	33,0
- Kugeln	1 Tasse	11,1
Weintrauben		
- American (Slipskin)	1 Stück	0,4
- Saft, Dose	1 Tasse	37,0
- Saft, gefroren, Konzentrat	1 Tasse	31,0
- Thompson, kernlos	1 Stück	0,9
Zitronen		
- ganz, frisch	1 Stück	3,8
- Saft	1 EL	1,3

Nüsse und Samen	Menge	KH (in g)*
Cashewnüsse		
- Cashewbutter	1 EL	4,1
- ganz	1 Stück	0,5
- ganz	18 Nüsse (28 g)	8,4
- Hälften und ganze	1 Tasse (136 g)	40,7
Erdnüsse		
- Erdnussbutter	1 EL	2,1
- frisch	1 Tasse	11,1
- trocken, geröstet	1 Tasse	19,5
- trocken, geröstet	30 Nüsse	3,8
Haselnüsse		
- ganz	10 Nüsse	0,9
- ganz	1 Stück	0,1
- ganz	1 Tasse	9,4

Nüsse und Samen	Menge	KH (in g)*
Kokosnuss		
- frisch	1 Stück (5,0 x 5,0 cm)	2,7
- frisch, zerkleinert	1 Tasse	5,0
- getrocknet, gesüßt	1 Tasse	40,2
- getrocknet, ungesüßt	1 Tasse	7,0
- Kokosmilch, Dose	1 Tasse	6,6
- Kokoswasser	1 Tasse	6,3
Kürbiskerne		
- ganz	10 Kerne	1,8
- ganz	1 Tasse	22,5
Macadamianüsse		
- ganz	7 Nüsse	1,5
- ganz	1 Stück	0,2
- ganz oder Hälften	1 Tasse	7,0
Mandeln		
- ganz	1 Stück	0,1
- ganz	22 Stück (28 g)	2,2
- Mandelblättchen	1 Tasse	7,2
- Mandelbutter	1 EL	2,8
- Mandelsplitter	1 Tasse	8,6
Paranüsse	7 Stück	1,4
Pekannüsse		
- gehackt, frisch	1 Tasse	4,7
- Hälften, frisch	20 Hälften	1,2
- Hälften, frisch	1 Tasse	4,3
Pinienkerne		
- ganz	10 Stück	0,1
- ganz	1 Tasse	12,7
Pistazien		
- ganz	1 Stück	0,1
- ganz	49 Stück	5,0
- ganz	1 Tasse	21,4
Sesamsamen		
- ganz	1 EL	1,0
- Sesambutter (Tahini)	1 EL	2,5
Sojanüsse (geröstete Bohnen)	1 Tasse	42,3

Nüsse und Samen	Menge	KH (in g)*
Sonnenblumenkerne	1 EL	1,0
Walnüsse		
- englisch, gehackt	1 Tasse	8,4
- englisch, Hälften	10 Stück	1,4
- schwarz, gehackt	1 EL	0,3
- schwarz, gehackt	1 Tasse	3,9

Körner und Mehle	Menge	KH (in g)*
Amaranth		
- Körner	1 Tasse	99,4
- Mehl	1 Tasse	108,4
Buchweizen		
- Körner, geröstet	1 Tasse	34,2
- Mehl	1 Tasse	72,8
Gerste		
- geperlt, gekocht	1 Tasse	36,4
- Mehl	1 Tasse	95,4
Hafer		
- Kleie, gekocht	1 Tasse	19,3
- Kleie, trocken	1 Tasse	47,7
- Mehl, gekocht	1 Tasse	21,3
- Mehl, trocken	1 Tasse	46,4
Hirse, gekocht	1 Tasse	25,8
Mais		
- Brei, Dose	1 Tasse	18,8
- ganze Körner	1 Tasse	25,1
- Grütze, mit Wasser gekocht	1 Tasse	30,5
- Grütze, trocken	1 Tasse	121,7
- Kolben, groß	Länge 19,7–22,8 cm	23,3
- Kolben, klein	Länge 13,8–16,5 cm	11,9
- Kolben, mittelgroß	Länge 17,1–19,0 cm	14,7
- Mehl, trocken	1 Tasse	84,9

Körner und Mehle	Menge	KH (in g)*
- Popcorn, Heißluft	1 Tasse	5,0
- Stärke	1 EL	7,0
Pfeilwurzmehl	1 EL	6,8
Quinoa, gekocht	1 Tasse	43,0
Reis		
- braun, gekocht	1 Tasse	41,3
- braun, Mehl	1 EL	7,1
- Instant-, gekocht	1 Tasse	40,4
- weiß, gekocht	1 Tasse	43,9
- weiß, Mehl	1 EL	7,7
- wild, gekocht	1 Tasse	32,0
Roggenmehl, dunkel	1 Tasse	59,2
Sojamehl	1 Tasse	21,6
Tapioka, geperlt, trocken	1 EL	8,3
Weizen		
- Grieß	1 Tasse	115,6
- Grütze, gekocht	1 Tasse	25,6
- Kleie	1 EL	0,8
- Vollkorn	1 Tasse	72,4
- Vollkorn	1 EL	4,5
- Weißmehl, angereichert	1 Tasse	92,0
- Weißmehl, angereichert	1 EL	5,8

Brot und Backwaren	Menge	KH (in g)*
Bagels		
- Vollkorn	1 Stück (128 g)	64,0
- Weißmehl	1 Stück (105 g)	57,0
Brot und Brötchen		
- Hamburgerbrötchen	1 Stück	20,4
- Hot-Dog-Brötchen	1 Stück	20,4
- Kaiserbrötchen	1 Stück	28,7
- Roggenbrot	1 Scheibe	13,0
- Rosinenbrot	1 Scheibe	12,5
- Vollweizenbrot	1 Scheibe	10,7

Brot und Backwaren	**Menge**	**KH (in g)***
Cracker		
- gesalzen	1 Stück	2,2
- Käse-	1 Stück (2,5 x 2,5 cm)	0,6
- Mehrkorn-	1 Stück	2,0
Muffins	1 Stück	24,0
Pfannkuchen	1 Stück (Ø 10 cm)	13,4
Pita		
- Vollweizen-	1 Stück	30,5
- Weißmehl-	1 Stück	32,0
Tortillas		
- Maismehl	1 Stück (15 cm)	11,0
- Weizenmehl	1 Stück (20 cm)	22,0
- Weizenmehl	1 Stück (27 cm)	33,8
Wantan-Taschen	1 Stück (8,9 cm)	4,5

Pasta	**Menge**	**KH (in g)***
Makkaroni, gekocht		
- Maismehl-	1 Tasse	32,4
- Vollweizen-	1 Tasse	33,3
- Weißmehl-, angereichert	1 Tasse	37,9
Nudeln, gekocht		
- Buchweizen- (Soba-)	1 Tasse	37,7
- Eier-	1 Tasse	38,0
- Glas- (Mungbohnen)	1 Tasse	38,8
- Reis-	1 Tasse	42,0
Spaghetti, gekocht		
- Maismehl-	1 Tasse	32,4
- Vollweizen-	1 Tasse	30,9
- Weißmehl-, angereichert	1 Tasse	37,3

Molkereiprodukte	Menge	KH (in g)*
Butter	1 EL	0
Buttermilch	1 Tasse	11,7
Joghurt		
- Frucht-, fettarm	1 Tasse	43,0
- natur, fettfrei	1 Tasse	18,9
- natur, Vollmilch	1 Tasse	12,0
- Vanille-, fettarm	1 Tasse	31,0
Käse (Hartkäse)		
- amerikanischer, geschnitten	28 g	0,4
- Cheddar, geschnitten	28 g	0,4
- Cheddar, gerieben	1 Tasse	1,5
- Colby, geschnitten	28 g	0,7
- Colby, gerieben	1 Tasse	2,9
- Edamer, geschnitten	28 g	0,4
- Edamer, gerieben	1 Tasse	1,5
- Gruyère, geschnitten	28 g	0,1
- Gruyère, gerieben	1 Tasse	0,4
- Monterey, geschnitten	28 g	0,2
- Monterey, gerieben	1 Tasse	0,8
- Mozzarella, geschnitten	28 g	0,6
- Mozzarella, gerieben	1 Tasse	2,5
- Munster, geschnitten	28 g	0,3
- Munster, gerieben	1 Tasse	1,2
- Parmesan, geschnitten	28 g	0,9
- Parmesan, geraspelt	1 EL	0,2
- Parmesan, gerieben	1 EL	2,0
- Schweizer, geschnitten	28 g	1,5
- Schweizer, gerieben	1 Tasse	5,8
- Ziegen-	28 g	0,6
Käse (Weichkäse)		
- Feta, zerbröckelt	28 g	1,2
- Feta, zerbröckelt	1 Tasse	6,1
- Hütten-, fettfrei	1 Tasse	9,7
- Hütten-, 2 % Fett	1 Tasse	8,1
- Rahm-, fettarm	1 EL	1,1
- Rahm-, natur	1 EL	0,4

Molkereiprodukte	Menge	KH (in g)*
- Ricotta, teilentrahmt	28 g	1,4
- Ricotta, teilentrahmt	1 Tasse	12,5
- Ricotta, Vollmilch	28 g	0,9
- Ricotta, Vollmilch	1 Tasse	7,4
Milch		
- Mager-, fettfrei	1 Tasse	12,3
- 1 % Fett	1 Tasse	12,2
- 2 % Fett	1 Tasse	11,4
- Vollmilch, 3,3 % Fett	1 Tasse	11,0
Sahne		
- halb und halb	1 Tasse	10,6
- saure	1 EL	0,5
- Schlag-	1 Tasse	6,7
Sojamilch		
- fettarm	1 Tasse	12,0
- fettfrei	1 Tasse	9,5
Ziegenmilch	1 Tasse	11,0

Fleisch, Fisch und Eier	Menge	KH (in g)*
Büffel	85 g	0
Fisch	85 g	0
Geflügel	85 g	0
Hühnereier		
- Eigelb	1 großes	0,3
- ganz	1 großes	0,6
Lamm	85 g	0
Meeresfrüchte		
- Austern	28 g	1,4
- Garnelen, gekocht	85 g	0
- Hummer, gekocht	85 g	1,1
- Jakobsmuscheln	28 g	0,5
- Krabben	28 g	0
- Miesmuscheln, gekocht	28 g	2,1
- Venusmuscheln, Dose	28 g	1,4

Fleisch, Fisch und Eier	Menge	KH (in g)*
Rind	85 g	0
Schwein	85 g	0
- Schinken	28 g	0,7
- Speck, frisch	85 g	0
- Speck, geräuchert	3 Stück	0,5
- Speck, kanadisch	2 Stück	1,0
Wild	85 g	0

Verschiedenes	Menge	KH (in g)*
Ahornsirup	1 EL	13,4
Backpulver	1 EL	0
Bratensoße		
- Dose oder Trockenmischung	½ Tasse	6,5 i. D.
Essig		
- Apfel-	1 EL	0
- Balsamico-	1 EL	2,0
- Reis-	1 EL	0
- Rotwein-	1 EL	0
- Weißwein-	1 EL	0
Essiggurken		
- Dill, geschnitten	1 Stück (5,5 g)	0,2
- Dill, mittelgroß	1 Stück	3,1
- Pickle Relish, süß	1 EL	5,3
- süß, mittelgroß	1 Stück	11,0
Fette und Öle	1 EL	0
Fischsoße	1 EL	0,7
Gelatine, trocken	1 Blatt	0
Honig	1 EL	17,2
Ketchup	1 EL	3,8
- kohlenhydratarm	1 EL	1,0
Kräuter und Gewürze	1 EL	1,0 i. D.
Mayonnaise	1 EL	3,5
Meerrettich, Tube oder Glas	1 EL	1,4

Verschiedenes	Menge	KH (in g)*
Melasse	1 EL	14,9
- schwarz, Zuckerrohr-	1 EL	12,2
Pfannkuchensirup	1 EL	15,1
Salsa (Würzsoße)	1 EL	0,8
Sauce Tartar	1 EL	2,0
Senf		
- Dijon	1 EL	0
- gelb	1 EL	0,3
Sojasoße	1 EL	1,1
Sauce Tartar	1 EL	2,0
Worcestersauce	1 EL	3,3
Zucker		
- braun	1 EL	13,0
- Puder-	1 EL	8,0
- weiß, granuliert	1 EL	12,0

D: Pharmazeutische Wirkstoffe, die für Senioren nicht geeignet sind

Die hier aufgeführten pharmazeutischen Wirkstoffe können bei Senioren das Gehirn schädigen, bestehende Schäden verschlimmern oder zu anderen ernsten gesundheitlichen Problemen führen. Die Liste ist alphabetisch nach den generischen Namen angeordnet, die fett gesetzt sind. Darunter wird der jeweilige Anwendungsbereich angegeben. Die Liste enthält viele der gebräuchlichsten Wirkstoffe, die negative Auswirkungen auf das Zentralnervensystem haben können, aber nicht alle Wirkstoffe dieser Art. Dass ein Wirkstoff nicht aufgeführt wird, bedeutet also nicht, dass bei ihm keine Risiken bestehen.

Alprazolam: Benzodiazepin/Tranquilizer

Amitriptylin/Perphenazin: Anticholinergikum/Antidepressivum

Amphetamin: Stimulans/Antinarkoleptikum

Atorvastatin: Statin/Cholesterinsenker

Belladonna-Alkaloide: Anticholinergika/Antispasmodika/bei Magenbeschwerden

Benzatropin: Anticholinergikum/Behandlung von Parkinson

Biperiden: Anticholinergikum/Behandlung von Parkinson

Bromocriptin: Dopaminagonist/Behandlung von Parkinson

Butabarbital: Neurodepressivum/Sedativum

Carisoprodol: Anticholinergikum/Muskelrelaxans

Chlordiazepoxid: Benzodiazepin/Tranquilizer

Chlorphenamin: Anticholinergikum/Antihistaminikum/in vielen Medikamenten gegen Husten und Erkältungen enthalten

Chlorzoxazon: Anticholinergikum/Muskelrelaxans

Cimetidin: Antihistaminikum/Antazidum

Clidinium: Anticholinergikum/Antazidum

Clonazepam: Benzodiazepin/bei psychiatrischen Erkrankungen/Tranquilizer

Clonidin: Antihypertonikum

Cyclobenzaprin: Anticholinergikum/Muskelrelaxans

Cyproheptadin: Anticholinergikum/Antihistaminikum

Diazepam: Benzodiazepin/Tranquilizer

Dicyclomin: Anticholinergikum/gastrointestinales Antispasmodikum/ bei Magenbeschwerden

Diphenhydramin: Anticholinergikum/Antihistaminikum/Schlafmittel/ ist in vielen Medikamenten gegen Allergien und Erkältungen enthalten

Disopyramid: Anticholinergikum/Antiarrhythmikum

Doxazosin: Anticholinergikum/Antihypertonikum

Doxepin: Anticholinergikum/Antidepressivum

Doxylamin: Anticholinergikum/bei Schlaflosigkeit/Schlafmittel

Eszopiclon: Sedativum/Schlafmittel

Famotidin: Antihistaminikum/Antazidum

Fluoxetin: Antidepressivum

Flurazepam: Benzodiazepin/Tranquilizer

Fluvastatin: Statin/Cholesterinsenker

Glycopyrrolat: Anticholinergikum/Antispasmodikum

Haloperidol: Antipsychotikum/bei psychiatrischen Erkrankungen

Homatropin: Anticholinergikum/Hustenstiller

Hydroxyzin: Anticholinergikum/Antihistaminikum/Tranquilizer

Hyoscyamin: Anticholinergikum/Antispasmodikum/bei Magenbeschwerden

Ibuprofen: NSAR/Analgetikum

Indometacin: NSAR

Ipratropium: Anticholinergikum/Bronchodilator

Ketorolac: NSAR/Analgetikum

Lorazepam: Benzodiazepin/Tranquilizer

Lovastatin: Statin/Cholesterinsenker

Mepenzolat: Anticholinergikum/Antazidum

Meperidin: narkotisches Analgetikum

Mephobarbital: Neurodepressivum/Sedativum

Meprobamat: Tranquilizer

Metaxalon: Anticholinergikum/Muskelrelaxans

Methocarbamol: Anticholinergikum/Muskelrelaxans

Methyldopa: Benzodiazepin/Antihypertonikum

Methylphenidat: Stimulans/bei psychiatrischen Störungen

Methylscopolamin: Anticholinergikum/Antazidum

Metoclopramid: gastrointestinales Stimulans/bei Magenbeschwerden

Naproxen: NSAR

Nifedipin: Anticholinergikum/Calciumkanalblocker (Calciumantagonist)/ Antihypertonikum

Nizatidin: Antihistaminikum/Antazidum

Orphenadrin: Anticholinergikum/Muskelrelaxans

Oxaprozin: NSAR

Oxazepam: Benzodiazepin/Tranquilizer

Oxybutynin: Anticholinergikum/bei Harninkontinenz und überaktiver Blase

Pentazocin: narkotisches Analgetikum

Piroxicam: NSAR

Phenobarbital: Sedativum/Schlafmittel

Pravastatin: Statin/Cholesterinsenker

Primidon: Antikonvulsivum

Promethazin: Anticholinergikum/Antihistaminikum

Propanthelin: Anticholinergikum/gastrointestinales Muskelrelaxans

Propoxyphen: narkotisches Analgetikum

Quetiapin: Antipsychotikum

Ramelteon: Sedativum/Schlafmittel

Ranitidin: Anticholinergikum/Antihistaminikum/Antazidum

Reserpin: Benzodiazepin/Antihypertonikum/Tranquilizer

Rosuvastatin: Statin/Cholesterinsenker

Scopolamin: Anticholinergikum/gegen Reisekrankheit/Antispasmodikum

Secobarbital: Neurodepressivum/Sedativum

Sertralin: Antidepressivum/bei psychiatrischen Erkrankungen

Simvastatin: Statin/Cholesterinsenker

Temazepam: Benzodiazepin/Schlafmittel

Thioridazin: Antipsychotikum

Tiotropium: Anticholinergikum/Bronchodilator

Tolterodin: Anticholinergikum/bei hyperaktiver Blase

Triazolam: Benzodiazepin/Schlafmittel

Trihexyphenidyl: Anticholinergikum/Behandlung von Parkinson

Trimethobenzamid: Anticholinergikum/Antiemetikum

Tripelennamin: Anticholinergikum/Antihistaminikum

Valproat: Antikonvulsivum

Vareniclin: zur Raucherentwöhnung

Zaleplon: Sedativum/Schlafmittel

Zolpidem: Sedativum/Schlafmittel

Anmerkungen

Alle hier aufgeführten Links waren bei Redaktionsschluss aufrufbar. Sollte dies bei Drucklegung nicht mehr der Fall sein, kann der entsprechende Link in der Regel beim Internetarchiv *(http://archive.org/web/)* gefunden werden.

Kapitel 1: Gibt es ein Mittel gegen Alzheimer?

1 VanItallie, T.B., u. a.: »Treatment of Parkinson disease with diet-induced hyperketonemia: a feasibility study.« *Neurology* 2005: 64:728–730.

2 Roan, S.: »Dementia in one spouse increases risk in the other.« *Los Angeles Times*, 5. Mai 2010.

Kapitel 2: Das menschliche Gehirn

1 Gould, E., u.a.: »Neurogenesis in the neocortex of adult primates.« *Science* 1999: 286:548–552.

2 Eriksson, P.S., u.a.: »Neurogenesis in the adult human hippocampus.« *Nat Med* 1998: 4:1313–1317.

Kapitel 3: Die vielen Gesichter der Neurodegeneration

1 Heron, M., u. a.: *National Vital Statistics Reports* 2009: 57:9.

2 Beydoun, M.A., u. a.: »Obesity and central obesity as risk factors for incident dementia and its subtypes: a systematic review and meta-analysis.« *Obes Rev* 2008: 9:204–218.

3 Hughes, T.F., u. a.: »Association between late-life body mass index and dementia: The Kame Project.« *Neurology* 2009: 72:1741–1746.

4 Knopman, D.S., u. a.: »Incident dementia in women is preceded by weight loss by at least a decade.« *Neurology* 2007: 69:739–746.

5 Ott, A., u. a.: »Prevalence of Alzheimer's disease and vascular dementia: association with education. The Rotterdam study.« *BMJ* 1995: 310:970–973.

6 Aarsland, D., u. a.: »Prevalence and characteristics of dementia in Parkinson disease: an 8-year prospective study.« *Arch Neurol* 2003: 60:387–392.

7 Friedman, J.H., u. a.: »Monozygotic twins discordant for Huntington disease after 7 years.« *Arch Neurol* 2005: 62:995–997.

8 Hockly, E., u. a.: »Environmental enrichment slows disease progression in R6/2 Huntington's disease mice.« *Ann Neurol* 2002: 51:235–242.

9 Wachterman, M., u. a.: »Reporting dementia on the death certificates of nursing home residents dying with end-stage dementia.« *JAMA* 2008: 300:2608–2610.

Kapitel 4: Vorzeitiges Altern und Neurodegeneration

1 Sasaki, N., u. a.: »Advanced glycation end products in Alzheimer's disease and other neurodegenerative diseases.« *American Journal of Pathology* 1998: 153:1149–1155.

2 Catellani, R., u. a.: »Glycooxidation and oxidative stress in Parkinson's disease and diffuse Lewy body disease.« *Brain Res* 1996: 737:195–200.

3 Kato, S., u. a.: »Astrocytic hyaline inclusions contain advanced glycation endproducts in familial amyotrophic lateral sclerosis with superoxide dismutase 1 gene mutation: immunohistochemical and immunoelectron microscopical analysis.« *Aca Neuropathol* 1999: 97:260–266.

4 Cai, W., u. a.: »High levels of Dietary advanced glycation end products transform low-density lipoprotein into a potent redox-sensitive mitogen-activated protein kinase stimulant in diabetic patients.« *Circulation* 2004: 110:285–291.

5 Negrean, M., u. a.: »Effects of low- and high-advanced glycation endproduct meals on macro- and microvascular endothelial function and oxidative stress in patients with type 2 diabetes mellitus.« *Am J Clin Nutr* 2007: 85:1236–1243.

6 Cai, W., u. a.: »Reduced oxidant stress and extended lifespan in mice exposed to a low glycotoxin diet.« *Am J Pathol* 2007: 170: 1893–1902.

7 Goldberg, T., u. a.: »Advanced glycoxidation end products in commonly consumed foods.« *J Am Diet Assoc* 2004: 104:1287–1291.

8 Uribarri, J., u. a.: »Circulating glycotoxins and dietary advanced glycation endproducts: two links to inflammatory response, oxidative stress, and aging.« *J Gerontol Ser A: Biol Sci Med Sci* 2007: 62:427–433.

9 Cerami, C., u. a.: »Tobacco smoke is a source of toxic reactive glycation products.« *Proc Natl Acad Sci USA* 1997: 94:13915–13920.

10 Ahmed, N., u. a.: »Assay of advanced glycation endproducts in selected beverages and food by liquid chromatography with tandem mass spectrometric detection. *Molecular Nutrition & Food Research* 2005: 49:691–699.

11 Krajcovicová-Kudlacková, M., u. a.: »Advanced glycation end products and nutrition.« *Physiol Res* 2002: 51:313–316.

12 Wu, C.H., und Yen, G.C.: »Inhibitory effect of naturally occurring flavonoids on the formation of advanced glycation endproducts.« *J Agric Food Chem* 2005: 53:3167–3173.

13 Kiho, T., u. a.: »Tomato paste fraction inhibiting the formation of advanced glycation endproducts.« *Biosci Biotechnol Biochem* 2004: 68:200–205.

14 Brackenridge, C.J.: »Relation of occupational stress to the age at onset of Huntington's disease.« *Acta Neurologica Scandinavica* 2009: 60:272–276.

15 Slow, E.J., u. a.: »To be or not to be toxic: aggregations in Huntington and Alzheimer disease.« *Trends in Genetics* 2006: 22:408–411.

16 Davies, S.W., u. a.: »Formation of neuronal intranuclear inclusions underlies the neurological dysfunction in mice transgenic for the HD mutation.« *Cell* 1997: 90:537–548.

17 Langley, K., u. a.: »Effects of low birth weight, maternal smoking in pregnancy and social class on the phenotypic manifestation of attention deficit hyperactivity disorder and associated antisocial behaviour: investigation in a clinical sample.« *BMC Psychiatry* 2007: 7:26.

18 Conley, D., und Bennett, N.G.: »Is biology destiny? Birth weight and life chances.« *American Sociological Review* 2000: 65:458–467.

19 Jahoor, F., u. a.: »Plasma apolipoprotein A1 and birthweight.« *Lancet* 1997: 350:1823–1824.

20 Franco, M.C.P., u. a.: »Effects of low birth weight in 8- to 13-year-old children. Implications in endothelial function and uric acid levels.« *Hypertension* 2006: 48:45–50.

21 Valsmakis, G., u. a.: »Causes of intrauterine growth restriction and the postnatal development of metabolic syndrome.« *Annals of the New York Academy of Sciences* 2006: 1092:138–147.

22 Barker, D.J.P.: »Type 2 (non-insulin-dependent) diabetes mellitus, hypertension and hyperlipidaemia (syndrome X): relation to reduced fetal growth.« *Diabetologia* 1993: 36:62–67.

23 Liem, J., u. a.: »The risk of developing food allergy in premature or low-birth-weight children.« *Journal of Allergy and Clinical Immunology* 2005: 115:S242.

24 Raqib, R., u. a.: »Low birth weight is associated with altered immune function in rural Bangladeshi children: a birth cohort study.» *Am J Clin Nutr* 2007: 85:845–852.

25 Moore, S.E.: »Nutrition, immunity and the fetal and infant origins of disease hypothesis in developing countries.« *Proceedings of the Nutrition Society* 1998: 57:241–247.

26 Falcone, D.: »Science Overview: TDP-43 – TDP-43 and its role on ALS. Center for Neurodegenerative Disease Research.« *https://web.archive.org/web/20140226122729/http://www.med.upenn.edu/cndr/TDP43androleonALS.shtml.*

27 Yagi, H., u. a.: »Amyloid fibril formation of alpha-synuclein is accelerated by performed amyloid seeds of other proteins.« *Journal of Biological Chemistry* 2005: 280:38609–38616.

28 Frank-Cannon, T.C., u. a.: »Does neuroinflammation fan the flame in neurodegenerative diseases?« *Molecular Neurodegeneration* 2009: 4:47.

29 Reale, M., u. a.: »Peripheral chemokine receptors, their ligands, cytokines and Alzheimer's disease.« *J Alzheimers Dis* 2008: 14:147–159.

30 Sawada, M., u. a.: »Role of cytokines in inflammatory process in Parkinson's disease.« *J Neural Transm Suppl* 2006: (70):373–381.

31 Bjorkqvist, M., u. a.: »A novel pathogenic pathway of immune activation detectable before clinical onset in Huntington's disease.« *J Exp Med* 2008: 205:1869–1877.

32 Munch, G., u. a.: »Advanced glycation end products in neurodegeneration: more than early markers of oxidative stress?« *Ann Neurol* 1998: 44 (3 Suppl 1):S85–S88.

33 Frank-Cannon, T.C., u. a.: »Does neuroinflammation fan the flame in neurodegenerative diseases?« *Molecular Neurodegeneration* 2009: 4:47.

Kapitel 5: Insulinresistenz und Neurodegeneration

1 De la Monte, S.M., u. a.: »Impaired insulin and insulin-like growth factor expression and signaling mechanisms in Alzheimer's disease—is this type 3 diabetes?« *J Alzheimers Dis* 2005: 7:63– 80.

2 Pavlovic, D.M., und Pavlovic, A.M.: »Dementia and diabetes mellitus.« *Srp Arh Celok Lek* 2008: 136:170–175.

3 Ristow, M.: »Neurodegenerative disorders associated with diabetes mellitus.« *J Mol Med* 2004: 82:510–529.

4 Craft, S., und Watson, G.S.: »Insulin and neurodegenerative disease: shared and specific mechanisms.« *Lancet Neurol* 2004: 3:169–178.

5 Morris, J.K., u. a.: »Measures of striatal insulin resistance in a 6-hydroxydopamine model of Parkinson's disease.« *Brain Res* 2008: 1240:185–195.

6 Moroo, I., u. a.: »Loss of insulin receptor immunoreactivity from the substantia nigra pars compacta neurons in Parkinson's disease.« *Acta Neuropathol* 1994: 87:343–348.

7 Sandyk, R.: »The relationship between diabetes mellitus and Parkinson's disease.« *Int J Neurosci* 1993: 69:125–130.

8 Hu, G., u. a.: »Type 2 diabetes and the risk of Parkinson's disease.« *Diabetes Care* 2007: 30:842–847.

9 Farrer, L.A.: »Diabetes mellitus in Huntington's disease.« *Clin Genet* 1985: 27:62–67.

10 Podolsky, S., u. a.: »Increased frequency of diabetes mellitus in patients with Huntington's chorea.« *Lancet* 1972: 1:1356–1358.

11 Warram, J.H., u. a.: »Slow glucose removal rate and hyperinsulinemia precede the development of type 2 diabetes in the offspring of diabetic parents.« *Ann Intern Med* 1990: 113:909–915.

12 Whitney, E.N., u. a.: *Understanding Normal and Clinical Nutrition,* Third Edition. West Publishing Company, St. Paul, MN, 1991.

13 Whitmer, R.A.: »Type 2 diabetes and risk of cognitive impairment and dementia.« *Curr Neurol Neurosci Rep* 2007: 7:3730380.

14 Ott, A., u. a.: »Diabetes and the risk of dementia: Rotterdam study.« *Neurology* 1999: 53:1937–1942.

15 Xu, W., u. a.: »Mid- and late-life diabetes in relation to the risk of dementia: a population-based twin study.« *Diabetes* 2009: 58:71–77.

16 Roriz-Cruz, M., u. a.: »(Pre)diabetes, brain aging, and cognition.« *Biochim Biophys Acta* 2009: 1792:432–443.

17 Sandyk, R.: »The relationship between diabetes mellitus and Parkinson's disease.« *Int. J Neurosci* 1993: 69:125–130.

18 Reyes, E.T., u. a.: »Insulin resistance in amyotrophic lateral sclerosis.« *J Neurol Sci* 1984: 63:317–324.

19 Hubbard, R.W., u. a.: »Elevated plasma glucagon in amyotrophic lateral sclerosis.« *Neurology* 1992: 42:1532–1534.

20 Pradat, P.F., u. a.: »Impaired glucose tolerance in patients with amyotrophic lateral sclerosis.« *Amyotroph Lateral Scler* 2009: März, 20:1–6.

21 Reger, M.A., u. a.: »Intranasal insulin improves cognition and modulates beta-amyloid in early AD.« *Neurology* 2008: 70:440–448.

Kapitel 6: Traumata

1 Uryu, K., u. a.: »Repetitive mild brain trauma accelerates Abeta deposition, lipid peroxidation, and cognitive impairment in a transgenic mouse model of Alzheimer amyloidosis.« *J Neurosci* 2002: 15:446–454.

2 Friedman, J.H.: »Progressive Parkinsonism in boxers.« *South Med J* 1989: 82:543–546.

3 Strickland, D., u. a.: »Physical activity, trauma, and ALS: a case-control study.« *Acta Neurologica Scandinavica* 1996: 94:45–50.

4 Piazza, O., u. a.: »Soccer, neurotrauma and amyotrophic lateral sclerosis: is there a connection?« *Curr Med Res Opin* 2004: 20:505–508.

5 Gallagher, J.P., und Sanders, M.: »Trauma and amyotrophic lateral sclerosis: a report of 78 patients.« *Acta Neurologica Scandinavica* 2009: 75:145–150.

6 Chen, H., u. a.: »Head injury and amyotrophic lateral sclerosis.« *Am J Epidemiol* 2007: 166:810–816.

7 Mortimer, J.A., u. a.: »Head trauma as a risk factor for Alzheimer's disease: a collaborative re-analysis of case-control studies. EURODEM Risk Factors Research Group.« *Int J Epidemiol* 1991: 20 Suppl 2:S28–S35.

8 Kondo, K., und Tsubaki, T.: »Case-control studies of motor neuron disease: association with mechanical injuries.« *Arch Neurol* 1981: 38:220–226.

9 Rosso, S. M., u. a.: »Medical and environmental risk factors for sporadic frontotemporal dementia: a retrospective case-control study.« *J Neurol Neurosurg Psychiatry* 2003: 74:1574–1576.

10 Van Duijn, C.M., u. a.: »Head trauma and the risk of Alzheimer's disease.« *Am J Epidemiol* 1992: 135:775–782.

11 Hebert, R., u. a.: »Vascular dementia: incidence and risk factors in the Canadian study of health and aging.« *Stroke* 2000: 31:1487–1493.

12 Elkind, M.S., u. a.: »Infectious burden and risk of stroke: the northern Manhattan study.« *Arch Neurol* 2010: 67:33–38.

13 Yamori, Y., u. a.: »Pathogenesis and dietary prevention of cerebrovascular diseases in animal models and epidemiological evidence for the applicability in man.« In: Yamori, Y., und Lenfant, C. (Hg.): *Prevention of Cardiovascular Diseases: An Approach to Active Long Life*. Elsevier Science Publishers, Amsterdam, 1987.

14 Ikeda, K., u. a.: »Effect of milk protein and fat intake on blood pressure and incidence of cerebrovascular disease in stroke-prone spontaneously hypertensive rats (SHRSP).« *J Nutr Sci Vitaminol* 1987: 33:31.

15 Kimura, N.: »Changing patterns of coronary heart disease, stroke, and nutrient intake in Japan.« *Prev Med* 1985: 12:222.

16 Omura, T., u. a.: »Geographical distribution of cerebrovascular disease mortality and food intakes in Japan.« *Soc Sci Med* 1987: 24:40.

Kapitel 7: Medikamente

1 Boustani, M., u. a.: »The association between cognition and histamine-2 receptor antagonists in African Americans.« *J Am Geriatr Soc* 2007: 55:1248–1253.

2 Chen, X., u. a.: »The recovery of cognitive function after general anesthesia in elderly patients: a comparison of desflurane and sevoflurane.« *Anesth Analg* 2001: 93:1489–1494.

3 Bohnen, N.I., u. a.: »Alzheimer's disease and cumulative exposure to anesthesia: a case-control study.« *J Am Geriatr Soc* 1994: 42:198–201.

4 Muravchick, S., und Smith, D.S.: »Parkinsonian symptoms during emergence from general anesthesia.« *Anesthesiology* 1995: 82:305–307.

5 Xie, Z., u. a.: »The inhalation anesthetic isoflurane induces a vicious cycle of apoptosis and amyloid beta-protein accumulation.« *J Neurosci* 2007: 27:1247–1254.

6 Xie, Z., u. a.: »The common inhalation anesthetic isoflurane induces caspase activation and increases amyloid beta-protein level in vivo.« *Ann Neurol* 2008: 64:618–627.

7 Plassman, B.L., u. a.: »Surgery using general anesthesia and risk of dementia in the Aging, Demographics and Memory Study.« *Alzheimer's and Dementia* 2009: 5:389.

8 Aisen, P.S., u. a.: »Effects of rofecoxib or naproxen vs placebo on Alzheimer disease progression: a randomized controlled trial.« *JAMA* 2003: 289:2819–2826.

9 Martin, B.K., u. a.: »Cognitive function over time in the Alzheimer's Disease Anti-inflammatory Prevention Trial (ADAPT): results of a randomized, controlled trial of naproxen and celecoxib.« *Arch Neurol* 2008: 65:895–905.

10 Ehlenbach, W.J., u. a.: »Association between acute care and critical illness hospitalization and cognitive function in older adults.« *JAMA* 2010: 303:763–770.

11 Breitner, J.C., u. a.: »Risk of dementia and AD with prior exposure to NSAIDs in an elderly community-based cohort.« *Neurology* 2009: 72:1899–1905.

12 Carrière, I., u. a.: »Drugs with anticholinergic properties, cognitive decline, and dementia in an elderly general population: the 3-city study.« *Arch Intern Med* 2009: 169:1317.

13 Hanlon, J.T., u. a.: »Adverse drug events in high risk older outpatients.« *J Am Geriatr Soc* 1997: 45:945–948.

14 Cooper, J.W.: »Adverse drug reaction-related hospitalizations of nursing facility patients: a 4-year study.« *South Med J* 1999: 92:485–490.

15 Beers, M.H.: »Explicit criteria for determining potentially inappropriate medication use by the elderly.« *Archives of Internal Medicine* 1997: 157:1531–1536.

16 Fick, E.D., u. a.: »Beers criteria for potentially inappropriate medication use in older adults.« *Archives of Internal Medicine* 2003: 163:2716–2724.

17 Eleven deaths during Aricept trial raises concern over FDA application to permit wider use of the drug. *http://www.yourlawyer.com/articles/read/11516.*

18 Golomb, B.A., und Evans, M.A.: »Statin adverse effects: a review of the literature and evidence for a mitochondrial mechanism.« *Am J Cardiovasc Drugs* 2008: 8:373–418.

19 Horner, H.C., u. a.: »Glucocorticoids inhibit glucose transport in cultured hippocampal neurons and glia.« *Neuroendocrinology* 1990: 52:57–64.

20 Virgin, C.E., u. a.: »Glucocorticoids inhibit glucose transport and glutamate uptake in hippocampal astrocytes: implications for glucocorticoid neurotoxicity.« *J Neurochem* 1991: 57:1422–1428.

21 Catania, C., u. a.: »A steroid hormone-Alzheimer's disease connection? Upsides, downsides.« *Molecular Bases of Neurodegeneration* 2005: 21–42.

22 Sapolsky, R.M.: »Potential behavioral modification of glucocorticoid damage to the hippocampus.« *Behav Brain Res* 1993: 57:175–182.

Kapitel 8: Umweltgifte

1 Costello, S., u. a.: »Parkinson's disease and residential exposure to maneb and paraquat from agricultural applications in the Central Valley of California.« *American Journal of Epidemiology* 2009: 169:919–926.

2 Chen, H., u. a.: »Consumption of dairy products and risk of Parkinson's disease.« *Am J Epidemiol* 2007: 165:998–1006.

3 Champy, P., u. a.: »Annonacin, a lipophilic inhibitor of mitochondrial complex I, induces nigral and striatal neurodegeneration in rats: possible relevance for atypical parkinsonism in Guadeloupe.« *J Neurochem* 2004: 88:63–69.

4 Lannuzel, A., u. a.: »The mitochondrial complex I inhibitor annonacin is toxic to mesencephalic dopaminergic neurons by impairment of energy metabolism.« *Neuroscience* 2003: 121:287–296.

5 Champy, P., u. a.: »Quantification of acetogenins in Annona muricata linked to atypical parkinsonism in Guadeloupe.« *Mov Disord* 2005: 20:1629–1633.

6 Cox, P.A., u. a.: »Biomagnification of cyanobacterial neurotoxins and neurodegenerative disease among the Chamorro people of Guam.« *Proc Natl Acad Sci USA* 2003: 100:13380–13383.

7 Murch, S.J., u. a.: »Occurrence of beta-methylamino-l-alanine (BMAA) in ALS/PDC patients from Guam.« *Acta Neurol Scand* 2004: 110:267–269.

8 Cox, P.A., u. a.: »Biomagnification of cyanobacterial neurotoxins and neurodegenerative disease among the Chamorro people of Guam.« *Proc Natl Acad Sci USA* 2003: 100:13380–13383.

9 Pablo, J., u. a.: »Cyanobacterial neurotoxin BMAA in ALS and Alzheimer's disease.« *Acta Neurol Scand* 2009: 120:216–225.

10 Cox, P.A., u. a.: »Diverse taxa of cyanobacteria produce beta-N-methylamino-L-alanine, a neurotoxic amino acid.« *Proc Natl Acad Sci USA* 2005: 102:5074–5078.

11 Choi, D.: »Glutamate neurotoxicity and diseases of the nervous system.« *Neuron* 1988: 1:623–34.

12 Lipton, S., und Rosenberg, P.: »Excitatory amino acids as a final common pathway for neurologic disorders.« *N Engl J Med* 1994: 330:613–22.

13 Whetsell, W., und Shapira, N.: »Biology of disease. Neuroexcitation, excitotoxicity and human neurological disease.« *Lab Invest* 1993: 68:372–387.

14 Olney, J.: »Glutamate, a neurotoxic transmitter.« *J Child Neurol* 1989: 4:218–26.

15 Olney, J., u. a.: »Excitotoxic neurodegeneration in Alzheimer's disease.« *Arch Neurol* 1997: 54:1234–1240.

16 Hynd, M.R., u. a.: »Glutamate-mediated excitotoxicity and neurodegeneration in Alzheimer's disease.« *Neurochem Int* 2004: 45:583–595.

17 Caudle, W.M., und Zhang, J.: »Glutamate, excitotoxicity, and programmed cell death in Parkinson disease.« *Exp Neurol* 2009: 220:230–233.

18 Morales, I., u. a.: »Osmosensitive response of glutamate in the substantia nigra.« *Exp Neurol* 2009: 220:335–340.

19 Meredith, G.E., u. a.: »Impaired glutamate homeostasis and programmed cell death in a chronic MPTP mouse model of Parkinson's disease.« *Exp Neurol* 2009: 219:334–340.

20 Shi, P., u. a.: »Mitochondrial dysfunction in amyotrophic lateral sclerosis.« *Biochim Biophys Acta* 2010: 1802:45–51.

21 Brunet, N., u. a.: »Excitotoxic motoneuron degeneration induced by glutamate receptor agonists and mitochondrial toxins in organotypic cultures of chick embryo spinal cord.« *J Comp Neurol* 2009: 516:277–290.

22 Foran, E., und Trotti, D.: »Glutamate transporters and the excitotoxic path to motor neuron degeneration in amyotrophic lateral sclerosis.« *Antioxid Redox Signal* 2009: 11:1587–1602

23 Kort, J.J.: »Impairment of excitatory amino acid transport in astroglial cells infected with human immunodeficiency virus type I AIDS.« *Res Human Retroviruses* 1998: 14:1329–1339.

24 Tritti, D., und Danbolt, N.C.: »Glutamate transporters are oxidant-vulnerable: a molecular link between oxidative and excitotoxic neurodegeneration.« *TIPS* 1998: 19:328–334.

25 Blanc, E.M., u.a.: »4-hydroxynonenal, a lipid peroxidation product, impairs glutamate transport in cortical astrocytes.« *Glia* 1998: 22:149–160.

26 Koenig, H., u.a.: »Capillary NMDA receptors regulate blood-brain barrier function and breakdown.« *Bran Res* 1992: 588:297–303.

27 Van Westerlaak, M.G., u.a.: »Chronic mitochondrial inhibition induces glutamate-mediated corticomotoneuron death in an organotypic culture model.« *Exp Neurol* 2001: 167:393–400.

28 Oddo, S., u.a.: »Chronic nicotine administration exacerbates tau pathology in a transgenic model of Alzheimer's disease.« *Proc Natl Acad Sci USA* 2005: 102:3046–3051.

29 Jakszyn, P., und Gonzalez, C.A.: »Nitrosamine and related food intake and gastric and oesophageal cancer risk: a systematic review of the epidemiological evidence.« *World J Gastroenterol* 2006: 12:4296–4303.

30 Knekt, P., u.a.: »Risk of colorectal and other gastro-intestinal cancers after exposure to nitrate, nitrite and N-nitroso compounds: a follow-up study.« *Int J Cancer* 1999: 80:852–856.

31 Larsson, S.C., u.a.: »Processed meat consumption, dietary nitrosamines and stomach cancer risk in a cohort of Swedish women.« *Int J Cancer* 2006: 119:915–919.

32 Coss, A., u.a.: »Pancreatic cancer and drinking water and dietary sources of nitrate and nitrite.« *Am J Epidemiol* 2004: 159:693–701.

33 De la Monte, S.M., u.a.: »Epidemiological trends strongly suggest exposures as etiologic agents in the pathogenesis of sporadic Alzheimer's disease, diabetes mellitus, and non-alcoholic steatohepatitis.« *J Alzheimers Dis* 2009: 17:519–529.

34 De la Monte, S.M., u.a.: »Nitrosamine exposure exacerbates high fat diet-mediated type 2 diabetes mellitus, non-alcoholic steatohepatitis, and neurodegeneration with cognitive impairment.« *Molecular Neurodegeneration* 2009: 4:54.

35 Tong, M., u.a.: »Nitrosamine exposure causes insulin resistance diseases: relevance to type 2 diabetes mellitus, non-alcoholic steatohepatitis, and Alzheimer's disease.« *J Alzheimers Dis* 2009: 17:8270844.

36 Rossini, A.A., u.a.: »Studies of streptozotocin-induced insulitis and diabetes.« *Proc Natl Acad Sci USA* 1977: 74:2485–2489.

37 Szkudelski, T.: »The mechanism of alloxan and streptozotocin action in B cells of the rat pancreas.« *Physiol Res* 2001: 50:537–546.

38 Lester-Coll, N., u.a.: »Intracerebral streptozotocin model of type 3 diabetes: relevance to sporadic Alzheimer's disease.« *J Alzheimers Dis* 2006: 9:13–33.

Kapitel 9: Giftige Metalle

1 Griffiths, P.D., u.a.: »Iron in the basal ganglia in Parkinson's disease.« *Brain* 1999: 122:667–673.

2 Altamura, S., und Muckenthaler, M.U.: »Iron toxicity in diseases of aging: Alzheimer's disease, Parkinson's disease and atherosclerosis.« *J Alzheimers Dis* 2009: 16:879–895.

3 Yokel, R.A.: »Blood-brain barrier flux of aluminum, manganese, iron and other metals suspected to contribute to metal-induced neurodegeneration.« *J Alzheimers Dis* 2006: 10:223–253.

4 Pall, H.S., u. a.: »Raised cerebrospinal-fluid copper concentration in Parkinson's disease.« *Lancet* 1987: 2:238–241.

5 Dantzig, P.I.: »Parkinson's disease, macular degeneration and cutaneous signs of mercury toxicity.« *J Occup Environ Med* 2006: 48:656.

6 Wu, J., u. a.: »Alzheimer's disease (AD) like pathology in aged monkeys following infantile exposure to environmental metal lead (Pb): Evidence for a developmental origin and environmental link to AD.« *J Neurosci* 2008: 28:3–9.

7 Kamel, F., u. a.: »Lead exposure as a risk factor for amyotrophic lateral sclerosis.« *Neurodegenerative Diseases* 2005: 2:195–201.

8 Coon, S., u. a.: »Whole-body lifetime occupational lead exposure and risk of Parkinson's disease.« *Environmental Health Perspectives* 2006: 114:1872–1876.

9 Markesbery, W.R., und Ehmann, W.D.: »Brain trace elements in Alzheimer's disease.« In: Terry, R.D., Katzman, R., Bick, K.L. (Hg.): *Alzheimer's Disease*. Raven Press, Ltd. New York, 1994.

10 Markesbery, W.R., u. a.: »Brain trace element concentration in aging.« *Neurobiol Aging* 1984: 5:19–28.

11 Crapper, D.R., u. a.: »Intranuclear aluminum content in Alzheimer's disease, dialysis encephalopathy and experimental aluminum encephalopathy.« *Acta Neuropath* 1980: 50:19–24.

12 Crapper, D.R., u. a.: »Brain aluminum distribution in Alzheimer's disease and experimental neurofibrillary degeneration.« *Science* 1973: 180:511–513.

13 Yoshida, S., u. a.: »Bunina body formation in amyotrophic lateral sclerosis: a morphologic-statistical and trace element study featuring aluminum.« *J Neurol Sci* 1995: 30:88–94.

14 Bouras, C., u. a.: »A laser microprobe mass analysis of brain aluminum and iron in dementia pugilistica: comparison with Alzheimer's disease.« *Eur Neurol* 1997: 38:53–58.

15 Campbell, A.: »The role of aluminum and copper on neuroinflammation and Alzheimer's disease.« *J Alzheimers Dis* 2006: 10:165–172.

16 Flaten, T.P.: »Aluminum as a risk factor in Alzheimer's disease, with emphasis on drinking water.« *Brain Res Bull* 2001: 55:187–196.

17 Michel, P.H., u. a.: »Study of the relationship between Alzheimer's disease and aluminum in drinking water.« *Neurobiol Aging* 1990: 11:264.

18 Birchall, J.D.: »Dissolved silica and bioavailability of aluminum.« *Lancet* 1993: 342:299.

19 Yokel, R.A., und Florence, R.L.: »Aluminum bioavailability from the approved food additive leavening agent acidic sodium aluminum phosphate, incorporated into a baked good, is lower than from water.« *Toxicology* 2006: 227:86–93.

20 Flaten, T.P.: »Aluminium as a risk factor in Alzheimer's disease, with emphasis on drinking water.« *Brain Res Bull* 2001: 55:187–196.

21 Cosnes, A., u. a.: »Inflammatory nodular reactions after hepatitis B vaccination due to aluminium sensitization.« *Contact Dermatitis* 1990: 23:65–67.

22 Nagore, E., u. a.: »Subcutaneous nodules following treatment with aluminium-containing allergen extracts.« *Eur J Dermatol* 2001: 11:138–140.

23 McLaren, G.D., u. a.: »Iron overload disorders: natural history, pathogenesis, diagnosis, and therapy.« *Crit Rev Clin Lab Sci* 1983: 19:205.

24 Gutteridge, J.M.C., und Halliwell, B.: *Antioxidants in Nutrition, Health, and Disease.* Oxford University Press, Oxford, 1994.

25 McCord, J.M.: »Effects of positive iron status at a cellular level.« *Nutrition Reviews* 1996: 54:85.

26 Lauffer, R.B.: *Iron and Your Heart.* St. Martin's Press, New York, 1991.

27 Powers, K.M., u. a.: »Parkinson's disease risks associated with dietary iron, manganese, and other nutrient intakes.« *Neurology* 2003: 60:1761–1766.

28 Chapman, R.W., u. a.: »Hepatic iron uptake in alcoholic liver disease.« *Gastroenterology* 1983: 84:143–147.

29 Friedman, I.M., u. a.: »Elevated serum iron concentration in adolescent alcohol users.« *Am J Dis Child* 1988: 142:156–159.

30 Leong, C.C., u. a.: »Retrograde degeneration of neurite membrane structural integrity of nerve growth cones following in vitro exposure to mercury.« *Neuroreport* 2001: 12:733–737.

31 Koehler, C.S.W.: »Heavy metal medicine.« *American Chemical Society* 2001: 10:61–65.

32 Monnet-Tschudi, F., u. a.: »Involvement of environmental mercury and lead in the etiology of neurodegenerative diseases.« *Rev Environ Health* 2006: 21:105–117.

33 Pendergrass, J.C., u. a.: »Mercury vapor inhalation inhibits binding of GTP to tubulin in rat brain: similarity to a molecular lesion in Alzheimer diseased brain.« *Neurotoxicology* 1997: 18:315–124.

34 Huggins, H.A.: *Solving the MS Mystery: Help, Hope and Recovery.* Matrix, Inc., 2002.

35 FDA hearings/advisory panel rejects amalgam safety. *www.mercurypoisoned.com/FDA_hearings/advisory_panel_rejects_amalgam_safety.html.*

36 Echeverria, D., u. a.: »Neurobehavioral effects from exposure to dental amalgam Hg(0): new distinctions between recent exposure and Hg body burden.« *FASEB J* 1998: 12:971–980.

Kapitel 10: Infektionen

1 Mystery of the forgotten plague. *http://news.bbc.co.uk/2/hi/health/3930727.stm.*

2 Olanow, C.W., u. a.: »Levodopa in the treatment of Parkinson's disease: current controversies.« *Mov Disord* 2004: 19:997–1005.

3 Solbrig, M.V.: »Acute Parkinsonism in suspected herpes simplex encephalitis movement disorder.« *Movement Disorders* 1993: 8:233–234.

4 Jang, H., u. a.: »Highly pathogenic H5N1 influenza virus can enter the central nervous system and induce neuroinflammation and neurodegeneration.« *Proc Natl Acad Sci USA* 2009: 106:14063–14068.

5 Jang H., u. a.: »Viral parkinsonism.« *Biochim Biophys Acta* 2008: 1792:714–721.

6 Marttila, R.J., u. a.: »Viral antibodies in the sera from patients with Parkinson disease.« *Eur Neurol* 1977: 15:25–33.

7 Kim, J.S., u. a.: »Reversible parkinsonism and dystonia following probable mycoplasma pneumoniae infection.« *Mov Disord* 1995: 10:510–512.

8 Altschuler, E.: »Gastric Helicobacter pylori infection as a cause of idiopathic Parkinson's disease and non-arteric anterior optic ischemic neuropathy.« *Med Hypotheses* 1996: 47:413–414.

9 Epp, L.M., und Mravec, B.: »Chronic polysystemic candidiasis as a possible contributor to onset of idiopathic Parkinson's disease.« *Bratisl Lek Listy* 2006: 107:227–230.

10 Martyn, C.N., u. a.: »Motoneuron disease and past poliomyelitis in England and Wales.« *Lancet* 1988: 1:1319–1322.

11 Hugan, J.: »ALS therapy: Targets for the future.« *Neurology* 1996: 47:S251–S254.

12 Nicolson, G.L., u. a.: »High frequency of systemic mycoplasmal infections in Gulf War veterans and civilians with amyotrophic lateral sclerosis (ALS).« *J Clin Neurosci* 2002: 9:525–529.

13 MacDonald, A.B.: »Spirochetal cyst forms in neurodegenerative disorders … hiding in plain site.« *Med Hypoth* 2006: 67:819–832.

14 Halperin, J.J., u. a.: »Immunologic reactivity against Borrelia burgdorferi in patients with motor neuron disease.« *Arch Neurol* 1990: 47:586–594.

15 Irkec, C., u. a.: »The viral etiology of amyotrophic lateral sclerosis.« *Mikrobivol Bul* 1989: 23:102–109.

16 Ferri-De-Barros, J.E., und Moreira, M.: »Amyotrophic lateral sclerosis and herpes virus. Report of an unusual case: a cause of casual association?« *Arg Neuropsiguiatr* 1998: 56:307–311.

17 Maida, E., und Kristoferitsch, W.: »Amyotrophic Lateral Sclerosis following Herpes zoster infection in a patient with immunodeficiency.« *Eur Neurol* 1981: 20:330–333.

18 Auwaerter, P.G., u. a.: »Lyme borreliosis (Lyme disease): molecular and cellular pathobiology and prospects for prevention, diagnosis and treatment.« *Expert Rev Mol Med* 2004: 6:1–22.

19 Hansel, Y., u. a.: »ALS-like sequelae in chronic neuroborreliosis.« *Wien Med Wochenschr* 1995: 145:186–188.

20 Harvey, W.T., und Martz, D.: »Motor neuron disease recovery associated with IV ceftriaxone and anti-Babesia therapy.« *Acta Neurol Scand* 2007: 115:129–131.

21 Alotaibi, S., u. a.: »Epstein-Barr virus in pediatric multiple sclerosis.« *JAMA* 2004: 291:1875–1879.

22 Haahr, S., und Hollsberg, P.: »Multiple sclerosis is linked to Epstein-Barr virus infection.« *Rev Med Virol* 2006: 16:297–310.

23 Levin, L.I., u. a.: »Multiple sclerosis and Epstein-Barr virus.« *JAMA* 2003: 289:1533–1536.

24 Hayes, C.E., und Donald Acheson, E.: »A unifying multiple sclerosis etiology linking virus infection, sunlight, and vitamin D, through viral interleukin-10.« *Med Hypotheses* 2008: 71:85–90.

25 Volpi, A.: »Epstein-Barr virus and human herpesvirus type 8 infections of the central nervous system.« *Herpes* 2004: 11 Suppl 2:120A–127A.

26 Honjo, K., u. a.: »Alzheimer's disease and infection: do infectious agents contribute to progression of Alzheimer's disease?« *Alzheimers Dement* 2009: 5:348–360.

27 Meer-Scheerer, L., u. a.: »Lyme disease associated with Alzheimer's disease.« *Curr Microbiol* 2006: 52:330–332.

28 Itzhaki, R.F., u. a.: »Infiltration of the brain by pathogens causes Alzheimer's disease.« *Neurobiol Aging* 2004: 25:619–627.

29 Kountouras, J., u. a.: »Association between Helicobacter pylori infection and mild cognitive impairment.« *Eur J Neurol* 2007: 14:976–982.

30 Miklossy, J., u. a.: »Borrelia burgdorferi persists in the brain in chronic Lyme neuroborreliosis and may be associated with Alzheimer disease.« *J Alzheimers Dis* 2004: 6:639–649.

31 Wozniak, M.A., u. a.: »Herpes simplex virus infection causes cellular beta-amyloid accumulation and secretase upregulation.« *Neurosci Lett* 2007: 429:95–100.

32 Wozniak, M.A., u. a.: »Herpes simplex virus type 1 DNA is located within Alzheimer's disease amyloid plaques.« *J Pathol* 2009: 217:131–138.

33 Letenneur, L., u. a.: »Seropositivity to herpes simplex virus antibodies and risk of Alzheimer's disease: a population-based cohort study.« *PLoS One* 2008: 3:e3637.

34 Jamieson, G.A., u. a.: »Herpes simplex virus type 1 DNA is present in specific regions of brain from aged people with and without senile dementia of the Alzheimer type.« *J Pathol* 1992: 167:3665–368.

35 Itzhaki, R.: »Herpes simplex virus type 1, apolipoprotein E and Alzheimer's disease.« *Herpes* 2004: 11:77A–82A.

36 Mawhorter, S.D., und Lauer, M.A.: »Is atherosclerosis an infectious disease?« *Cleve Clin J Med* 2001: 68:449–458.

37 Elkind, M.S., u. a.: »Infectious burden and risk of stroke: the northern Manhattan study.« *Arch Neurol* 2010: 67:33–38.

38 Ramirez, J.A.: »Isolation of Chlamydia pneumonia from the coronary artery of a patient with coronary atherosclerosis. The Chlamydia pneumonia/Atherosclerosis Study Group.« *Ann Intern Med* 1996: 125:979–982.

39 Danesh, J., u. a.: »Chronic infections and coronary heart disease: is there a link?« *Lancet* 1997: 350:430–436.

40 Gura, T.: »Infections: a cause of artery-clogging plaques?« *Science* 1998: 281:35,37.

41 Gaydos, C.A., u. a.: »Replication of Chlamydia pneumoniae in vitro in human macrophages, endothelial cells, and aortic artery smooth muscle cells.« *Infect Immun* 1996: 64:1614–1620.

42 Muhlestein, J.B.: »Chronic infection and coronary artery disease.« *Med Clin North Am* 2000: 84:123–148.

43 Balin, B.J., u. a.: »Identification and localization of Chlamydia pneumonia in the Alzheimer's brain.« *Med Microbiol Immunol* 1998: 187:23–42.

44 Gerard, H.C., u. a.: »Chlamydophila (Chlamydia) pneumonia in the Alzheimer's brain.« *FEMS Immunol Med Microbiol* 2006: 48:355–366.

45 Little, C.S., u. a.: »Chlamydia pneumoniae induces Alzheimer-like amyloid plaques in brains of BALA/c mice.« *Neurobiol Aging* 2004: 25:419–429.

46 Volpi, A.: »Epstein-Barr virus and human herpesvirus type 8 infections of the central nervous system.« *Herpes* 2004: 11 Suppl 2:120A–127A.

47 Zaiou, M.: »Multifunctional antimicrobial peptides: therapeutic targets in several human diseases.« *J Mol Med* 2007: 85:317–329.

48 Hammer, N.D., u. a.: »Amyloids: friend or foe?« *J Alzheimers Dis* 2008: 13:407–419.

49 Nunomura, A., u. a.: »Neuronal death and survival under oxidative stress in Alzheimers and Parkinsons diseases.« *CNS Neurol Disord Drug Targets* 2007: 6:411–423.

50 Soscia, S.J., u. a.: »The Alzheimer's disease-associated amyloid beta-protein is an antimicrobial peptide.« *PLoS One* 2010: 5:e9505.

51 Dominguez, D., u. a.: »Phenotypic and biochemical analyses of BACE1- and BACE2-deficient mice.« *J Biol Chem* 2005: 280:30797–30806.

52 Green, R.C., u. a.: »Effect of tarenflurbil on cognitive decline and activities of daily living in patients with mild Alzheimer disease: a randomized controlled trial.« *JAMA* 2009: 302:2557–2564.

53 Itzhaki, R.F., u. a.: »Infiltration of the brain by pathogens causes Alzheimer's disease.« *Neurobiol Aging* 2004: 25:619–627.

54 Miklossy, J., u. a.: »Beta-amyloid deposition and Alzheimer's type changes induced by Borrelia spirochetes.« *Neurobiol Aging* 2006: 27:228–236.

55 Kountouras, J., u. a.: »Relationship between Helicobacter pylori infection and Alzheimer disease.« *Neurology* 2006: 66:938–940.

56 Itzhaki, R.F., u. a.: »Herpes simplex virus type 1 in brain and risk of Alzheimer's disease.« *Lancet* 1997: 349:241–244.

57 Roberts, G.W., u. a.: »Beta A4 amyloid protein deposition in brain after head trauma.« *Lancet* 1991: 338:1422–1423.

58 Tesco, G., u. a.: »Depletion of GGA3 stabilizes BACE and enhances beta-secretase activity.« *Neuron* 2007: 54:721–737.

59 Xie, Z., u. a.: »Isoflurane-induced apoptosis: a potential pathogenic link between delirium and dementia.« *J Gerontol A Biol Sci Med Sci* 2006: 61:1300–1306.

60 Jang, H., u. a.: »Highly pathogenic H5N1 influenza virus can enter the central nervous system and induce neuroinflammation and neurodegeneration.« *Proc Natl Acad Sci USA* 2009: 106:14063–14068.

61 Halperin, J.J., u. a.: »Immunologic reactivity against Borrelia burgdorferi in patients with motor neuron disease.« *Arch Neurol* 1990: 47:586–594.

62 Konsman, J.P., u. a.: »Cytokine-induced sickness behavior: mechanisms and implications.« *Trends Neurosci* 2002: 25:154–159.

63 Cunningham, C., u. a.: »Systemic inflammation induces acute behavioral and cognitive changes and accelerates neurodegenerative disease. *Biol Psychiatry* 2009: 65:304-312.

64 Holmes, C., u. a.: »Systemic inflammation and disease progression in Alzheimer disease.« *Neurology* 2009: 73:768–774.

65 Aisen, P.S.: »The potential of anti-inflammatory drugs for the treatment of Alzheimer's disease.« *Lancet Neurol* 2002: 1:279–284.

66 McGeer, P.L, und McGeer, D.G.: »NSAIDs and Alzheimer disease: epidemiological, animal model and clinical studies.« *Neurobiol Aging* 2007: 28:639–647.

Kapitel 11: Die Rolle der Mundgesundheit

1 Mylonas, A.I., u. a.: »Cerebral abscess of odontogenic origin.« *J Craniomaxillofac Surg* 2007: 35:63–67.

2 Andersen, W.C., und Horton, H.L.: »Parietal lobe abscess after routine periodontal recall therapy. Report of a case.« *J Periodontal* 1990: 61:243–247.

3 Baddour, H.M., u. a.: »Frontal lobe abscess of dental origin. Report of a case.« *Oral Surg Oral Med Oral Pathol* 1979: 47:303–306.

4 Marks, P.V., u. a.: »Multiple brain abscesses secondary to dental caries and severe periodontal disease.« *Br J Oral Maxillofac Surg* 1988: 26:244–247.

5 Renton, T.F., u. a.: »Cerebral abscess complicating dental treatment. Case report and review of the literature.« *Aust Dent J* 1996: 41:12–15.

6 Corson, M.A., u. a.: »Are dental infections a cause of brain abscess? Case report and review of the literature.« *Oral Dis* 2001: 7:61–65.

7 Marques da Silva, R., u. a.: »Characterization of Streptococcus constellatus strains recovered from a brain abscess and periodontal pockets in an immunocompromised patient.« *J Periodontal* 2004: 75:1720–1723.

8 Li, X., u. a.: »Brain abscesses caused by oral infection.« *Endod Dent Traumatol* 1999: 15:95–101.

9 Zijlstra, E.E., u. a.: »Pericarditis, pneumonia and brain abscess due to a combined Actinomyces-Actinobacillus actinomycetemcomitans infection.« *J Infect* 1992: 25:83–878.

10 Craig, R.G., u. a.: »Periodontal diseases – a modifiable source of systemic inflammation for the end-stage renal disease patient on haemodialysis therapy?« *Nephrol Dial Transplant* 2007: 22:312–315.

11 Nibali, L., u. a.: »Severe periodontitis is associated with systemic inflammation and a dysmetabolic status: a case-control study.« *J Clin Periodontol* 2007: 34:931–937.

12 Tonetti, M.S., u. a.: »Treatment of periodontitis and endothelial function.« *N Engl J Med* 2007: 356:911–920.

13 US Department of Health and Human Services. Oral health in America: A report of the surgeon general. Rockville, MD: US Department of Health and Human Services, National Institute of Dental and Craniofacial Research, National Institutes of Health, 2000. *https://catalog.hathitrust.org/Record/004141321.*

14 Lucas, V., und Roberts, G.J.: »Odontogenic bacteremia following tooth cleaning procedures in children.« *Pediatr Dent* 2000: 22:96–100.

15 Rocas, I.N., u. a.: »Oral treponemes in primary root canal infections as detected by nested PCR.« *Int Endod J* 2003: 36:20–26.

16 Miklossy, J.: »Chronic inflammation and amyloidogenesis in Alzheimer's disease – role of spirochetes.« *Journal of Alzheimer's Disease* 2008: 13:381–391.

17 MacDonald, A.B., und Miranda, J.M.: »Concurrent neocortical borreliosis and Alzheimer's disease.« *Hum Pathol* 1987: 18:759–761.

18 Miklossy, J., u. a.: »Borrelia burgdorferi persists in the brain in chronic Lyme neuroborreliosis and may be associated with Alzheimer disease.« *J Alzheimer's Dis* 2004: 6:1–11.

19 Miklossy, J., u. a.: »Beta-amyloid deposition and Alzheimer's type changes induced by Borrelia spirochetes.« *Neurobiol Aging* 2006: 27:228–236.

20 Miklossy, J.: »Alzheimer's disease – a spirochetosis?« *Neuroreport* 1993: 4:841–848.

21 Miklossy, J.: »The spirochetal etiology of Alzheimer's disease: a putative therapeutic approach«. In: Giacobini, E., und Becker, R. (Hg.): *Alzheimer Disease: Therapeutic Strategies. Proceedings of the Third International Springfield Alzheimer Symposium*, Teil I. Birkhauser Boston, Inc., 1994, S. 41–48.

22 Miklossy, J., u. a.: »Further morphological evidence for a spirochetal etiology of Alzheimer's disease.« *Neuroreport* 1994: 5:1201–1204.

23 Miklossy, J., u. a.: »Senile plaques, neurofibrillary tangles and neuropil threads contain DNA?« *J Spirochetal and Tick-borne Dis* 1995: 2:1–5.

24 Miklossy, J., u. a.: »Bacterial peptidoglycan in neuritic plaques in Alzheimer's disease.« *Alzheimer's Res* 1996: 2:95–100.

25 Miklossy, J.: »Chronic inflammation and amyloidogenesis in Alzheimer's disease: putative role of bacterial peptidoglycan, a potent inflammatory and amyloidogenic factor.« *Alzheimer's Dis Rev* 1998: 3:345–351.

26 Riviere, G.R., u. a.: »Molecular and immunological evidence of oral Treponema in the human brain and their association with Alzheimer's disease.« *Oral Microbiol Immunol* 2002: 17:113–118.

27 Miklossy, J.: »Alzheimer's disease – a spirochetosis?« *Neuroreport* 1993: 4:841–848.

28 Itzhaki, R.F., und Wozniak, M.A.: »Herpes simplex virus type 1 in Alzheimer's disease: The enemy within.« *Journal of Alzheimer's Disease* 2008: 13:393–405.

29 Riviere, G.R., u. a.: »Molecular and immunological evidence of oral Treponema in the human brain and their association with Alzheimer's disease.« *Oral Microbial Immunol* 2002: 17:113–118.

30 Balin, B.J., u. a.: »Chlamydophila pneumoniae and the etiology of late-onset Alzheimer's disease.« *Journal of Alzheimer's disease* 2008: 13:371–380.

31 Nguyen, A.M., u. a.: »Detection of Helicobacter pylori in dental plaque by reverse transcription-polymerase chain reaction.« *J Clin Microbiol* 1993: 31:783–787.

32 Kountouras, J., u. a.: »Eradication of Helicobacter pylori may be beneficial in the management of Alzheimer's disease.« *J Neurol* 2009: 2556:758–767.

33 Kountouras, J., u. a.: »Increased cerebrospinal fluid Helicobacter pylori antibody in Alzheimer's disease.« *Int J Neurosci* 2009: 119:765–777.

34 Miklossy, J.: »Chronic inflammation and amyloidogenesis in Alzheimer's disease – role of spirochetes.« *Journal of Alzheimer's Disease* 2008: 13:381–391.

35 Shapira, L., u. a.: »Effects of Porphyromonas gingivalis on the central nervous system: activation of glial cells and exacerbation of experimental autoimmune encephalomyelitis.« *J Periodontal* 2002: 73:511–516.

36 McGrother, C.W., u. a.: »Multiple sclerosis, dental caries and fillings: a case-control study.« *Br Dent J* 1999: 187:261–264.

37 Jones, J.A., u. a.: »Caries incidence in patients with dementia.« *Gerodontology* 1993: 10:76–82.

38 Comfort, A.O., u. a.: »Dental health of Fiji institutionalized elderly (2003).« *Pac Health Dialog* 2004: 11:38–43.

39 Shimazaki, Y., u. a.: »Influence of dentition status on physical disability, mental impairment, and mortality in institutionalized elderly people.« *J Dent Res* 2001: 80:340–345.

40 Stewart, R., und Hirani, V.: »Dental health and cognitive impairment in an English national survey population.« *J Am Geriatr Soc* 2007: 55:1410–1414.

41 Noble, J.M., u. a.: »Periodontitis is associated with cognitive impairment among older adults: analysis of NHANES-III.« *J Neurol Neurosurg Psychiatry* 2009: 80:1206–1211.

42 Ellefsen, B., u. a.: »Caries prevalence in older persons with and without dementia.« *J Am Geriatr Soc* 2008: 56:59–67.

43 Schwarz, J.H., u. a.: »Increased periodontal pathology in Parkinson's disease.« *Journal of Neurology* 2006: 253:608–611.

44 Hanaoka, A., und Kashihara, K.: »Increased frequencies of caries, periodontal disease and tooth loss in patients with Parkinson's disease.« *Journal of Clinical Neuroscience* 2009: 16:1279–1282.

45 Galata, G.: »Results in a case of Parkinson's disease due to alveolar pyorrhea, treated with bismuth by parenteral route.« *Policlinico Prat* 1964: 71:220–223.

46 Stein, P.S., u. a.: »Tooth loss, dementia and neuropathology in the Nun Study.« *J Am Dent Assoc* 2007: 138:1314–1322.

47 Kim, J.M., u. a.: »Dental health, nutritional status and recent-onset dementia in a Korean community population.« *Int J Geriatr Psychiatry* 2007: 22:850–855.

48 Ogihara, R., u. a.: »ADL and actual life styles of all Japanese centenarians as determined by a visitation interview survey.« *Nippon Koshu Eisei Zasshi* 2000: 47:275–283.

49 Kondo, K., u. a.: »A case-control study of Alzheimer's disease in Japan – significance of life-styles.« *Dementia* 1994: 5:314–326.

50 Gatz, M., u. a.: »Potentially modifiable risk factors for dementia in identical twins.« *Alzheimer Dement* 2006: 2:110–117.

51 Pihlstrom, B.L., u. a.: »Periodontal diseases.« *Lancet* 2005: 366:1809–1820.

52 Kamer, A.R., u. a.: »Inflammation and Alzheimer's disease: possible role of periodontal diseases.« *Alzheimers Dement* 2008: 4:242–250.

53 Pucher, J., und Stewart, J.: »Periodontal disease and diabetes mellitus.« *Curr Diab Rep* 2004: 4:46–50.

54 Iacopino, A.M.: »Periodontitis and diabetes interrelationships: role of inflammation.« *Ann Periodontol* 2001: 6:125–137.

55 Mealey, B.L., und Rose, L.F.: »Diabetes mellitus and inflammatory periodontal diseases.« *Curr Opin Endocrinol Diabetes Obes* 2008: 15:135–141.

56 Meinig, G.E.: *Root Canal Cover-Up*. Price-Pottenger Nutrition Foundation: La Mesa, CA, 1998.

Kapitel 12: Cholesterin ist gut für Sie!

1 White, P.D.: »Perspectives.« *Prog Cardiovascular Dis* 1971: 14:249.

2 Siri-Tarino, P.W., u. a.: »Meta-analysis of prospective cohort studies evaluating the association of saturated fat with cardiovascular disease.« *Am J Clin Nutr* 2010: 91:535–546.

3 *http://www.second-opinions.co.uk/cholesterol_myth_1.html.*

4 Ravnskov, U.: *The Cholesterol Myths: Exposing the Fallacy that Saturated Fat and Cholesterol Cause Heart Disease.* New Trends Publishing, Washington, DC, 2000.

5 Krumholz, H.M.: »Lack of association between cholesterol and coronary heart disease and morbidity and all-cause mortality in persons older than 70 years.« *JAMA* 1994: 272:1335–1340.

6 Schatz, I.J., u. a.: »Cholesterol and all-cause mortality in elderly people from the Honolulu Heart Program: a cohort study.« *Lancet* 2001: 358:351–355.

7 Anderson, K.M., u. a.: »Cholesterol and mortality, 30 years of follow-up from the Framingham Study.« *JAMA* 1987: 257:2176–2180.

8 Garrett, H.E., u. a.: »Serum cholesterol values in patients treated surgically for atherosclerosis.« *JAMA* 1964: 189:655–659.

9 Sachdeva, A., u. a.: »Lipid levels in patients hospitalized with coronary artery disease: an analysis of 136,905 hospitalizations in Get With The Guidelines.« *Am Heart J* 2009: 157:111–117.

10 Al-Mallah, M.H., u. a.: »Low admission LDL-cholesterol is associated with increased 3-year all-cause mortality in patients with non ST segment elevation myocardial infarction.« *Cardio J* 2009: 16:227–233.

11 Mehta, J.L., u. a.: »Interactive role of infection, inflammation and traditional risk factors in atherosclerosis and coronary artery disease.« *J Am Coll Cardiol* 1998: 31:1217–1225.

12 Koening, W.: »Atherosclerosis involves more than just lipids: focus on inflammation.« *Eur Heart J* 1999: Suppl T: T19–T26.

13 Ross, R.: »Atherosclerosis – an inflammatory disease.« *N Engl J Med* 1999: 34:115–126.

14 Gutteridge, J.M.C., und Halliwell, B.: *Antioxidants in Nutrition, Health, and Disease.* Oxford University Press, Oxford, 1994.

15 Addis, P.B., und Warner, G.J. In: Aruoma, O.I., und Halliwell, B. (Hg.): *Free Radicals and Food Additives,* Taylor and Francis, London, 1991.

16 Muldoon, M.F., u. a.: »Immune system differences in men with hypo- or hypercholesterolemia.« *Clin Immunol Immunopathol* 1997: 84:145–149.

17 Weinstock, C., u. a.: »Low density lipoproteins inhibit endotoxin activation of monocytes.« *Arterioscler Thromb Vasc Biol* 1992: 12:341–347.

18 Feingold, K.R., u. a.: »Role for circulating lipoproteins in protection from endotoxin toxicity.« *Infect Immun* 1995: 63:2041–2046.

19 Bhakdi, S., u. a.: »Binding and partial inactivation of Staphylococcus aureus alpha-toxin by human plasma low density lipoprotein.« *J Biol Chem* 1983: 258:5899–5904.

20 Sivas, F., u. a.: »Serum lipid profile: its relationship with osteoporotic vertebrae fractures and bone mineral density in Turkish post-menopausal women.« *Rheumatol Int* 2009: 29:885–890.

21 Pfrieger, F.W.: »Role of cholesterol in synapse formation and function.« *Biochem Biophy Acta* 2003: 1610:271–280.

22 Tong, J., u. a.: »A scissors mechanism for stimulation of SNARE-mediated lipid mixing by cholesterol.« *Proc Natl Acad Sci USA* 2009: 106:5141–5146.

23 Bjorkhem, I., und Meaney, S.: »Brain cholesterol: Long secret life behind a barrier.« *Arteriosclerosis Thrombosis and Vascular Biology* 2004: 24:806–815.

24 Wainwright, G., u. a.: »Cholesterol-lowering therapy and cell membranes. Stable plaque at the expense of unstable membranes?« *Arch Med Sci* 2009: 5:289–295.

25 Klopfleisch, S., u. a.: »Negative impact of statins on oligodendrocytes and myelin formation in vitro and in vivo.« *J Neurosci* 2008: 28:13609–13614.

26 Goritz, C., u. a.: »Role of glia-derived cholesterol in synaptogenesis: new revelations in the synapse-glia affair.« *J Physiol Paris* 2002: 96:257–263.

27 Fan, Q.W., u. a.: »Cholesterol-dependent modulation of tau phosphorylation in cultured neurons.« *Journal of Neurochemistry* 2001: 76:391–400.

28 Koudinov, A.R., und Koudinova, N.V.: »Cholesterol, synaptic function and Alzheimer's disease.« *Pharmacopsychiatry* 2003: 36:S107–S112.

29 Abad-Rodriguez, J., u. a.: »Neuronal membrane cholesterol loss enhances amyloid peptide generation.« *Journal of Cell Biology* 2004: 167:953–960.

30 Dayton, S., u. a.: »A controlled clinical trial of a diet high in unsaturated fat in preventing complications of atherosclerosis.« *Circulation* 1969: 40:1–63.

31 Dorr, A.E., u. a.: »Colestipol hydrochloride in hypercholesterolemic patients – effect on serum cholesterol and mortality.« *Journal of Chronic Disease* 1978: 31:5–14.

32 Muldoon, M.F., u. a.: »Lowering cholesterol concentrations and mortality: a quantitative review of primary prevention trials.« *British Medical Journal* 1990: 301:309–314.

33 Lindberg, G., u. a.: »Low serum cholesterol concentration and short term mortality from injuries in men and women.« *BMJ* 1992: 305:277–279.

34 Muldoon, M.F., u. a.: »Randomized trial of the effects of simvastatin on cognitive functioning in hypercholesterolemic adults.« *Am J Med* 2004: 117:823–829.

35 King, D.S., u. a.: »Cognitive impairment associated with atorvastatin and simvastatin.« *Pharmacotherapy* 2003: 23:1663–1667.

36 Wagstaff, L.R., u. a.: »Statin-associated memory loss: analysis of 60 case reports and review of the literature.« *Pharmacotherapy* 2003: 23:871–880.

37 Orsi, A., u. a.: »Simvastatin-associated memory loss.« *Pharmacotherapy* 2001: 21:767–769.

38 Muldoon, M.F., u. a.: »Effects of lovastatin on cognitive function and psychological well-being.« *Am J Med* 2000: 108:538–546.

39 Meske, V., u. a.: »Blockade of HMG-CoA reductase activity causes changes in microtubule-stabilizing protein tau via suppression of geranylgeranylpyrophosphate formation: implications for Alzheimer's disease.« *Eur J Neurosci* 2003: 17:93–102.

40 McGuinness B., u. a.: »Statins for the prevention of dementia.« *Cochrane Database of Systematic Reviews* 2009, 15. April: (2):CD003160.

41 Arvanitakis, Z., u. a.: »Statins, incident Alzheimer disease, change in cognitive function, and neuropathology.« *Neurology* 2008: 70:1795–1802.

42 Szwast, S.J., Hendrie, H.C., u. a.: »Association of statin use with cognitive decline in elderly African Americans.« *Neurology* 2007: 69:1873–1880.

43 Edwards, I.R., u. a.: »Statins, neuromuscular degenerative disease and an amyotrophic lateral sclerosis-like syndrome: an analysis of individual case safety reports from vigibase.« *Drug Safety* 2007: 30:515–525.

44 Huang, X., u. a.: »Lower low-density lipoprotein cholesterol levels are associated with Parkinson's disease.« *Mov Disord* 2007: 22:377–381.

45 Sattar, N., u. a.: »Statins and risk of incident diabetes: a collaborative meta-analysis of randomized statin trials.« *Lancet* 2010: 375:735–742.

46 Golomb, B.A., und Evans, M.A.: »Statin adverse effects: a review of the literature and evidence for a mitochondrial mechanism.« *Am J Cardiovasc Drugs* 2008: 8:373–418.

47 Amarenco, P., u. a.: »Stroke Prevention by Aggressive Reduction in Cholesterol Levels (SPARCL) investigators. High-dose atorvastatin after stroke or transient ischemic attack.« *N Engl J Med* 2006: 355:549–559.

48 Vergouwen, M.D., u. a.: »Statin treatment and the occurrence of hemorrhagic stroke in patients with a history of cerebrovascular disease.« *Stroke* 2008: 39:497–502.

49 Burger, M.: *Altern und Krankheit*, 3. Aufl. Georg Thieme, Leipzig, 1957.

50 Corrigan, F.M., u. a.: »Dietary supplementation with zinc sulphate, sodium selenite and fatty acids in early dementia of Alzheimer's Type II: Effects on lipids.« *J Nutr Med* 1991: 2:265–71.

51 Elias, PK, u. a.: »Serum Cholesterol and Cognitive Performance in the Framingham Heart Study.« *Psychosom Med* 2005: 67:24–30.

52 Lepara, O., u. a.: »Decreased serum lipids in patients with probable Alzheimer's disease.« *Bosn J Basic Med Sci* 2009: 9:215–220.

53 Mason, R.P., u. a.: »Evidence for changes in the Alzheimer's disease brain cortical membrane structure mediated by cholesterol.« *Neurobiol Aging* 1992: 13:413–419.

54 Ledesma, M.D., u. a.: »Raft disorganization leads to reduced plasmin activity in Alzheimer's disease brains.« *EMBO Rep* 2003: 4:1190–1196.

55 Abad-Rodriguez, J., u. a.: »Neuronal membrane cholesterol loss enhances amyloid peptide generation.« *J Cell Biol* 2004: 167:953–960.

56 Dupuis, L., u. a.: »Dyslipidemia is a protective factor in amyotrophic lateral sclerosis.« *Neurology* 2008: 70:1004–1009.

57 Lamperti, E.: »Decreased concentration of low density lipoprotein cholesterol in patients with Parkinson's disease.« In: Musanti, R., Rocca, N., Ghiselli, G., Parati, E. (Hg.): *Clinical Research* 1991: 39:401A.

58 Huang, X., u. a.: »Lower low-density lipoprotein cholesterol levels are associated with Parkinson's disease.« *Mov Disord* 2007: 22:377–381.

59 Huang, X., u. a.: »Low LDL cholesterol and increased risk of Parkinson's disease: prospective results from Honolulu-Asia Aging Study.« *Mov Disord* 2008: 23:1013–1018.

60 Mielke, M.M., u. a.: »High total cholesterol levels in late life associated with a reduced risk of dementia.« *Neurology* 2005: 64:1689–1695.

61 West, R., u. a.: »Better memory functioning associated with higher total and low-density lipoprotein cholesterol levels in very elderly subjects without the apolipoprotein e4 allele.« *Am J Geriatr Psychiatry* 2008: 16:781–785.

62 Lee, D.Y., u. a.: »Combination of clinical and neuropsychologic information as a better predictor of the progression of Alzheimer disease in questionable dementia individuals.« *Am J Geriatr Psychiatry* 2006: 14:130–138.

63 Howland, D.S., u. a.: »Modulation of secreted beta-amyloid precursor protein and amyloid beta-peptide in brain by cholesterol.« *J Biol Chem* 1998: 273:16576–16582.

Kapitel 13: Ketone – wahre Wundermittel

1 Cahill, G.F. Jr., und Veech, R.L.: »Ketoacids? Good Medicine?« *Trans Am Clin Climatol Assoc* 2003: 114:149–161.

2 Liu, Y.M., u. a.: »A prospective study: growth and nutritional status of children treated with the ketogenic diet.« *J Am Diet Assoc* 2003: 103:707–712.

3 Sharman, M.J., u. a.: »A ketogenic diet favorably affects serum biomarkers for cardiovascular disease in normal-weight men.« *J Nutr* 2002: 132:1879–1885.

4 Dashti, H.M., u. a.: »Long term effects of ketogenic diet in obese subjects with high cholesterol level.« *Mol Cell Biochem* 2006: 286:1–9.

5 Patel, A., u. a.: »Long-term outcomes of children treated with the ketogenic diet in the past.« *Epilepsia* 2010: 1. Februar, elektronischer Vorabdruck.

6 Kossoff, E.H., u. a.: »Ketogenic diets: an update for child neurologists.« *J Child Neurol* 2009: 24:979–988.

7 Kinsman, S.L., u. a.: »Efficacy of the ketogenic diet for intractable seizure disorders: review of 58 cases.« *Epilepsia* 1992: 33:1132–1136.

8 Nordli, D.R. Jr., u. a.: »Experience with the ketogenic diet in infants.« *Pediatrics* 2001: 108:129–133.

9 Pulsifer, M.B., u. a.: »Effects of ketogenic diet on development and behavior: preliminary report of a prospective study.« *Developmental Medicine and Child Neurology* 2001: 43:301–306.

10 Husain, A.M., u. a.: »Diet therapy for narcolepsy.« *Neurology* 2004: 62:2300–2302.

11 Nebeling, L.C., u. a.: »Effects of a ketogenic diet on tumor metabolism and nutritional status in pediatric oncology patients: two case reports.« *Journal of the American College of Nutrition* 1995: 14:202–208.

12 Seyfried, T.N., und Mukherjee, P.: »Targeting energy metabolism in brain cancer: review and hypothesis.« *Nutrition and Metabolism* (London) 2005: 21:30.

13 Evangeliou, A., u. a.: »Application of a ketogenic diet in children with autistic behavior: pilot study.« *J Child Neurol* 2003: 18:113–118.

14 Strahlman, R.S.: »Can ketosis help migraine sufferers? A case report.« *Headache* 2006: 46:182.

15 Murphy, P., u. a.: »The antidepressant properties of the ketogenic diet.« *Biological Psychiatry* 2004: 56:981–983.

16 Kossoff, E.H., u. a.: »Ketogenic diets: an update for child neurologists.« *J Child Neurol* 2009: 24:979–988.

17 Mavropoulos, J.C., u. a.: »The effects of a low-carbohydrate, ketogenic diet on the polycystic ovary syndrome: a pilot study.« *Nutrition and Metabolism* (London) 2005: 2:35.

18 Yancy, W.S., u. a.: »A low-carbohydrate, ketogenic diet to treat type 2 diabetes.« *Nutrition and Metabolism* (London) 2005: 2:34.

19 Minassian, B.A., u. a.: »Mutations in a gene encoding a novel protein tyrosine phosphatase cause progressive myoclonic epilepsy.« *Nat Genet* 1998: 20:171–174.

20 Longo, N., u. a.: »Progressive decline in insulin levels in Rabson-Mendenhall syndrome.« *J Clin Endocrinol Metab* 1999: 84:2623–2629.

21 Veech, R.L.: »The therapeutic implications of ketone bodies: the effects of ketone bodies in pathological conditions: ketosis, ketogenic diet, redox states, insulin resistance, and mitochondrial metabolism.« *Prostaglandins, Leukotrienes and Essential Fatty Acids* 2004: 70:309–319.

22 Lardy, H.A., u. a.: »The metabolism of bovine epididymal spermatozoa.« *Arch Biochem* 1945: 6:41–51.

23 Beck, S.A., und Tisdale, M.J.: »Nitrogen excretion in cancer cachexia and its modification by a high fat diet in mice.« *Cancer Res* 1989: 49:3800–3804.

24 Nebeling, L.C., und Lerner, E.: »Implementing a ketogenic diet based on medium-chain triglyceride oil in pediatric patients with cancer.« *J Am Diet Assoc* 1995: 95:693–697.

25 Nebeling, L.C., u. a.: »Effects of a ketogenic diet on tumor metabolism and nutritional status in pediatric oncology patients: two case reports.« *J Am Coll Nutr* 1995: 86:202–208.

26 Seyfried, T.N., u. a.: »Role of glucose and ketone bodies in the metabolic control of experimental brain cancer.« *British Journal of Cancer* 2003: 89:1375–1382.

27 Mukherjee, P., u. a.: »Dietary restriction reduces angiogenesis and growth in an orthotopic mouse brain tumour model.« *Br J Cancer* 2002: 86:1615–1621.

28 Fife, B.: *Coconut Cures: Preventing and Treating Common Health Problems with Coconut.* Piccadilly Books, Ltd; Colorado Springs, CO, 2005.

29 Hasselbalch, S.G., u. a.: »Changes in cerebral blood flow and carbohydrate metabolism during acute hyperketonemia.« *Am J Physiol* 1996: 270:E746–751.

30 Marie, C., u. a.: »Fasting prior to transient cerebral ischemia reduces delayed neuronal necrosis.« *Metab Bran Dis* 1990: 5:65–75.

31 Prins, M.L., u. a.: »Increased cerebral uptake and oxidation of exogenous βHB improves ATP following traumatic brain injury in adult rats.« *J Neurochem* 2004: 90:666–672.

32 Suzuki, M., u. a.: »Effect of β-hydroxybutyrate, a cerebral function improving agent, on cerebral hypoxia, anoxia and ischemia in mice and rats.« *Jpn J Pharmacol* 2001: 87:143–150.

33 Twyman, D.: »Nutritional management of the critically ill neurologic patient.« *Crit Care Clin* 1997: 13:39–49.

34 Calon, B., u. a.: »Long-chain versus medium and long-chain triglyceride-based fat emulsion in parental nutrition of severe head trauma patients.« *Infusionstherapie* 1990: 17:246–248.

35 Gasior, M., u. a.: »Neuroprotective and disease-modifying effects of the ketogenic diet.« *Behav Pharmacol* 2006: 17:431–439.

36 Van der Auwera, I., u. a.: »A ketogenic diet reduces amyloid beta 40 and 42 in mouse model of Alzheimer's disease.« *Nutrition* 2005: 2:28.

37 Zhao, Z., u. a.: »A ketogenic diet as a potential novel therapeutic intervention in amyotrophic lateral sclerosis.« *BMC Neuroscience* 2006: 7:29.

38 Duan, W., u. a.: »Dietary restriction normalizes glucose metabolism and BDNF levels, slows disease progression, and increases survival in huntingtin mutant mice.« *Proc Natl Acad Sci USA* 2003: 100:2911–2916.

39 Kashiwaya, Y., u. a.: »D-ß-hydroxybutyrate protects neurons in models of Alzheimer's and Parkinson's disease.« *Proc Natl Acad Sci USA* 2000: 97:5440–5444.

40 Tieu, K., u. a.: »D-ß-hydroxybutyrate rescues mitochondrial respiration and mitigates features of Parkinson disease.« *J Clin Invest* 2003: 112:892–901.

41 VanItallie, T.B., u. a.: »Treatment of Parkinson disease with diet-induced hyperketonemia: a feasibility study.« *Neurology* 2005: 64:728–730.

42 Van der Auwera, I., u. a.: »A ketogenic diet reduces amyloid beta 40 and 42 in a mouse model of Alzheimer's disease.« *Nutr Metab* (London) 2005: 2:28.

43 Studzinski, C.M., u. a.: »Induction of ketosis may improve mitochondrial function and decrease steady-state amyloid-beta precursor protein (AAPP) levels in the aged dog.« *Brain Res* 2008: 1226:209–217.

44 Costantini, L.C., u. a.: »Hypometabolism as a therapeutic target in Alzheimer's disease.« *BMC Neuroscience* 2008: 9:S16.

45 Suzuki, M., u. a.: »ß-hydroxybutyrate, a cerebral function improving agent, protects rat brain against ischemic damage caused by permanent and transient focal cerebral ischemia.« *Jpn J Phamacol* 2002: 89:36–43.

46 Suzuki, M., u. a.: »Effect of beta-hydroxybutyrate, a cerebral function improving agent, on cerebral hypoxia, anoxia and ischemia in mice and rats.« *Jpn J Phamacol* 2001: 87:143–150.

47 Imamura, K., u. a.: »D-beta-hydroxybutyrate protects dopaminergic SH-SY5Y cells in a rotenone model of Parkinson's disease.« *J Neuroscie Res* 2006: 84:1376–1384.

48 Maalouf, M., u. a.: »The neuroprotective properties of calorie restriction, the ketogenic diet, and ketone bodies.« *Brain Res Rev* 2009: 59:293–315.

49 Koper, J.W., u. a.: »Acetoacetate and glucose as substrates for lipid synthesis for rat brain oligodendrocytes and astrocytes in serum-free culture.« *Biochim Biophys Acta* 1984: 796:20–26.

50 Veech, R.L., u. a.: »Ketone bodies, potential therapeutic uses.« *IUBMB Life* 2001: 51:241–247.

51 Kirsch, J.R., u. a.: »Butanediol induced ketosis increases tolerance to hypoxia in the mouse.« *Stroke* 1980: 11:506–513.

52 Suzuki, M., u. a.: »Effect of ß-hydroxybutyrate, a cerebral function improving agent, on cerebral hypoxia, anoxia, and ischemia in mice and rats.« *Jpn J Pharmacol* 2001: 87:143–150.

53 Chance, B., u. a.: »Hydroperoxide metabolism in mammalian organs.« *Physiol Rev* 1979: 59:527–605.

54 Kashiwaya, Y., u. a.: »D-β-hydroxybutyrate protects neurons in models of Alzheimer's and Parkinson's disease.« *Proc Natl Acad Sci USA* 2000: 97:5440–5444.

55 Schwartzkroin, P.A.: »Mechanisms underlying the anti-epileptic efficacy of the ketogenic diet.« *Epilepsy Res* 1999: 37:171–180.

56 Kossoff, E.H., u. a.: »Efficacy of the ketogenic diet for infantile spasms.« *Pediatrics* 2002: 109:780–783.

57 Husain, A.M., u. a.: »Diet therapy for narcolepsy.« *Neurology* 2004: 62:2300–2302.

58 Evangeliou, A., u. a.: Application of a ketogenic diet in children with autistic behavior: pilot study.« *J Child Neurol* 2003: 18:113–118.

59 Strahlman, R.S.: »Can ketosis help migraine sufferers? A case report.« *Headache* 2006: 46:182.

60 Murphy, P., u. a.: »The antidepressant properties of the ketogenic diet.« *Biological Psychiatry* 2004: 56:981–983.

61 Prins, M.L., u. a.: »Increased cerebral uptake and oxidation of exogenous βHB improves ATP following traumatic brain injury in adult rats.« *J Neurochem* 2004: 90:666–672.

62 Reger, M.A., u. a.: »Effects of beta-hydroxybutyrate on cognition in memory-impaired adults.« *Neurobiol Aging* 2004: 25:311–314.

63 VanItallie, T.B., u. a.: »Treatment of Parkinson disease with diet-induced hyperketonemia: a feasibility study.« *Neurology* 2005: 64:728–730.

64 Duan, W., u. a.: »Dietary restriction normalizes glucose metabolism and BDNF levels, slows disease progression, and increases survival in huntingtin mutant mice.« *Proc Natl Acad Sci USA* 2003: 100:2911–2916.

65 Zhao, Z., u. a.: »A ketogenic diet as a potential novel therapeutic intervention in amyotrophic lateral sclerosis.« *BMC Neuroscience* 2006: 7:29.

66 Page, K.A., u. a.: »Medium chain fatty acids improve cognitive function in intensively treated type 1 diabetic patients and support the in vitro synaptic transmission during acute hypoglycemia.« *Diabetes* 2009: 58:1237–1244.

67 Sokoloff, L.: »Metabolism of ketone bodies by the brain.« *Ann Rev Med* 1973: 24:271–280.

68 Yeh, Y.Y., und Zee, P.: »Relation of ketosis to metabolic changes induced by acute medium-chain triglyceride feeding in rats.« *J Nutr* 1976: 106:58–67.

69 Tantibhedhyangkul, P., u. a.: »Effects of ingestion of long-chain and medium-chain triglycerides on glucose tolerance in man.« *Diabetes* 1967: 16:796–799.

70 Kashiwaya, Y., u. a.: »Substrate signaling by insulin: a ketone bodies ratio mimics insulin action in heart.« *Am J Cardiol* 1997: 80:50A–60A.

71 Seyfried, T.N., u. a.: »Role of glucose and ketone bodies in the metabolic control of experimental brain cancer.« *British Journal of Cancer* 2003: 89:1375–1382.

72 Nebeling, L.C., u. a.: »Effects of a ketogenic diet on tumor metabolism and nutritional status in pediatric oncology patients: two case reports.« *J Am Coll Nutr* 1995: 86:202–208.

73 Kashiwaya, Y., u. a.: »Substrate signaling by insulin: a ketone bodies ratio mimics insulin action in heart.« *Am J Cardiol* 1997: 80:50A–60A.

74 Suzuki, M., u. a.: »Beta-hydroxybutyrate, a cerebral function improving agent, protects rat brain against ischemic damage caused by permanent and transient focal cerebral ischemia.« *Jpn J Phamacol* 2002: 89:36–43.

75 Alam, H.B., u. a.: »Ketone Ringer's solution attenuates resuscitation induced apoptosis in rat lungs.« *5th World Congress on Trauma, Shock, Inflammation, and Sepsis* 2000: S. 63–66.

76 Hiraide, A., u. a.: »Effect of 3-hydroxybutyrate on posttraumatic metabolism in man.« *Surgery* 1991: 109:176–181.

77 Mavropoulos, J.C., u. a.: »The effects of a low-carbohydrate, ketogenic diet on the polycystic ovary syndrome: a pilot study.« *Nutrition and Metabolism* (London) 2005: 2:35.

78 Lardy, H.A., und Phillips, P.H.: »Studies of fat and carbohydrate oxidation in mammalian spermatozoa.« *Arch Biochem* 1945: 6:53–61.

79 Yancy, W.S., u. a.: »A low-carbohydrate, ketogenic diet versus a low-fat diet to treat obesity and hyperlipidemia: a randomized, controlled trial.« *Ann Intern Med* 2004: 140:769–777.

80 Cahill, G.F. Jr., und Veech, R.L.: »Ketoacids? Good Medicine?« *Transactions of the American Clinical and Climatological Association* 2003: 114:149–163.

81 Fontana, L.: »Neuroendocrine factors in the regulation of inflammation: excessive adiposity and calorie restriction.« *Exp Gerontol* 2009: 44:41–45.

82 Kaunitz, H., und Johnson, R.E.: »Influence of dietary fats on disease and longevity.« In: Chavez, A., Bourges, H., Basta, S. (Hg.): *Proceedings of the 9th International Congress on Nutrition, Mexico, 1972.* Basel: Karger, 1975: 1:362–373.

83 Robinson, A.M., und Williamson, D.H.: »Physiological roles of ketone bodies as substrates and signals in mammalian tissues.« *Physiol Rev* 1980: 60:143–187.

84 Costantini, L.C., u. a.: »Hypometabolism as a therapeutic target in Alzheimer's disease.« *BMC Neuroscience* 2008: 9:S16.

Kapitel 14: Die Wahrheit über die Fette

1 Brunner, J., u. a.: »Cholesterol, omega-3 fatty acids, and suicide risk: empirical evidence and pathophysiological hypotheses.« *Fortschr Neurol Psychiatr* 2001: 69:460–467.

2 Colin, A., u. a.: »Lipids, depression and suicide.« *Encephale* 2003: 29:49–58.

3 Wells, A.S., u.a.: »Alterations in mood after changing to a low-fat diet.« *Br J Nutr* 1998: 79:23–30.

4 *http://en.wikipedia.org/wiki/Life_expectancy.*

5 McGee, D., u.a.: »The relationship of dietary fat and cholesterol to mortality in 10 years: the Honolulu Heart Program.« *Int J Epidemiol* 1985: 14:97–105.

6 Okamoto, K., u.a.: »Nutritional status and risk of amyotrophic lateral sclerosis in Japan.« *Amyotroph Lateral Scler* 2007: 8:300–304.

7 Forsythe, C.E., u.a.: »Comparison of low fat and low carbohydrate diets on circulating fatty acid composition and markers of inflammation.« *Lipids* 2008: 43:65–77.

8 Prior, I. A.: »Cholesterol, coconuts, and diet on Polynesian atolls: a natural experiment: the Pukapuka and Tokelau island studies.« *Am J Clin Nutr* 1981: 34:1552–1561.

9 Mendis, S., u.a.: »Cardiovascular risk factors in a Melanesian population apparently free from stroke and ischaemic heart disease: the Kitava study.« *J Intern Med* 1994: 236:331–340.

10 Mendis, S.: »Coronary heart disease and coronary risk profile in a primitive population.« *Trop Geogr Med* 1991: 43:199–202.

11 Davis, G.P., und Park, E.: *The Heart: The Living Pump.* Torstar Books, New York, 1983.

12 Aruoma, O.I., und Halliwell, B. (Hg.): *Free Radicals and Food Additives.* Taylor and Francis, London, 1991.

13 Harman, D., u.a.: »Free radical theory of aging: effect of dietary fat on central nervous system function.« *J Am Geriatr Soc* 1976: 24:301–307.

14 Seddon, J.M., u.a.: »Dietary fat and risk for advanced age-related macular degeneration.« *Arch Ophthalmol* 2001: 119:1191–1199.

15 Ouchi, M., u.a.: »A novel relation of fatty acid with age-related macular degeneration.« *Ophthalmologica* 2002: 216:363–367.

16 Sheddon, J.M., u.a.: »Progression of age-related macular degeneration: association with dietary fat, transunsaturated fat, nuts, and fish intake.« *Arch Ophthalmol* 2003: 121:1728–1737.

17 Tewfik, I.H., u.a.: »The effect of intermittent heating on some chemical parameters of refined oils used in Egypt. A public health nutrition concern.« *Int J Food Sci Nutr* 1998: 49:339–342.

18 Jurgens, G., u.a.: »Immunostaining of human autopsy aortas with antibodies to modified apolipoprotein B and apoprotein(a).« *Arterioscler Thromb* 1993: 13:1689–1699.

19 Srivastava, S., u.a.: »Identification of cardiac oxidoreductase(s) involved in the metabolism of the lipid peroxidation-derived aldehyde-4-hydroxynonenal.« *Biochem J* 1998: 329:469–475.

20 Nakamura, K., u.a.: »Carvedilol decreases elevated oxidative stress in human failing myocardium.« *Circulation* 2002: 105:2867–2871.

21 Pratico, D., und Delanty, N.: »Oxidative injury in diseases of the central nervous system: focus on Alzheimer's disease.« *The American Journal of Medicine* 2000: 109:577–585.

22 Markesbery, W.R., und Carney, J.M.: »Oxidative alterations in Alzheimer's disease.« *Brain Pathology* 1999: 9:133–146.

23 Kritchevsky, D., und Tepper, S.A.: »Cholesterol vehicle in experimental atherosclerosis. 9. Comparison of heated corn oil and heated olive oil.« *J Atheroscler Res* 1967: 7:647–651.

24 Raloff, J.: »Unusual fats lose heart-friendly image.« *Science News* 1996: 150:87.

25 Mensink, R.P., und Katan, M.B.: »Effect of dietary trans fatty acids on high-density and low-density lipoprotein cholesterol levels in healthy subjects.« *N Eng J Med* 1990: 323(7): 439.

26 Willett, W.C., u. a.: »Intake of trans fatty acids and risk of coronary heart disease among women.« *Lancet* 1993: 341(8845): 581.

27 Booyens, J., und Louwrens, C.C.: »The Eskimo diet. Prophylactic effects ascribed to the balanced presence of natural cis unsaturated fatty acids and to the absence of unnatural trans and cis isomers of unsaturated fatty acids.« *Med Hypoth* 1986: 21:387.

28 Grandgirard, A., u. a.: »Incorporation of trans long-chain n-3 polyunsaturated fatty acids in rat brain structures and retina.« *Lipids* 1994: 29:251–258.

29 Pamplona, R., u. a.: »Low fatty acid unsaturation: a mechanism for lowered lipoperoxidative modification of tissue proteins in mammalian species with long life spans.« *J Gerontol A Biol Sci Med Sci* 2000: 55:B286–B291.

30 Cha, Y.S., und Sachan, D.S.: »Opposite effects of dietary saturated and unsaturated fatty acids on ethanol-pharmacokinetics, triglycerides and carnitines.« *J Am Coll Nutr* 1994: 13:338–343.

31 Siri-Tarino, P.W., u. a.: »Meta-analysis of prospective cohort studies evaluating the association of saturated fat with cardiovascular disease.« *American Journal of Clinical Nutrition* 2010: 91:535–546.

Kapitel 15: Kokosöl: Das A und O einer gesunden Ernährung

1 Turner, N., u. a.: »Enhancement of muscle mitochondrial oxidative capacity and alterations in insulin action are lipid species dependent: potent tissue-specific effects of medium chain fatty acids.« *Diabetes* 2009: 58:2547–2554.

2 Isaacs, C.E., und Thormar, H.: »The role of milk-derived antimicrobial lipids as antiviral and antibacterial agents.« In: Mestecky, J., u. a., (Hg.): *Immunology of Milk and the Neonate.* Plenum Press, New York, 1991.

3 Isaacs, C.E., und Thormar, H.: »The role of milk-derived antimicrobial lipids as antiviral and antibacterial agents.« *Adv Exp Med Biol* 1991: 310:159–165.

4 Isaacs, C.E., u. a.: »Antiviral and antibacterial lipids in human milk and infant formula feeds.« *Arch Dis Child* 1990: 65:861–864.

5 Bergsson, G., u. a.: »In vitro inactivation of Chlamydia trachomatis by fatty acids and monoglycerides.« *Antimicrobial Agents and Chemotherapy* 1998: 42:2290–2292.

6 Petschow, B.W., u. a.: »Susceptibility of Helicobacter pylori to bactericidal properties of medium-chain monoglycerides and free fatty acids.« *Antimicrobial Agents and Chemotherapy* 1996: 40:302–306.

7 Holland, K.T., u. a.: »The effect of glycerol monolaurate on growth of, and production of toxic shock syndrome toxin-1 and lipase by, Staphylococcus aureus.« *Journal of Antimicrobial Chemotherapy* 1994: 33:41–55.

8 Sun, C.Q., u. a.: »Antibacterial actions of fatty acids and monoglycerides against Helicobacter pylori.« *FEMS Immunol Med Microbiol* 2003: 36:9–17.

9 Bergsson, G., u. a.: »Killing of Gram-positive cocci by fatty acids and monoglycerides.« *APMIS* 2001: 109:670–678.

10 Bergsson, G., u. a.: »In vitro susceptibilities of Neisseria gonorrhoeae to fatty acids and monoglycerides.« *Antimicrob Agents Chemother* 1999: 43:2790–2792.

11 Ogbolu, D.O., u. a.: »In vitro antimicrobial properties of coconut oil on Candida species in Ibadan, Nigeria.« *J Med Food* 2007: 10:384–387.

12 Bergsson, G., u. a.: »In vitro killing of Candida albicans by fatty acids and monoglycerides.« *Antimicrob Agents Chemother* 2001: 45:3209–3212.

13 Chadeganipour, M., und Haims, A.: »Antifungal activities of pelargonic and capric acid on Microsporum gypseum.« *Mycoses* 2001: 44:109–112.

14 Isaacs, E.E., u. a.: »Inactivation of enveloped viruses in human bodily fluids by purified lipids.« *Annals of the New York Academy of Sciences* 1994: 724:465–471.

15 Bartolotta, S., u. a.: »Effect of fatty acids on arenavirus replication: inhibition of virus production by lauric acid.« *Arch Virol* 2001: 146:777–790.

16 Thormar, H., u. a.: »Inactivation of visna virus and other enveloped viruses by free fatty acids and monoglycerides.« *Ann NY Acad Sci* 1994: 724:465–471.

17 Hornung, B., u. a.: »Lauric acid inhibits the maturation of vesicular stomatitis virus.« *J Gen Virol* 1994: 75:353–361.

18 Thormar, H., u. a.: »Inactivation of enveloped viruses and killing of cells by fatty acids and monoglycerides.« *Antimicrob Agents Chemother* 1987: 31:27–31.

19 Vazquez, C., u. a.: »Eucaloric substitution of medium chain triglycerides for dietary long chain fatty acids improves body composition and lipid profile in a patient with human immunodeficiency virus lipodystrophy.« *Nutr Hosp* 2006: 21:552–555.

20 Wanke, C.A., u. a.: »A medium chain triglyceride-based diet in patients with HIV and chronic diarrhea reduces diarrhea and malabsorption: a prospective, controlled trial.« *Nutrition* 1996: 12:766–771.

21 Thormar, H., u. a.: »Hydrogels containing monocaprin have potent microbicidal activities against sexually transmitted viruses and bacteria in vitro.« *Sex Transm Infect* 1999: 75(3):181–185.

22 Kabara, J.J.: *The Pharmacological Effect of Lipids.* Champaign, IL: The American Oil Chemists' Society, 1978.

23 »Coconut Oil: A New Weapon Against AIDS.« *www.coconutresearchcenter.org/hwnl_5-5.htm.*

24 Gordon, S.: »Coconut oil may help fight childhood pneumonia.« *US News and World Report,* 30. Okt. 2008.

25 Amith, H.V., u. a.: »Effect of oil pulling on plaque and gingivitis.« *JOHCD* 2007: 1:12–18.

26 Tritten, C.B., und Armitage, G.C.: »Comparison of a sonic and a manual toothbrush for efficacy in supragingival plaque removal and reduction of gingivitis.« *J Clin Periodontol* 1996: 23:641–648.

27 Shadnia, S., u. a.: »Successful treatment of acute aluminium phosphide poisoning: possible benefit of coconut oil.« *Human & Experimental Toxicology* 2005: 24:215–218.

28 Kono, H., u. a.: »Medium-chain triglycerides enhance secretory IgA expression in rat intestine after administration of endotoxin.« *Am J Physiol Gastrointest Liver Physiol* 2004: 286:G1081–1089.

29 Medium-chain length fatty acids, glycerides and analogues as stimulators of erythropoiesis. *https://patents.google.com/patent/WO2004069237A1/en.*

30 Nolasco, N. A., u. a.: »Effect of coconut oil, trilaurin and tripalmitin on the promotion stage of carcinogenesis.« *Philipp J Sci* 1994: 123(1):161–169.

31 Reddy, B. S., und Maeura, Y.: »Tumor promotion by dietary fat in azoxymethane-induced colon carcinogenesis in female F344 rats: influence of amount and source of dietary fat.« *J Natl Cancer Inst* 1984: 72(3):745–750.

32 Cohen, L. A., und Thompson, D. O.: »The influence of dietary medium chain triglycerides on rat mammary tumor development.« *Lipids* 1987: 22(6):455–461.

33 Lim-Sylianco, C. Y., u. a.: »A comparison of germ cell antigenotoxic activity of non-dietary and dietary coconut oil and soybean oil.« *Phil J of Coconut Studies* 1992: 2:1–5.

34 Lim-Sylianco, C. Y., u. a.: »Antigenotoxic effects of bone marrow cells of coconut oil versus soybean oil.« *Phil J of Coconut Studies* 1992: 2:6–10.

35 Bulatao-Jayme, J., u. a.: »Epidemiology of primary liver cancer in the Philippines with special consideration of a possible aflatoxin factor.« *J Philipp Med Assoc* 1976: 52:129–150.

36 Witcher, K. J., u. a.: »Modulation of immune cell proliferation by glycerol monolaurate.« *Clinical and Diagnostic Laboratory Immunology* 1996: 3:10–13.

37 Projan, S. J., u. a.: »Glyceryl monolaurate inhibits the production of β-lactamase, toxic shock syndrome toxin-1 and other Staphylococcal exoproteins by interfering with signal transduction.« *J of Bacteriol* 1994: 176:4204:4209.

38 Teo, T. C., u. a.: »Long-term feeding with structured lipid composed of medium-chain and N-3 fatty acids ameliorates endotoxic shock in guinea pigs.« *Metabolism* 1991: 40(1):1152–1159.

39 Lim-Navarro, P. R. T.: »Protection effect of coconut oil against E coli endotoxin shock in rats.« *Coconuts Today* 1994: 11:90–91.

40 Dave, J. R., u. a.: »Dodecylglycerol provides partial protection against glutamate toxicity in neuronal cultures derived from different regions of embryonic rat brain.« *Mol Chem Neuropathol* 1997: 30:1–13.

Kapitel 16: Fehlernährung und Neurodegeneration

1 Hu, F.B., und Malik, V.S.: »Sugar-sweetened beverages and risk of obesity and type 2 diabetes: epidemiologic evidence.« *Physiol Behav* 2010: 100:47–54.

2 Stranahan, A.M., u. a.: »Diet-induced insulin resistance impairs hippocampal synaptic plasticity and cognition in middle-aged rats.« *Hippocampus* 2008: 18:1085–1088.

3 Cao, D., u. a.: »Intake of sucrose-sweetened water induces insulin resistance and exacerbates memory deficits and amyloidosis in a transgenic mouse model of Alzheimer disease.« *J Biol Chem* 2007: 282:36275–36282.

4 Sanchez, A., u. a.: »Role of sugars in human neutrophilic phagocytosis.« *Am J Clin Nutr* 1973: 26:1180–1184.

5 Higginbotham, S., u. a.: »Dietary glycemic load and risk of colorectal cancer in the Women's Health Study.« *Journal of the National Cancer Institute* 2004: 96:229–233.

6 Corrada, M.M., u. a.: »Reduced risk of Alzheimer's disease with high folate intake: the Baltimore Longitudinal Study of Aging.« *Alzheimers Dement* 2005:1:11–18.

7 Smith, A.D., u. a.: »Homocysteine-lowering by B vitamins slows the rate of accelerated brain atrophy in mild cognitive impairment: A randomized controlled trial.« *PLoS ONE* 2010: 5:e12244.

8 Duan, W., u. a.: »Dietary folate deficiency and elevated homocysteine levels endanger dopaminergic neurons in models of Parkinson's disease.« *J Neurochem* 2002: 80:101–110.

9 Moore, G.J., u. a.: »Lithium-induced increase in human brain grey matter.« *Lancet* 2000: 356:1241–1242.

10 Nonaka, S., u. a.: »Chronic lithium treatment robustly protects neurons in the central nervous system against excitotoxicity by inhibiting N-methyl-D-aspartate receptor-mediated calcium influx.« *Proc natl Acad Sci USA* 1998: 95:2642–2647.

11 Radesater, A., u. a.: »Inhibition of GSK3 beta by lithium attenuates tau phosphorylation and degeneration.« *Society for Neuroscience Abstracts* 2001: 1:437.

12 Hullin, R.: »Zinc deficiency: can it cause dementia?« *Therapaecia* 1983: 26–30.

13 Harrison, F.E., und May, J.M.: »Vitamin C function in the brain: vital role of the ascorbate transporter SVCT2.« *Free Radic Biol Med* 2009: 46:719–730.

14 Goodwin, J.S., u. a.: »Association between nutritional status and cognitive functioning in a healthy elderly population.« *JAMA* 1983: 249:2917–2921.

15 Herbert, V.: »Recommended dietary intakes (RDI) of vitamin B12 in humans.« *American Journal of Clinical Nutrition* 1987: 45:671–678.

16 Halliwell, B.: »Reactive oxygen species and the central nervous system.« *J Neurochem* 1992: 59:1609–1623.

17 Jiménez-Jiménez, F.J., u. a.: »Serum levels of beta-carotene, alpha-carotene and vitamin A in patients with Alzheimer's disease.« *Eur J Neurol* 1999: 6:495–497.

18 Zaman, Z., u. a.: »Plasma concentration of vitamin A and E and carotenoids in Alzheimer's disease.« *Age Aging* 1992: 21:91–94.

19 Okamoto, K., u. a.: »Fruit and vegetable intake and risk of amyotrophic lateral sclerosis in Japan.« *Neuroepidemiology* 2009: 32:251–256.

20 Etminan, M., u. a.: »Intake of vitamin E, vitamin C, and carotenoids and the risk of Parkinson's disease: a meta-analysis.« *Lancet Neurol* 2005: 4:362–365.

21 Morris, M.C., u. a.: »Associations of vegetable and fruit consumption with age-related cognitive change.« *Neurology* 2006: 67:1370–1376.

22 Polidori, M.C., u. a.: »High fruit and vegetable intake is positively correlated with antioxidant status and cognitive performance in healthy subjects.« *J Alzheimers Dis* 2009: 17:921–927.

23 Chan, A., u. a.: »Apple juice concentrate maintains acetylcholine levels following dietary compromise.« *J Alzheimers Dis* 2006: 9:287–291.

Kapitel 17: »Kraftfutter« für unser Gehirn

1 2005 *Dietary Guidelines for Americans*. Center for Nutrition Policy and Promotion, U.S. Department of Agriculture. *http://www.health.gov/DietaryGuidelines/dga2005/document/default.htm*.

2 Bazzano, L.A., u. a.: »Intake of fruit, vegetables, and fruit juices and risk of diabetes in women.« *Diabetes Care* 2008: 31:1311–1317.

3 Appel, L.J., u. a.: »Effects of protein, monounsaturated fat, and carbohydrate intake on blood pressure and serum lipids: results of the OmniHeart randomized trial.« *JAMA* 2005: 294:2455–64.

4 Llewellyn, D.J., u. a.: »Serum 25-hydroxyvitamin D concentration and cognitive impairment.« *J Geriatr Psychiatry Neurol* 2009: 22:188–195.

5 Evatt, M.L., u. a.: »Prevalence of vitamin D insufficiency in patients with Parkinson disease and Alzheimer disease.« *Arch Neurol* 2008: 65:1348-1352.

6 Wilkins, C.H., u. a.: »Vitamin D deficiency is associated with worse cognitive performance and lower bone density in older African Americans.« *J Natl Med Assoc* 2009: 101:349–354.

7 Przybelski, R.J., und Binkley, N.C.: »Is vitamin D important for preserving cognition? A positive correlation of serum 25-hydroxyvitamin D concentration with cognitive function.« *Arch Biochem Biophys* 2007: 460:202–205.

8 Hayes, C.E.: »Vitamin D: a natural inhibitor of multiple sclerosis.« *Proc Nutr Soc* 2000: 59:531–535.

9 Hayes, C.E., u. a.: »Vitamin D and multiple sclerosis.« *Proc Soc Exp Biol Med* 1997: 216:21–27.

10 *www.vitamindcouncil.org.*

11 Jang, S., u. a.: »Luteolin reduces IL-6 production in microglia by inhibiting JNK phosphorylation and activation of AP-1.« *Proc Natl Acad Sci USA* 2008: 105:7534–7539.

12 Lim, G.P., u. a.: »The curry spice curcumin reduces oxidative damage and amyloid pathology in an Alzheimer transgenic mouse.« *J Neurosci* 2001: 21:8370–8377.

13 Ng, T.P., u. a.: »Curry consumption and cognitive function in the elderly.« *Am J Epidemiology* 2006: 164:898–906.

14 Chandra, V., u. a.: »Incidence of Alzheimer's disease in a rural community in India: the Indo-US study.« *Neurology* 2001: 57:985–989.

15 Bousquet, M., u. a.: »Beneficial effects of dietary omega-3 polyunsaturated fatty acid on toxin-induced neuronal degeneration in an animal model of Parkinson's disease.« *FASEB J* 2008: 22:1213–1225.

16 Morris, M.C., u. a.: »Consumption of fish and n-3 fatty acids and risk of incident Alzheimer disease.« *Arch Neurol* 2003: 60:940–946.

17 Dell, C.A., u. a.: »Lipid and fatty acid profiles in rats consuming different high-fat ketogenic diets.« *Lipids* 2001: 36:373–374.

18 Tomeo, A.C., u. a.: »Antioxidant effects of tocotrienols in patients with hyperlipidemia and carotid stenosis.« *Lipids* 1995: 30:1179–1183.

19 Esterhuyse, A.J., u. a.: »Dietary red palm oil supplementation protects against the consequences of global ischemia in the isolated perfused rat heart.« *Asia Pac J Clin Nutr* 2005: 14:340–347.

20 Yano, Y., u. a.: »Induction of cytotoxicity in human lung adenocarcinoma cells by 6-0-carboxypropyl-alpha-tocotrienol, a redox-silent derivative of alpha-tocotrienol.« *Int J Cancer* 2005: 115:839–846.

21 Khanna, S., u. a.: »Molecular basis of vitamin E action: tocotrienol modulates 12-lipoxygenase, a key moderator of glutamate-induced neurodegeneration.« *J Biol Chem* 2003: 278:43508–43515.

22 Walford, R.L.: »Calorie restriction: eat less, eat better, live longer.« *Life Extension* 1998, Febr.: 19–22.

23 Bruce-Keller, A.J., u. a.: »Food restriction reduces brain damage and improves behavioral outcome following excitotoxic and metabolic insults.« *Ann Neurol* 1999: 45:8–15.

24 Dubey, A., u. a.: »Effect of age and caloric intake on protein oxidation in different brain regions and on behavioral functions of the mouse.« *Arch Biochem Biophys* 1996: 333:189–197.

25 Duan, W., und Mattson, M.P.: »Dietary restriction and 2-deoxyglucose administration improve behavioral outcome and reduce degeneration of dopaminergic neurons in models of Parkinson's disease.« *J Neurosci Res* 1999: 57:195–206.

26 Mattson, M.P.: »Neuroprotective signaling and the aging brain: take away my food and let me run.« *Brain Res* 2000: 886:47–53.

27 Boden, G., u. a.: »Effect of a low-carbohydrate diet on appetite, blood glucose levels, and insulin resistance in obese patients with type 2 diabetes.« *Ann Intern Med* 2005: 142:403–411.

28 Volek, J.S., u. a.: »Carbohydrate restriction has a more favorable impact on the metabolic syndrome than a low fat diet.« *Lipids* 2009: 44:297–309.

29 Halton, T.L., u. a.: »Low-carbohydrate-diet score and risk of type 2 diabetes in women.« *Am J Clin Nutr* 2008: 87:339–346.

30 Sargrad, K.R., u. a.: »Effect of high protein vs high carbohydrate intake on insulin sensitivity, body weight, hemoglobin A1c, and blood pressure in patients with type 2 diabetes mellitus.« *J Am Diet Assoc* 2005: 105:573–580.

31 Boden, G., u. a.: »Effect of a low-carbohydrate diet on appetite, blood glucose levels, and insulin resistance in obese patients with type 2 diabetes.« *Ann Intern Med* 2005: 142:403–411.

32 Volek, J.S., und Feinman, R.D.: »Carbohydrate restriction improves the features of metabolic syndrome. Metabolic syndrome may be defined by the response to carbohydrate restriction.« *Nutrition & Metabolism* 2005: 2:31.

33 Volek, J.S., und Sharman, M.J.: »Cardiovascular and hormonal aspects of very-low-carbohydrate ketogenic diets.« *Obes Res* 2004: 12:115S–1123S.

34 Rosedale, R., u. a.: »Clinical experience of a diet designed to reduce aging.« *J Appl Res* 2009: 9:159–165.

35 Gaziano, J.M., u. a.: »Fasting triglycerides, high-density lipoprotein, and risk of myocardial infarction.« *Circulation* 1997: 96:2520–2525.

36 Accurso, A., u. a.: »Dietary carbohydrate restriction in type 2 diabetes mellitus and metabolic syndrome: time for a critical appraisal.« *Nutrition & Metabolism* 2008: 5:9.

37 Neilsen, J.V., und Joensson, E.A.: »Low-carbohydrate diet in type 2 diabetes: stable improvement of bodyweight and glycemic control during 44 months follow-up.« *Nutrition & Metabolism* 2008: 5:14.

38 Volek, J.S., und Feinman, R.D.: »Carbohydrate restriction improves the features of metabolic syndrome. Metabolic syndrome may be defined by the response to carbohydrate restriction.« *Nutrition & Metabolism* 2005: 2:31.

39 Forsythe, C.E., u. a.: »Comparison of low fat and low carbohydrate diets on circulating fatty acid composition and markers of inflammation.« *Lipids* 2008: 43:65–77.

40 Volek, J.S., u. a.: »Modification of lipoproteins by very low-carbohydrate diets.« *J Nutr* 2005: 135:1339–1342.

41 Craft, S., und Watson, G.S.: »Insulin and neurodegenerative disease: shared and specific mechanisms.« *Lancet Neurology* 2004: 3:169–178.

42 Colcombe, S.J., u.a.: »Aerobic exercise training increases brain volume in aging humans.« *J Gerontol A Biol Sci Med Sci* 2006: 61:1166–1170.

43 Larson, E.B., u.a.: »Exercise is associated with reduced risk for incident dementia among persons 65 years of age or older.« *Ann Intern Med* 2006: 144:73–81.

44 Lautenschlager, N.T., u.a.: »Effect of physical activity on cognitive function in older adults at risk for Alzheimer disease: a randomized trial.« *JAMA* 2008: 300:1027–1037.

45 Honea, R.A., u.a.: »Cardiorespiratory fitness and preserved medial temporal lobe volume in Alzheimer disease.« *Alzheimer Dis Assoc Disord* 2009: 23:188–197.

46 Faherty, C.J., u.a.: »Environmental enrichment in adulthood eliminates neuronal death in experimental Parkinsonism.« *Brain Res Mol Brain Res* 2005: 134:170–179.

47 Liu-Ambrose, T., u.a.: »Resistance training and executive functions: a 12-month randomized controlled trial.« *Arch Intern Med* 2010: 170:170–178.

48 Ravaglia, G., u.a.: »Physical activity and dementia risk in the elderly: finding from a prospective Italian study.« *Neurology* 2008: 70:1786–1794.

49 Etgen, T., u.a.: »Physical activity and incident cognitive impairment in elderly persons: the INVADE study.« *Arch Intern Med* 2010: 170:186–193.

Kapitel 18: Die kohlenhydratarme Therapie

1 Dell, C.A., u.a.: »Lipid and fatty acid profiles in rats consuming different high-fat ketogenic diets.« *Lipids* 2001: 36:373–374.

2 Reger, M.A., u.a.: »Effects of beta-hydroxybutyrate on cognition in memory-impaired adults.« *Neurobiol Aging* 2004: 25:311–314.

3 Likhodii, S.S., u.a.: »Dietary fat, ketosis, and seizure resistance in rats on the ketogenic diet.« *Epilepsia* 2000: 41:1400–1410.

4 Gordon, N., und Newton, R.W.: »Glucose transporter type 1 (GLUT) deficiency.« *Brain Dev* 2003: 25:477–480.

5 Brighenti, F., u.a.: »Effect of neutralized and native vinegar on blood glucose and acetate responses to a mixed meal in healthy subjects.« *Eur J Clin Nutr* 1995: 49:242–247.

6 Johnston, C.S., u.a.: »Vinegar improves insulin sensitivity to a high-carbohydrate meal in subjects with insulin resistance or type 2 diabetes.« *Diabetes Care* 2004: 27:281–282.

Register

L

M

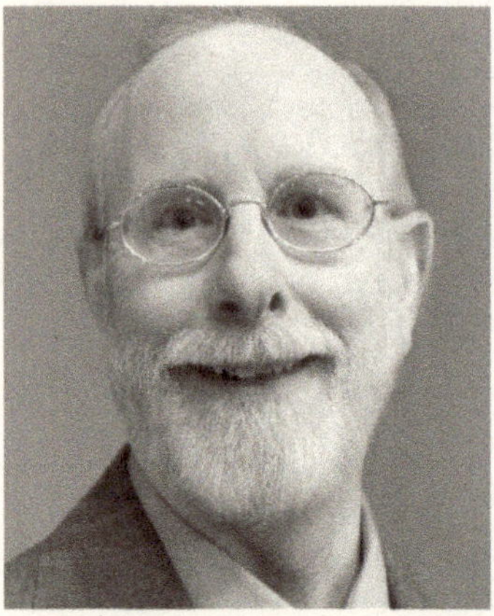

Dr. Bruce Fife ist zertifizierter Ernährungsberater und Arzt für Naturheilkunde. Er ist Autor von über 25 Büchern zu Ernährung, Diät und gesunden Fetten. In deutscher Sprache sind von ihm die Bücher *Kokosöl – Das Geheimnis gesunder Zellen; Kokoswasser – Lebendiges Wasser aus den Tropen; Gelenkschmerzen; Die Heilkraft der Kokosnuss; Ölziehkur; Sehkraftverlust jetzt stoppen!; Ketontherapie; Fett heilt, Zucker tötet; Keto-Cycling – Die ketogene Ernährung optimieren und häufige Fehler vermeiden* sowie *Das große Detox-Buch* im Kopp Verlag erschienen.

Er ist Präsident des Coconut Research Center, einer gemeinnützigen Organisation, die sich zum Ziel gesetzt hat, Öffentlichkeit und Wissenschaftler über die Vorzüge des Kokosöls im Hinblick auf Ernährung und Gesundheit aufzuklären.

Bruce Fife gilt als einer der weltweit führenden Experten für Speisefette und -öle. Er ist ein gefragter Redner bei Gesundheitsmessen, Konferenzen, in Krankenhäusern und Heilbädern. Dr. Fife war der Erste, der die medizinischen Forschungsergebnisse über die gesundheitlichen Vorteile von Kokosöl zusammengetragen und in verständlicher und lesbarer Form der breiten Öffentlichkeit präsentiert hat. Als solcher reist er um die ganze Welt, um Medizinern und Laien gleichermaßen die Wunder der Kokosnuss näherzubringen. Aus diesem Grund wird er oft als »Kokosnuss-Guru« oder »Kokos-Papst« bezeichnet und viele nennen ihn respektvoll »Dr. Kokosnuss«.